Manuel de lithothérapie

ou l'art de soigner avec les pierres

Titre original : *Die Stein Heil Kunde*
publié en allemand par Ines Blersch Verlags.

Illustration de couverture : Opale de feu

Photo : Ines Blersch

www.editions-tredaniel.com
info@guytredaniel.fr

ISBN : 978-2-85829-396-4

Michael Gienger

Manuel de lithothérapie

ou l'art de soigner avec les pierres

Avec des photos
d'Ines Blersch

DEUXIÈME ÉDITION

Traduit de l'allemand par ANNE CHARRIÈRE

ÉDITIONS VÉGA
19, rue Saint-Séverin
75005 Paris

Mise en garde de l'éditeur

Les indications qui figurent dans ce livre ont été réunies consciencieusement et les effets thérapeutiques des pierres vérifiés à de nombreuses reprises. Mais comme chacun réagit très personnellement aux pierres, l'auteur et l'éditeur ne peuvent pas garantir l'efficacité et l'innocuité des applications dans chaque cas individuel. Si vous souffrez de troubles de santé graves, consultez votre médecin.

Ce livre est dédicacé à mes amis de la "première heure"
de lithothérapie et aux membres du premier groupe
de recherche en lithothérapie à Stuttgart :

Marcella Balzer
Wolfgang Bregger
Sibylle Däschler-Geyer
Anja Gienger
Walter von Holst
Eveline Kopp
Marion Molitor
Lisa Muntwiler
Barbara Newerla
Joachim Rieger
Heide Ruf
Dr. Gerald Rollett
Ulrike Scheffler
Beate Simon
Silvia Weller

Sans leur travail, ce livre n'existerait pas.

Sommaire

2ème Partie : LA LITHOTHÉRAPIE

3ème Partie : DES PIERRES QUI GUÉRISSENT

Annexes

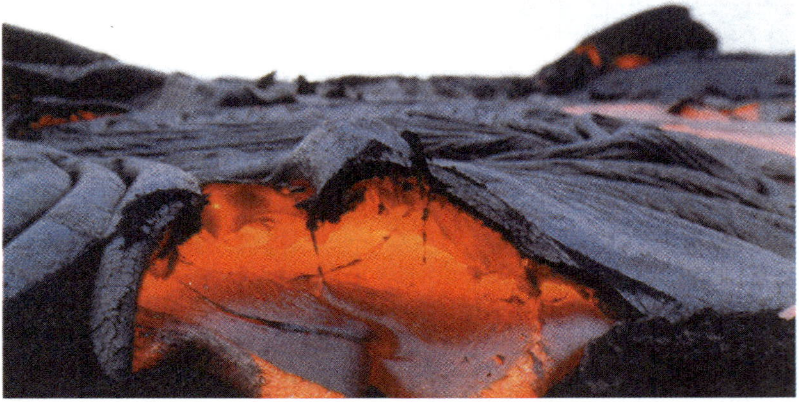

Ill. 1 : "Bouche de lave" sur le front du fleuve de lave Pahoehoe, Hawaï, décembre 1992.

Avant-propos

Dans mes souvenirs les plus anciens, les pierres sont toujours liées à de l'eau courante, notamment des torrents de montagne, dont j'essayais d'orienter le cours à l'aide de galets. Je subdivisais une grosse rigole en de multiples petits filets d'eau que je réunissais ensuite de nouveau, j'érigeais des barrages ou aménageais simplement un bassin d'eau tranquille au milieu d'un courant tumultueux. Dans ces jeux, les pierres étaient toujours mon matériau préféré. Là où d'autres auraient fortifié leur construction avec des branches ou de la terre, je ne m'en servais qu'accessoirement – les cailloux devaient suffire ! Très vite, je développai ainsi un amour particulier pour les pierres – qui me valut plus d'une fois des fonds de culotte trempés et qui fut une rude épreuve de patience et de tolérance pour mes parents. Mon intérêt alla d'abord aux galets mouchetés, rayés, parcourus de bandes ou de veines originales, puis à tout ce qui par sa couleur ou sa forme présentait une particularité. Par bonheur, mes parents soutinrent activement ma passion naissante de collectionneur (en rapportant à la maison mes nombreuses trouvailles).

C'est ainsi que je suis tombé, en été 1972, sur une pierre très spéciale, dans un champ d'éboulis. Elle était étonnamment anguleuse, présentait des surfaces droites d'un brun rouge, recouvertes d'une couche brillante et ne ressemblait à rien que je connaissais : trop régulière, trop exacte pour pouvoir être une pierre, du moins autant que je pouvais en juger alors. Sans doute un éclat de quelque chose, me disais-je en la jetant. Mais comme je la rencontrai de nouveau quelques minutes après, je la mis dans ma poche sans plus m'en occuper durant le reste de mes vacances. Elle figura pourtant parmi les trésors que je montrai à mon retour à mon meilleur ami Thomas : "Où as-tu trouvé ce grenat ?" me demanda-t-il en allant pêcher justement cette pierre-là parmi toute la variété de celles que j'avais rapportées. "Pourquoi grenat ? répliquai-je. "Comment sais-tu ce que c'est ? ". Il sortit alors de sa poche un livre intitulé *Mon petit manuel des minéraux*, dans lequel une illustration montrait très clairement que cette pierre étrange était un minéral, un grenat, en tout cas quelque chose d'exceptionnel !

Je voulus bien sûr moi aussi posséder à tout prix ce "Petit manuel des minéraux". Il me fit découvrir un monde tout nouveau, celui des minéraux. J'appris que toutes les pierres se composent de minéraux, d'un au moins, mais le plus souvent de plusieurs, qui restent en général petits et insignifiants et ne deviennent que très rarement beaux, grands et remarquables par leur couleur et leur forme, comme ce grenat que j'avais trouvé. J'appris ensuite que les minéraux grandissaient à partir d'un petit germe qui grossissait avec les années en suivant un merveilleux plan de construction qui donnait des formes précises et régulières. Ces formes, m'apprit le livre, sont appelées des cristaux. Il n'en existe que sept groupes dans le monde entier. C'est ainsi que les systèmes cristallins, les substances minérales, la dureté selon l'échelle de Mohs, et la systématique des minéraux firent leur entrée dans le monde enfantin de ma huitième année, d'où je conçus une nouvelle passion : celle de collectionner les minéraux.

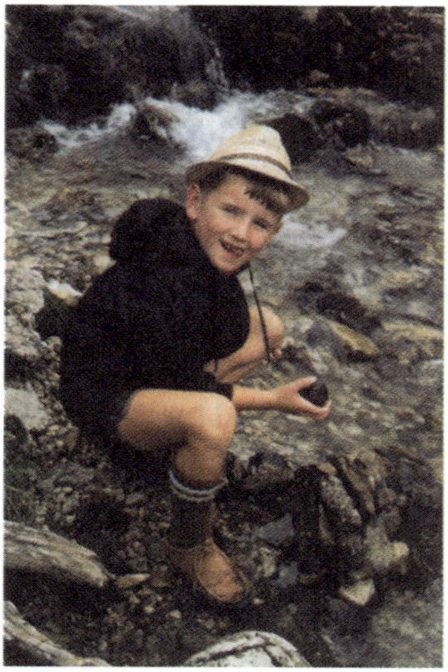

L'auteur à l'âge de 6 ans à la recherche de cailloux.

Je ne voulus plus de "pierres ordinaires", mais seulement des minéraux ! Ma collection devint plus ciblée. Ma bibliothèque de minéralogie s'étoffait d'année en année, l'université populaire me fit visiter les carrières de pierres, et tout ce que je ne trouvais pas par moi-même, je pouvais encore me le faire offrir par mes parents et par la famille pour Noël ou les anniversaires. Dommage qu'il n'existât pas plus de fêtes de ce type dans une année ! Malgré tout, ma collection de minéraux augmentait au fil des ans et grâce au kit de construction "Kosmos", je réalisai mon premier laboratoire "minéralogique" dans la chaufferie de mes parents. Là j'identifiais, vérifiais et expérimentais avec ardeur. Il n'était donc pas étonnant que la chimie, la matière scolaire la plus proche de mon centre d'intérêt, fut aussi ma préférée à l'école. Elle me remontait ma médiocre moyenne et me mena jusqu'à l'université.

Mais là, je commençai à déchanter. La chimie qui s'y pratiquait conduisait dans un monde froid, desséché, stérile, qui n'avait plus rien à voir avec la beauté de mes galets de torrents ou ma fascination pour les minéraux. Ne considérer chaque objet que comme une série d'interactions aléatoires entre diverses substances ôtait à toute forme d'existence sa magie et me donnait la très nette impression que le monde ne pouvait pas se résumer à cela. J'arrêtai mes études et cherchai des réponses à mes questions. Les êtres humains n'étaient-ils que le produit final d'une succession aléatoire de mutations, ou des êtres spirituels d'une origine particulière ? Cette terre si belle et si cruelle n'était-elle qu'une planète égarée dans l'univers ou tout de même un monde rempli de sens ? Le combat entre matérialisme et pensée spirituelle se déchaîna en moi et me valut une période de vie assez chaotique avec une succession d'accidents et de maladies.

Les pierres se présentèrent alors de nouveau à moi, sous un angle absolument nouveau. L'année 1985, marquée par des accidents et la maladie, fut celle où je reçus pour la première fois le conseil d'utiliser les pierres pour me soigner. Je souffrais à l'époque de sinusites fréquentes contre lesquelles les antibiotiques n'avaient pas d'effet tout comme les médicaments homéopathiques. Vous pouvez imaginer mon scepticisme quand un proche me dit que l'émeraude aidait contre les infections. L'idée que les pierres étaient une matière belle et attirante mais morte n'avait pas quitté mon esprit. J'essayai tout de même en me disant : "Ça ne peut pas faire de mal !". Je me procurai une émeraude, la collai sur le front avec du sparadrap et fus surpris du résultat. En une nuit, la série des rechutes avait pris fin.

Tout d'abord, j'invoquai le hasard. Mais le résultat avait été trop flagrant, trop précis. De nouveau, je me tournai donc vers les pierres, cette fois avec la ferme intention d'en sonder les effets thérapeutiques. Je rassemblai toute la littérature sur la question, mais les écrits étaient encore peu nombreux à l'époque. Quelques rares pionniers s'étaient intéressés à la force curative des pierres, et il en est encore ainsi aujourd'hui, même si le grand nombre de livres publiés sur ce thème peut faire croire l'inverse. En effet, la plupart d'entre eux sont de simples compilations écrites à partir des ouvrages de la décennie passée.

En étudiant les livres sur la guérison par les pierres, deux points me frappèrent immédiatement : d'une part, l'énorme contradiction dans les descriptions sur la manière d'utiliser les pierres et leurs effets et d'autre part, une volonté quasi unanime d'expliquer les effets des minéraux et des pierres précieuses par leur couleur. Ces deux faits heurtaient ma "conscience scientifique" : soit tout cela n'était que du charlatanisme, soit des résultats d'expériences subjectifs étaient érigés au rang de vérités objectives. En outre, les connaissances minéralogiques sur lesquelles on se fondait semblaient insuffisantes, dans la mesure où une pierre ne peut pas se résumer à sa couleur. La structure des minéraux, la substance dont ils se composent et les conditions de leur formation sont si déterminantes dans l'aspect de chaque pierre que ces facteurs ont certainement eux aussi une incidence sur son pouvoir thérapeutique !

Mais ne voyant pas, dans un premier temps, comment résoudre ces contradictions, je décidai de me consacrer à d'autres méthodes de guérison naturelles et d'expérimenter avec les pierres précieuses "en parallèle". Par une nouvelle série de "hasards", je découvris le shiatsu, forme japonaise de l'acupressure, la médecine chinoise, et diverses méthodes de guérison traditionnelles. Le contrepoids scientifique, selon la médecine classique, m'était apporté par mes études de naturopathie dont je peux dire, avec le recul, que je n'aurais voulu les manquer pour rien au monde. En 1988, le doyen de l'école de naturopathie, Wolfgang Bregger, excellent homéopathe, m'encouragea pour la première fois à transmettre mon expérience avec les pierres. L'écho fut étonnant. La demande était si grande qu'un premier séminaire fut créé et, plus important encore, un groupe de recherche. Celui-ci étudia en continu, de 1989 à 1993, les effets thérapeutiques des minéraux et des pierres précieuses et mit au point des protocoles.

À partir de ce moment, je me suis entièrement consacré aux pierres. Dans le groupe de recherche, nous testions les pierres selon le principe déjà éprouvé pour les médicaments : pendant une période de quatre à six semaines, tous les membres du groupe portaient tous la même pierre. Tous les phénomènes spirituels, psychiques et physiques qui se produisaient dans ces conditions furent consignés et partagés lors de réunions régulières. Les résultats furent stupéfiants. À travers les expériences de chacun, "un fil directeur" spécifique se dessinait plus ou moins clairement pour chaque pierre. Les points communs et les caractéristiques apparurent avec une telle netteté que l'hypothèse du hasard devait être exclue. Par la diversité des participants – de l'élève au retraité – toutes les classes d'âge et toutes les catégories professionnelles étaient représentées. Et grâce au nombre de participants, il fut facile de dissocier dans chaque cas les effets "propres" de chaque minéral ou de chaque pierre précieuse des influences dues aux conditions du moment. Le groupe de recherche établit ainsi des descriptions détaillées et inédites.

Ces résultats furent d'abord communiqués à des médecins et à des naturopathes pour qu'ils les vérifient dans leur pratique. Avec l'écho grandissant suscité par ces recherches, nous les présentâmes à un public élargi sous forme de séminaires, cours et conférences. Ma tâche consista, dans tout ce processus, à analyser les rapprochements possibles entre les propriétés minéralogiques d'une pierre et ses effets thérapeutiques. Grâce à la riche base de données collectées par le groupe de recherche, ce travail put enfin se réaliser et l'intuition vague que j'avais eue lors de mes premières lectures sur les pierres thérapeutiques se confirma :

Les effets thérapeutiques des minéraux et des pierres précieuses s'expliquent par leur structure interne, par les substances minérales qui les composent, par les conditions de leur formation et par leur couleur. Ces quatre facteurs peuvent se décrire séparément et s'associent de manière unique dans chaque pierre pour donner lieu à des propriétés thérapeutiques caractéristiques.

Nous avions ainsi créé les fondements de la lithothérapie, un art de guérir dont les principes reposent sur la nature et les propriétés de chaque pierre. Jusqu'à cette date, les pierres étaient utilisées en complément d'autres systèmes thérapeutiques et leur usage était limité à certains aspects seulement de leur force curative. Avec la compréhension étendue que nous avons maintenant des pierres précieuses et des minéraux, il est possible à présent de les appliquer à l'ensemble de la personne, à son esprit, à son âme, à son intelligence et à son corps.

Les premières découvertes ont mûri et portent rapidement leurs fruits. Il est grand temps de publier toutes ces connaissances dans un livre. Beaucoup de questions restent évidemment en suspens. La redécouverte de la lithothérapie est encore très jeune. L'idée inconsciente d'une perfection, impossible à atteindre, m'a longtemps laissé insatisfait. Je voulais que le livre soit encore mieux, encore plus complet, encore plus précis... C'est pourquoi je tiens à remercier profondément mon éditeur, Andreas Lenz, qui a fini par me mettre le couteau sous la gorge, l'an dernier, en me poussant amicalement mais fermement à enfin prendre la plume, ou plutôt le clavier.

Pour bien comprendre les effets des pierres thérapeutiques, nous devons connaître leur nature essentielle ainsi que celle des êtres humains. C'est la seule manière d'analyser la communication qui s'établit entre les deux. Comme sur terre les pierres sont les plus anciennes, je voudrais leur laisser la préséance.

1ère PARTIE :

LE MONDE DES PIERRES

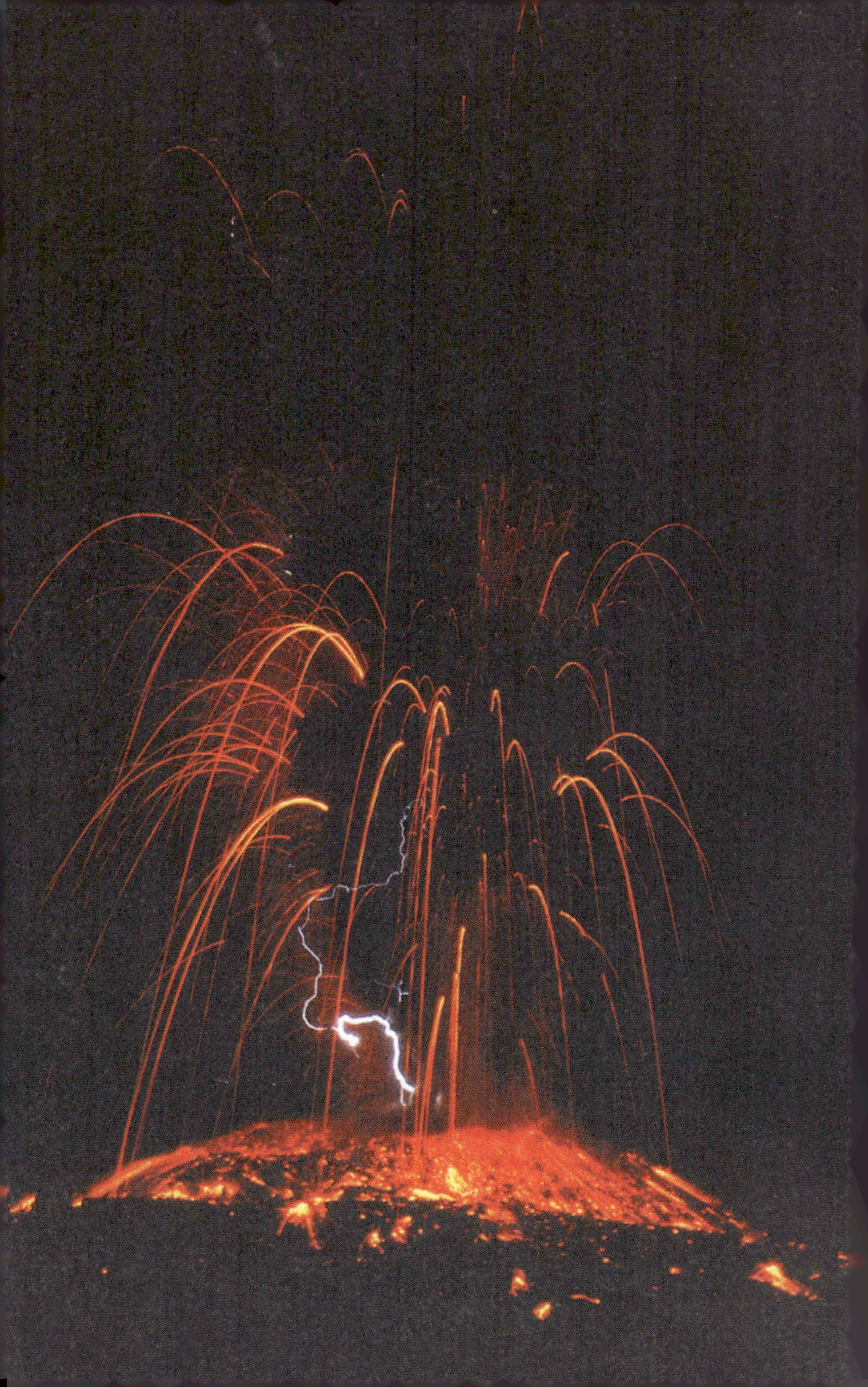

1.1 La formation des minéraux

Au commencement était le magma

Au commencement était le magma. Non au commencement de toute existence, mais au commencement du monde des pierres qui nous intéresse ici. La Terre s'est développée à partir d'un nuage gazeux qui se transforma en un brouillard de poussières lequel se ramassa et se densifia en une boule de feu. Cette boule de feu était une masse en fusion, visqueuse et incandescente. Il en est à peu près toujours ainsi aujourd'hui. En se refroidissant, la terre s'est entourée d'une croûte solide, mais celle-ci est encore très mince. Pour donner une image, la croûte terrestre est aussi épaisse par rapport à l'ensemble de la terre qu'une peau de pomme par rapport à la totalité du fruit. Ce n'est pas beaucoup ! Le reste est toujours visqueux et incandescent, brûlant et en mouvement. On l'appelle le magma.

Mais pour que vous puissiez sortir sans crainte de votre maison, précisons que plusieurs kilomètres de roches séparent nos pieds du magma terrestre. Et cette croûte terrestre possède d'excellentes qualités isolantes. Donc tant que votre maison n'est pas construite sur une zone sismique ou une faille tectonique (c'est-à-dire descendant jusqu'au magma), ni au milieu d'un cratère de volcan périodiquement actif, vous percevrez peu l'activité du magma. Parfois seulement, un tremblement de terre nous rappelle que le sol sous nos pieds n'est absolument pas aussi immobile qu'il y paraît.

En effet, à l'intérieur de la terre, le magma est constamment en mouvement. Comme les masses incandescentes et visqueuses en fusion près du centre de la terre sont beaucoup plus chaudes et donc plus légères que dans les régions supérieures, du magma

Ill. 2 : Éruption nocturne du volcan Krakatau, Indonésie, 1993.

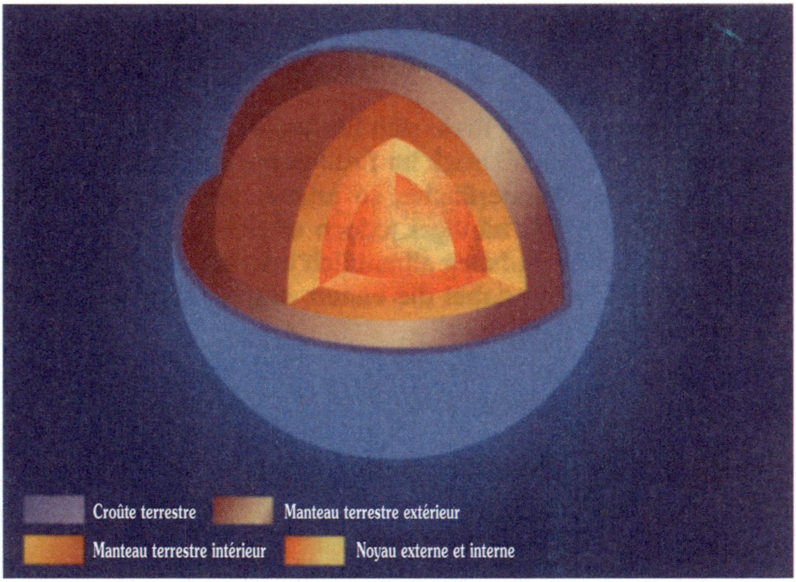

Ill. 3 : Structure interne de la Terre : le noyau se compose sans doute de plusieurs substances métalliques, le manteau terrestre de magma, la croûte (env. 0,1 % du diamètre) de roches solides.

chaud monte régulièrement en direction de la croûte terrestre. Là, il se refroidit, redevient plus lourd et retombe vers le centre de la terre. Ces mouvements perpétuels de convection se communiquent à la croûte terrestre qui "nage sur le dessus". Il se forme des fissures aux endroits où les plaques divergent (comme aujourd'hui p. ex. dans l'Atlantique où l'Europe s'écarte de l'Amérique) ou des montagnes, quand les plaques convergent (comme encore aujourd'hui dans l'Himalaya).

Chaque fois que la terre se fend jusqu'au magma, celui-ci remonte, sous la pression qui règne à l'intérieur. Si le magma arrive à la surface de la terre, il s'agit d'une éruption volcanique. La plupart du temps, cependant, le magma ne remonte pas si haut parce qu'il se refroidit progressivement dans sa montée et se fige. Dans les deux cas, il y a formation de minéraux et de roches ignées ou magmatiques.

Le processus de formation magmatique : roches ignées et minéraux magmatiques

La formation des premiers minéraux à partir du magma peut être comparée à la formation des cristaux de sucre dans une gelée trop sucrée. Qui n'a jamais observé ce phénomène fascinant quand des cristaux apparaissent soudain dans la gelée de coing de grand-mère ? Ils ne se forment pas en une nuit mais après un certain temps de stockage à la cave, et un jour ils sont là et continuent de grossir. Que s'est-il passé ?

Pendant la cuisson de la gelée, le sucre ajouté s'est facilement dissous dans la gelée. En général, une substance donnée se dissout en plus grande quantité dans un liquide chaud que froid. Quand la gelée refroidit, on obtient une "solution sursaturée", c'est-à-dire que la gelée contient plus de sucre que le liquide refroidi ne peut en dissoudre. Le sucre commence donc à précipiter, c'est-à-dire à se séparer de la gelée. Des grains de sucre isolés se forment et d'autres continueront à se déposer autour. C'est ainsi que des cristaux de sucre se développent progressivement dans la cave de grand-mère.

Minéraux et roches

C'est exactement de la même manière que se forment les premiers cristaux d'un minéral à partir du magma. Le magma est une masse rocheuse en fusion, c'est-à-dire qu'en raison de la température élevée, de plusieurs milliers de degrés Celsius, toutes les substances contenues y sont à l'état liquide. Quand le magma commence à refroidir, il ne peut plus dissoudre toutes les substances dans les mêmes quantités de sorte qu'elles commencent à précipiter : d'abord sous forme de petits germes qui se transforment progressivement en gros cristaux. Ce processus se poursuit jusqu'à ce que toutes les substances en excès dans le liquide refroidi se soient solidifiées. Si le "produit final" ainsi obtenu est constitué d'une substance homogène, on parle de minéral, et si c'est un mélange de plusieurs minéraux, on l'appelle une roche.

La taille des cristaux de chaque minéral dépend de la vitesse de refroidissement du magma, c'est-à-dire du temps dont dispose chaque minéral pour grandir. Comme le montre l'exemple de la gelée de coing, le processus de cristallisation prend du temps. C'est pourquoi les cristaux des minéraux qui se forment lors d'une éruption volcanique sont beaucoup plus petits que ceux qui se forment profondément sous terre. Il est clair que le magma qui s'épanche sous forme de "lave" à la surface de la terre refroidit en quelques heures ou quelques jours, alors qu'à l'intérieur de la terre le processus peut mettre des millions d'années.

Roches ignées

En minéralogie, toutes les roches et tous les minéraux qui se forment à partir du magma s'appellent des "roches ignées" ou « roches magmatiques ». Elles ont en commun le fait de s'être formées au cours du processus de refroidissement et de solidification décrit plus haut. Selon qu'elles se forment à la surface de la terre ou dans ses profondeurs, on les classe en roches ou minéraux d'origine volcanique (vulcanites ou minéraux volcaniques) ou en roches d'origine plutonienne (plutonites). Le mot "plutonite" vient de Pluton, maître des mondes souterrains, et désigne donc les roches formées dans les profondeurs de la terre. Les minéraux formés dans les plutonites se divisent à leur tour en trois catégories que l'on appelle "liquides magmatiques", "pneumatolytiques" et "hydrothermaux". Une définition plus précise est donnée ci-après.

Vulcanites (roches effusives)

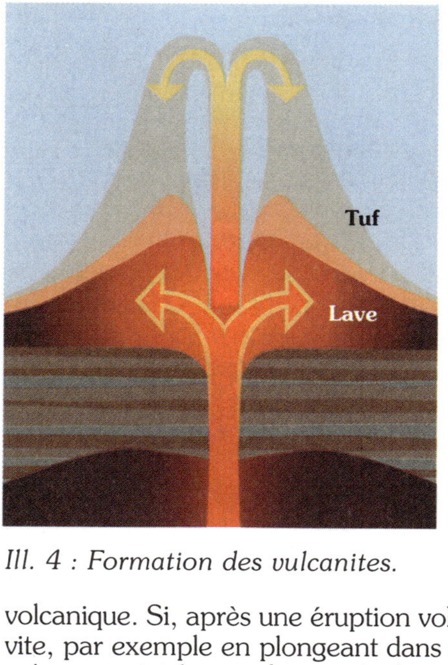

Ill. 4 : Formation des vulcanites.

Les vulcanites forment en général des roches à grain fin dont les minéraux ne constituent que de minuscules cristaux. On connaît les "pierres de lave", dont la légèreté est due aux gaz contenus dans la lave, ou le basalte, à pâte compacte, qui ne comporte pas de petites bulles de gaz. Les vulcanites employés en lithothérapie sont la microdiorite et la rhyolite, cette dernière étant négociée dans le commerce sous le nom de jaspe « léopard » ou jaspe orbiculaire. L'opale de feu est elle aussi un produit de l'activité volcanique. Si, après une éruption volcanique, la lave refroidit trop vite, par exemple en plongeant dans de l'eau froide, il peut arriver qu'aucun cristal ne se forme. Au lieu de cela, toute la lave se "fige" en une masse vitreuse à cause du choc de température. On obtient de l'obsidienne. Comme l'obsidienne est un mélange de diverses substances, elle ne figure pas, au sens strict, parmi les minéraux et l'on obtient une sorte de verre de roche ou verre volcanique. En raison de sa composition variée, l'obsidienne présente des apparences variées. À côté de la simple obsidienne noire, on trouve des obsidiennes acajou, fumées, arc-en-ciel, argentées et à flocons de neige, pour ne citer que les variétés les plus importantes.

Plutonites (roches intrusives)

En ce qui concerne les plutonites, les minéraux ne se forment pas tous au même moment. Les premiers apparaissent librement dans le magma visqueux et s'enfoncent ou remontent dans le magma, selon leur densité. Il y a différenciation, séparation. Certains minéraux se concentrent à diverses profondeurs et s'y

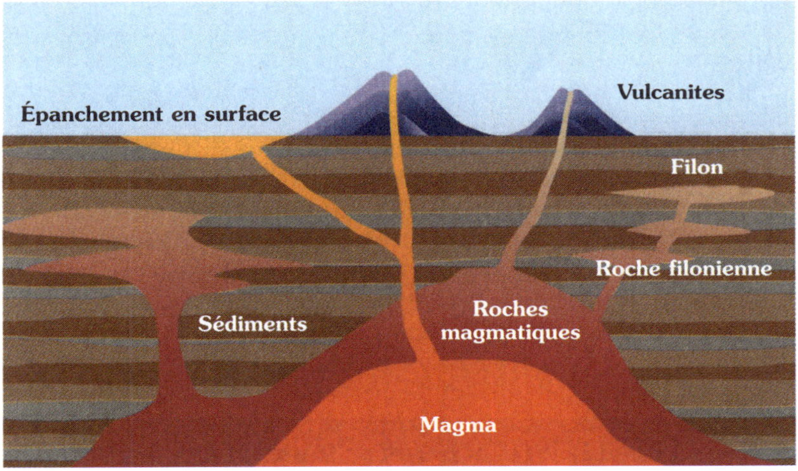

Ill. 5 : Formation des roches ignées et filoniennes.

"enrichissent". Cette première étape de la formation des minéraux s'opère à partir du magma liquide. Ce processus se déroule à des températures comprises entre 1100 °C et 700 °C et sous l'action d'une pression considérable (plusieurs centaines d'atmosphères). Les pierres issues de ce processus sont par exemple l'aventurine, l'épidote, l'olivine (péridot), le quartz rose et le zircon (hyacinthe).

Si des gaz ou des vapeurs issus du magma pénètrent dans les roches des parois, ils peuvent aussi conduire à la formation de minéraux du fait que des substances détachées de ces roches se mêlent aux gaz du magma. Le processus de formation est alors du

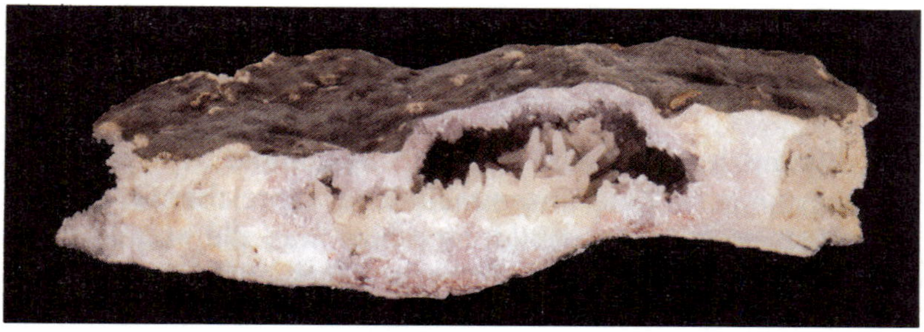

Ill. 6 : Roche filonienne, dans laquelle se sont formés des cristaux de quartz et de calcite.

type " pneumatolytique", du grec "*pneuma* = vapeur" et "*lyein* = dissoudre". L'apatite, la lépidolite, la topaze, et la tourmaline sont des pierres pneumatolytiques utilisées en lithothérapie. Si en se refroidissant, la température du magma descend en-dessous de la "température critique" de l'eau (375 °C), il se forme des solutions aqueuses. Au-dessus de cette température, l'eau se présente toujours sous forme gazeuse, quelle que soit la pression. En dessous de 375 °C, l'eau peut devenir liquide. Les substances dissoutes dans l'eau donnent alors naissance à d'autres minéraux. Ce mode de formation est dit "hydrothermal", du grec "*hydro* = eau" et "*therme* = source chaude". Parmi les pierres thérapeutiques hydrothermales, on peut citer l'amazonite, l'aragonite, la fluorine, la kunzite et la pierre de lune.

Comme l'eau est beaucoup plus fluide que le magma, elle s'infiltre beaucoup plus vite dans les interstices et les fissures des roches alentour, de sorte que les minéraux peuvent se déposer sur les parois de ces "galeries" et de ces "failles". Ainsi se forment les "roches filoniennes". Comme la solution minérale ne refroidit que lentement à cause de l'effet isolant de la roche environnante (dans les failles alpines, p. ex., seulement de 1 °C en 40 000 ans), les minéraux qui se forment ici peuvent donner de gros cristaux. En outre, ils ont suffisamment de place pour grandir sans être gênés. Ainsi beaucoup de belles pierres à usage thérapeutique, comme l'agate, l'améthyste, le cristal de roche, la calcédoine ou le quartz fumé se forment, dans des couloirs et des failles.

Le principe de formation magmatique

Un liquide se solidifie. C'est une manière simple d'expliquer le principe de formation des minéraux. Mais il est important d'en décrire un peu plus le processus, ne serait-ce que pour comprendre les effets de ces minéraux sur nous, êtres humains.

On part d'un état libre et désordonné. Libre parce que en mouvement, et désordonné parce que tous les composants se mélangent sans contrainte. Ainsi, le magma contient beaucoup de substances minérales, c'est-à-dire des éléments chimiques, mais il ne s'est pas encore formé de minéraux. Le magma est un potentiel (un champ de possibilités) dans lequel beaucoup de minéraux et de roches peuvent se former. Il détermine les limites et le contenu car selon les substances qu'il contient, certains minéraux peuvent apparaître et d'autres non. Le magma n'est pas partout pareil. C'est pourquoi certains minéraux n'existent que dans certaines régions du monde.

Deux autres facteurs déterminent aussi la formation des minéraux : la pression et la chaleur, ainsi que la vitesse de refroidissement. Les mêmes substances de départ peuvent conduire à des résultats très différents, selon que le magma atteint la surface de la terre sous forme de lave et se refroidit très rapidement ou que beaucoup de cristaux apparaissent serrés les uns contre les autres dans le magma liquide à l'intérieur de la terre, ou encore que le minéral trouve un gîte ou une faille dans lesquels il a l'espace et le temps de se déployer, de grandir, et de produire de beaux cristaux.

En résumé : Le principe de formation magmatique régit un processus de cristallisation qui se produit quand le liquide magmatique se refroidit et se fige. Les substances minérales du

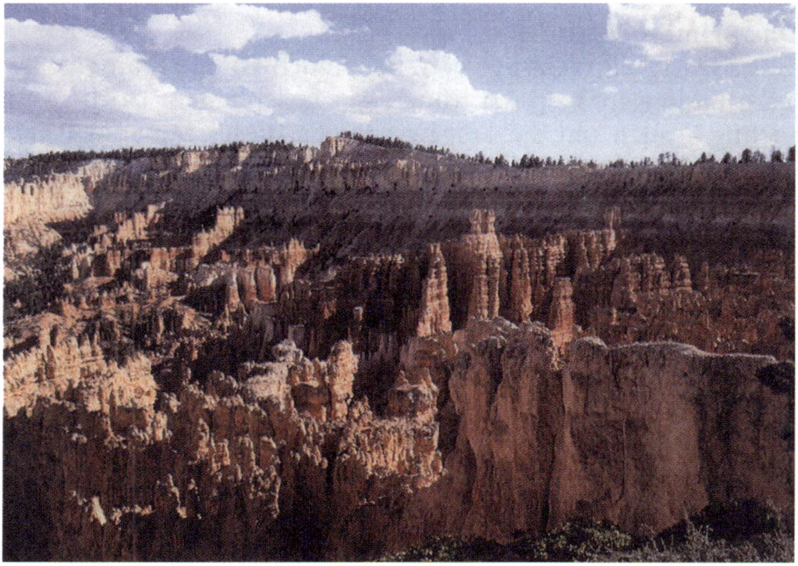

Ill. 7 : Roches sédimentaires.

magma constituent le potentiel de départ, définissent en quelque sorte ses « prédispositions », et déterminent par leur présence quels types de minéraux peuvent être produits. Quant au processus de cristallisation proprement dit, il est déterminé par divers facteurs – la pression, la chaleur, l'espace et le temps – en fonction desquels le potentiel disponible se réalisera de telle ou telle manière.

Nous devons bien nous rappeler ce principe. Il joue un rôle déterminant en lithothérapie. Mais considérons tout d'abord le mode de formation sédimentaire, qui se déroule très différemment du mode magmatique.

Le processus de formation sédimentaire : sédiments et minéraux sédimentaires

Après les processus magmatiques dans les profondeurs de la terre, considérons maintenant ce qui se passe en surface : il apparaît que même les pierres et les roches n'ont pas une durée de vie illimitée. Avec le temps, ou plutôt avec le soleil et la pluie, la chaleur et le froid, le gel et le vent, même le roc le plus solide s'effrite et se désagrège. Nous appelons érosion cette action du vent et des agents naturels qui ne laisse rien en l'état.

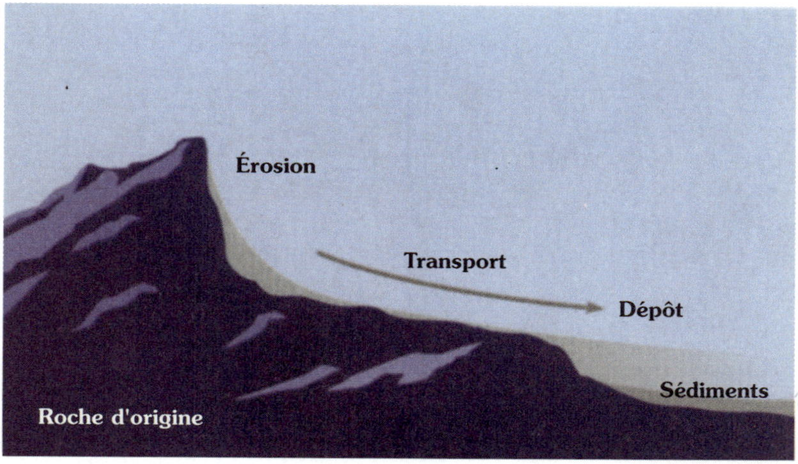

Ill. 8 : Formation des sédiments.

Érosion à grande échelle

L'érosion aplanit de nouveau les montagnes. Les rochers que le gel fait éclater se transforment en éboulis qui s'accumulent le long des versants. Ils n'y restent pas éternellement, mais continuent à descendre vers la vallée – attention aux éboulements – où leur transport est relayé par les ruisseaux et les fleuves. Ceux-ci transforment les blocs anguleux en galets arrondis à force de les "rouler" et de les polir. Ce processus produit également beaucoup de petits éclats, du sable et des poussières de soufre que nous appelons les boues. Une partie des sels minéraux se dissout dans l'eau sous forme de calcaire et de sel gemme.

Sédimentation

L'eau ne transporte que tant qu'elle coule. Partout où le fleuve ralentit, dans les lacs, les deltas, ou au plus tard dans la mer, il dépose ce qu'il charrie. Il peut ainsi se former d'immenses dépôts qui donnent naissance à de nouvelles roches. Un tel processus est appelé sédimentation, et la roche formée un sédiment. Parmi cette catégorie de roches, nous trouvons les pierres thérapeutiques suivantes : l'angélite (anhydrite), la calcite, la dolomite, l'oolite, la sélénite (gypse), la pyrite, notamment la pyrite ronde aussi appelée "boji".

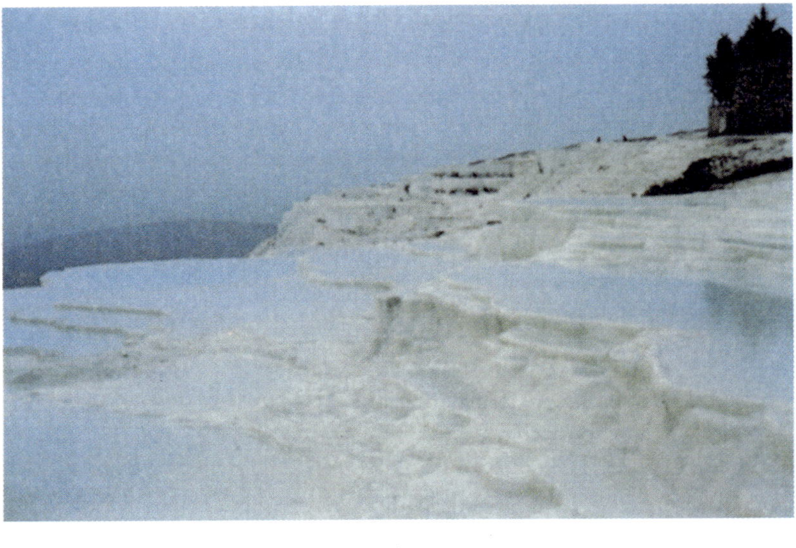

Ill. 9 : Dépôts de concrétions calcaires.

Le même processus sédimentaire s'observe encore une deuxième fois dans la nature. Il est beaucoup moins manifeste mais tout aussi efficace.

Érosion : détail du processus

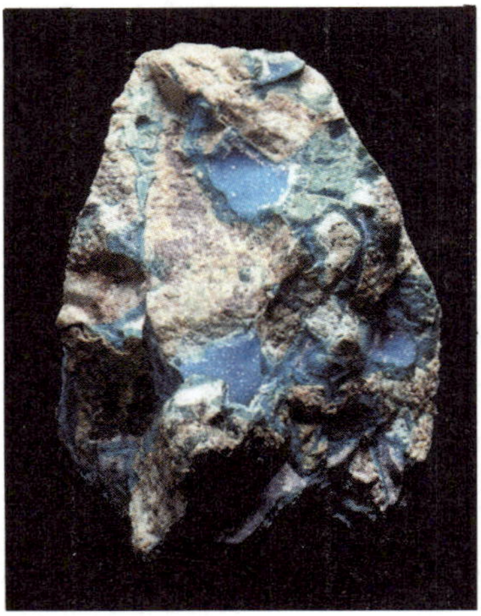

Ill. 10 : Remplissage des fentes par la chrysocolle.

Partout où des roches sont proches de la surface de la terre, des eaux de surface provenant de la pluie ou de rivières ou de lacs, pénètrent les roches. Cette eau de surface charrie toujours de l'oxygène, du gaz carbonique ou des acides qui, dans les fissures et les fentes, s'attaquent à la roche et libèrent des sels minéraux. C'est aussi un phénomène d'érosion, qui s'accomplit certes à plus faible échelle, mais de manière continue, sous nos pieds, partout dans le monde, que la roche paraisse au grand jour ou qu'elle soit recouverte d'un sol terreux (humus).

Zones d'oxydation et de sédimentation

Les sels minéraux ainsi libérés s'associent maintenant avec les substances contenues dans l'eau et soit se déposent sur place sous forme de nouveaux minéraux, soit sont transportés plus loin pour être précipités en des endroits plus profonds. Cette « sédimentation miniature » donne naissance à beaucoup de nouveaux minéraux, surtout dans les roches riches en minerais. Ces processus se déroulent entre la surface de la terre et le plan des eaux souterraines. Ainsi, la région au-dessus de la nappe phréatique est appelée zone d'érosion ou d'oxydation, parce que l'oxygène de l'air y exerce encore son action. En outre, "oxydation" signifie en chimie, "émission d'électrons". Une telle émission électronique transforme par exemple les métaux en particules chargées (ions) et ce n'est que sous cette forme ionique qu'ils peuvent former des liaisons ou être dissous dans des liquides. L'azurite, la malachite, la chrysocolle, la dioptase, la turquoise ou la variscite sont des métaux fréquemment trouvés dans la zone d'oxydation.

La région des eaux souterraines s'appelle la "zone de sédimentation", parce que c'est le lieu de précipitation des substances extraites. Dans ces zones de sédimentation ont lieu des processus de "réduction" par lesquels les ions métalliques par exemple redeviennent des atomes neutres de métal. "Réduction" veut dire en chimie « réception d'ions ». C'est donc l'inverse de l'oxydation. Comme les atomes neutres de métaux ne demeurent pas en solution, on trouve dans la zone de sédimentation des métaux natifs, c'est-à-dire purs, comme le cuivre et l'argent, mais aussi la calcédoine cuivrée et la covelline.

Le principe de formation sédimentaire

Ce principe pourrait se résumer en deux mots : "Érosion et dépôt" sous l'effet de l'environnement (vent, intempéries, acides dilués). Le point de départ est une roche existante, dissoute en partie ou en totalité sous l'influence de forces extérieures. La seule présence de cette roche n'est toutefois pas suffisante pour la formation future des minéraux. Certes, les substances minérales qui feront l'objet du processus d'érosion et de reformation proviennent nécessairement de cette roche. Mais le rôle des solutions aqueuses sous forme d'acides est également déterminant. Car les nouveaux sels minéraux sont justement le produit de ces deux influences.

En résumé : le principe de formation sédimentaire correspond au processus par lequel les structures solides d'une roche existante sont érodées par les intempéries. Les substances minérales ainsi libérées se combinent aux substances présentes dans leur environnement pour former de nouveaux minéraux.

Comme le dit le dicton, "jamais deux sans trois", il existe encore un troisième processus de formation des minéraux.

Le processus métamorphique : formation des roches et des minéraux métamorphiques

De la surface de la terre, nous redescendons maintenant dans les profondeurs, non pas tout à fait jusqu'au magma, mais presque. Même les roches des profondeurs ne trouvent pas le repos, tant elles sont près du magma brûlant et de l'énorme pression qui règne à l'intérieur de la terre. Différents facteurs font ici qu'au cours du temps, les roches ne restent pas toujours ce qu'elles étaient.

Nature de la croûte terrestre

Pour pouvoir le comprendre, rejetons tout d'abord la représentation simplifiée d'une croûte terrestre régulière et solide en tout endroit. Il n'en est nullement ainsi. En réalité, la croûte terrestre se compose de différents blocs et plaques qui nagent à la surface du magma, tels des blocs de glace sur la mer. Ces blocs sont de dimensions différentes. Ainsi, les plaques océaniques ne sont épaisses que de 5 à 10 km alors que l'épaisseur des plaques continentales varie plutôt de 20 à 60 km. Comme dans le cas d'un iceberg, seule une infime partie est apparente, le reste descendant dans les profondeurs. La partie qui surnage est plus grande dans les plaques continentales que dans les plaques océaniques. C'est ce qui fait la différence entre les océans et la terre ferme sur notre planète.

Formation des montagnes

En raison des mouvements de convection du magma à l'intérieur de la terre, les différents blocs de la croûte terrestre sont constamment en mouvement. Parfois, ils sont poussés les uns contre les autres. Les plaques peuvent alors coulisser l'une sur l'autre, se comprimer ou se dresser en formant des montagnes. Un regard sur la carte du monde montre avec précision ces zones de froissement au niveau des grandes chaînes de montagnes. Les plus élevées se trouvent actuellement dans l'Himalaya, les Rocky Mountains et les Andes. C'est là aussi que la croûte terrestre est la plus épaisse : selon le "principe de l'iceberg", seuls 10 % environ sont pressés vers le haut, le reste étant pressé vers le bas.

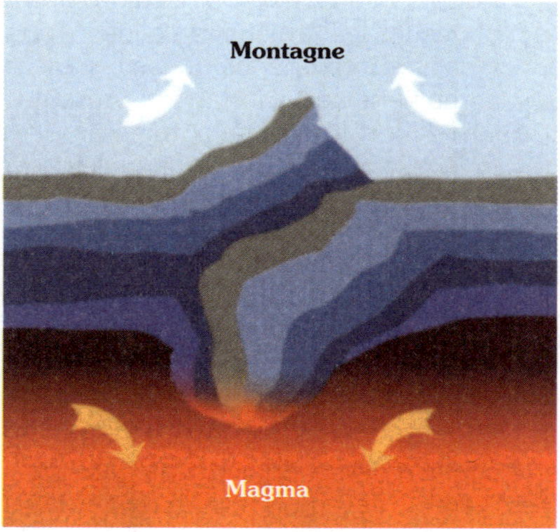

Ill. 11 : Métamorphose régionale, lors de la formation des montagnes.

La métamorphose

Ces processus laissent évidemment des traces sur les roches touchées. Les images sur la formation de nos montagnes font deviner la puissance des forces à l'œuvre à l'intérieur de la terre pour que de telles masses puissent être soulevées. Les roches ainsi soumises à de gigantesques pressions commencent à se restructurer. Les cristaux qui, à l'origine, se sont formés en désordre dans toutes les directions commencent à s'ordonner pour "échapper" à la pression. Dans la mesure du possible, ils se disposent perpendiculairement au sens de la pression qui expulse littéralement certaines substances comprises dans les minéraux, puis ces substances se regroupent pour former des minéraux plus résistants. Lorsque des couches voisines sont également soumises à cette pression, les substances peuvent s'échanger et former de nouveaux minéraux dans les parties limitrophes. Tout ce qui représente une économie d'espace et accroît la résistance à la pression se produit. Il se forme ainsi une roche entièrement nouvelle.

Ce processus est facilité par la chaleur. La température des couches rocheuses s'élève à mesure qu'elles sont pressées vers le bas. Les températures auxquelles sont alors soumises les roches peuvent dépasser celles de leur formation primaire parce que la pression existante empêche la fusion de la roche. La transformation d'une roche sous l'effet de la pression et de la chaleur sans qu'il y ait fusion s'appelle une métamorphose, c'est-à-dire une « transformation de la forme ». Les nouvelles roches sont dites

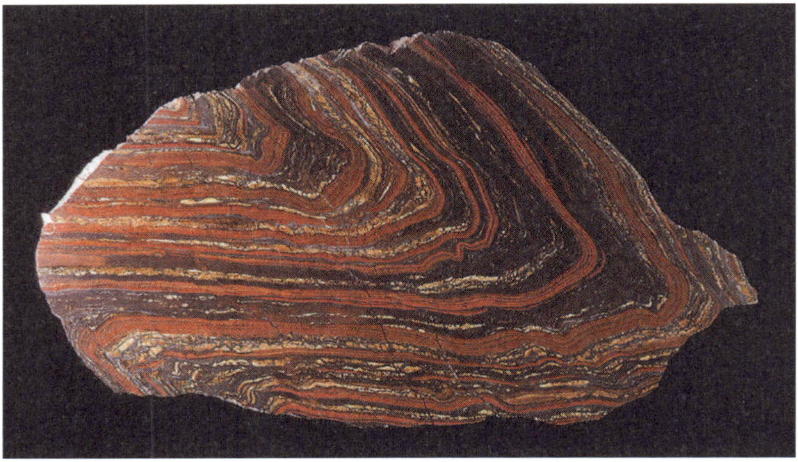

Ill. 12 : Métamorphose : Roches transformées et pliées par la pression et la chaleur (fer de tigre).

"métamorphiques" et les minéraux ainsi formés des "minéraux métamorphiques".

Métamorphose régionale

En dehors de l'exemple ci-dessus de l'élévation d'une montagne, une telle métamorphose se produit aussi lorsque les roches deviennent de plus en plus lourdes et épaisses, à mesure que de nouvelles couches se superposent et s'enfoncent dans les profondeurs terrestres sous l'effet du poids. Dans les deux cas, on parle de "métamorphose régionale", parce que de grandes régions sont concernées par la transformation. Les roches typiques de ce processus sont par exemple les schistes cristallins à l'intérieur desquels se sont formés des minéraux tels que le disthène (cyanite), le grenat, le jade, la néphrite, la serpentine, la thulite, le fer de tigre, la zoïsite ou le célèbre marbre (roche calcaire transformée) au sein duquel on trouve, dans certains gisements, du lapis-lazuli ou de l'émeraude.

Métamorphose de contact

Dans une petite proportion, il se produit des métamorphoses dans l'environnement du magma montant. Sous l'effet de l'énorme chaleur qu'il dégage, les roches tout autour du canal du volcan sont soumises à une métamorphose dans un espace réduit. On parle alors de métamorphose de contact. Un tel processus peut notamment conduire à la production de rubis et de saphirs.

Métasomatose

Un échange de substances peut en outre se produire dans les roches environnantes, par exemple si des vapeurs pneumatolytiques extraient certaines substances des roches et les remplacent par d'autres. Ce processus est appelé "métasomatose" (échange de substances) et produit des minéraux tels que le charoïte, la rhodonite, la chalcopyrite et le lapis-lazuli.

Le principe de formation métamorphique

Le mot clé de ce type de formation rocheuse serait transformation, sous l'effet de la pression et de la chaleur, dont les causes sont à chercher à l'intérieur de la terre. L'important à retenir ici est que la texture et la composition en minéraux change bien que la roche ne fonde pas. Sa forme est entièrement nouvelle, mais cette transformation s'accomplit de l'intérieur vers l'extérieur. Une métamorphose met la roche à l'épreuve : seul ce qui résiste à la pression et à la chaleur demeure inchangé, tout le reste est transformé jusqu'à ce qu'un nouvel état stable soit atteint.

En résumé : le principe de formation métamorphique correspond à un processus de transformation dans lequel tout ce qui n'était pas stable à la pression et à la chaleur est transmué en une nouvelle forme, de l'intérieur vers l'extérieur. Par un changement de forme et un échange de substance, il se produit ainsi de nouveaux minéraux.

Le cycle des roches

Il devient donc clair que même les roches et leurs minéraux ne sont pas aussi éternels et invariables qu'ils le paraissent à première vue. Cette impression d'immuabilité est due au fait que ces transformations se déroulent sur des périodes incommensurablement plus longues que nos courtes existences terrestres. Quand dans nos vies, nous percevons à peine trois générations, comment pourrions nous saisir ce que représente une période de plusieurs millions d'années. Une image pourra peut-être nous aider.

Si nous disons que notre vie d'une durée d'environ 70 ans équivaut à une minute, alors un cristal de roche alpin a presque un an, les dinosaures sont morts il y a deux ans, les diamants ont 30 ans et plus, les roches les plus anciennes sont de véritables mathusalems de plus de 90 ans et la terre elle-même est déjà vieille de 150 ans. Considérez toujours ces durées en rapport avec l'unité de départ d'une minute pour une vie humaine.

Si l'on considère les choses à cette échelle, on voit bien que les roches et les minéraux se transforment en permanence. Ici aussi, nous avons des processus de création, de transformation et de dissolution : le magma donne naissance aux roches et aux minéraux métamorphiques, l'érosion les transforme en sédiments et en minéraux sédimentaires. Les formations magmatiques et sédimentaires peuvent se transformer par métamorphose en roches et en minéraux métamorphiques qui peuvent à leur tour être transformés en sédiments et en minéraux sédimentaires sous l'effet de l'érosion. Et pour finir, la chaleur peut devenir si intense dans une métamorphose que la roche fond de nouveau, et la boucle est bouclée, la roche redevient magma.

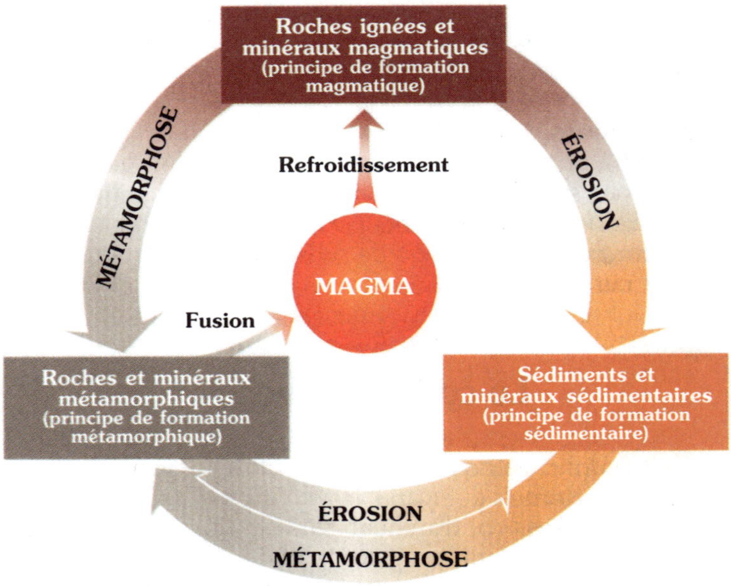

Ill. 13 : Cycle des roches.

Principes de formation des roches et lithothérapie

Dès les premières expériences de guérison avec les minéraux et les pierres précieuses, une question pressante s'imposa à moi : le sol sous nos pieds exerce-t-il lui aussi un effet marquant sur notre existence humaine ? Le sol que nous foulons quotidiennement est si riche en minéraux que la question de leur influence mérite d'être posée.

Aussitôt, je ressortis mes vieux journaux intimes et me procurai des cartes géologiques de tous les lieux que j'avais habités. Entre 1984 et 1987, j'avais déménagé six fois, ce qui me donnait un matériel d'observation exceptionnel pour constater des changements qui pourraient être dus à la composition minérale des divers lieux. Je fus fort étonné de constater que sur les sept lieux d'habitation de cette période, cinq étaient construits sur la même roche. Était-ce un hasard ? Ou avais-je intuitivement toujours choisi des logements construits sur un même sol ? Même à Nürtlingen, une ville assez étendue, j'avais trouvé l'une des deux seules rues parcourues par cette roche.

Et pour peut-être éveiller chez mes lecteurs les plus sceptiques les mêmes doutes qui m'assaillaient et me préoccupaient à l'époque, je dois ajouter que ce que j'entends ici par « roche » n'est pas une masse rocheuse étendue, épaisse et très courante, mais une couche très spécifique, une fine couche de lias alpha, du jurassique noir, qui, dans plusieurs lieux d'habitation présentait une épaisseur d'à peine quelques mètres. Les cartes géologiques m'apprirent en outre que même la clinique où je suis né était bâtie sur cette roche.

Au moment où je quittai cette roche sur laquelle j'avais vécu pendant 23 ans, un tournant manifeste se dessina dans ma vie. Ce fut le moment où chez moi la lutte entre matérialisme et approche spirituelle de la vie déboucha sur le choix du spirituel, le moment à partir duquel je rencontrai des enseignants importants, où je décidai de me consacrer à la guérison par les voies naturelles et où je suivis des cours de naturopathie. Ma vie se transforma si radicalement que ce ne pouvait vraiment pas être un hasard.

Après cette découverte, je vécus une période très intense à m'asseoir, me promener, manger et dormir sur diverses roches pour en déterminer les effets. Bien sûr, il fallait pouvoir distinguer les véritables effets de la roche des autres influences de l'environnement et discerner si c'était le sol, le temps ou mon accompagnateur qui créait une certaine atmosphère. Finalement, je choisis la méthode de la balade, pour tester différentes roches dans des conditions environnantes similaires.

Ce travail culmina dans une série de séminaires qui me permirent de transmettre le savoir acquis et surtout de le vérifier par des échanges avec les autres participants. Ces séminaires prenaient la forme d'excursions durant lesquelles nous nous entraînions à ressentir précisément les passages d'une roche à l'autre sans avoir consulté auparavant une carte géologique.

Malgré le travail enthousiaste de nombreux amis et participants aux séminaires, il fallut sept ans pour que le rapport entre les principes de formation des roches et des minéraux et leurs effets sur les êtres humains puisse être formulé en termes clairs et précis. Certaines recherches menèrent à des impasses mais c'est avec plaisir que je vous présenterai dans les pages qui suivent les résultats reproductibles tels que nous avons enfin pu les décrire en 1994.

Effets thérapeutiques des roches et des minéraux magmatiques

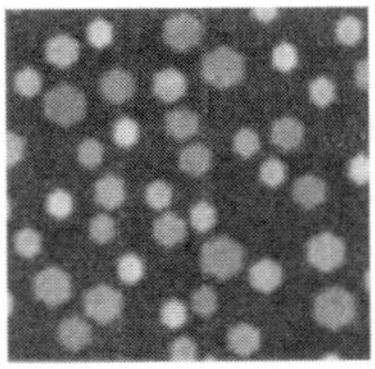

Si nous nous remémorons encore une fois le principe de formation de ces roches et de ces minéraux, nous verrons que notre vie connaît des processus analogues, à ses débuts.

" Le principe de formation magmatique correspond à un processus de cristallisation qui se produit quand le liquide magmatique se refroidit et se fige. Les substances minérales du magma constituent le potentiel de départ, définissent en quelque sorte ses « prédispositions », et déterminent par leur présence quels types de minéraux peuvent être produits. Quant au processus de cristallisation proprement dit, il est déterminé par divers facteurs – la pression, la chaleur, l'espace et le temps – en fonction desquels le potentiel disponible se réalisera de telle ou telle manière.

Depuis le premier instant de notre existence, notre principale occupation, à part manger et dormir, est d'apprendre. Les acquisitions de l'enfant, dans ses premières années de vie, sont immenses : saisir, s'asseoir, se tenir debout, marcher, parler, reconnaître et comprendre les gens, les objets, les situations. Tous ces processus sont si complexes que certaines prédispositions doivent nécessairement exister à la naissance.

Ce sont ces prédispositions qui nous distinguent d'autres êtres. Ainsi, nous pouvons par exemple parler, mais pas voler comme un oiseau, et nous n'atteignons pas non plus l'âge d'un arbre. Tout cela dépend d'une prédisposition. Celle-ci, qu'elle soit d'origine spirituelle ou héréditaire, est aussi déterminante pour nous que le magma pour la roche ignée. Elle constitue le potentiel de ce que nous pouvons devenir.

Mais il existe encore un deuxième facteur. À quoi nous sert notre prédisposition si nous n'avons pas l'espace, le temps, l'énergie et la possibilité de la développer, de la réaliser ? C'est seulement si le potentiel qui nous habite rencontre des conditions optimales qu'il a une chance de se développer pleinement. Pour donner une image, à quoi nous sert d'avoir les dispositions pour devenir pianiste si nous ne prenons jamais de leçons de piano, et inversement pourquoi tous les élèves de piano ne deviennent-ils pas pianistes ?

• Les minéraux et les roches ne peuvent pas changer nos prédispositions mais ils peuvent nous aider à développer ce potentiel intérieur. En vertu de l'analogie des principes sous-tendus, les roches ignées et les minéraux magmatiques favorisent les processus d'apprentissage. Chaque minéral magmatique représente certaines valeurs spirituelles dont il soutient le développement. De ce fait, il favorise également un certain vécu psychique ainsi que des modes de pensée et de comportement correspondants, ce qui peut conduire à la guérison si ces valeurs, ce vécu, ces modes de pensée et de comportement sont compatibles avec la santé dans le cas considéré.

Dans toutes les situations de la vie où nous accomplissons un nouveau départ, qui nous confronte à beaucoup de nouvelles impressions ou nous place devant de nombreux apprentissages nouveaux, les minéraux magmatiques sont à privilégier. Ils stimulent le processus de croissance nécessaire et aident à guérir les maladies qui apparaissent précisément dans ces situations.

Effets thérapeutiques des sédiments et des minéraux sédimentaires

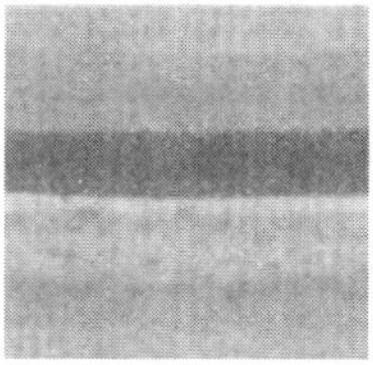

Les sédiments et les minéraux sédimentaires orientent le regard sur un autre aspect de notre existence, à savoir les influences de l'environnement. Notre environnement, qui comprend la maison familiale, la maternelle, l'école, la formation professionnelle, le métier, le partenaire, les enfants, les amis et les parents mais aussi la société, et s'étend au monde entier, exerce sur nous une influence considérable, comme la psychologie a pu nous le révéler depuis longtemps.

Il n'est donc pas étonnant que les sédiments et les minéraux sédimentaires créés par l'intervention des agents de l'environnement reflètent exactement cet aspect : "le principe de formation sédimentaire régit le processus par lequel les structures solides d'une roche existante sont érodées par les intempéries. Les substances minérales ainsi libérées se combinent aux substances présentes dans leur environnement pour former de nouveaux minéraux."

La même chose se produit dans notre vie. Nous sommes profondément marqués par les expériences de notre passé et notamment par notre enfance. À cet âge, nous déterminons ce qui est "bon" ou "mauvais" pour nous, en fonction des expériences belles ou douloureuses que nous vivons. Nous développons en outre nos stratégies de survie ("Comment est-ce que j'arrive à obtenir de maman ou de papa ce dont j'ai besoin ? ") et adoptons les "explications du monde" de notre entourage : enfant, nous n'avons par exemple pas les moyens de vérifier que "l'alcool est mauvais", ni que "la bière est du pain liquide". Nous sommes donc enclins à accepter les opinions de ceux à qui nous faisons confiance.

C'est ainsi que se forment dans l'enfance et plus tard certaines associations d'idées ("il faut s'arrêter au feu rouge") et certains dogmes ("tous les hommes ne veulent toujours qu'en arriver à la chose") qui déterminent en grande partie notre vie, notre comportement, nos sentiments, nos idées, nos idéaux, nos objectifs et nos conceptions du monde.

Tant que ces déterminations favorisent notre développement, il n'y a rien à dire. Mais à un moment donné ou dans des situations nouvelles, il peut arriver subitement que ces modèles très ancrés nous desservent. Si par exemple nous avions adopté comme stratégie quand nous étions enfant que "fermer sa bouche signifie se mettre à l'abri des coups" parce qu'à certains moments cette stratégie était certainement très efficace, il ne faut pas s'étonner de toujours recevoir les tâches les plus ingrates dans notre vie professionnelle parce que nous ne protestons jamais. Ou si la tactique "crier fort pour avoir tout" marchait chez les parents, il faut s'attendre à ce que plus tard personne ne nous aime tant qu'on crie.

• Les sédiments et les minéraux sédimentaires nous aident à mettre en évidence les empreintes laissées en nous par les associations d'idées, les dogmes et les expériences douloureuses, à en devenir conscient et à s'en dégager. Ils aident ensuite à nous orienter différemment, à faire de nouvelles expériences d'un autre point de vue, et à développer des stratégies adaptées à chaque situation Ainsi, nos besoins inhérents sont mieux mis en adéquation avec notre environnement, les tensions disparaissent, l'harmonie s'installe, ce qui aide à guérir toutes les maladies qui résultent d'un conflit avec notre environnement.

Dans toutes les situations de notre vie où nous sommes en difficulté avec notre environnement et notre entourage, que ce conflit soit actuel ou déjà ancien, les sédiments et les minéraux d'origine sédimentaire sont les pierres thérapeutiques à privilégier. Ils favorisent la guérison de toutes les maladies dues à un conflit ou à une stratégie d'évitement d'un tel conflit.

Effets thérapeutiques des roches et des minéraux métamorphiques

De même qu'ils ont eux-mêmes été éprouvés dans leur stabilité, de même les roches métamorphiques et les minéraux métamorphiques nous éprouvent dans la stabilité des différents aspects de notre vie. Tout ce qui chez nous n'a pas de valeur durable commence à se transformer et à prendre de nouvelles formes. Beaucoup de choses dans notre vie trouvent, avec le temps, une fin naturelle sans que la nécessité nous apparaisse. Théoriquement, nous aurions pu garder bien plus longtemps notre travail, notre maison, notre communauté, notre vie de couple, mais pour une raison ou pour une autre, c'était fini, nous avions vécu ce que nous avions à y vivre. Si nous arrêtons à ce moment, si nous opérons cette séparation et commençons quelque chose de nouveau, la transformation qui s'ensuivra s'opérera généralement sans douleur et sans difficulté.

Mais il n'arrive que trop souvent qu'au lieu de lâcher l'ancien, nous nous y cramponnions, par habitude, ou parce que nous ne savons pas encore ce qui nous attend. Alors nous continuons comme auparavant, avec toutefois l'impression que "quelque chose ne tourne plus rond". Cette impression s'amplifie et fait naître de plus en plus le sentiment que nous devons changer quelque chose dans notre vie. Peut-être avons-nous oublié ou même pas remarqué le point où nous aurions dû entreprendre ce changement. C'est pourquoi notre désir de renouvellement ne sait pas sur quoi se baser et il se produit en nous une pression et une chaleur qui remettent tout radicalement en question.

"Le principe de formation métamorphique régit un processus de transformation dans lequel tout ce qui n'était pas stable à la pression et à la chaleur est transmué en une nouvelle forme, de l'intérieur vers l'extérieur. Par un changement de forme et un échange de substance, il se produit ainsi de nouveaux minéraux."

La pression et la chaleur en nous peuvent provoquer une phase d'insatisfaction dans laquelle nous devenons très critiques à notre propre égard. Nous vérifions le sens et la valeur de toute chose pour notre vie et nous entreprenons un ménage radical. Les compromis louches, les habitudes superflues, les restes nostalgiques, les règles et les lois dénuées de sens sont supprimés et remplacés par des ententes franches et des accords sensés. Ainsi donnons-nous à notre vie une forme toute nouvelle.

• Les roches métamorphiques et les minéraux métamorphiques stimulent le processus de transformation intérieur : ils aiguisent notre esprit critique et nous aident à reconnaître et à comprendre ce qui est inconsistant dans notre vie, et auquel nous devons mettre fin parce que cela nous rend insatisfait. Ces minéraux et ces roches entraînent des changements radicaux et conduisent à une vie comblée, et pleine de sens. C'est pourquoi ils aident aussi dans toutes les maladies dont la cause est à chercher dans la peur de lâcher, dans des transformations non accomplies ou dans une conduite de vie qui n'a plus de sens pour nous. En stimulant nos forces de transformation intérieures, ils nous aident à dépasser nos habitudes et nos compromis.

Dans toutes les situations de la vie dans lesquelles nous ressentons une forte insatisfaction intérieure et où nous avons l'impression de devoir changer quelque chose sans savoir quoi, ou si nous sommes confrontés à la nécessité d'un changement mais que nous avons peur parce que nous ne savons pas ce qui en résultera, les roches et les minéraux métamorphiques sont les pierres thérapeutiques à privilégier. Ils stimulent la guérison de toutes les maladies causées par ce type de conflits intérieurs.

Application des principes de formation des roches

Comme les principes de formation des roches et des minéraux ont des correspondances très précises avec des situations typiques de la vie, ils nous offrent un moyen simple de trouver la solution d'un certain nombre de problèmes et de difficultés. Ils favorisent aussi la guérison de toutes les maladies nées de ces situations. Pour choisir les bonnes pierres, il suffit d'une analyse précise et soigneuse de la situation.

Mettez d'abord en évidence les caractéristiques les plus importantes. Ensuite, envisagez toujours les trois possibilités : que faudrait-il pour que le principe de formation magmatique /sédimentaire/métamorphique puisse s'exercer ? Si vous explorez successivement chacune de ces trois possibilités, la réponse vous apparaîtra bien plus clairement que si vous ne partez que de la situation donnée.

Une fois que votre choix est fait, le processus est simple. Trouvez un lieu dont le sous-sol est formé par les roches correspondantes et séjournez-y de un à trois jours.

Pour le principe magmatique, les roches efficaces sont par exemple le granite, la syénite, la diorite et le gabbro dans la catégorie des plutonites, et la rhyolite, le trachyte, le basalte, la phonolite et le tuf volcanique (roches obtenues par refroidissement de la lave) dans la catégorie des vulcanites.

Pour le principe sédimentaire, les roches efficaces sont par exemple le grès, les brèches, les conglomérats, les roches argileuses et calcaires, la dolomite et le gypse.

Pour le principe métamorphique, les roches efficaces sont par exemple le gneiss, le micaschiste, la phyllite, l'amphibolite, la serpentine, la cornéenne et le marbre.

Il existe des cartes géologiques et pétrographiques (minéralogiques) qui indiquent la nature des sols.

Passez beaucoup de temps sur ces sols, à l'air libre, en bougeant. Il n'est pas nécessaire d'en faire plus. Les effets des roches sont si forts que vous sentirez bientôt des changements. Le troisième jour, quand l'influence du nouveau sol devient très perceptible, est toujours intéressant. C'est aussi le "jour critique", comme vous le confirmeront tous les alpinistes et les professeurs de ski, parce que c'est le jour où une nouvelle joie de vivre commence à poindre et qu'à ce moment, nous sommes souvent très dispersés et très négligents. Le regard tourné (inconsciemment) vers l'intérieur, nous accordons trop peu d'attention aux exigences et aux dangers. Le troisième jour, ménagez-vous à tout prix un temps pour vous, même si vous êtes déjà rentré chez vous !

La deuxième possibilité consiste à choisir dans le tableau de la "lithothérapie analytique" les minéraux correspondants au principe recherché. Peut-être découvrirez-vous ainsi des minéraux que vous connaissez déjà et avec lesquels vous avez un lien. Si ce n'est pas le cas, choisissez le minéral approprié, conformément aux descriptions de la 3e Partie de ce livre. Portez-le constamment sur vous. Comme l'effet n'est pas aussi fort qu'au-dessus d'un sol contenant la roche correspondante, il se fera sentir un peu moins vite. Ici aussi, soyez particulièrement attentif au troisième et au septième jour.

Ces jours se sont révélés très importants dans nos recherches. Manifestement, les processus de renouvellement obéissent à des rythmes triples et septuples. Songez, par exemple, que le renouvellement de toutes les cellules de notre corps prend sept ans. Et ce n'est pas par hasard que nos ancêtres ont choisi le rythme septénaire pour les jours de la semaine.

Considérons maintenant un tout autre aspect de notre vie. Alors que les principes de formation des minéraux jettent un éclairage sur des situations momentanées, il existe un second principe dans le règne des minéraux, qui lui met en lumière notre style de vie. Ce style se manifeste à nous à travers les cristaux.

1.2 Les cristaux

La découverte des cristaux

De tous temps, les hommes ont remarqué que les minéraux et les cristaux présentaient déjà à l'état naturel des formes fascinantes, d'une exactitude surprenante. Ils y voyaient la preuve de l'intervention directe des dieux dans la formation des pierres précieuses. Qui

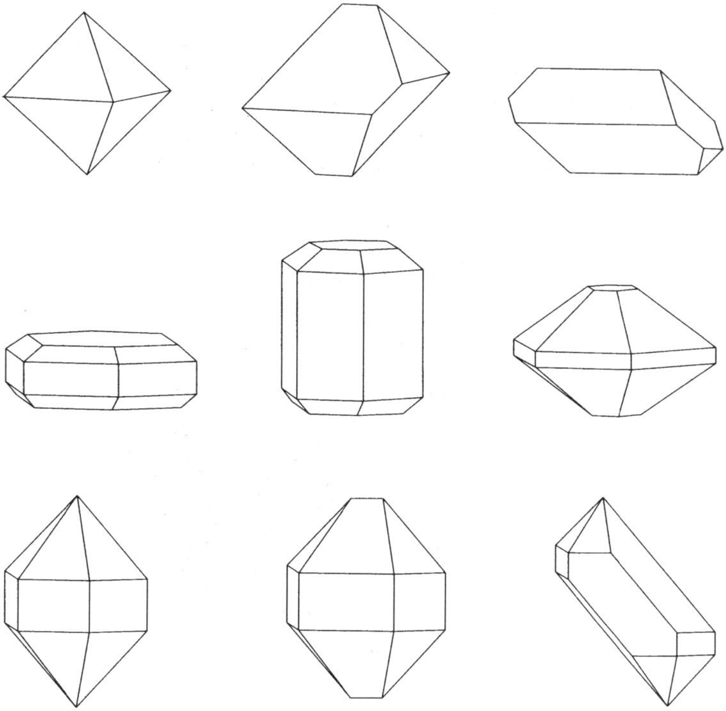

Ill. 14 : La forme cristalline d'un minéral peut varier, mais les angles entre ses différentes faces restent invariables.

d'autre aurait pu créer quelque chose de pareil ? Il y a un peu plus de 300 ans, en 1669, un géologue danois, Niels Steensen, appelé Nicolas Sténon, publia une première étude sur les lois mathématiques des cristaux. Steensen découvrit que les angles que faisaient entre elles les surfaces d'un certain minéral étaient toujours égaux, quels que soient la taille, la forme et le lieu de découverte de la pierre. Il en déduisit la loi de la constance angulaire.

La forme du cristal ne dépendait donc pas du hasard des conditions environnantes dans le lieu de formation du minéral, mais d'une propriété intrinsèque, en vertu de laquelle le cristal se produisait toujours selon une forme précise. On s'aperçut même que la forme propre de chaque minéral en était une caractéristique plus fiable que par exemple sa couleur. C'est ainsi que l'on découvrit les cristaux, dont la définition est encore valable aujourd'hui :

Un cristal est un corps solide, aux formes géométriques régulières.

Le terme "cristal" existait déjà et provenait du cristal de roche, que les Grecs avaient appelé "*krystallos* = glace" parce qu'ils croyaient que c'était de la glace congelée qui ne pouvait plus fondre. Cette croyance prévalait encore à l'époque de Niels Steensen ! Quatre ans plus tard seulement, en 1673, un Anglais, Robert Boyle, commença à la mettre en doute. On se mit alors avec ardeur à explorer les lois qui devaient présider au phénomène des cristaux. Mais il fallut attendre encore 100 ans avant qu'un

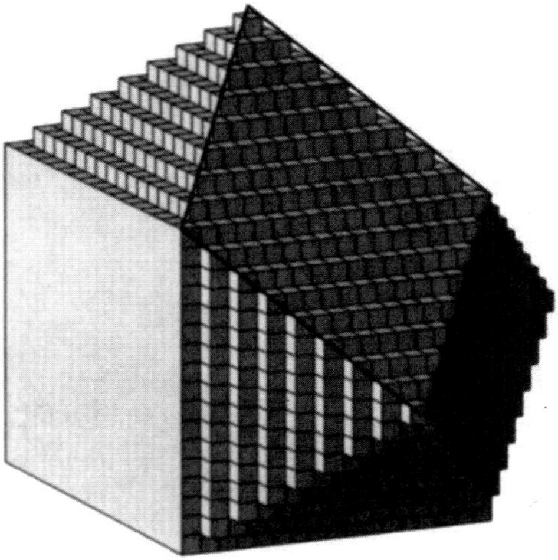

Ill. 15 : D'après Haüy, le cube ainsi que le rhombododécaèdre (polyèdre à douze faces en forme de losange) peut être formé à partir de petits éléments en forme de cube.

professeur français, René Just Haüy, publiât en 1784 sa théorie sur la structure des cristaux. Il avait été aidé dans sa découverte par un prétendu "hasard". Alors qu'il observait un cristal de calcite chez un ami, la pierre tomba par terre et se brisa. De cet incident fâcheux, il tira une découverte importante : car tous les fragments du cristal initial présentaient une similitude de forme frappante. Haüy en déduisit que déjà dans leurs "cellules élémentaires", donc à l'échelle moléculaire et atomique, les cristaux devaient présenter des formes géométriques très précises.

Le réseau cristallin

Il n'était pas loin de la réalité. Certes, les atomes et les molécules ne sont pas eux-mêmes de forme géométrique comme

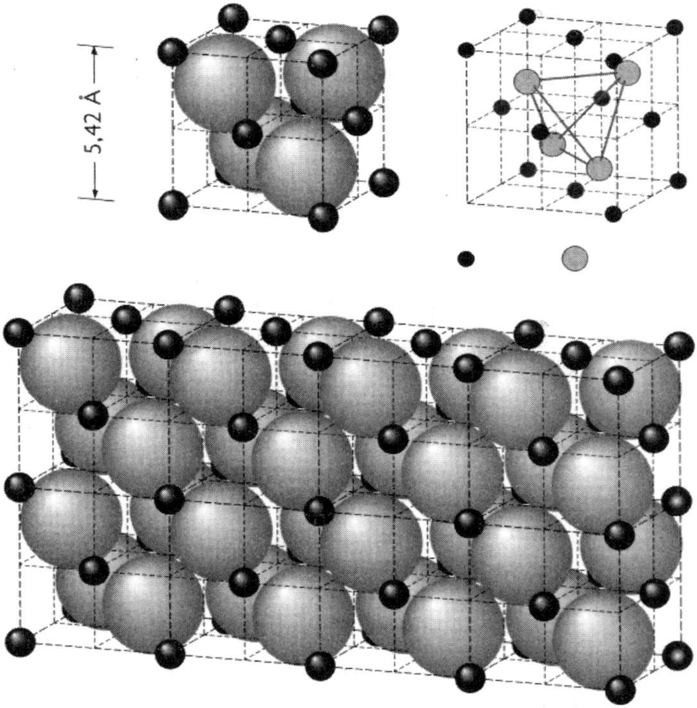

Ill. 16 : À gauche : structure cristalline du botryogène. Les atomes eux-mêmes ne sont pas cubiques, mais leur disposition dans le cristal forme un réseau très géométrique. À droite : pour mieux faire apparaître le réseau, les atomes ne sont pas représentés en fonction de leur taille mais de leur masse. En bas : portion plus grande du réseau cristallin. Il faut s'imaginer que le réseau se prolonge dans les trois directions de l'espace.

Haüy l'avait soupçonné, mais ils sont disposés dans l'espace selon un motif géométrique précis, appelé le "réseau cristallin". Cet ordre parfait s'explique par le fait qu'au moment du développement du cristal, les atomes et les molécules, de taille généralement variable, sont serrés au maximum les uns contre les autres. D'une part, parce qu'ils sont attirés par de fortes forces électromagnétiques, et d'autre part parce que la pression extérieure ne permet pas de gaspillage de place. (Il suffit de se rappeler les conditions draconiennes dans lesquelles les minéraux se forment !) Un système bien ordonné permet toujours une meilleure mise à profit de l'espace que le désordre !

Un petit exemple permettra de mieux comprendre la nature du réseau cristallin. Imaginez que vous deviez diviser une surface blanche et vide comme celle-ci en un grand nombre de champs identiques sans qu'il y ait de trous entre ces champs. (Il n'est pas nécessaire de tenir compte du cadre de la surface blanche). Quelles formes géométriques le permettent ?

Si vous essayez pendant un moment, vous verrez que vous pouvez répondre à l'exercice à l'aide des sept formes géométriques suivantes : le carré, l'hexagone, le triangle, le rectangle, le losange, le parallélogramme et le trapèze.

Ce sont les seules formes grâce auxquelles il est possible de remplir la surface sans laisser d'interstices. Si l'on choisit des pentagones, des heptagones, des octogones, des dodécagones ou des cercles, il se forme toujours des interstices entre les différents champs, donc des espaces vides, qui ne doivent évidemment pas exister dans un cristal parfait ! C'est la raison toute simple pour laquelle il n'existe que des réseaux cristallins bâtis sur le carré, l'hexagone, le triangle, le rectangle, le losange, le parallélogramme et le trapèze. Et aucun autre !

Ces structures de base font que les cristaux ne donnent toujours lieu qu'à des formes bien précises. Ainsi, la structure de base du carré conduit à des formes telles que le cube, l'octaèdre

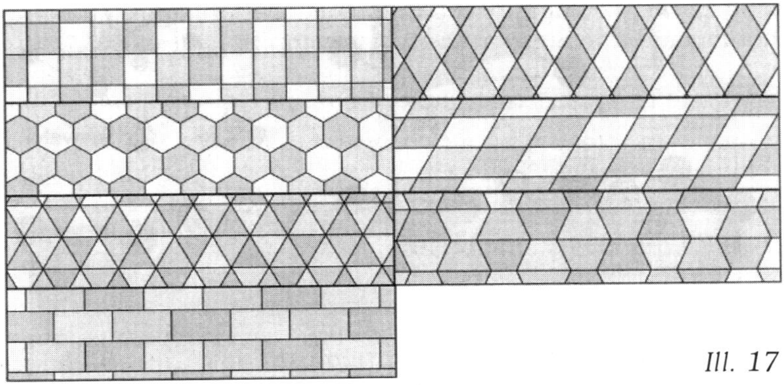

Ill. 17

ou le rhombododécaèdre, celle de l'hexagone à des prismes hexagonaux, etc. Tous les cristaux, et pas seulement ceux des minéraux, mais aussi ceux du monde organique, obéissent à cette loi. C'est pourquoi les cristaux peuvent être divisés en sept groupes, en fonction de leur structure interne. Ce sont les "sept systèmes cristallins".

Les systèmes cristallins

Le ***système cristallin cubique*** regroupe tous les cristaux à *structure interne quadratique*. Comme leur nom l'indique, les cristaux des minéraux cubiques peuvent former des cubes (diamant, fluorine, pyrite) mais aussi des octaèdres (diamant, fluorine, magnétite), des rhombododécaèdres (grenat, lapis-lazuli), des tétraèdres (pyrite, blende), des dodécaèdres pentagonaux (pyrite) et d'autres...

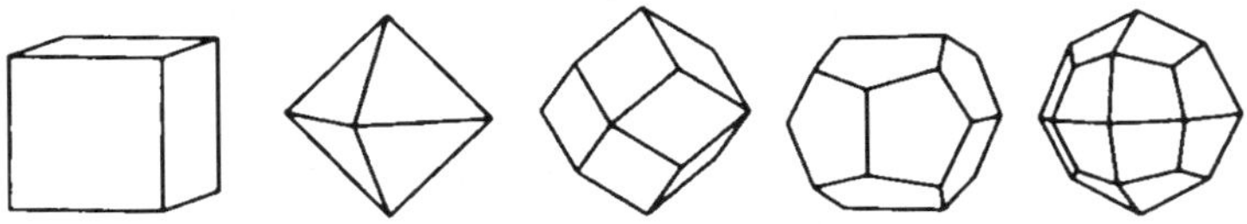

Ill. 18 : Formes cristallines cubiques.

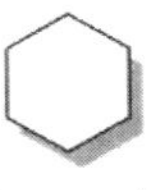

Le ***système cristallin hexagonal*** regroupe tous les cristaux à *structure interne hexagonale*. Le terme "hexagonal" vient du mot grec "*hexagon* = six angles". Les cristaux des minéraux hexagonaux forment en général des prismes à six faces. L'apatite, l'aigue-marine, le béryl, la morganite, l'émeraude en sont des exemples.

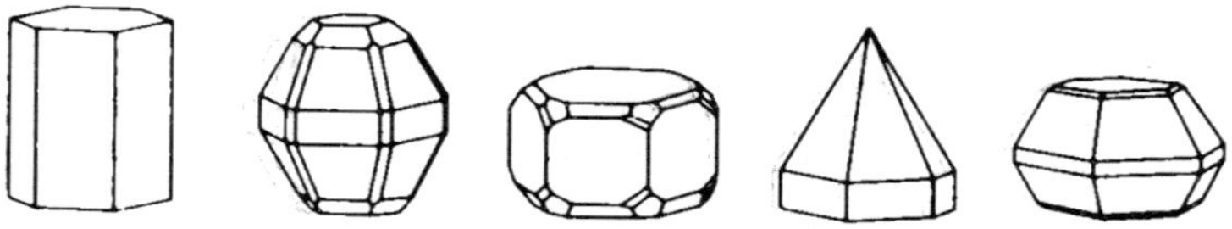

Ill. 19 : Formes cristallines hexagonales.

Le ***système cristallin trigonal*** ou ***rhomboédrique*** regroupe tous les cristaux à *structure interne triangulaire*. Le mot trigonal vient du grec "*trigon* = triangle". Les cristaux des minéraux trigonaux forment soit des prismes à base triangulaire (tourmaline), soit des prismes à base hexagonale qui ne sont cependant pas aussi réguliers que les cristaux hexagonaux (améthyste, cristal de roche, citrine, quartz fumé, rubis, saphir, tourmaline), soit encore des formes rhomboédriques (calcite, dolomite, magnésite, rhodochrosite). La structure interne trigonale est particulièrement belle à voir dans les tranches de tourmaline présentant des zones colorées triangulaires ou à trois pointes.

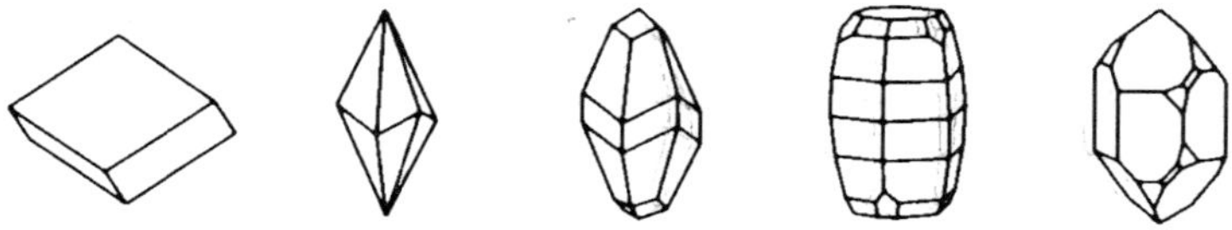

Ill. 20 : Formes cristallines trigonales ou rhomboédriques.

Le ***système cristallin tétragonal*** *ou* ***quadratique*** regroupe tous les cristaux à *structure interne rectangulaire*. Le mot tétragonal vient du grec "*tétragon* = quadrilatère". Les cristaux des minéraux tétragonaux forment généralement des prismes à base rectangulaire plane ou à pointes carrées (apophyllite, rutile, zircon (hyacinthe)).

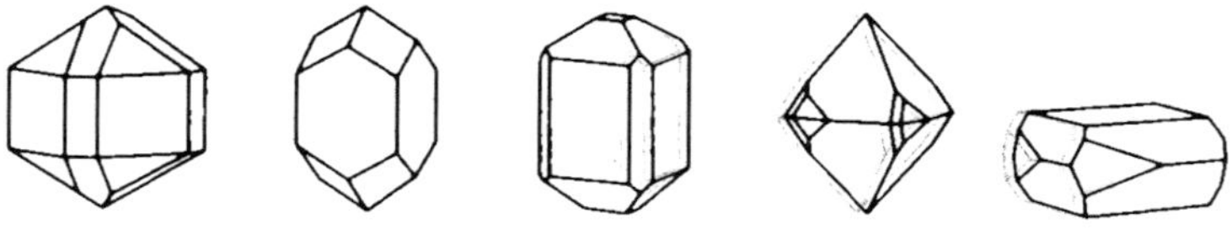

Ill. 21 : Formes cristallines tétragonales ou quadratiques.

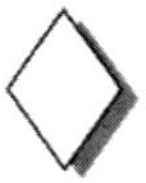

Le ***système cristallin orthorombique*** ou ***rhombique*** regroupe tous les cristaux à *structure interne losangée*. Le mot rhombique vient du grec "*rhombus* = losange". Les cristaux des minéraux rhombiques présentent généralement des formes en losange (aragonite, péridot (olivine), topaze) ou des formes hexagonales car trois losanges assemblés forment un hexagone. Cette formation s'appelle alors très justement "pseudohexagonale", comme dans le cas de l'aragonite.

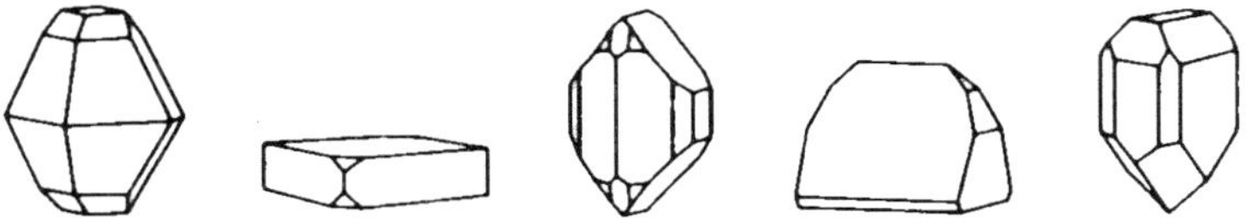

Ill. 22 : Formes cristallines rhombiques.

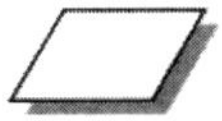

Le ***système cristallin monoclinique*** regroupe tous les cristaux à *structure interne en forme de parallélogramme*. Le mot monoclinique vient du grec "*mono* = un" et "*klinein* = incliné", et signifie « avec un angle incliné ». Les cristaux des minéraux monocliniques présentent généralement cet angle incliné. On l'observe le plus nettement sur le gypse où les formes parallélépipédiques se voient admirablement bien dans la variété appelée sélénite. D'autres exemples de minéraux monocliniques sont l'azurite, l'épidote, le jade, la kunzite, la lépidolite, la malachite, la pierre de lune et la néphrite.

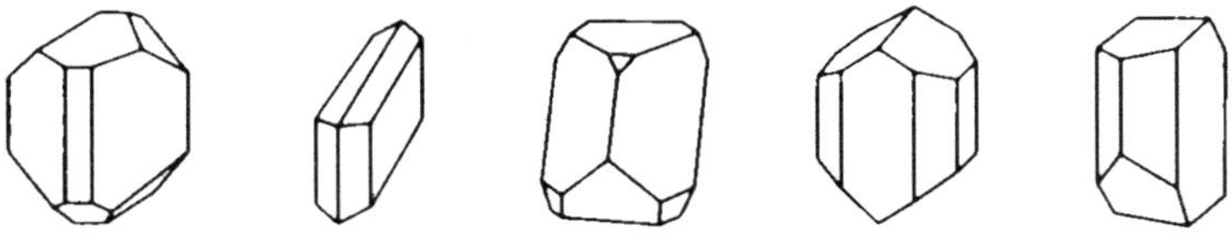

Ill. 23 : Formes cristallines monocliniques.

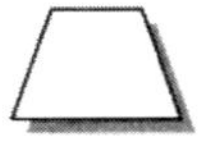

Le ***système cristallin triclinique*** regroupe tous les cristaux à *structure interne en forme de trapèze*. Le mot triclinique vient du grec "*tri* = trois" et "*klinein* = incliné", et signifie « avec trois angles inclinés ». Effectivement, il n'existe rien de plus penché que les cristaux tricliniques, qui n'ont plus aucun angle droit. La structure interne de ce système cristallin est la plus manifeste dans les cristaux de l'amazonite qui ont la forme de deux trapèzes assemblés. Le disthène (cyanite), la labradorite, la rhodonite, la pierre de soleil et la turquoise sont d'autres exemples de minéraux tricliniques.

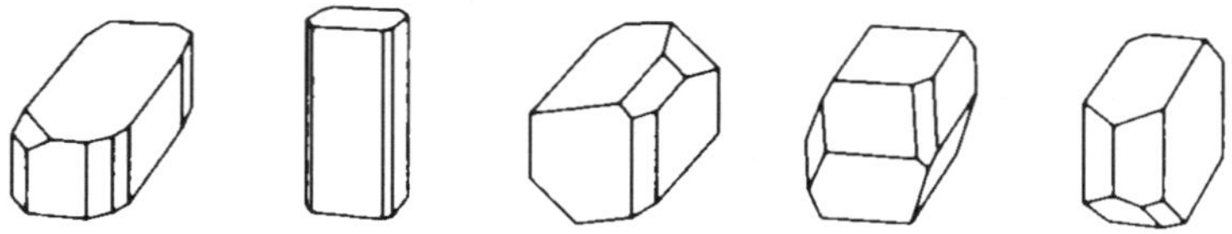

Ill. 24 : Formes cristallines tricliniques.

L'exception confirme la règle ! Ce principe se vérifie aussi chez les minéraux. Parfois, en raison de conditions particulières, certains minéraux n'ont pas la possibilité de former leur structure cristalline. On les dit ***amorphes*** (= "sans forme" en grec). Ils ne possèdent *pas de structure interne*. Cela se produit lorsqu'ils se forment trop vite, comme la moldavite ou l'obsidienne qui n'ont pas eu le temps de générer des cristaux, ou lorsque trop de substances différentes s'y trouvent mélangées (ambre, opale).

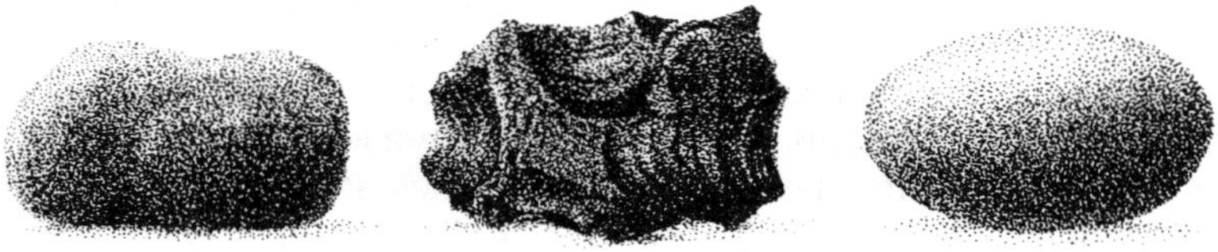

Ill. 25 : Apparences de minéraux amorphes.

Découverte du lien entre structures cristallines et styles de vie

Pour moi, les cristaux avec leurs formes régulières ont toujours été le phénomène le plus intéressant en minéralogie. D'ailleurs la découverte des faces étonnamment droites de mon grenat avait été ma première introduction au règne minéral. Les questions de structure et d'ordre me fascinaient, de sorte que je jonglais déjà à l'âge de dix ans avec des notions comme "structure en réseau", "systèmes cristallins" ou "axes de symétrie". Je ne prétends pas les avoir pleinement comprises à l'époque, d'autant plus que nombre de livres modernes présentaient à l'époque ce défaut dont se plaignait déjà Franz von Knobell en 1864 dans son *Geschichte der Mineralogie* :

"Certains chercheurs savaient observer d'un regard précis et non prévenu, et avaient le don de décrire avec clarté, tandis que d'autres s'empêchaient de progresser en développant un talent encore plus grand pour exprimer de manière très compliquée ce qui est simple et pour voir et créer des difficultés de toutes sortes là où il n'y en a pas !"

Compris ou pas, les systèmes cristallins m'étaient devenus si familiers dans mon enfance que je fus très étonné au début de mes études de lithothérapie de constater combien il était rare qu'un chercheur ou un auteur les mentionne ou en tienne compte dans ses réflexions sur le pouvoir de guérison des minéraux et des pierres précieuses. Il n'existe que sept systèmes cristallins dans le monde entier (plus l'exception des cristaux amorphes) ! On pouvait subodorer là des lois cosmiques. Heureusement, un reste de méfiance scientifique m'empêcha de construire précipitamment un tableau de correspondances entre les sept systèmes cristallins d'une part et les sept planètes, les sept chakras, les sept tons, etc., d'autre part. Au lieu de cela, je me mis à observer quelles personnes se sentaient attirées par certains minéraux et quels effets ces minéraux produisaient.

Je vécus une expérience très impressionnante à ce propos le jour où je rendis visite à une personne de ma connaissance, qui était réputée auprès de ses amis pour son exactitude, sa précision, le soin et la qualité qu'elle apportait à toutes choses, sa persévérance, sa discipline, sa capacité à apprendre, son savoir immense, mais aussi sa volonté de vouloir tout savoir mieux que les autres. Dans sa maison, je découvris toute une étagère remplie de minéraux – je ne savais pas à l'époque que cet homme était collectionneur. Sur l'étagère en question se trouvait exclusivement de la fluorine. En fait, il ne collectionnait pas des minéraux mais de la fluorine. Rien que de la fluorine ! Or la fluorine est un minéral cubique. Lorsque je découvris ensuite à table qu'il mettait dans ses plats des quantités de sel comme personne (le sel est également cubique !), un soupçon commença à naître en moi...

Se pourrait-il qu'il existe un lien entre les structures cristallines des minéraux et le style de vie des êtres humains ? Que l'ordre interne des minéraux se reflète dans la manière dont nous menons notre vie ?

Alors que je réfléchissais à cette question, une libraire de Stuttgart me proposa de donner régulièrement des consultations sur les minéraux dans sa boutique. Je vis dans cette offre un double défi, d'une part de vérifier le savoir acquis jusqu'alors et de voir s'il s'appliquait concrètement, et d'autre part de rassembler un trésor d'expériences grâce à la rencontre de nombreuses personnes. Ce fut le début d'une période très fructueuse de mon travail sur les minéraux et les pierres précieuses. Avec le recul, je me réjouis aujourd'hui du manque d'information disponible à l'époque (en 1988/89) sur les pierres qui guérissent. Ainsi, les avis étaient encore rares et nous étions obligés, dans mes consultations, de trouver ensemble, au cours d'entretiens très intenses, les pierres qui convenaient.

Lors de ces consultations, j'ai pu remarquer des liens très frappants entre structure cristalline et style de vie. Les minéraux d'un système cristallin donné étaient toujours choisis par des personnes particulières. Au cours du temps, les correspondances m'apparurent de plus en plus clairement. jusqu'à ce que je puisse deviner le système cristallin à la manière de marcher, de parler, de se mouvoir, d'entrer dans la pièce. Il s'avérait fréquemment que les minéraux intuitivement choisis par la personne correspondaient au système cristallin auquel j'avais pensé. Et je vis avec le temps que la grande diversité des manières d'être des individus pouvait effectivement se rapporter à huit structures de base, celles des sept systèmes cristallins et de la structure amorphe. La cause réside dans la réalité individuelle de chacun.

La réalité humaine

Chacun vit dans sa propre réalité. Celle-ci est déterminée par ses expériences, ses connaissances, ses opinions, ses réflexions et ses valeurs. La réalité que chacun se définit lui-même crée des points communs avec d'autres ou permet de se délimiter par rapport aux autres. Si vous partagez des expériences communes avec quelqu'un, vous avez la même réalité. Que font par exemple de vieux amis : ils parlent du passé, c'est-à-dire d'un vécu commun.

Si vous trouvez quelqu'un qui a les mêmes connaissances que vous, vous partagez une même réalité. Deux experts d'un même domaine se mettent très vite à parler métier, même s'ils ne se connaissent que depuis cinq minutes. Une personne extérieure, qui n'a pas cette connaissance, ne comprendra sans doute pas grand-chose à leur conversation, il lui manque cette réalité.

Une opinion ou des considérations communes créent de la réalité. Ainsi, des personnes qui partagent une même vision politique, religieuse ou du monde se retrouvent rapidement. Inversement, il n'est guère de domaine qui creuse des fossés plus profonds entre les gens. Les guerres de religion montrent que l'adhésion à des réalités différentes peut conduire à s'entretuer sans qu'on en retire un quelconque bénéfice.

Nous rencontrons la même problématique dans la vie quotidienne. Interviewez les témoins d'un accident de voiture ! Vous serez étonné de la diversité de vues de la réalité qui vous est présentée. Par ailleurs, une situation vécue en commun peut conduire à des réalités différentes pour les uns et les autres : la même heure de cours représentera une réalité différente pour le meilleur de la classe et pour le cancre !

Voyez combien les réalités sont différentes pour l'optimiste et pour le pessimiste ! Pour les uns un verre rempli à moitié est à moitié plein, tandis que pour les autres il est à moitié vide.

La réalité est donc subjective, même si chacun la vit comme une donnée absolue, irréfutable. Il est très important de le constater et d'en tenir compte. Si l'on veut guérir, il est essentiel de reconnaître la réalité de l'autre. Nous n'aidons personne si nous attaquons, nions ou dévalorisons sa réalité. Ce n'est que si nous l'acceptons comme une donnée que nous pouvons aider la personne à la transformer, pour autant qu'elle lui pose des difficultés ou des problèmes et qu'elle souhaite y remédier.

Pour amener de tels changements nous pouvons utiliser les cristaux et la lithothérapie. L'observation de la réalité humaine fait en effet apparaître un phénomène intéressant : au-delà de tous les points communs résultant de vécus, d'expériences, de connaissances, d'opinions, de considérations et de valeurs communs, il reste certaines structures de base qui permettent de distinguer les êtres humains selon leur "type".

Ces "structures de base de la réalité humaine" ont été observées de tous temps et beaucoup de systèmes ont été créés pour en rendre compte : les tempéraments, les archétypes selon Jung, les principes de l'astrologie, les images du tarot, etc. Chacune de ces descriptions a sa validité dans le cadre qui est le sien et s'applique très bien dans le système qui lui correspond.

Des difficultés apparaissent seulement lorsqu'on essaie de transposer les définitions d'un système à un autre. On crée alors des conflits entre les réalités des différents systèmes. Un exemple en est le problème typique des ethnologues qui pénètrent une culture inconnue, l'étudient et la décrivent, mais déposent rarement les "lunettes" avec lesquelles ils ont l'habitude de considérer le monde et préfèrent apporter leurs façons de voir dans leurs bagages. Dans ces conditions, ils n'ont pas accès à la réalité qu'ils veulent étudier.

Pour cette raison j'ai toujours été très prudent, malgré une étude approfondie de nombreux systèmes différents, et ai veillé à ne pas transposer trop vite à la lithothérapie des connaissances acquises dans d'autres domaines. C'est pourquoi la découverte que les "styles de vie" ou "structures de base de la réalité humaine" pouvaient être mis en correspondance avec les systèmes cristallins a été l'un des moments les plus heureux de ces dix dernières années. Je détenais ainsi un système simple, utilisable avec une très grande précision.

Structure cristalline et style de vie

Les différents "styles de vie" décrivent huit modalités de base du comportement humain, du vécu personnel et de la conduite de vie individuelle. Ces modalités sont indépendantes de l'âge, de l'origine, du sexe, de la conception du monde ou de l'expérience de la personne. Ce sont des trames de base. Nous en choisissons et en faisons notre stratégie de survie pour toute la vie ou pour la situation du moment. Comme ces modalités de base sont en rapport avec les systèmes cristallins des minéraux, les pierres dont la structure cristalline nous correspond nous conviennent particulièrement en termes de guérison.

Le style de vie cubique

Commençons avec le style de vie cubique, déjà évoqué dans l'exemple ci-dessus du collectionneur de fluorines. De même que le système cristallin cubique se caractérise par une structure cristalline quadratique, ce qui le rend très régulier, le style de vie correspondant se caractérise par des structures très réglées.

Quand nous menons notre vie sur le mode "cubique", nous ne laissons rien au hasard. Il nous est très important d'avoir de l'ordre et une vue d'ensemble. Pour tout avoir "en main", nous créons des structures dans tous les domaines : notre espace de vie est structuré, avec par exemple chaque chose à sa place. À la maison comme au travail, nous savons exactement où se trouve ce dont nous avons besoin, du moins pour ce qui relève des tâches que nous estimons être les nôtres.

Le temps aussi est structuré : certaines habitudes occupent une place précise dans le déroulement de la journée. Nous pratiquons des rituels quotidiens, comme le déroulement toujours identique des ablutions du matin, les repas à heure fixe, les informations du soir, etc. Notre agenda de rendez-vous est également un instrument utile et nous sommes en général à l'heure à la minute près, ou toujours en retard de la même durée, ce qui correspond également à une forme de ponctualité ! Nous planifions volontiers longtemps à l'avance et prenons très tôt les dispositions nécessaires à notre avenir.

Nos actes sont en général très réguliers. Nous aimons agir avec circonspection, après mûre réflexion et sommes ainsi bien en mesure d'envisager les conséquences de nos actes. Du moins dans la mesure où ces conséquences nous intéressent. Nous nous donnons vite une vision d'ensemble dans toutes les situations, et faisons de l'ordre – à notre manière – chaque fois que nécessaire. Nous conservons les processus qui nous ont paru efficaces ou judicieux, de même que nous préférons en général ce qui a fait ses preuves à l'expérimentation. La sécurité est très importante pour nous.

Penser logiquement nous est facile. En général, nous n'avons pas non plus de difficultés à conserver la vue d'ensemble dans les situations complexes ou à rechercher systématiquement les causes d'un certain phénomène. Dans nos réflexions, aussi, nous sommes très précis et exacts, ce qui nous procure de la sécurité et renforce notre point de vue dans une confrontation. Nous sommes très prudents et nous nous méfions des associations d'idées trop libres ou des spéculations hasardeuses. Le lien de cause à effet doit déjà être perceptible dans toutes les idées. Le risque aussi doit être calculé.

Les sentiments ont leur place. Nous avons certes des sentiments profonds à l'égard des personnes qui nous aiment et, selon l'inclination de chacun, pour les animaux, les plantes et les pierres ou pour les idées qui nous enthousiasment. Mais nous n'aimons pas être menés par nos sentiments dans nos actions. C'est un terrain qui nous paraît trop incertain, trop imprévisible, et le danger est trop grand d'être entraîné par les sentiments à des actes irréfléchis. En outre, l'objectivité nous importe trop pour y renoncer sur un coup de tête. C'est pourquoi nous sommes en mesure de contrôler et de maîtriser nos sentiments.

Nous aimons aussi que les apparences restent constantes : nous avons des couleurs et des vêtements préférés que nous pouvons porter jusqu'à l'usure complète, nous aimons une certaine ambiance et sommes plus conservateurs qu'extravagants. Il en va de même pour les soins donnés à notre corps : nous nous efforçons évidemment de le garder en bonne santé, nous le faisons examiner régulièrement, ne manquons pas nos rendez-vous semestriels chez le dentiste et assurons une hygiène corporelle dans les règles. Malheureusement, nos mauvaises habitudes sont tout autant ancrées. La principale cause de maladie du style de vie cubique est l'habitude : alimentation erronée, tabac, alcool, rythme de vie malsain et beaucoup d'autres choses dont nous ne pouvons que difficilement nous séparer même si le médecin nous y exhorte.

Notre plus grande faiblesse est notre manque de souplesse. Sur le plan spirituel aussi, le fait de nous accrocher à ce que nous connaissons et de manquer de spontanéité devant l'imprévu nous cause le plus de difficulté. L'effondrement d'un plan mûrement réfléchi peut conduire à une crise grave et nous désorienter momentanément. De telles défaites renforcent le besoin de sécurité et de contrôle, au risque de tout faire dépendre de la tête, de donner une importance excessive à la raison et à la logique et de refouler l'intuition, les sentiments et le ressenti au point de ne plus les percevoir. Et ainsi commence le cercle vicieux qui tire vers le bas.

Il devient alors totalement impossible de lâcher nos schémas de comportement invétérés puisque nous ne voyons plus aucun moyen d'agir autrement. Nos représentations et nos opinions se figent de sorte que leur conservation nous devient plus importante que la vérité. Éventuellement, nous sommes même prêts à forcer la réalité à s'adapter à nos représentations au lieu de l'inverse. Dans le cas extrême, nous ne reculons devant aucun moyen. Selon le caractère, nous développerons une forte vocation de missionnaire ou serons disposés à employer la violence pour imposer nos façons de voir. De même, le désir de maintenir l'ordre établi peut conduire à des complications inutiles : au lieu de régler une situation en fonction des faits manifestes, nous nous voyons obligés de planifier, réfléchir, saisir, enregistrer, analyser, structurer, définir des priorités, déléguer, gérer et assurer : d'une fête de jardin, nous faisons une réception officielle...

Nos règles et nos lois deviennent encore plus problématiques si nous finissons par leur accorder une importance telle que nous ne sommes plus capables de vivre autrement que selon des modèles tout faits. Chaque modification induite de l'extérieur devient alors une menace, chaque critique une agression personnelle, toute autre forme de vie ou de conception du monde un danger mortel que nous devons combattre. Notre pensée se polarise à l'extrême : nous ne voyons plus que les fautes, les difficultés, les échecs et les dangers, et utilisons exclusivement notre logique et notre raison à rassembler les informations qui confirment ces perceptions. Même l'aide qui nous est proposée éveille notre méfiance. Le point de vue "Le monde est méchant (avec moi)" se développe et les modèles de pensée et d'action que nous avons adoptés deviennent des forteresses (et des œillères).

Cette attitude culmine dans la mise à disposition de notre vie pour une idée, une conception du monde ou une idéologie. Nous ne parlons pas ici de l'engagement des kamikazes ou de la disposition à mourir pour une cause noble mais de l'erreur quotidienne, répétée des millions de fois, de gâcher sa vie parce qu'on reste attaché à certains schémas de pensée et de comportement, par exemple en refusant des thérapies "alternatives" efficaces alors qu'on est gravement malade ; en n'allant pas chez le médecin malgré des douleurs ; en ne voulant pas modifier son alimentation parce qu'on ne croit pas que ça aide ; en conduisant en état d'ivresse parce qu'on est persuadé de garder le contrôle ; en travaillant jusqu'à l'épuisement parce que l'argent, la position professionnelle et la carrière nous sont plus importants que la santé et la vie, etc. Dans nombre de cas, nous restons obstinément attachés à des idées bien arrêtées et refusons de nous ouvrir à de nouvelles perspectives. Ce comportement est "typiquement cubique".

Mais il ne faut pas s'inquiéter. Il n'est pas nécessaire d'en arriver là. De même que le style de vie cubique peut conduire à ces extrêmes négatifs, il peut aussi nourrir un développement positif ! Notamment en développant les qualités qui nous permettent de "penser grand". L'une d'entre elles est par exemple la capacité à tenir compte simultanément d'un grand nombre de facteurs : tous les processus à l'intérieur d'une grande firme, la complexité d'un nouveau programme informatique ou les nombreux "hasards" de la vie qui, considérés dans leur ensemble, se révèlent très clairement être des indications du ciel....

Nous avons alors la chance de nous voir vraiment comme partie intégrante d'un grand plan. Non pas de le sentir, comme le permettent d'autres styles de vie, mais effectivement de le voir.

Nous commençons à voir que nos propres "schémas" de fonctionnement s'inscrivent dans des structures plus grandes. Si nous sommes disposés à ne pas rester accrochés à nos représentations personnelles, nous devenons capables de nous intégrer dans des structures comme notre famille, notre communauté, l'existence humaine et terrestre ainsi que dans les lois de l'univers physique et spirituel. Les limites, les barrières, les sécurités, les méfiances et les changements violents que nous érigeons autour de nous perdent leur raison d'être. Bien sûr, nous n'accordons pas une confiance aveugle à l'homme et au monde, mais nous sommes toujours prêts à nous laisser convaincre par de nouvelles possibilités, nous restons ouverts à de nouvelles expériences et développons une grande capacité à apprendre – ce qui est typiquement cubique. Toute nouvelle expérience, toute nouvelle information est immédiatement mise en rapport avec ce que nous connaissons, est classée, reliée et devient immédiatement réutilisable.

Notre capacité à créer de l'ordre et à avoir une vision d'ensemble peut aussi maintenant être mise au service des autres. Comme nous voyons loin, nous pouvons poser les jalons pour les autres alors qu'ils ne voient pas forcément ce qui les attend. Nos prévisions sont généralement très fondées et fiables. Quel que soit le domaine dans lequel nous travaillons, nous nous efforçons de rendre le travail plus efficace, d'optimiser les processus, et d'améliorer les résultats. Les grands objectifs nous parlent, c'est pourquoi nous arrivons vite à des postes de responsabilité et satisfaisons à leurs exigences. Les difficultés nous sont des défis maîtrisables et les problèmes une occasion d'apprendre et de nous développer. Nous sommes comblés chaque fois que nous avons pu réaliser une idée. Pour le type cubique, qui voit au moment de poser l'acte les conséquences et les résultats à en attendre, la réussite est une loi de la nature !

Le style de vie hexagonal

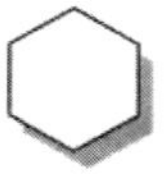

Parmi les sept formes citées, l'hexagone est celle dont le périmètre est le plus petit par rapport à la surface délimitée. Cette efficacité est celle qui conduit les abeilles à construire leurs rayons en forme d'hexagone et l'efficacité est aussi un trait majeur de la personne "hexagonale". Si nous sommes du type hexagonal, nous sommes toujours axés sur notre but, qu'il soit à long terme ou une simple étape intermédiaire. Ce que nous voulons, nous l'obtenons. Nous sommes très conséquents. Nous choisissons nos idéaux en connaissance de cause, avons des modèles précis et réalisons pas à pas ce qui nous paraît juste. Nous aimons la voie droite et la franchise. Le chemin le plus court est celui que nous préférons. En revanche, nous avons en horreur tout ce qui nous distrait ou nous dévie du chemin.

Le temps est l'un de nos biens les plus précieux. Nous nous efforçons de l'utiliser de la manière la plus judicieuse et ne le gaspillons jamais. Comme le but nous est plus important que le chemin, nous faisons très bien la différence entre le nécessaire et le superflu. Nous nous consacrons au premier et ignorons le second. Nos journées sont bien remplies. Nous ne connaissons ni temps morts ni ennui. En règle générale nous avons toujours un projet en cours, et quand le but est atteint nous en trouvons vite un nouveau.

Nos actes sont réfléchis et bien préparés. Pour notre but, qui peut être personnel, social, politique, religieux, matériel ou idéel, nous travaillons infatigablement, avec ardeur et acharnement.

Nous ne le perdons jamais de vue, et cela nous donne la force de toujours continuer, même si la pente est raide et si les marches sont hautes. Devant les difficultés et les résistances, nous avons constamment la force de les surmonter. Nous aimons faire carrière. Le désir d'y arriver nous aiguillonne et ce que nous avons réalisé nous remplit de fierté.

Notre pensée est claire et analytique. Nous avons la compréhension rapide et des intentions fortes. C'est pourquoi nous décidons généralement nous-mêmes ce qui nous intéresse et ne nous laissons guère distraire. Nous comprenons vite le sens et l'utilité de toutes choses de sorte que nous pouvons les intégrer dans nos projets si cela est approprié. Mais même si nous changeons rapidement de tactique ou de stratégie lorsque cela est nécessaire, nous restons fidèles à notre conviction de base. Nous faisons les choses à fond, au risque d'être trop méticuleux, et ne sommes satisfaits que si tout marche dans les moindres détails. En général, le meilleur nous est tout juste assez bon.

Notre vie est clairement rationnelle. Nous pouvons vivre nos sentiments avec beaucoup d'intensité mais nous nous en détachons immédiatement s'ils nous entravent ou nous empêchent d'agir. Notre faculté innée de nous surmonter est d'un grand secours. Nous sommes en outre très individualistes. Le fait que nous n'aimons pas que les autres nous limitent, nous freinent ou nous oppressent, est l'une des raisons pour lesquelles nous aspirons à nous « élever », et à atteindre une position où nous pouvons décider nous-mêmes de ce qui nous concerne.

Curieusement, nous nous arrêtons en général juste avant le dernier échelon de l'échelle. Manifestement, nous préférons avoir encore un but devant nous, plutôt que d'être tout au sommet, sans autre fil directeur. Être le meilleur élève d'un professeur, ou la main droite du grand patron est à beaucoup d'égards plus agréable que d'être soi-même professeur ou patron. Beaucoup de secrétaires d'État gardent leur fonction, même si le ministre change. Le souverain caché gouverne plus longtemps !

Notre corps aussi témoigne de notre idéal. Nous aimons qu'il soit bien exercé, capable de remplir ses multiples tâches. Nous pratiquons donc juste ce qu'il faut de sport, veillons à notre santé et nous donnons une alimentation correcte, du moins tant que des événements importants ne sont pas prioritaires. Si le temps pour atteindre le but est compté, nous n'avons pas de mal à sauter quelques repas. Le café debout et l'en-cas entre deux sont des habitudes vite prises. L'ascèse nous est facile si elle a un but. Mais nous n'aurons certainement jamais l'idée de sacrifier quatre semaines de vacances à jeûner.

Si le corps tombe malade, la principale cause en est le plus souvent le surmenage, le manque d'attention que nous nous portons et les exigences trop fortes que nous nous imposons. Pendant la convalescence, nous sommes généralement très impatients et le danger que la maladie s'éternise, de rechuter ou de transformer des troubles aigus en affections chroniques parce que nous ne voulons pas nous écouter, est nulle part aussi grand que chez le type hexagonal. Nous nous habituons également à prendre beaucoup de cachets pour dormir, nous calmer, apaiser l'estomac, pourvu qu'ils nous permettent de continuer à fonctionner.

Nos plus grandes forces sont aussi nos plus grandes faiblesses ! Nous nous fixons trop facilement sur un seul objectif, sans plus regarder ni à droite ni à gauche. Nous nous mettons des œillères qui appauvrissent notre vie et nous sommes constamment animés du sentiment de ne jamais avoir assez de temps. La fébrilité, l'impatience et le stress augmentent. Nous nous privons alors de cette nourriture de l'âme qu'apportent le temps libre, le repos et le changement ainsi que de la force qui en résulte. Même les vacances sont souvent écourtées ou sont employées à des formations pour nous rendre plus performants. Pendant longtemps, les conséquences d'un tel style de vie ne se voient pas, d'autant plus que nous pouvons les compenser pendant un certain temps par la force de notre volonté, jusqu'à ce que nos dernières réserves soient épuisées. Mais alors, c'est l'effondrement.

La crise arrive tout aussi sûrement quand nous avons réussi à atteindre l'un des "grands buts" de notre vie, parce qu'après, il nous manque brusquement quelque chose : le sens, la tâche, le sentiment d'être utile ou important. Nous avons besoin d'objectifs devant nous, pas derrière. C'est pourquoi la réussite n'est souvent pas fêtée et nous ne savourons pas le fruit de notre travail. Au lieu de nous reposer, de marquer une pause et de nous détendre, nous cherchons immédiatement un nouvel objectif, une nouvelle direction, une nouvelle dimension. Si nous ne les trouvons pas assez vite, le vide intérieur est comblé par une activité extérieure, au moins jusqu'à ce que le corps tire la "sonnette d'alarme".

C'est pourquoi les objectifs et idéaux "hexagonaux" sont souvent placés si haut qu'ils ne pourront jamais être atteints. Le danger du "grand vide" n'existe plus mais malheur à tout ce qui met des bâtons dans les roues. Ces crises d'orientation sont propices au développement de grands idéaux ou aux doctrines du salut : l'illumination, le nirvana, l'immortalité, la béatitude éternelle. Lorsque de telles promesses nous sont faites, notre discernement critique cesse brusquement : nous adoptons l'enseignement proposé sans le vérifier, nous nous identifions à lui et retrouvons notre force et nos capacités habituelles, sans remarquer que ce changement positif est seulement dû au fait d'avoir trouvé un nouvel objectif, mais que l'objectif lui-même est secondaire.

Si nous attribuons ces changements positifs au contenu de notre nouvel idéal, la fixation sur le nouvel objectif sera très forte et notre tendance hexagonale nous conduira à un fanatisme à la mesure de notre nouvel engagement. Cependant, d'une certaine manière, le fanatisme est toujours destructeur, parce que nous commençons à ignorer nos propres besoins et limites et que tôt ou tard nous exigerons aussi des autres qu'ils en fassent autant. Ce qui était jusqu'ici une discipline et une fidélité volontaires à nos principes se transforme en manque d'égards et en dogmatisme. Dans les cas extrêmes, cela peut aller jusqu'à mettre en jeu notre propre vie et celle des autres, ou de la sacrifier, pour une cause ou une bannière quelconque.

Le style de vie hexagonal devient positif à partir du moment où la personne commence à "faire ce qu'elle dit". Si depuis le plus jeune âge nous sommes conséquents dans ce que nous entreprenons, alors automatiquement, en réalisant nos idéaux, nous accumulons des expériences qui nous confirment dans la voie que nous suivons ou qui nous indiquent par certains signes qu'il est nécessaire de changer. Nous devons alors toujours être prêt à remettre en cause nos objectifs, sur la base de nos expériences. Les objectifs peuvent changer. Plus nous approchons du sommet, en montagne, plus nous le voyons précisément. Peut-être ne correspond-il pas à l'image que nous nous en faisions de loin. C'est pourquoi il est important que nous nous donnions quotidiennement la possibilité soit de corriger notre ancienne image en fonction des faits nouveaux, soit d'emprunter un autre chemin. L'un et l'autre nous rendent plus libre.

Le deuxième aspect qu'un développement hexagonal positif rend possible est la certitude intérieure de pouvoir atteindre son but. C'est un trait naturel de la personnalité " hexagonale". Nous n'avons pas besoin de nous y efforcer particulièrement. Le fait d'être comme mû par les événements, de trop exiger de soi et de s'agiter provient de la peur de ne pas être à la hauteur de ce que nous nous sommes fixé. Si nous sommes sûrs, intérieurement, de posséder les capacités nécessaires, nous pouvons relâcher les rênes ! Et cette attitude décontractée est une meilleure garantie de réussite que n'importe quel effort. Bien sûr, il faudra que nous fassions quelque chose, mais nous serions de toute façon bien incapables de nous en empêcher...

Libéré de nos œillères et armé d'esprit de suite, de sécurité intérieure et de tranquillité, nous mettons les bouchées doubles. Nous avons des carrières fulgurantes et dans notre développement personnel, nous progressons à grands pas. Individualisme et esprit collectif ne sont plus antithétiques mais se complètent. Nous nous apercevons aussi que la tolérance et l'acceptation de l'autre tel qu'il est ne nous entravent nullement mais au contraire, nous font progresser. Une vision à la fois large et globale nous apporte une telle plénitude d'expériences que nous finissons par comprendre que le chemin est le but !

Le style de vie rhomboédrique (trigonal)

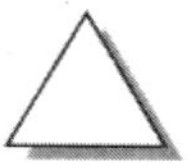

Le triangle est la forme géométrique la plus simple. Le style de vie rhomboédrique a le même caractère. Si tel est notre style de vie, nous menons une vie simple, sans complications, constante dans ce que nous entreprenons et très calme. Nous apprécions le confort d'un certain luxe, dans la mesure où nous pouvons nous l'offrir, mais nous ne sommes jamais prêts à payer un prix excessif pour la richesse ou le pouvoir. Nos principes de vie sont très pragmatiques et très réalistes. La devise "effort minimum – réussite maximale" gouverne nos actes, ce qui nous rend plus négligent qu'ambitieux. Nous optons sans doute pour la voie de la résistance minimale, mais pouvons nous maintenir très longtemps dans une position ou une opinion donnée et attendre patiemment que notre heure ait sonné. En général, nous laissons venir les choses. La précipitation nous est étrangère.

Nous avons tout le temps du monde et sommes rarement pressés. Le plus souvent, nous attendons que le travail ou les projets se présentent et accomplissons toute tâche selon une devise très simple : "Une chose après l'autre..." Si on ne nous demande rien d'impossible, nous restons confiants. Un certain rythme nous paraît souhaitable. Il faut des pauses et le week-end doit commencer à temps. Rien ne nous irrite plus qu'une agitation inutile et les personnes qui répandent le stress.

Dans nos actes aussi, nous sommes très pragmatiques. Nous apprenons volontiers par l'expérience et sommes très ingénieux pour simplifier les choses et les processus. Parfois, on nous reproche une certaine paresse mais rappelons que les plus grandes inventions ont été réalisées par paresse, c'est-à-dire dans le désir de simplifier la vie. Cela fait de nous des hommes politiques convaincus. Les théories compliquées ne sont pas notre fait. Ce qui compte, c'est simplement que cela fonctionne. Nous devenons des maîtres dans notre domaine ou dans notre métier parce que nos résultats sont utilisables et applicables.

En général, nous ne créons jamais de complications inutiles. Sans trop nous casser la tête, nous parvenons à trouver des solutions acceptables à nos difficultés et à nos problèmes. C'est ce que les autres apprécient en nous et les pousse à rechercher nos conseils pratiques et notre assistance. Si une solution immédiate n'est pas tout de suite en vue, la conviction que "ça va se faire" nous aide en général à garder un bon sommeil détendu, jusqu'à ce que l'idée salvatrice nous vienne.

Nous aimons jouir et "nous laissons volontiers aller quelques fois". Mais nous évitons le conflit. Nous avons en horreur les querelles et les émotions violentes. Nous sommes heureux quand la paix domestique est préservée et que nous avons organisé notre vie de façon à être satisfaits. C'est dans la tranquillité et la bonhomie que nous nous sentons le plus à l'aise.

Cela se voit notamment à notre corps : le sport de compétition est rarement notre plaisir. C'est pourquoi nous avons généralement davantage de corpulence que la moyenne des gens ou possédons une tendance à former des bourrelets de graisse ou à prendre du ventre. Conserver une taille de guêpe est en général bien trop fatigant. Nous préférons ne pas renoncer à la bonne vie et à notre tranquillité, au risque d'être parfois négligent, ou de nous exposer à la maladie. Dans ce dernier cas, un régime draconien ou un traitement exigeant ne seront pas accueillis avec joie, mais pourquoi pas une cure tranquille.

Nous avons donc généralement tendance à trop nous simplifier la vie. Pour "avoir la paix", nous nous isolons facilement. La haie du jardin peut nous être un horizon suffisant. Nous nous protégeons des nouvelles mauvaises ou inquiétantes en nous en désintéressant. Nous étouffons les conflits et évitons les personnes et les situations compliquées. Cela nous rend de plus en plus superficiel, une tendance encore renforcée de nos jours par la communication téléphonique. Téléphoner est plus facile que se déplacer, télécopier plus pratique que parler. Nous vivons l'aventure en regardant la télévision, confortablement installés dans un fauteuil, et les nouvelles terrifiantes diffusées aux informations restent à une distance suffisante pour ne pas troubler notre appétit de chips.

Un égoïsme silencieux s'installe : seul le bien-être personnel et nos intérêts propres finissent par compter. L'entraide ou l'engagement pour une "bonne cause" diminuent progressivement. Il est plus facile de donner de temps en temps quelques euros à ceux qui frappent à la porte. Nous prenons de moins en moins conscience des problèmes des autres. D'abord, "ils ne nous regardent pas", et ensuite nous réduisons de plus en plus nos interlocuteurs à des fonctions. Au lieu d'êtres humains, nous nous voyons environnés de clients, de vendeurs, de contrôleurs, de fonctionnaires, de chefs, de subordonnés, ou de patients, ou comme c'est le cas dans certains hôpitaux, nous ne parlons plus que des "appendicites", des "fractures", etc.

Quand cette superficialité se transforme en indifférence, la situation devient encore plus grave. Les sentiments flétrissent totalement, la vie devient monotone et vide. En l'absence de sentiments, nous ne maintenons que les fonctions les plus importantes : l'alimentation devient remplissage du ventre, le métier occupation, la vie familiale une sécurité sociale. À la place des idées et des centres d'intérêt nous avons des distractions, au lieu de communication des divertissements bornés, au lieu d'un sens dans la vie de l'ennui. La mort (spirituelle) nous gagne lentement mais sûrement derrière nos portes bien fermées.

Il ne doit pas nécessairement en être ainsi ! Si nous restons ouverts et serviables à l'égard de nos proches, que nous recherchons toujours une vie riche et pleine de sens, le don de simplicité sera un bonheur pour nous et pour d'autres. Notre capacité à trouver des solutions simples fait de nous des conseillers appréciés, d'un réalisme qui voit juste. Nous nous appuyons sur l'expérience et la tradition. Il nous est facile de distinguer entre élucubrations de l'esprit et faits réels. Nos critiques s'avèrent fondées, nos recommandations fiables !

Nous nous distinguons par notre bon sens, la clarté naturelle de notre pensée, notre attitude franche et directe, qui ne se laisse pas facilement tromper. Au contraire, il nous est possible d'être neutre. Écouter et comprendre ce que l'autre a à dire, sans porter de jugement de valeur. C'est pour cela que nous pouvons si bien aider les autres. Cette neutralité produit de la tolérance, c'est-à-dire la capacité à accepter l'autre tel qu'il est, que nous soyons d'accord avec ses paroles et ses actes ou non. En raison de cette tolérance perceptible, beaucoup de personnes ont confiance en nous et notre parole a plus de poids que celle d'un ardent défenseur d'une opinion particulière.

Le résultat d'un tel développement est l'équilibre. Actes et pensées, raison et sentiments s'harmonisent simplement. Nous nous sentons bien et sommes satisfaits de notre vie. Nous menons une vie familiale, sociale et professionnelle comblée. De bons amis se joignent à nous, et sans nous lancer dans de grands frais, nous avons toujours quelque chose à offrir. L'ennui nous est étranger. La confiance en Dieu et la tranquillité nous donnent de l'assurance, même en des temps incertains. Et nous avons une certitude : la vérité est dans la simplicité !

Le style de vie quadratique

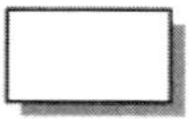

Dans sa forme, le rectangle ressemble au carré mais ce n'est qu'une ressemblance. De même, pour un observateur superficiel, le style de vie quadratique ressemble au style de vie cubique. Mais en réalité, ils sont foncièrement différents. Si nous organisons notre vie "à la manière quadratique", nous donnons aux autres l'impression de toujours être sûrs de nos actes, de tout maîtriser alors qu'en réalité nous en sommes loin. Ce qui paraît planifié aux autres n'est souvent qu'une idée spontanée. Mais nous sommes toujours capables de fonder rationnellement ce qui s'est en fait décidé sur un ressenti. La "vie quadratique" a deux visages. L'un intérieur, l'autre extérieur.

Ainsi, nous établissons avec ardeur des plannings que nous abandonnons l'instant d'après. Soit parce que nous en changeons spontanément, soit parce que nous avions mal évalué le temps nécessaire. Pour mettre un peu d'ordre dans notre vie, nous planifions longtemps à l'avance. Mais il est certain d'entrée de jeu que rien ne se réalisera comme nous l'avons pensé. Pour nous-mêmes, ces changements permanents ne sont pas un problème, mais notre entourage les vit souvent très mal parce que nous donnons à l'extérieur une impression de plus grande stabilité et fiabilité.

Nous aimons la nouveauté, l'inconnu. Chaque jour est différent. La répétition nous fait horreur. Ce qui est fait est fait ! Cela nous permet d'abandonner instantanément les concepts inutilisables et de les remplacer par des nouveaux. Nous sommes prêts à apprendre de chacun de nos actes et à les améliorer la fois d'après. Cette qualité est un atout formidable dans notre développement personnel, même si d'autres sont déconcertés par ce côté imprévisible.

Nos actes sont le reflet de notre faculté d'analyse et de la nature changeante de nos sentiments. Nous sommes capables d'exploiter et d'interpréter très rapidement les informations, même si notre interprétation est très fortement influencée par nos sentiments du moment. C'est pourquoi il ne nous est pas difficile de fonder rationnellement ce que nous ressentons comme juste. Au besoin, nous changeons très vite d'opinion et défendons notre nouvelle opinion avec la même conviction que celle de la veille... Quoi qu'il arrive, nous avons réponse à tout.

En principe, nous nous sentons toujours sûrs, mais nous nous réservons chaque fois la possibilité de décider si nous voulons nous confier et à qui. Lorsque cela est nécessaire, nous cachons nos sentiments et nos humeurs pour faire face à une situation et agir selon ses exigences. Nous sommes également capables de tromper sciemment et d'adopter plusieurs identités simultanément.

Cela se reflète dans notre apparence extérieure, qui est très changeante. En jouant simplement sur la coupe de cheveux et sur l'habillement, nous pouvons déjà faire varier considérablement notre image. Même le poids de notre corps varie rapidement en fonction de la situation. Nous faisons très attention à notre corps, et veillons à mettre en évidence les traits souhaitables ou à faire disparaître ceux qui ne le sont pas. C'est pourquoi notre façon de nous présenter est souvent une démonstration de bien-être, de richesse, de pouvoir, de contestation, de provocation, etc.

Cette maîtrise de l'apparence comporte cependant un danger. Si nous n'y prenons pas garde, nous nous créons une façade impénétrable qui nous offre une certaine protection mais qu'il est laborieux de maintenir. Cela nous rend malhonnêtes, même face aux personnes les plus proches. Nous gardons nos petits secrets que nous ne voulons partager avec personne et courons alors le risque de nous isoler intérieurement alors que nous paraissons sociables et liants, extérieurement.

Le style quadratique prédestine à une double vie. La contradiction entre vouloir se laisser guider par ses sentiments et garder le contrôle de sa vie peut conduire à des situations dans lesquelles nous pouvons nous sentir obligés de mentir et de trahir. À cela s'ajoute souvent une certaine lâcheté, qui nous fait préférer ne pas parler de notre bien-aimée, camoufler notre erreur ou dissimuler une mauvaise habitude. Comme nous faisons des choses que nous réprouvons nous-mêmes, nous en avons honte et devons les cacher.

La catastrophe éclate si nous sommes obligés de nous montrer ou si l'un de nos secrets est découvert. D'abord, nous devenons très actifs, pour vite ériger une nouvelle façade, imaginer une histoire qui justifie tout, réinterpréter de manière très convaincante les indices flagrants et dissimuler la réalité. Cela nous réussit souvent. Mais si nous échouons, nous sommes tellement pris au dépourvu que nous nous effondrons. Nous perdons le sentiment de notre propre valeur, avons honte, nous sentons inférieurs et déprécions tout, même les acquis positifs de notre vie.

"Perdre ainsi la face" a des effets destructeurs : nous pouvons développer une agressivité contenue dirigée soit vers l'extérieur, de sorte que nous promettons vengeance à celui qui nous a "découverts" et que nous lui souhaitons tout le mal du monde, soit vers l'intérieur sous forme d'abattement, d'autopunition, et dans le cas extrême de fuite dans un monde "meilleur". La schizophrénie, par exemple, qui consiste à vivre dans plusieurs réalités à la fois, est une maladie "quadratique typique".

Si cette dépression est surmontée de manière négative, nous érigeons des murs encore plus solides pour nous protéger et devenons un oppresseur pour notre entourage. Car si nous ne laissons pas les autres devenir forts, le danger est moindre pour nous. Mais une telle attitude nous maintient à vie dans l'impasse et dans la solitude. Si nous reconnaissons que nous serions tellement plus libres sans façade artificielle, de toutes nouvelles possibilités s'offrent à nous.

Le mélange de sentiment, de spontanéité et de pensée analytique propre au type quadratique permet en effet un développement positif de notre vie par lequel nous n'employons pas nos forces à ériger et à maintenir des façades mais à y percer des brèches et à découvrir les secrets qu'elles dissimulent. Comme nous savons d'expérience que l'apparence superficielle est loin de tout dire, nous nous efforçons de trouver le sens et les liens plus profonds.

Nous nous intéressons au "pourquoi ?", à la fonction et à l'intention derrière chaque apparition. S'il est vécu positivement, le style de vie quadratique est celui d'un chercheur. Nous ne nous satisfaisons pas de ce que nous avons atteint mais sommes prêts à remettre en question les acquis, à vérifier les résultats, à oser des interprétations différentes et à toujours tenter de nouvelles expériences. Nos sentiments en sont souvent le moteur. Lorsque nous avons l'impression d'être sur la bonne voie, nous nous y tenons obstinément et ne nous laissons décourager par aucun revers.

Avec le même investissement dont nous avions fait preuve dans le scénario négatif pour dissimuler, nous recherchons maintenant la vérité. L'imagination, ou "sens qui rend visible", est ici un don précieux. Sans imagination, toute invention ou découverte est impossible. Cette recherche de la vérité porte aussi sur notre propre vie. Une satisfaction superficielle ne nous suffit pas. Nous nous intéressons au sens plus profond de notre existence. Nous sentons que nous avons une mission dans notre vie. La découvrir et la remplir nous sont un grand défi mais rendent notre vie joyeuse et heureuse.

Notre polyvalence nous permet facilement d'aider les autres sur ce point. Nous savons analyser les problèmes grâce à l'acuité de notre entendement et notre imagination créative nous aide à développer des solutions. Aux autres, nous apportons souvent une foule d'idées originales, et nous préférons les voies pionnières aux sentiers battus. Plus le défi est grand, plus nous sommes prêts à le relever !

Le style de vie rhombique

Le losange aussi présente une certaine ressemblance avec le carré. C'est pourquoi, vu de l'extérieur, le style de vie rhombique paraît toujours ordonné. Nous ressentons la vie comme un long fleuve tranquille. Elle se déroule de manière continue, sans grand événement, sauf lorsqu'un événement brutal fait irruption de l'intérieur ou de l'extérieur.

Ainsi, dans un long cycle de journées au déroulement identique, une dépression peut apparaître subitement, apparemment sans raison, et avec une ampleur insoupçonnée. Crises d'angoisses, dépression ou simple mauvaise humeur, qui disparaissent aussi silencieusement qu'elles étaient apparues. Des choses qui nous importaient jusqu'ici peuvent brusquement perdre toute valeur et nous prenons facilement des décisions qui laissent notre entourage perplexe. Sans regret, nous rompons une relation, démissionnons de notre travail, déménageons brusquement ou jetons par dessus bord notre sécurité. C'est "tout simplement" le début d'une nouvelle vie.

Cette alternance obstinée entre de longues phases monotones et des changements inattendus détermine tout le rythme de vie. Au fond, nous comptons toujours sur le fait que tout restera éternellement dans l'état où il est. C'est pourquoi nous ne faisons jamais de projet longtemps à l'avance. Cela n'est pas nécessaire. Le temps est pour nous un phénomène récurrent. Tous les jours le soleil se lève, il en a toujours été ainsi, pourquoi cela changerait-il ? Si quelque chose devait changer, comme dans les exemples ci-dessus, l'évidente permanence serait de nouveau rétablie dès le lendemain. Tout était différent il y a peu de temps, mais tout restera désormais tel que c'est maintenant.

Ce sentiment d'évidence permet de prendre facilement des décisions. Dans un nouvel appartement, nous investissons rapidement beaucoup d'argent même si nous ne savons pas combien de temps nous y vivrons. D'une relation nous faisons spontanément une union, d'une tâche assumée une fois, une obligation perpétuelle. Dans l'ensemble, nous sommes très persévérants, hormis quelques interruptions ou éruptions. Nous sommes soigneux et discrets dans ce que nous entreprenons. En équipe, nous fournissons généralement le plus gros du travail sans pour autant nous mettre en avant. Nous sommes très sobres et ne recherchons ni l'attention, ni les louanges, ni la reconnaissance.

Nous nous enthousiasmons facilement pour une bonne cause et notre engagement social est généralement fort. Nous sommes fondamentalement serviables et donc fréquemment en position de faire le tâcheron. Les "grandes idées" viennent en général des autres mais sans notre aide minutieuse, elles ne se réaliseraient guère. Le travail soigné et précis fait notre force, nous réfléchissons calmement et objectivement à toute nouvelle entreprise sans pour autant nous casser inutilement la tête.

En outre, nous nous mettons facilement à la place des autres. Nous percevons très vite leur humeur et savons sans difficulté nous y adapter. Les gens aiment venir chez nous quand nous les invitons et on nous retrouve souvent dans des fonctions d'assistanat. Nous sommes heureux quand les autres se sentent bien et nous nous efforçons toujours de créer une atmosphère agréable. Parmi les amis, nous sommes ceux qui écoutent selon la devise "chagrin partagé est plus facile à supporter, joie partagée est joie doublée !" Nous n'avons pas de difficulté à subordonner nos intérêts aux objectifs de la collectivité dans la mesure où nous nous identifions à elle.

Comme nous ne faisons pas grand cas de notre apparence, elle paraît plutôt discrète. Nous sommes rarement sous les feux de la rampe et préférons rester en arrière-plan, au risque de ne plus être vus. Ainsi il peut arriver qu'on nous demande après une fête : "Y étais-tu ? " ou que notre ascension professionnelle ne soit pas aussi fulgurante que celle de nos collègues qui savent davantage se faire entendre. En revanche, le risque de chuter est moindre.

La situation devient plus problématique quand nous commençons à trop nous adapter et que, pour plaire, nous renonçons à satisfaire nos propres intérêts. Parfois, ce besoin d'adaptation débouche sur un vide intérieur et une inconsistance que nous essayons de compenser en nous appuyant sur des béquilles extérieures, comme un partenaire, une communauté ou une situation professionnelle. Mais en négligeant nos propres désirs nous ne faisons que renforcer le vide intérieur jusqu'à l'effondrement ou l'éruption.

L'effondrement vient lorsque nous devenons soudain conscients du vide en nous sans en percer la véritable cause. Nous perdons pied, le fameux trou se creuse. Comme nous n'en comprenons pas la cause, cette situation dure jusqu'à ce que nous acceptions de nouveau notre situation passée et que nous nous réadaptions à notre environnement. Alors nous nous remettons subitement à "fonctionner" et nous pouvons reprendre le cours de notre vie presque au point où son fil s'était rompu. Mais si nous nous fermons inconsciemment à "ce jeu d'autrefois", la dépression ne se fera pas attendre. Toute aide renforce cet état d'abattement. La pitié, les conseils avisés ou les psychotropes ne peuvent que le prolonger. Seule la connaissance de la cause de notre problème pourrait véritablement nous aider.

Mais cette connaissance peut conduire à l'éruption. Si nous comprenons que nous n'avons pas vécu notre propre vie depuis longtemps, mais (selon le cas) celle de notre partenaire, de nos parents, de nos enfants, de notre supérieur, de nos collègues, d'un gourou ou de qui que ce soit d'autre, alors ces liens seront en général vite coupés. Toutefois, le désir de ne plus se laisser déterminer par autrui peut parfois conduire à "jeter le bébé avec l'eau du bain". En mettant toute notre vie sens dessus dessous, nous perdons aussi les aspects positifs que nous nous étions donnés. Nous risquons alors de nous précipiter dans de nouvelles dépendances (inconnues dans un premier temps), de chercher un nouveau soutien, jusqu'à ce que le jeu bien connu recommence.

L'issue véritable, c'est-à-dire le début d'un développement positif, consiste, pour le style de vie rhombique, à favoriser sa vie propre, à renforcer ses intérêts et à mettre ses projets personnels à la première place. Cela peut commencer dans la discrétion typique du "rhombique". "La jeune plante doit être protégée jusqu'à ce que son tronc soit assez fort pour résister au vent." À mesure que cette force intérieure se construit et que nous prenons confiance en nous, nous serons capables d'entreprendre des changements.

Curieusement, les attaques sont alors beaucoup plus rares que nous ne le pensions. Au contraire : souvent, notre nouvelle façon de nous présenter est même admirée ("Je n'aurais jamais cru...") et applaudie ("Bravo, comme tu as changé..."). Si des attaques ont effectivement lieu, il nous est plus facile maintenant de distinguer les ennemis des amis. Et nous séparer quand les gens nous veulent du mal ou s'avèrent être de faux amis ne nous nuira certainement pas !

Dans cette situation, il nous sera aisé de mettre nos facultés à profit, au service des autres. Grâce à notre empathie nous pouvons aider et éventuellement guérir les autres sans renier notre identité. Nous conserverons notre sens de l'hospitalité et nous nous réjouirons toujours du bien-être d'autrui. En même temps, toutes ces qualités sont aussi au service de notre propre développement. Notre stabilité devient durable et nous nous réalisons si bien que nous n'avons plus le désir de changer. Dans ce nouvel état, nous retombons peut-être dans une forme de discrétion, comme il en est souvent des personnes qui sont en accord avec elles-mêmes, et nous n'avons plus besoin de nous placer sous les feux de la rampe. Nous sommes heureux, de toute façon...

Le style de vie monoclinique

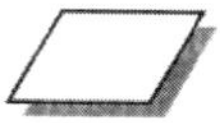

Quand on regarde un parallélogramme, on a souvent l'impression qu'il va tomber d'un côté. Cette instabilité est aussi l'une des caractéristiques du style de vie monoclinique, marqué par un constant monter et descendre. Notre vie change selon des rythmes presque réguliers : les humeurs varient, les opinions évoluent, mêmes les faits présentent toujours un nouveau visage. Ce qui nous plaît aujourd'hui, nous ne le regardons plus le jour d'après, et nous préférons ne pas imaginer de quoi sera fait demain.

Ce changement permanent présente une constante : il est si certain que nous pouvons en tenir compte dans nos emplois du temps. Nous prenons donc nos rendez-vous sous réserve, jamais à un moment précis, mais plutôt dans une plage de temps et sommes toujours prêts à tout remettre en cause si nécessaire. Nous hésitons à faire des promesses qui nous lient sans prévoir une sortie de secours, mais si nous sommes néanmoins amenés à en faire, nous les tenons, quels que soient les efforts que cela nous coûte à la dernière minute. Les pronostics d'avenir nous fascinent parce que nous aimerions tant savoir de quoi sera fait demain, mais nous n'y croyons pas. Notre expérience nous dit que rien n'est jamais comme on le pense.

Notre idéal est d'agir avec circonspection et de manière réfléchie. Pourtant, nous agissons la plupart du temps sur une impulsion. Selon l'humeur, nous sommes prêts, certains jours, aux plus grands risques, et à d'autres moments, nous développons une prudence extrême. Nous devenons totalement imprévisibles pour notre entourage, mais nous y sommes habitués : nous sommes tels que nous sommes, et chaque jour, c'est différent.

Si quelque chose nous est présenté de manière lumineuse, nous nous laissons volontiers convaincre, mais nous avons du mal à prendre des décisions par nous-mêmes. Si nous avons le choix entre deux possibilités de même valeur, nous voyons en général si bien les avantages et les inconvénients de chacune que nous ne savons plus laquelle choisir. Même notre imagination foisonnante ne nous sert à rien, car à peine avons-nous fait notre choix que nous regrettons tous les avantages de l'autre possibilité. Et le doute revient, qui est de toute façon notre éternel compagnon.

Les changements de sentiments sont beaucoup plus spontanés chez nous : il suffit en général d'un mot de travers (même pas pensé sérieusement) pour nous envoyer dans des abîmes de désespoir alors qu'un autre fait nous propulsera instantanément à des hauteurs vertigineuses. Cependant, nous ne nous dirions jamais lunatiques, puisque notre changement d'humeur a toujours été déclenché par un fait concret. D'ailleurs, cette souplesse a aussi ses bons côtés. La colère se dissipe rapidement ainsi que la tristesse et le chagrin. Nous ne sommes généralement pas rancuniers, du moins tant que nous pouvons exprimer librement nos sentiments.

L'instabilité caractérise également notre état physique. Nos rythmes de sommeil et de repas changent constamment. Parfois notre besoin est grand, et parfois petit. Il en va de même de notre santé. Parfois nous resplendissons de santé, parfois le moindre souffle de vent nous cloue au lit. Des moments sportifs alternent avec des phases de paresse. Nous pouvons tellement changer extérieurement que nous nous entendons souvent dire "j'ai failli ne pas te reconnaître !".

Cette versatilité est une cause constante de problèmes. Surtout, nous sommes en conflit avec ceux qui ont du mal à nous comprendre. Selon la violence de ces conflits, nous réagissons différemment : une parole claire et directe permet beaucoup mieux d'expliquer notre manière d'être, de rétablir la confiance de clarifier certains points de vue (notamment ceux qui s'affrontent en nous). De tels conflits sont souvent nécessaires pour que nous nous connaissions mieux nous-mêmes, et si nous avons en même temps la capacité d'exprimer nos sentiments, nous y gagnons énormément.

En revanche, les piques et les intrigues nous sont pur poison. En raison de notre caractère influençable, elles finissent par ronger l'estime que nous avons de nous-mêmes et à renforcer notre doute à notre propre égard. Nous perdons toute assurance, qualifions de "justes" ou de "fausses" les différentes facettes de notre caractère, ce qui augmente constamment notre peur de faire des erreurs. Nous perdons la distance dont nous avons besoin pour garder la vue d'ensemble sur notre vie et sombrons dans un désordre innommable. Les choses nous échappent, le doute s'accroît, ainsi que les difficultés à prendre une décision. Nous devenons de plus en plus incapables d'agir.

Le travail non accompli s'accumule en un tas qui paraît bientôt insurmontable. Le danger est grand que nous en détournions définitivement le regard bien que cela ne résolve pas le problème. La résignation augmente, ce qui met fin aux éternelles variations d'humeur, mais par le mauvais côté, tout en bas de l'échelle des émotions.

La seule solution est de regarder la situation en face, telle qu'elle se présente. Les conversations avec les amis seront utiles si ceux-ci veulent vraiment nous soutenir de tout cœur. S'ils nous permettent ainsi de retrouver un peu le sens de notre propre valeur, il devient temps de retrousser les manches et de régler pas à pas tout ce qui est resté en suspens. Chaque détail que l'on règle nous fait progresser d'un pas. Pour finir, notre nature "monoclinique" nous vient en aide. Car dès que nous voyons les premiers résultats, le moral remonte suffisamment haut pour que le reste se règle de plus en plus facilement. Notre humeur s'améliore rapidement. Il faut seulement que nous restions à la tâche jusqu'à ce que nous ayons retrouvé un sentiment de liberté dans notre vie. Le meilleur signe en est le retour de la tranquillité et cette certitude en nous : "après la pluie, le beau temps"...

Nous sommes redevenus pleinement capables d'agir, ce qui est d'ailleurs la meilleure protection contre le doute. L'action apporte l'expérience, l'expérience prévient le doute. L'expérience personnelle est un îlot de sécurité dans la réalité changeante du monoclinique, son point de stabilité. Si nous nous habituons à agir vite, sans hésiter quand nous avons une décision à prendre, nous constaterons qu'une décision erronée occasionnelle est plus facile et plus rapide à corriger que de ne rien faire par peur de se lancer. Une telle attitude renforce encore davantage le sentiment de notre propre valeur et nous permet de découvrir un nouvel aspect en nous, la confiance en nos sentiments.

Il y a toujours un déclencheur à tout sentiment, des causes pour lesquelles il est tout à fait justifié de réagir occasionnellement avec colère, irritation, la volonté de se défendre, ou au contraire, avec joie, confiance ou enthousiasme. Comme ces déclencheurs ne se manifestent souvent pas à notre conscience, nous pouvons apprendre à utiliser nos sentiments comme des baromètres très sensibles qui nous indiquent exactement si une personne ou une situation est digne de confiance ou non ; si une entreprise va réussir ou non. Si nous y sommes attentifs, nous verrons que nos sentiments sont toujours confirmés. Nous y gagnons en assurance et ce qui se développe en nous est tout simplement de l'intuition ! L'intuition, qui peut atteindre la perfection dans le style de vie monoclinique.

Le style de vie triclinique

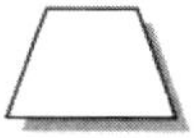

Le trapèze avec sa large base symbolise d'une part une nature stable et solide qu'il faut cependant toujours renverser pour remplir la surface. En position renversée, en revanche, cette forme paraît plutôt instable et peu assurée. Ces deux réalités appartiennent toutes deux au style de vie triclinique, ce qui se traduit, de manière encore plus extrême que dans le style de vie monoclinique, par une oscillation entre deux pôles opposés. Notre vie suit un cours instable, spontané, imprévisible même pour nous. Le destin s'en mêle toujours par surprise en apportant de nouveaux défis.

Ce style de vie comporte un phénomène temporel intéressant : le temps subjectif. Sans raison précise, le temps s'écoule certains jours en un clin d'œil pour s'éterniser de manière insupportable le lendemain. Cela rend difficile, voire impossible toute planification. De toute façon, une telle planification n'est pas non plus nécessaire. Par manque de critères objectifs, nous sommes habitués à évaluer le temps, les délais, les instants, et tombons souvent étonnamment juste. Notre entourage s'en étonne ou s'en indigne beaucoup, dans la mesure où, malgré des incidents imprévus, nos évaluations sont parfois plus précises que de savants calculs. Il en va de même de nos actes : certains jours, tout coule de source, le travail est plus facile que jamais, aucun problème à l'horizon. Mais dès le lendemain, la situation peut complètement changer. Le café du petit déjeuner est fait de travers et le reste de la journée suit le même cours. Nous nous sommes manifestement "levés du mauvais pied". Et si nous nous risquons néanmoins à quitter la maison, déjà à midi nous souhaitons ne jamais être partis de chez nous. Comme si le destin ou la providence nous envoyaient tantôt de bonnes journées et tantôt des mauvaises.

Notre penser est tout aussi changeant et inconstant. Nous sommes certes très créatifs et pleins d'idées, mais nous devons les saisir ou les appliquer dès qu'elles apparaissent. Quelques minutes d'hésitation, et tout est parti ! Et une fois de plus, des jours d'une inspiration débridée alternent avec d'autres où le vide est total dans notre tête et tout effort est vain. Mais tant que se perpétue ce flux d'images et d'idées, nous pouvons abattre beaucoup plus de travail que d'ordinaire sans nous épuiser à la tâche.

Nos émotions montent et descendent mais nous ne pouvons rien y changer. Ce qui, dans le style de vie monoclinique, s'apparentait encore à un mouvement de vagues, ressemble plutôt ici à un tracé en zigzag. Chaque changement d'humeur survient à l'improviste, sans cause ni déclencheur extérieur. Au contraire, les états d'âme s'inversent dès qu'ils ont atteint un sommet. Au moment le plus beau de notre fête d'anniversaire, nous devenons brusquement tristes à mourir, lors de l'enterrement d'un ami cher nous trouvons soudain tout absurde et ridicule. "Aujourd'hui jubilants, demain mortellement affligés !" Ces changements semblent impossibles à gérer. Même notre corps est expression de ces extrêmes. Soit nous sommes résistants et forts et paraissons délicats et frêles, soit nous avons une stature de Mr Propre sans être, loin s'en faut, aussi sportifs et robustes qu'il y paraît. Pour le reste, nous reflétons le plus souvent notre humeur : d'extrêmement chics à dépenaillés, nous maîtrisons toutes les nuances, ce qui peut soit ébahir, soit scandaliser ceux qui ne nous connaissent pas.

Curieusement, toutes ces variations n'influent pas sur le fait que nous soyons heureux ou pas. Cette attitude fondamentale est en fait la seule chose constante dans notre existence, l'aspect stable du trapèze. Et selon que nous abordons la vie d'un esprit positif et joyeux ou négatif et dévalorisant, nous vivons nos hauts et nos bas quotidiens comme quelque chose de merveilleusement varié et mouvementé ou comme un voyage terrifiant en enfer.

L'aspect négatif commence souvent par l'indifférence. Comme tout change en permanence et que nous n'avons manifestement aucune influence sur ce qui se produit en nous et autour de nous, nous nous drapons dans l'indifférence pour nous protéger. Cela nous évite d'être trop affectés, mais nous incite d'autant plus à la passivité, à tout subir et tout supporter.

La conséquence peut en être une attitude de victime absolue : le destin nous malmène, nous n'avons pas de chance et fondamentalement, les autres sont "méchants" envers nous. Ils veulent nous nuire et nous attaquer d'une manière ou d'une autre. Tout ce qui est négatif vient de l'extérieur. On nous menace ou même nous attaque par la magie. Et au fond, nous avons besoin de ces prétendus ennemis pour justifier notre état.

Arrivé en ce point, ou déjà avant, les améliorations possibles de la situation ne nous intéressent plus, et nous rejetons l'aide qui nous est offerte parce que nous y voyons de nouveau une intention maligne. Pour finir, l'aide et la guérison proposées sont aussi des formes de manipulation, car qui connaît les véritables mobiles de celui qui propose son aide ou ses talents de guérisseur ? Nous tombons dans l'amertume, les bas deviennent durables, les hauts se volatilisent. La situation est infernale.

Pourtant, la décision de prendre un nouveau départ positif peut nous élever à des hauteurs insoupçonnées. La variabilité du style de vie triclinique permet un saut qui nous tire des abîmes les plus profonds. Seules la décision de devenir acteur de sa propre vie au lieu de victime et la simple idée qu'"il n'y a pas de hasard" peuvent transformer de fond en comble "une vie triclinique". À la différence du monoclinique, le triclinique n'a pas de difficulté à prendre des décisions. Chacune est systématiquement mise à exécution, donc aussi la décision de cultiver une attitude négative ou positive dans la vie.

Le développement positif ne change pas grand-chose aux chemins parfois tortueux qu'emprunte notre vie mais l'insécurité qu'ils créent favorise dans ce cas le développement d'une "clairsensibilité". Comme il se présente toujours quelque chose de nouveau, nous restons éveillés et attentifs. Nous ne nous endormons pas dans nos sécurités. L'instinct s'aiguise en premier, et nous permet d'atteindre sûrement le but lorsque nous agissons. Son fonctionnement ne nous est pas conscient, mais il nous mène au bon endroit au bon moment. Nous devenons chanceux et beaucoup de choses nous adviennent si nous sommes prêts à les saisir.

À mesure que nous reconnaissons que ces événements sont bien trop flagrants pour être dus au hasard, notre don nous devient plus conscient. L'instinct donne naissance à la clairvoyance, d'abord peut-être sous la forme d'un vague pressentiment, mais qui devient ensuite, au cours du temps, prémonition toujours plus précise. Si nous nous exerçons, nous développons une sensibilité féconde qui nous rend en même temps plus stables.

Car nous découvrons maintenant un sens dans notre vie animée, et comprenons que le destin ne nous veut pas du mal. Les hauts et les bas se transforment en va-et-vient d'un chemin serpentant qui nous conduit sûrement vers le haut de la montagne. Nous découvrons que nous sommes guidés sur ce chemin, ce qui élargit encore nos capacités. Nous développons une confiance en Dieu qui fait des miracles...

Le style de vie amorphe

Décrire l'absence de forme, donc lui donner une forme, n'est pas une tâche facile, mais nous allons le tenter. Heureusement, nous avons dans notre langue quelques mots également sans forme qui peuvent décrire tout ou rien à l'aide d'un seul terme. "Varié" en est un exemple. La variété caractérise notre style de vie lorsqu'il est amorphe. Tout est toujours nouveau et non reproductible. On ne peut pas parler de changement ou de transformation, car ces deux notions supposent un passé ou un futur, un développement causal, un lien. Or rien de tout cela n'existe dans le style de vie amorphe.

Chaque instant est nouveau. Chaque instant est unique. Ni le big-bang originel ni la fin de l'univers ne nous intéressent, car aucun des deux n'a eu lieu ou n'aura lieu, du moins pas maintenant. Le temps est un point, celui où nous nous trouvons en ce moment. Peut-être que le temps n'existe même pas, peut-être n'est-il qu'une invention de la physique. Mais cela revient au même, au bout du compte.

C'est pourquoi la spontanéité n'est pas une propriété du style de vie amorphe, mais sa seule forme d'expression possible. Entre l'impulsion qui nous motive et l'acte accompli, aucun temps ne s'écoule. Tout ce qui nous vient à l'esprit est accompli sur le champ et se termine dès que cela nous échappe de nouveau. Cela nous donne la liberté qu'ont les enfants de jouir pleinement du jeu du moment, de le vivre à fond, et quand c'est fini, de le laisser sans se retourner. Nous sommes toujours à cent pour cent à nos affaires.

Chaque idée est un événement. En outre, nous sommes en mesure de penser effectivement tout ce qui peut se penser. Notre réservoir de créativité semble inépuisable. Parfois, nous produisons des idées plus vite que nous ne pouvons les saisir, les exprimer ou les écrire. C'est le seul cas où nous sommes en contact avec le phénomène du temps : penser semble plus rapide que parler, parler plus rapide qu'agir, et cela, paradoxalement, au même moment.

Nous pouvons vivre toutes sortes de sentiments, mais toujours un seul à la fois. Là aussi, nous sommes investis à cent pour cent. Dans une situation donnée, il n'existe pas d'autre sentiment hormis celui que nous vivons sur le moment. Nous montrons ce sentiment. Le cacher serait impossible, car il existerait alors deux sentiments simultanément (au dedans et au dehors). Absence de forme signifie aussi pouvoir se laisser habiter pleinement par n'importe quel sentiment. Nous pouvons nous "couler" dans n'importe quelle situation, nous identifier avec elle et nous en retirer de nouveau. Et nous pouvons cent fois nous réjouir de la même chose !

Physiquement, nous avons évidemment une forme, toujours mobile. En situation normale, nous sommes toujours alertes et actifs, vire-voltants comme notre idole, le papillon, mais nous pouvons aussi rester calmes un temps interminable, comme sa cousine, la fleur. Nous aimons la diversité multicolore, qui se rapproche le plus de notre propre multiplicité, ainsi que la liberté et l'absence de lien.

Le seul danger pour nous serait de vouloir retenir un moment particulier. Nous perdons alors toute la nouveauté de l'instant présent et essayons de maintenir à distance le passé et l'avenir en leur fermant les yeux. Cela ne sert qu'à perdre l'univers bariolé de chaque instant, et nous nous perdons nous-mêmes dans l'obscurité et le brouillard.

Nous ne savons plus qui nous sommes et éprouvons maintenant le côté ombre d'une absence de forme. Les idées ne viennent plus, la créativité disparaît, le vide s'installe, rien ne nous motive, rien ne nous réjouit, rien ne nous attire ni ne nous séduit. La vie riche de l'ici et maintenant se transforme en un présent "sans avenir", qui ne nous plaît pas et que nous ne voulons pas prolonger dans le temps pour des raisons que l'on comprend.

Mieux vaut le détruire sur le champ. C'est ce que nous faisons sans tarder, conformément à notre (non-) structure amorphe. Nous devenons destructifs, agressifs, et au stade final apathiques.

Heureusement, ce n'est qu'une des voies où nous risquons vite de tomber en tant qu'"amorphes", mais que nous pouvons quitter de nouveau très rapidement dès que nous nous enthousiasmons pour quelque chose. Même le point le plus bas n'est qu'un état qui peut être relayé par un autre. Comme il n'existe rien de définitif dans l'état amorphe, (en l'absence d'évolution, il ne peut y avoir de fin), une nouvelle chance peut toujours se présenter.

Vécu dans son sens positif, le style de vie amorphe correspond au génie : pouvoir penser ce qui n'a encore jamais été pensé, pouvoir créer ce qui n'a encore jamais été vu, pouvoir inventer ce qui n'a encore jamais été produit. Cela n'est possible que si nous sommes libres, l'esprit joueur, non enchaînés à des rails, des conventions et des règles. Peut-être faisons-nous figure d'excentrique ou d'original, mais il est facile de montrer qu'au fil de l'histoire, l'influence que de telles personnes ont exercé sur l'humanité est plus importante que ce qui est venu de la plupart des gens bien rangés. Toutefois, ce n'est pas ce qui compte pour nous...

Remarque

Après toutes ces réflexions sur les systèmes cristallins et les styles de vie correspondants, ne vous attendez pas à rencontrer uniquement des personnes dont la vie correspond à cent pour cent aux descriptions ci-dessus. D'une part, les images conformes sont toujours l'exception, et d'autre part, j'ai été obligé de caricaturer les caractéristiques de chaque type pour bien mettre en évidence les différences. Donc observez bien ! Souvent, ce ne sont que certains signes ou traits de comportement qui vous fournissent la bonne indication, ou pour le reformuler dans l'idée de Samuel Hahnemann, le fondateur de l'homéopathie :

- Il suffit de trois traits distinctifs, frappants et singuliers d'un style de vie pour qu'il y ait concordance avec l'une des descriptions ci-dessus.

Petite expérience

Pour s'assurer très simplement de l'effet des structures cristallines, contemplez pendant quelques minutes l'une des formes géométriques ou un champ rempli de ces formes, puis relisez le texte ci-dessus qui décrit la forme considérée. Vous constaterez qu'après avoir contemplé une forme donnée ou une zone donnée, vous vous identifiez beaucoup mieux au style de vie du système cristallin correspondant. Quel effet puissant ces structures très simples peuvent exercer !

Effets des structures cristallines

Comme l'ont montré clairement les descriptions données jusqu'ici, chacun des styles de vie est en principe neutre. Il n'en existe pas un qui soit "meilleur" ou "moins bien". Chacun est simplement "différent". Chaque style de vie peut évoluer dans deux directions, l'une négative, qui va créer à la personne certaines difficultés, des problèmes ou même des maladies, l'autre positive, lui permettant de développer des aptitudes spécifiques et de se réaliser.

La différence est très simple. Le développement négatif se produit quand nous sommes dominés par la "structure interne" du système cristallin considéré. Quand nous ne pouvons pas vivre autrement que dans une dépendance totale d'un certain style de vie. Le développement positif a lieu quand nous sommes maîtres de notre vie, que nous savons utiliser le talent correspondant et régler notre style de vie en conséquence.

La première condition, donc, pour un développement positif, est de le vouloir ! Vouloir être l'artisan de notre propre bonheur, être prêt à prendre nous-mêmes la responsabilité de notre vie et à vivre le côté positif de notre nature. C'est tout.

Et c'est vraiment très simple : l'effort et l'énergie nécessaires pour développer tous les aspects négatifs d'un certain style de vie sont aussi grands que les efforts et l'énergie à fournir pour en recueillir les aspects positifs. Toute la question est seulement de savoir où nous voulons diriger notre attention et nos énergies. Si donc vous vous reconnaissez plus particulièrement dans l'une des descriptions ci-dessus, travaillez surtout sur les aspects positifs. Cette seule activité, déjà, les renforce.

Et par bonheur, nous avons aussi nos petites pierres pour nous aider ! Par leurs structures qui ont pris forme dans la matière, ces minéraux produisent un effet étonnant. Leur action est aussi discrète que puissante, puisqu'ils stimulent le style de vie correspondant, ce qui conduit à deux types d'effets :

Guérison à l'aide des structures cristallines

Si, en raison de notre style de vie, nous nous sommes créé certains problèmes ou difficultés, ou que nous sommes tombés malades, les minéraux à la structure cristalline correspondante peuvent nous aider à résoudre ces difficultés ou ces problèmes, ou à guérir la maladie en question.

Par son action, le minéral nous aide à nous libérer du style de vie dans lequel nous nous sommes empêtrés et nous donne la capacité de le modeler à notre guise. Le minéral agit alors conformément au principe homéopathique selon lequel "le semblable guérit le semblable".

Ce processus de guérison est très rapide. Si nous avons trouvé la bonne pierre avec la bonne structure, un effet puissant peut déjà se manifester au bout de quelques instants, heures ou jours. Il faut un certain temps pour que le nouvel état se stabilise mais les premiers changements apparaissent très vite.

Apprentissage à l'aide des structures cristallines

Les pierres offrent également une deuxième possibilité. Certains styles de vie nous sont complètement étrangers. Vous l'avez certainement constaté en lisant les descriptions correspondantes. Pourtant, chaque style de vie comporte des propriétés et des aptitudes qui nous seraient tout à fait utiles et intéressantes. Les minéraux aux structures cristallines correspondantes peuvent nous aider à apprendre le style de vie qu'ils favorisent.

Par l'action du minéral, nous pouvons développer en nous un style de vie inconnu. Comme dans le processus de cristallisation du minéral, les propriétés et les aptitudes apportées par le style de vie correspondant prennent forme en nous avec le temps, et cela de façon d'autant plus consciente que nous y sommes attentifs.

Ce processus d'apprentissage demande toutefois un certain temps. Il est rare que les cristaux se forment en un seul jour. Et un instrument de musique s'apprend rarement en quelques semaines. C'est pourquoi nous devons nous laisser le temps. En général, il faut un ou plusieurs mois pour que l'effet du minéral devienne visible. Ensuite, c'est comme pour l'apprentissage de la marche. Nous devons appliquer la capacité que nous venons d'acquérir et l'exercer jusqu'à ce qu'elle devienne une partie de nous-mêmes et ne se perde plus.

Sens et but des processus de guérison et d'apprentissage

Si l'on veut engager un processus de guérison en choisissant un minéral dont la structure cristalline correspond à notre style de vie, il faut se trouver dans une situation dans laquelle nous ne sommes plus maîtres de notre vie. C'est le cas quand nous sommes devant des difficultés ou des problèmes et que nous ne trouvons plus d'issue, ou quand nous nous sentons malades dans le corps, l'âme ou l'esprit. Nous seuls pouvons juger si nous sommes dans cette situation. La guérison devient nécessaire quand nous ne sommes plus satisfaits de notre vie.

- Le but d'un *processus de guérison* est de retrouver le contrôle de notre vie alors qu'il nous a échappé, afin de recouvrer la santé, de résoudre nos difficultés et nos problèmes et d'être satisfaits de notre vie.

La condition pour engager un processus d'apprentissage est d'être satisfaits de notre vie et de vouloir en outre découvrir de nouvelles perspectives et de nouvelles aptitudes. C'est le désir de développer de nouvelles capacités. À cet effet, il faut d'abord maîtriser sa propre vie, par exemple en mettant en route des processus de guérison. Se précipiter dans de nouvelles expériences avant que les anciennes aient été assimilées peut être une fuite et conduire à plus de confusion et à des problèmes plus grands.

Par ailleurs, il est souvent nécessaire, une fois que le processus de guérison est terminé, de lui adjoindre un processus d'apprentissage pour orienter dans la bonne direction le potentiel intérieur libéré par la guérison. Lorsque notre esprit s'est occupé pendant un long moment de certains problèmes, il arrive très souvent, par une étrange habitude, que nous nous recréons, une fois ces problèmes résolus, de nouveaux problèmes de même nature pour continuer à occuper notre esprit. En tant que médecin ou thérapeute, on entend alors souvent dire : "Pendant un temps tout allait bien, puis tout a recommencé !"

Une telle rechute peut s'éviter si nous nous tournons tout de suite vers des expériences nouvelles, rendant ainsi superflus les "petits jeux" du passé. Pour cette raison, il est très important de repérer avec précision quand un processus de guérison est accompli, de ne plus revenir à l'ancienne problématique mais de la transformer en un processus d'apprentissage.

- Le but d'un processus d'apprentissage est d'élargir notre horizon spirituel et d'étendre ainsi nos capacités et nos possibilités, le but ultime étant la liberté ! La liberté de pouvoir penser, communiquer et agir, sans limitation.

Imaginez simplement que vous puissiez choisir comme bon vous semble l'un des huit styles de vie décrits. Vous pouvez par exemple être "cubique" au travail lorsque cela est nécessaire, "amorphe" en vacances, "rhombique" lorsque vous invitez des amis, "hexagonal" dans vos études, etc. Vous pouvez vivre et utiliser toutes les possibilités. Rien ne vous limite. Vous êtes libre !

Intéressant, non ?

Application des structures cristallines

Des pierres pour apprendre et guérir

En premier lieu, les descriptions des structures cristallines et des styles de vie correspondants données dans ce chapitre doivent servir à trouver pour une personne la pierre qui lui convient sur le moment. Une fois déterminée la structure cristalline, le choix des pierres est suffisamment restreint pour que l'analyse de la situation de vie et du principe de formation de la pierre, selon les indications fournies au chapitre 1, donnent assez de repères pour trouver la pierre qui convient. Si plusieurs possibilités demeurent, les substances minérales et les effets des couleurs décrits dans les chapitres suivants pourront vous aider à les départager.

La pierre ainsi trouvée devra alors être portée plus ou moins longtemps, selon qu'il s'agit d'un processus de guérison ou d'apprentissage. Si possible, sans l'influence d'autres bijoux. Une fois que le résultat souhaité a été obtenu et stabilisé, la pierre n'est plus nécessaire.

Dans le processus de guérison, il est possible qu'une structure superficielle soit remplacée par une autre "plus profonde". Cela se manifeste généralement d'une manière très claire par un changement marquant dans le style de vie de la personne. Si malgré tout ce changement ne fait pas disparaître les problèmes ou les symptômes initiaux, c'est que la pierre utilisée a perdu son efficacité et qu'il faut en trouver une autre.

Réflexion sur soi-même

En second lieu, les indications données jusqu'ici peuvent également servir à interpréter le choix intuitif d'une pierre, ce qui peut aider à réfléchir sur le style de vie personnel et à prendre conscience de ses forces et de ses faiblesses. Comme le dit le dicton, "la connaissance de soi est le meilleur chemin vers le rétablissement !"

Par ailleurs, en observant les gens autour de nous et en découvrant leurs structures et leurs styles de vie, nous améliorons considérablement notre compréhension de notre entourage. Il devient soudain clair que l'autre a sa propre idée de ce qui est juste ou erroné, de la manière de vivre sa vie et d'être heureux. Et l'on s'aperçoit que cette "autre conception" ne menace nullement la nôtre, mais que chacun a raison dans sa réalité et que les deux peuvent facilement cohabiter. Compréhension, respect et tolérance vis-à-vis d'autrui deviennent beaucoup plus des évidences.

1.3 Les substances minérales

Étude de la matière

Après avoir considéré la genèse et la structure cristalline des minéraux, il est temps de se pencher également sur leur composition matérielle. Pour former un minéral donné, il faut que certaines substances soient réunies dans les bonnes proportions et dans les bonnes conditions. Chacune de ces substances a ses propriétés spécifiques qui, ensemble, constituent les propriétés du minéral et influent fortement sur son effet thérapeutique.

Pour bien comprendre tout cela, une petite excursion dans le monde de la chimie est indispensable. — Veuillez, s'il-vous-plaît, ne pas arrêter ici votre lecture. Tout est simple. La chimie a malheureusement très mauvaise presse. Je me rappelle encore très bien combien j'avais peur de cette matière, au collège, en début de troisième. J'avais toujours entendu dire que c'était difficile, compliqué et rébarbatif. Quelle ne fut pas ma surprise en découvrant que c'est l'une des matières les plus faciles quand on a la chance d'avoir un professeur capable d'en expliquer simplement les fondements. Et cette chance, je l'ai eue.

La chimie est parfaitement logique et se situe pleinement dans le réel, ce qui est appréciable. Il ne faut pas croire tout ce qu'on raconte avant d'avoir essayé soi-même. C'est ce que j'ai fait, sans me priver, durant ma scolarité. Je m'étais installé un petit laboratoire de chimie dans la chaufferie de la maison de mes parents. Les explosions et les nuages de fumées ou de chlore leur donnaient de temps en temps des émotions, que mes notes en chimie parvenaient heureusement à apaiser.

Chimie signifie, "étude de la matière" ou comme l'explique un peu plus précisément le dictionnaire "science de la nature qui étudie les propriétés, la constitution et la transformation des différents corps ainsi que leurs liaisons". Corps, dans ce sens, signifie "matière se présentant sous une forme homogène, et se caractérisant par des propriétés spécifiques". Dans cette mesure, la chimie a une réalité dans votre propre vie ! La cuisine est un processus chimique par lequel différentes substances, aux propriétés caractéristiques, s'associent et se transforment. Cuire, coller, chauffer, conduire (combustion du moteur), tout cela met en jeu des processus chimiques. La chimie est donc quelque chose de très quotidien.

Composition de la matière

Les atomes

Pour comprendre pourquoi les corps ont des propriétés différentes, pourquoi ils se constituent, s'assemblent et se transforment, il faut connaître quelques principes de base de la matière. La totalité de la matière que nous connaissons se compose de trois éléments de base ou particules élémentaires : les protons (du grec "*proton*" = le premier, le plus important), les électrons (du grec "*elekron*" = "ambre", voulant dire ici force d'attraction, parce que l'ambre attire d'autres corps si on le frotte) et les neutrons (du latin "*neuter*" – aucun des deux). Ces trois particules ont, entre elles, des relations intéressantes.

Les protons et les électrons s'attirent mutuellement, ce que la chimie traduit en disant qu'ils possèdent tous deux une "charge électrique", c'est-à-dire que tous deux sont "chargés d'une force attractive" (du grec "*elektron*" = force d'attraction voir plus haut). Pour distinguer les deux forces d'attraction opposées, on dit que le proton est chargé "positivement" (p^+) et l'électron "négativement" (e^-). Pour atteindre ensemble un état neutre, équilibré, protons et électrons doivent toujours être associés. Si, pour une raison ou pour une autre, il arrive qu'"ils se perdent de vue", rien ne leur est plus important que de retrouver un nouveau "partenaire". Le proton est une particule lourde et lente, alors que l'électron est léger et très mobile. C'est pourquoi, dans leur relation, le proton représente toujours le noyau tranquille, autour duquel l'électron virevolte à toute vitesse, comme un satellite autour de sa planète.

À ces deux s'ajoute encore le neutron (n) qui est neutre, comme l'indique son nom, c'est-à-dire qu'il n'est pas particulièrement attiré ni par le proton (p^+) ni par l'électron (e^-). Comme il ressemble davantage au proton (presque aussi lourd et lent), il se rapproche de lui et l'électron dynamique tournoie autour des deux.

Ce n'est pas plus compliqué que cela. Tous les corps sont bâtis sur cette base très simple : l'existence d'un noyau de protons et de neutrons, autour duquel tournent des électrons. Une particule constituée de la sorte s'appelle atome (du grec "*atomos*" = indivisible), et forme la plus petite unité de matière.

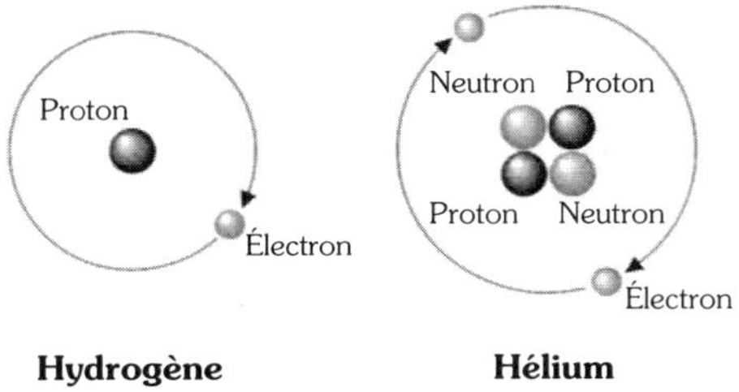

Ill.26 : Composition interne des atomes, exemples de l'hydrogène et de l'hélium.

Les éléments

Dans la nature, on ne trouve pas plus de 81 atomes stables, qui se distinguent uniquement par le nombre de particules élémentaires qui les composent. Ces 81 atomes différents sont encore appelés "éléments chimiques" (du latin "*elementum*" = matière élémentaire, primordiale). Ils représentent les corps purs, à partir desquels toutes les liaisons que nous connaissons se forment.

Le proton est appelé "le plus important" tout simplement parce que le nombre de protons dans un atome détermine de quel élément il s'agit. Ainsi, un atome d'hydrogène ne comporte qu'un seul proton, alors que l'oxygène en compte huit, le fer 26 et l'or 79. Une différence d'un seul proton dans le noyau de l'atome, conduit à un élément totalement différent, une tout autre matière, un tout autre corps aux propriétés spécifiques. Le fluor, par exemple, n'a qu'un proton de plus que l'oxygène, mais à la place d'un corps qui donne de la vie, on a un gaz toxique et agressif.

Le neutron, en revanche, peut être présent en quantités variables dans l'atome sans que les propriétés chimiques en soient modifiées. Il n'influence pas la nature d'un élément et se montre donc neutre à ce niveau.

Dans un atome, le nombre d'électrons est toujours égal au nombre de protons. C'est logique, puisque chaque proton n'attire

Nombre de protons	Symbole chimique	Nom de l'élément	Nombre de protons	Symbole chimique	Nom de l'élément
1	H	Hydrogène	43	Tc	Technétium
2	He	Hélium	44	Ru	Ruthénium
3	Li	Lithium	45	Rh	Rhodium
4	Be	Béryllium	46	Pd	Palladium
5	B	Bore	47	Ag	Argent
6	C	Carbone	48	Cd	Cadmium
7	N	Azote	49	In	Indium
8	O	Oxygène	50	Sn	Étain
9	F	Fluor	51	Sb	Antimoine
10	Ne	Néon	52	Te	Tellure
11	Na	Sodium	53	I	Iode
12	Mg	Magnésium	54	Xe	Xénon
13	Al	Aluminium	55	Cs	Césium
14	Si	Silicium	56	Ba	Baryum
15	P	Phosphore	57	La	Lanthane
16	S	Soufre	58	Ce	Cérium
17	Cl	Chlore	59	Pr	Praséodyme
18	Ar	Argon	60	Nd	Néodyme
19	K	Potassium	61	Pm	Prométhéum
20	Ca	Calcium	62	Sm	Samarium
21	Sc	Scandium	63	Eu	Europium
22	Ti	Titane	64	Gd	Gadolinium
23	V	Vanadium	65	Tb	Terbium
24	Cr	Chrome	66	Dy	Dysprosium
25	Mn	Manganèse	67	Ho	Holmium
26	Fe	Fer	68	Er	Erbium
27	Co	Cobalt	69	Tm	Thulium
28	Ni	Nickel	70	Yb	Ytterbium
29	Cu	Cuivre	71	Lu	Lutécium
30	Zn	Zinc	72	Hf	Hafnium
31	Ga	Gallium	73	Ta	Tantale
32	Ge	Germanium	74	W	Tungstène
33	As	Arsenic	75	Re	Rhénium
34	Se	Sélénium	76	Os	Osmium
35	Br	Brome	77	Ir	Iridium
36	Kr	Krypton	78	Pt	Platine
37	Rb	Rubidium	79	Au	Or
38	Sr	Strontium	80	Hg	Mercure
39	Y	Yttrium	81	Tl	Thallium
40	Zr	Zirconium	82	Pl	Plomb
41	Nb	Niobium	83	Bi	Bismuth
42	Mo	Molybdène			

qu'un seul électron. L'espace dans lequel les électrons tournent autour du noyau s'appelle l'enveloppe électronique. Cette enveloppe a une structure particulière, qui permet aux atomes de se lier les uns aux autres. Elle se compose de différentes couches qui ne peuvent, chacune, loger qu'un certain nombre d'électrons, en général huit au maximum.

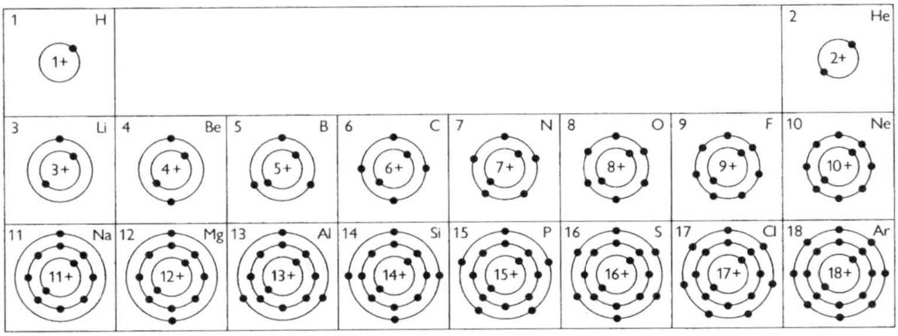

Ill. 27 : Les différentes couches de l'enveloppe électronique.

Liaison chimique

Si une couche d'électrons comporte huit électrons, elle est stable. Cela signifie qu'aucun électron ne peut en être enlevé ni rajouté. Si la couche extérieure d'un atome comporte exactement huit électrons, dits extérieurs, l'atome aussi est stable. Il ne s'engagera dans aucune réaction chimique. Seuls les gaz inertes (hélium, néon, argon, etc.) ont naturellement cette propriété. Ils ne se combinent donc pas chimiquement (leur « inertie » les en empêche....).

Tant qu'un atome possède un nombre d'électrons extérieurs inférieur à huit, il cherchera constamment à établir des liaisons, justement parce qu'il vise à atteindre cet état de stabilité. Il essaiera soit de remplir sa couche extérieure avec des électrons "étrangers" soit de la vider entièrement, en cédant ses électrons extérieurs, afin que la couche inférieure, déjà saturée à huit électrons, devienne la couche extérieure.

Formation d'ions

Voici comment cela peut se passer. L'atome de chlore, par exemple, n'a que sept électrons extérieurs. Il lui en manque donc un pour être stable. L'atome de sodium, en revanche, ne comporte qu'un seul électron extérieur. Il s'empressera donc de s'en débarrasser. Si le sodium et le chlore se rencontrent, une négociation a lieu. Le sodium cède au chlore son électron, et chacun a maintenant une couche extérieure composée de huit électrons. Le bonheur ! Mais cet échange a des conséquences. Comme la force d'attraction de l'électron échangé demeure, le sodium s'est chargé positivement et le chlore négativement. Les deux s'attirent et ne peuvent plus se séparer ! Le sodium et le chlore s'unissent. Leur liaison donne naissance au "chlorure de sodium", notre sel de cuisine !

Comme, dans une telle liaison, les atomes possèdent une charge électrique ("forces d'attraction"), ils sont appelés des "ions" (= "particules chargées"). Le chlorure de sodium se compose donc d'un ion sodium chargé positivement (Na^+) et d'un ion chlore chargé négativement (Cl^-). Vous trouvez par exemple ces notations sur une bouteille d'eau minérale. En général, on cite en premier les ions positifs solubles dans l'eau, ou cations, et en second les ions négatifs ou anions. La liaison qui résulte des forces d'attraction entre cations et anions est appelée « liaison ionique ».

Liaison atomique

Il existe une autre manière de se lier entre des atomes auxquels il manque peu d'électrons pour remplir la couche extérieure mais qui ne sont pas prêts à céder eux-mêmes des électrons. Dans ce cas, le contrat qui s'établit entre les deux atomes est le suivant : certains électrons seront "utilisés" par les deux atomes de sorte que chacun pourra jouir d'une couche extérieure saturée à huit électrons. Ces électrons partagés se présentent par paires, se positionnent entre les deux atomes et sont attirés simultanément par les deux. Ils se forme alors une liaison appelée liaison atomique covalente. Il n'y a pas formation d'ions, parce que les deux atomes restent neutres et sont seulement liés l'un à l'autre par les électrons qu'ils "possèdent en commun".

Prenons un exemple. L'atome de chlore, avec ses sept électrons périphériques, n'a besoin que d'un seul électron supplémentaire pour être heureux. Si deux atomes de chlore se rencontrent, ils pourront décider, pour combler leur manque, de mettre chacun à disposition un électron qui sera partagé par l'autre. Ainsi, chacun dispose de huit électrons qui lui assure sa stabilité. Mais ce doublet d'électrons partagé a pour effet de rendre les deux atomes inséparables (à moins d'une intervention chimique...).

La liaison métallique

La troisième astuce mise en œuvre par certains atomes de la famille des métaux (du grec "*metallon*" = mine, veine métallique, filon) pour devenir stables est la liaison dite métallique. Dans ce cas, les électrons périphériques excédentaires sont généreusement mis à disposition de la collectivité. L'atome se distancie de ses particules les plus extérieures et se sent plus stable. Les électrons concernés se meuvent librement entre les atomes. La cohésion est assurée par le nuage électronique commun. Cette liaison n'est pas aussi forte que dans le cas d'une liaison ionique ou atomique, elle n'associe pas des atomes isolés mais porte sur un ensemble d'atomes. Pour cette raison, les métaux sont flexibles et malléables et grâce à leurs électrons libres, ils sont conducteurs du courant électrique ("courant électrique" = déplacement d'électrons).

Métaux et non métaux

En fonction des différents types de liaisons décrits ci-dessus, tous les éléments peuvent être classés en deux grands groupes. L'un est celui des métaux, c'est-à-dire des éléments qui peuvent et veulent céder des électrons. Dans une liaison ionique avec des non-métaux, ils constituent les cations (charge positive). Entre eux, ils forment des liaisons métalliques mais ne s'engagent que rarement dans une liaison atomique.

L'autre groupe est celui des non-métaux. Ceux-ci peuvent recevoir des électrons, constituent les anions (charge négative) dans une liaison ionique et se lient les uns aux autres par des liaisons atomiques. Les non-métaux ne forment pas de liaisons métalliques !

Entre les deux, il existe une catégorie intermédiaire, celle des "semi-métaux" qui, selon les conditions, peuvent soit donner, soit recevoir des électrons et présentent toutes les formes de liaison possibles.

Les substances minérales

Nous ne retrouvons pas tous les éléments du manuel de chimie dans les minéraux. Certains manquent, soit parce qu'ils ne peuvent pas former de liaison (gaz inertes), soit parce qu'ils ont été créés par l'homme en laboratoire ou dans une centrale nucléaire (plutonium, etc.). Pour parler des éléments que l'on peut trouver dans les minéraux, nous les appellerons les "substances minérales". Voici la liste des plus importants d'entre eux, classés en trois catégories : métaux, non-métaux et semi-métaux.

Métaux : Aluminium, Antimoine, Béryllium, Plomb, Calcium, Chrome, Fer, Or, Potassium, Cobalt, Cuivre, Lithium, Magnésium, Manganèse, Sodium, Nickel, Argent, Titane, Vanadium, Bismuth, Zinc, Étain et Zirconium.

Non-métaux : Bore, Chlore, Fluor, Carbone, Phosphore, Oxygène et Soufre.

Semi-métaux : le semi-métal le plus important, qui est en même temps l'une des principales substances et l'une des plus fréquentes du règne minéral, est le Silicium.

Parmi les quatre mille minéraux connus, la grande majorité (95 %) sont des liaisons de ces quelques éléments. Et quantitativement, ces éléments, constituent 99,99 % de la croûte terrestre solide. Chacun a ses propriétés spécifiques qui, dans leurs combinaisons, confèrent à chaque minéral ses caractéristiques. Celles-ci sont à la base des effets thérapeutiques des minéraux sur le corps, l'âme et l'esprit.

Propriétés des substances minérales

Les minéraux se composent en règle générale de deux composants, l'un métallique, l'autre non-métallique. Il est très rare de trouver un métal ou un non-métal "isolé" dans la nature. Cette association détermine les propriétés à la fois minéralogiques et thérapeutiques d'un minéral. On remarque toutefois que la nature offre beaucoup plus de métaux que de non-métaux. En y regardant d'encore plus près, on s'aperçoit que la partie non-métallique d'un minéral en détermine les caractéristiques fondamentales tandis que la partie métallique en crée les variations spécifiques.

Tous les minéraux qui se composent de la même partie non-minérale, présentent des points communs, un air de famille. Par comparaison, on pourrait dire que la partie non-métallique est le "nom de famille" du minéral (dans la formule chimique, il est toujours à la fin).

Corrélativement, les métaux représentent le "prénom". Ils permettent de distinguer les différents membres de la famille et en déclinent les propriétés de base. Ce sont aussi en général les métaux qui donnent leur couleur aux minéraux, comme nous le verrons plus tard.

Les classes minéralogiques et leurs propriétés

Si la biologie permet de déterminer les liens de parenté dans les règnes animal et végétal, la minéralogie le permet dans le règne minéral. Elle répartit tous les minéraux en huit grandes catégories, déterminées d'après l'élément non-métallique le plus fréquent et les propriétés communes qui en résultent. Ces catégories de minéraux correspondent aussi à la première famille d'effets thérapeutiques des différentes substances minérales. C'est pourquoi nous présenterons conjointement les aspects minéralogiques et thérapeutiques de ces huit catégories :

Classe minéralogique		Part non-métallique	Symbole chimique
I Eléments natifs		Ne se compose que d'un seul élément	Symbole de l'élément
II	Sulfures	Soufre	S
III	Halogénures	Fluor, Chlore, Brome, Iode	F, Cl, Br, I
IV	Oxydes	Oxygène	O
V	Carbonates	Acide carbonique	CO_3
VI	Sulfates	Acide sulfurique	SO_4
VII	Phosphates	Acide phosphorique	PO_4
VIII	Silicates	Acide silicique	Si_nO_m

I. Les minéraux de la catégorie des ***éléments natifs*** ne se composent que d'une seule substance minérale, d'un seul élément. Cela est rare, dans la nature, parce que peu d'éléments chimiques sont capables d'exister sous une forme pure sans se lier avec d'autres. Parmi les non-métaux, cela est seulement possible avec le carbone sous forme de graphite ou de diamant (Formule : C_n) et avec le soufre (S). Parmi les métaux, cela est seulement le cas des métaux nobles comme l'or (Au), l'argent (Ag), ou le cuivre (Cu). On parle alors de métal natif.

Les éléments natifs représentent la pureté, et la capacité à rester vierge de toute influence. Ils nous aident à développer notre personnalité sans immixtion extérieure. C'est pourquoi ils nous incitent à nous séparer sur tous les plans de ce qui n'appartient pas à notre véritable nature. Ils nous aident à mieux comprendre ce qui nous est utile ou nocif. Chaque élément favorise un domaine ou un autre de notre vie (nous y reviendrons).

II. Les minéraux de la catégorie des ***sulfures*** sont des dérivés du soufre (lat. "*sulfur*"), ou plus précisément de l'acide sulfhydrique. Ce gaz extrêmement toxique est souvent dégagé par un processus de putréfaction et cause par exemple l'odeur bien connue des œufs pourris. Il se produit dans les éruptions volcaniques ou lors de la décomposition de substances organiques. on le trouve donc en quantités variables à peu près partout sur terre. Les sulfures obtenus par combinaison avec un métal sont généralement opaques et se caractérisent par leur éclat métallique, semblable à celui d'un miroir. Leur formule chimique se termine par un S = Soufre, comme c'est le cas de la pyrite : FeS_2 = sulfure de fer.

Les sulfures sont les miroirs de ce qui est caché. Ils aident à découvrir ce qui est refoulé et oublié et à éliminer ce qui n'est pas clair. Ils mettent notamment en lumière ce qui dans notre vie "sent mauvais" ou est "pourri". Les sulfures sont d'impitoyables révélateurs, parce qu'ils orientent notre regard là où cela est nécessaire sans toutefois aider à entreprendre un changement. Mais comme le dit la sagesse populaire, "la connaissance de soi est le premier pas vers une amélioration !"

Les sulfures actuellement utilisés à des fins thérapeutiques sont l'antimoine, le boji, la chalcopyrite, la covelline, la jamesonite, la marcassite, la pyrite et le botryogène (sphalérite).

III. Les minéraux de la catégorie des ***halogénures*** (du grec "*halos genes*" = formateur de sel) sont des dérivés du groupe des halogènes dont font partie le fluor et le chlore. À l'état pur, les halogènes sont toxiques. Mais ils se combinent très facilement pour former des sels précieux (d'où leur nom). En lien avec l'hydrogène, ils forment par exemple l'acide fluorhydrique (HF) et l'acide chlorhydrique (HCl). Ces deux acides sont très agressifs. L'acide fluorhydrique, par exemple, peut attaquer le quartz et dissoudre le verre. En contact avec des métaux, ces acides forment des minéraux transparents comme la fluorine (CaF_2) ou le sel gemme (NaCl).

Fidèles aux propriétés des acides dont ils sont issus, ***les halogénures ont un effet dissolvant***. De même qu'ils sont capables de défaire les liaisons dans lesquelles sont engagés les métaux avec lesquels ils veulent se lier, de même ils sont capables de dénouer les liens qui nous retiennent. Les modèles de pensée, de comportement et de vie qui ont cessé de nous être utiles et qui à présent nous entravent peuvent disparaître avec leur aide. Au Moyen Âge, on disait du sel qu'il chassait les démons. Or que sont les démons si ce n'est des conditions de vie que nous ne maîtrisons pas mais qui nous dominent.

Dans la catégorie des halogénures, seules la fluorine et la halite (sel gemme) sont actuellement utilisées à des fins thérapeutiques.

IV. Les minéraux de la catégorie des ***oxydes*** sont des dérivés de l'oxygène (du grec "*oxys genes*" = formateurs d'acide). En principe, ils peuvent se former dans tous les milieux, parce que l'oxygène est présent dans le magma, dans l'eau, et en quantités également abondantes dans l'air. Ce type de minéraux se forme parfois directement sous nos yeux, comme la rouille (oxyde de fer) quand l'oxygène de l'air interagit avec la tôle de notre très chère voiture. L'oxygène est la substance minérale la plus répandue sur terre : 50 % de la croûte solide de la terre se compose de cet élément. La formule des oxydes se termine par O = Oxygène. Par exemple, l'hématite a pour formule : Fe_2O_3 = oxyde de fer.

Les oxydes transforment et rendent stables les états instables. L'oxygène est l'élément qui nourrit les processus de combustion, qu'il s'agisse d'un feu de camp ou d'une production d'énergie dans les cellules de notre corps. Des liaisons riches en énergie et instables sont transformées en liaisons appauvries en énergie mais plus stables (du bois est transformé en cendres). Dans les situations où nous devons constamment fournir de l'énergie pour maintenir un état instable, les oxydes peuvent redonner de la stabilité. L'énergie prisonnière (et donc manquante) est libérée et nous est mise à disposition. C'est ainsi que les oxydes permettent de mener à bien tous les processus inachevés de notre vie, qui sinon nous pompent en permanence des forces.

Parmi les pierres thérapeutiques de la catégorie des oxydes, on utilise surtout l'hématite, la magnétite, le fer de tigre, l'alexandrite, le chrysobéryl, la spinelle, le groupe des corindons comprenant le rubis et les saphirs, l'obsidienne et l'opale, proches du quartz et bien sûr le groupe des quartz lui-même – les quartz à cristaux : améthyste, cristal de roche, citrine, quartz fumé, quartz rutilé, quartz "tourmaliné" ; les quartz massifs : aventurine, quartz xyloïde, quartz bleu, prase, quartz rose, œil-de-faucon, œil-de-tigre ; les quartz fibreux : calcédoine, chrysoprase, cornaline, héliotrope, agate mousse, onyx, sardonyx et bois pétrifié ; les quartz granuleux : jaspe et mookaïte ; ainsi que l'agate, composée de couches de différents quartz.

V. Les minéraux de la catégorie des ***carbonates*** sont des dérivés de l'acide carbonique (du latin "*carbo*" = charbon). L'acide carbonique (H_2CO_3) est une liaison très faible d'un liquide (H_2O = l'eau) et d'un gaz (CO_2 = dioxyde de carbone), qui se décompose très facilement à l'état liquide. Nous pouvons l'observer avec l'eau gazeuse : lorsqu'on débouche la bouteille, le dioxyde de carbone libéré s'échappe aussitôt. Seule la liaison avec les métaux est solide et confère de la stabilité. Mais même ce type de composés présente encore une certaine réactivité. Les carbonates sont rarement stables et ont souvent tendance à se retransformer sous l'effet d'influences extérieures. Leur formule chimique se termine en CO_3 = carbonate. Par exemple, la calcite, $CaCO_3$, est un carbonate de calcium.

Les carbonates agissent sur les processus de développement. Ceux qui contiennent de l'eau, comme l'azurite et la malachite, ont un effet initiateur, stimulateur de nouveaux développements. De même que les bulles de dioxyde de carbone s'échappent de l'eau gazeuse, de même ces pierres font soudain remonter à la conscience de veille des contenus inconscients. En revanche, les carbonates secs, "deshydratés", stabilisent les processus de développement déséquilibrés parce qu'ils étaient soit trop rapides (aragonite), soit trop lents (calcite). Le dénominateur commun, dans tous les cas, est le principe de la transformation permanente.

Parmi les carbonates, les pierres actuellement utilisées pour soigner sont l'aragonite, l'azurite, l'azurite-malachite, la calcite, la dolomite, la magnésite, la malachite, la rhodochrosite et la smithsonite.

VI. Les minéraux de la catégorie des **sulfates** sont des dérivés de l'acide sulfurique (du latin "*sulfur*"= soufre). Il ne faut pas les confondre avec les sulfures ! L'acide sulfurique provient de la combinaison de l'eau avec une molécule d'oxyde de soufre (H_2SO_4). C'est un liquide très dense, qui réagit beaucoup plus lentement au mouvement qu'un liquide tel que l'eau, et qui est très peu volatil, c'est-à-dire qu'il ne s'évapore pratiquement pas à l'air libre. Les liaisons avec l'acide sulfurique sont très stables et durables. Les pharmaciens tirent parti de cette propriété en cristallisant des médicaments instables sous forme de sulfates. La formule des sulfates se termine en $S0_4$. L'angélite (anhydrite), par exemple, a pour formule $CaSO_4$ (sulfate de calcium).

Les sulfates rendent durable. Ils fixent un certain état et le maintiennent pendant un certain temps. Ils exercent en outre un effet isolant qui protège contre les influences extérieures. Selon que l'état ainsi fixé nous est agréable ou désagréable, il peut en résulter le bonheur ou l'enfer. Les sulfates freinent les processus de développement, ce qui peut nous procurer des moments de répit. Mais à plus long terme, il faut en user modérément !

Les sulfates actuellement utilisés à des fins thérapeutiques sont l'angélite (anhydrite), la célestine et le gypse sous forme de mica et de sélénite.

VII. Les minéraux de la catégorie des ***phosphates*** sont des dérivés de l'acide phosphorique (H_3PO_4) dont l'atome central est celui de l'élément Phosphore (du grec "*phosphorus*" = porteur de lumière). Dans notre organisme aussi, le phosphore est le porteur de l'énergie (voir plus bas). En outre, le phosphore exerce un effet "tampon" important, c'est-à-dire qu'il est capable de neutraliser acides et bases (alcalis). La formule des phosphates se termine par PO_4 = phosphate. Par exemple, la variscite a pour formule $AlPO_4$ = phosphate d'aluminium.

Les phosphates jouent un rôle équilibrant et mobilisent les réserves d'énergie. Ils exercent un effet tampon qui améliore la neutralité des milieux liquides dans le corps, stabilise la santé et équilibre l'humeur. Si le phosphate se fixe au niveau de certaines liaisons organiques, l'énergie de ces dernières s'élève, et si le phosphate est éliminé, cette énergie est de nouveau libérée. Les liaisons phosphatiques sont par conséquent les porteurs d'énergie dans nos cellules. Les phosphates stimulent les conversions d'énergie, ce qui nous rend plus éveillés, vivants, actifs et prêts à l'action.

Dans la catégorie des phosphates, les pierres thérapeutiques actuellement utilisées sont l'apatite, la turquoise, la variscite et la vivianite.

VIII. Les minéraux de la catégorie des ***silicates*** sont des dérivés de l'acide silicique ($H_xSi_yO_z$). L'acide silicique est l'un des acides les plus variés. C'est pourquoi sa structure ne peut pas être décrite à l'aide d'une seule formule. La plus petite unité d'acide silicique se compose d'un atome de silicium entouré de quatre atomes d'oxygène, auxquels se rattachent quatre atomes d'hydrogène (H_4SiO_4). Par élimination d'eau, plusieurs de ces molécules peuvent se regrouper ou former ensemble des chaînes, des anneaux, des couches et d'autres structures, de sorte qu'il existe toute une variété d'acides siliciques.

Par exemple : $2\ H_4SiO_4 \rightarrow H_6Si_2O_7 + H_2O$

$3\ H_4SiO_4 \rightarrow H_8Si_3O_{10} + 2\ H_2O$, etc.

Ainsi, les silicates présentent une grande diversité de réseaux cristallins. Une description générale de leurs propriétés est donc impossible. Il faut les différencier davantage.

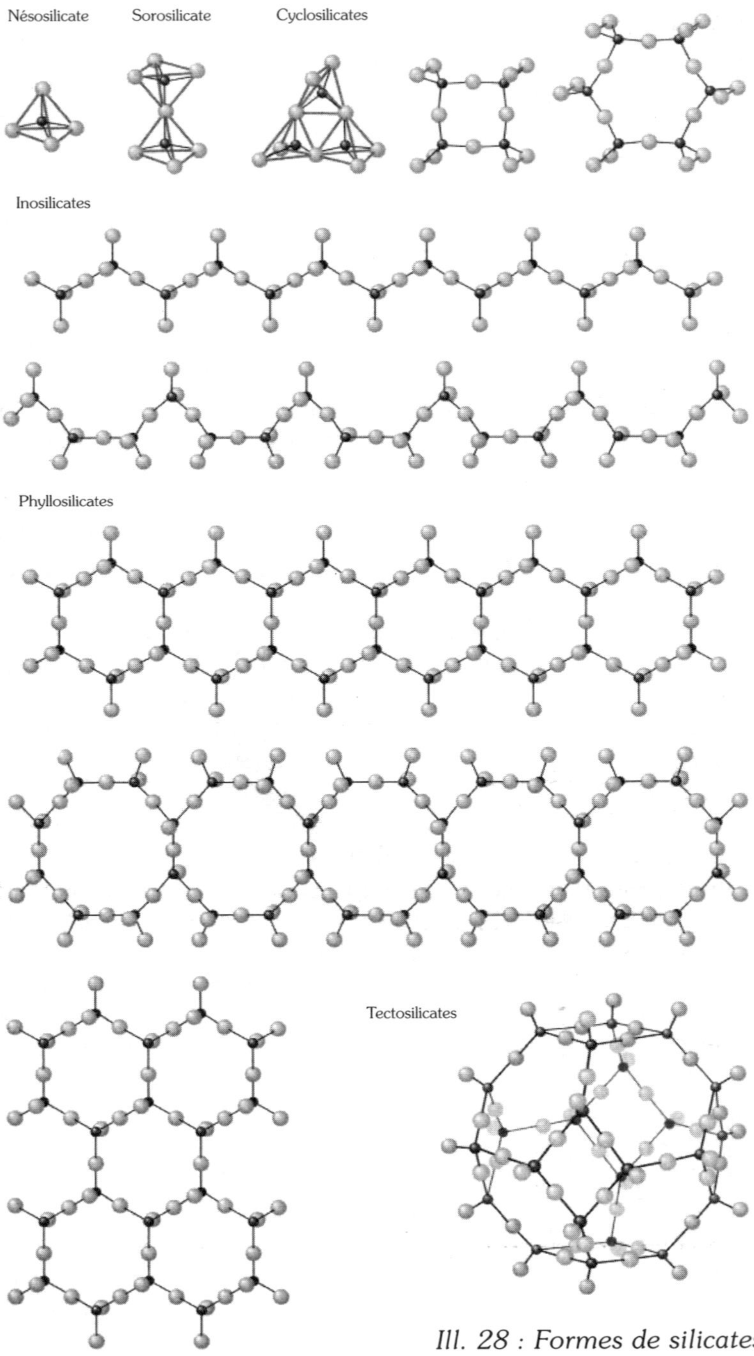

Ill. 28 : Formes de silicates.

VIII – 1. Le réseau cristallin des ***nésosilicates*** se compose de molécules isolées de silicate, des tétraèdres isolés formant des "îlots" entre les ions métalliques. Leur formule se termine par conséquent en SiO4, comme pour le zircon (ZrSiO4 = silicate de zirconium). La structure des nésosilicates donne des minéraux très compacts et très denses.

Les nésosilicates accroissent la force de résistance et le désir d'organiser sa vie à sa manière. Les îlots de silicate représentent l'individualité, le chemin sur lequel on veut aller seul. Ils renforcent la santé et nous aident en cas de crise ou d'urgence à rester fidèles à nos convictions, même dans des situations difficiles.

Les nésosilicates actuellement utilisés à des fins thérapeutiques son l'andalousite, la chiastolite, le disthène (cyanite), la dumortiérite, la famille des grenats avec l'andradite, l'almandin, l'hessonite, le grossulaire, la mélanite, le pyrope, la rhodolite, la spessartine, la tsavorite, l'uvarovite, le péridot (olivine et chrysolite), la sillimanite, le sphène (titanite), la topaze et la famille des zircons avec la variété de l'hyacinthe.

VIII – 2. Le réseau cristallin des ***sorosilicates*** se compose de molécules de silicate regroupées par deux ou plus (en général deux à quatre tétraèdres). Leur formule se termine en Si_n0_{3n+1}, où "n" représente le nombre d'atomes de silice et donc de tétraèdres de silicate. Par exemple, la formule de la préhnite est $Ca_2Al_2[(OH)_2/Si_30_{10}]$ = hydroxysilicate de calcium et d'aluminium, un sorosilicate basique (OH) formé de trois tétraèdres de silicate.

Les sorosilicates stimulent les forces régénératrices. Ils apportent le repos après une maladie et nous aident à retrouver les désirs, les buts et les intentions qui nous animent fondamentalement. Ils sont utiles lorsque nous devons nous donner une nouvelle orientation ou que nous commençons un projet. Ils régulent les flux d'énergie en nous et la vitesse des processus de guérison.

Parmi les sorosilicates, on n'utilise actuellement que l'épidote, la préhnite, la vésuvianite (idocrase), la famille des zoïsites avec la tanzanite, la thulite et la zoïsite. Les minéraux de zoïsite contiennent aussi bien des molécules de nésosilicate que des molécules de sorosilicate et associent donc harmonieusement les propriétés des deux catégories.

VIII – 3. Le réseau cristallin des ***cyclosilicates*** se compose d'anneaux de trois à douze tétraèdres de silicate disposés en cercle. Leur formule se termine en Si_nO_{3n}. Par exemple, la formule du béryl est $Al_2Be_3[Si_60_{18}]$ = aluminosilicate de béryllium.

Les cyclosilicates dont les anneaux forment des structures en « colonnes » sont d'excellents conducteurs d'électricité. Si les anneaux sont disposés selon une hiérarchie, la structure est "spongieuse" et produit des minéraux opaques.

Les cyclosilicates à structure en colonne conduisent et orientent les flux d'énergie. Les cyclosilicates à structure spongieuse ont un effet absorbant prononcé. Les premiers peuvent être utilisés quand des flux énergétiques du corps sont perturbés ou en cas de manque d'énergie généralisé. Ils exercent un effet vivifiant, rendent actif et dynamique. Les cyclosilicates à structure spongieuse absorbent les excès d'énergie. Ils apaisent, dégrisent, atténuent la fièvre, la chaleur, les douleurs.

Parmi les cyclosilicates à structure en colonnes, les pierres thérapeutiques utilisées sont celles de la famille des béryls avec l'aigue-marine, le béryl, la bixbite, le béryl d'or, l'héliodore, la morganite, l'émeraude, la cordiérite (iolite), la dioptase ; de la famille des tourmalines avec la dravite (T. brune), l'indigolite (T. bleue), la rubellite (T. rouge), le schörl (T. noire), la verdélite (T. verte) et tous les cristaux mixtes aux multiples couleurs.

Les deux seules pierres thérapeutiques de la catégorie des cyclosilicates à structure spongieuse sont la chrysocolle et la sugilite.

VIII – 4. Le réseau cristallin des ***inosilicates*** se compose de tétraèdres de silicate reliés en longues chaînes dont la formule se termine par la même expression que celle des cyclosilicates : Si_nO_{3n}. Mais en raison de la longueur de la chaîne, qui reste souvent incalculable, on n'indique que le rapport entre les quantités de silicium et d'oxygène (2 :6), ce qui permet de distinguer les deux catégories d'après leurs formules. Par exemple, la kunzite a pour formule $LiAl[Si_2O_6]$ = silicate d'aluminium et de lithium.

Les inosilicates stimulent les flux d'énergie en nous et accélèrent les processus de guérison et de développement. Ils assurent une répartition équilibrée des énergies dans l'organisme et harmonisent aussi de ce fait les émotions. En même temps, ils améliorent la souplesse mentale et psychique et aident à s'orienter sur des objectifs et des idéaux.

Les inosilicates utilisés à des fins thérapeutiques sont notamment l'actinolite, la néphrite, la bronzite, la chlormélanite, le diopside (et diopside chromifère), la jadéite, la famille des spodumènes avec l'hiddénite, la kunzite et la rhodonite.

VIII – 5. Le réseau cristallin des ***phyllosilicates*** se compose de tétraèdres de silicate assemblés en couches. Leur formule se termine par l'expression Si_nO_{2n+2}. Par exemple, l'apophyllite a pour formule $KCa_4[F/(Si_4O_{10})_2]$. 8 H_2O = silicate de potassium, de calcium et de fluor contenant de l'eau. Ces couches présentent une cohésion très forte. Elles se séparent facilement les unes des autres mais sont très difficiles à couper, c'est-à-dire que la coupure est aisée dans le sens des couches mais impossible transversalement !

Les phyllosilicates protègent et permettent de mieux se délimiter.

Transversalement aux couches, la conductibilité de l'énergie et de la chaleur est très mauvaise (d'où leur emploi comme isolants dans les applications techniques). Ils nous protègent contre les énergies extérieures de sorte que les flux d'énergie en nous n'en sont pas perturbés.

Parmi les pierres thérapeutiques de la catégorie des phyllosilicates, on compte l'apophyllite, la biotite, la charoïte, la lépidolite et la serpentine.

VIII – 6. Le réseau cristallin des ***tectosilicates*** se compose de tétraèdres de silicate disposés selon des structures tridimensionnelles qui intègrent aussi généralement d'autres substances minérales telles que l'aluminium (Al), le béryllium (Be) ou le bore (B). Ces réseaux sont trop complexes pour qu'il soit possible d'établir une formule générale. En cas de doute, il faut se référer aux ouvrages spécialisés sur chaque pierre.

Les tectosilicates sont des filtres qui absorbent ou renvoient les substances. Lorsque leur structure tridimensionnelle exerce un effet absorbant, elle produit des minéraux opaques qui présentent des propriétés absorbantes semblables à celles des cyclosilicates "non-ordonnés". Ainsi, ces tectosilicates calment, dégrisent et atténuent la fièvre, la chaleur et la douleur. Dans cette catégorie, on trouve des pierres thérapeutiques telles que l'amazonite (famille des feldspaths), le lapis-lazuli et la sodalite.

Lorsque le minéral reste transparent, il donne souvent lieu à des absorptions partielles et à des réflexions lumineuses qui modifient notre perception : notre "filtre habituel" se règle différemment. Soudain, nos jugements de valeur changent, nous voyons le monde avec "d'autres yeux" et nous nous permettons d'adopter de nouvelles perspectives que nous jugions impossibles jusque-là. Les tectosilicates nous forcent à élargir notre point de vue. Parmi les pierres thérapeutiques de cette famille, nous trouvons l'orthoclase d'or, la labradorite, la pierre de lune et la pierre de soleil (toutes de la famille des feldspaths).

Le métabolisme des substances minérales

La deuxième influence importante des substances minérales est leur effet direct sur notre organisme. Beaucoup de substances minérales exercent des fonctions clés dans notre corps. Elles sont indispensables à la formation de nombreux enzymes, c'est-à-dire de substances qui permettent des processus chimiques dans le corps et qui de cette façon pilotent et régulent tout le métabolisme. Certaines jouent en outre un rôle important dans l'excitation de nos nerfs, c'est-à-dire dans la transmission de nos perceptions sensorielles, dans l'activité cérébrale et dans la commande des fonctions musculaires et organiques. De même, la régulation de la teneur en eau dans notre corps dépend directement de ces substances minérales et donc aussi la qualité du sang et des liquides de l'organisme.

Les substances minérales ne peuvent pas être produites par le corps mais doivent être ingérées via l'alimentation. On pourrait les appeler les "vitamines anorganiques" – des substances vitales qui doivent continuellement être apportées de l'extérieur. Une carence en substances minérales peut se produire si leur apport est insuffisant (à cause par exemple d'une alimentation dénaturée, comme en offrent souvent la "restauration rapide", les conserves, etc.) ou si l'intestin grêle n'est pas en mesure d'absorber les substances minérales requises ! Ce dernier cas est de loin le plus fréquent !

Notre intestin grêle est un organe sensible. Une alimentation défectueuse permanente peut lui causer autant de tort que des tensions émotionnelles, des visions d'horreur ou une attitude négative dans la vie, bref tout ce qui fait que la personne ne vit pas sainement. Ces influences négatives l'inhibent dans sa fonction d'absorber les vitamines, les substances nutritives et les minéraux. Tant qu'il n'est pas troublé dans son travail, l'intestin grêle obéit à un système complexe de mécanismes biochimiques qui permettent d'acheminer au sang les substances dont le corps a besoin sans laisser passer tout ce qui peut être nuisible ou en excédent. Cependant, les influences négatives dont nous avons parlé perturbent ce fonctionnement. Soudain, des substances dont le corps a un besoin urgent ne peuvent plus être absorbées alors que d'autres pénètrent en excès. Les reins peuvent souvent éliminer l'excédent. Mais quand des substances ont été absorbées en quantités insuffisantes, une carence apparaît, les réserves du corps s'épuisent et l'équilibre est perturbé à la longue !

Au début, les conséquences ne se voient pas, et se traduisent seulement par l'apparition répétée de certains sentiments, pensées, idées, humeurs et émotions, par de la fatigue ou de l'hyperactivité, de la nervosité. Puis des troubles physiques plus graves surviennent, qui débouchent finalement sur une maladie. Les conséquences d'une carence en substances minérales peuvent se manifester à tous les niveaux, comme on le devine aisément à la vue des domaines fonctionnels couverts par les substances minérales. Or il s'est avéré que les minéraux favorisent l'absorption par l'intestin grêle des substances minérales qu'ils comportent eux-mêmes, ainsi que leur métabolisme dans l'organisme. Pourvu que l'alimentation apporte les éléments nutritifs nécessaires, le corps est alors en mesure de les absorber en quantités suffisantes. Pour cette seule raison déjà, les minéraux sont une source fondamentale de santé.

Mais comme les minéraux stimulent toutes les fonctions métaboliques en rapport avec une substance minérale donnée, ils activent également l'élimination des substances en excès ou nocives. Ainsi, peut-on atténuer considérablement toutes sortes d'irritations, d'empoisonnements et de réactions allergiques. Cet aspect est très important parce qu'il devient même possible d'utiliser à des fins thérapeutiques des minéraux dont les substances ne sont pas présentes dans l'organisme humain.

Acides et bases

Il est rare que les minéraux se forment directement à partir des éléments purs. En général, un minéral est le produit d'une réaction entre des acides et des bases (ou alcalis). Les acides et les bases proviennent de l'association d'une substance minérale avec de l'eau (H_20) qui se sépare en ions H^+ et OH^- (H_20 ---> $H^+ + OH^-$). Si le composé obtenu contient des ions H^+ ou peut en céder, on dit qu'il s'agit d'un acide, comme dans :

l'acide chlorhydrique HCl ---> $H^+ + Cl^-$
l'acide carbonique H_2CO_3 ---> $2\ H^+ + CO_3^{2-}$
l'acide phosphorique H_3PO_4 ---> $3\ H^+ + PO_4^{3-}$

Si le composé obtenu contient des ions OH^- ou peut recevoir des ions H^+ et les retenir, on parle d'une base (alcali), comme pour :

l'hydroxyde de sodium
(soude caustique) $NaOH + H^+$ ---> $Na^+ + H_20$
la chaux éteinte $Ca(OH)_2 + 2\ H^+$ ---> $Ca^{2+} + 2\ H_20$

La réaction d'un acide avec une base s'appelle réaction de neutralisation parce qu'il se forme une substance neutre lorsque l'acide et la base sont présents en quantités appropriées.

Soude + acide chlorhydrique ---> sel de cuisine + eau
$NaOH$ + HCl ---> $NaCl$ + H_2O

La nature n'est pas un laboratoire aseptisé. C'est pourquoi il est rare que les acides et les bases se rencontrent dans les proportions exactes nécessaires à une neutralisation complète. En général, il reste une quantité de l'un ou de l'autre, qui est alors souvent intégrée dans le réseau cristallin du minéral produit. Selon le cas, cela confère au minéral un caractère acide ou basique. Les minéraux acides ont tendance à devenir transparents ou translucides, les minéraux basiques sont plus sombres ou opaques.

Ce caractère du minéral est très important en lithothérapie parce que dans notre corps aussi, il existe des régions plutôt acides (estomac), basiques (intestin grêle) ou neutres (sang). Les minéraux agissent en fonction de leur caractère sur les liquides de l'organisme et les rendent soit plus acides, soit plus basiques. La teneur en acides et en bases détermine le type de maladies pouvant apparaître, parce que celles-ci ont besoin d'un certain terrain pour se développer. Les maladies rhumatismales ou les virus, par exemple, ont besoin d'un milieu acide, les bactéries, d'un milieu neutre et les champignons d'un milieu basique.

Notre vie psychique est également en correspondance avec l'état des liquides du corps. Le mot "humour" vient du latin "*humor*" (humeur), qui veut dire humidité. Et le mot tempérament vient du latin "*temperamentum*" = la juste mesure d'un mélange. Au Moyen Âge, on entendait par là le mélange des quatre liquides du corps auxquels correspondent les quatre tempéraments, "colérique, sanguin, mélancolique et flegmatique". En effet, un métabolisme acide favorise plutôt un tempérament colérique (on est aigri !), un métabolisme basique le tempérament flegmatique. En conséquence, les minéraux acides sont plutôt stimulants et les minéraux basiques plutôt calmants.

Des substances comme le phosphate sont particulièrement intéressantes, parce qu'elles peuvent soit recevoir, soit donner des ions H^+. On les appelle des substances "tampon" parce qu'elles maintiennent longtemps en équilibre les acides et les bases :

$$NaH_2PO_4 + OH^- \dashrightarrow NaHPO_4^- + H_2O$$

réaction tampon en cas d'apport basique

$$NaH_2PO_4 + H^+ \dashrightarrow H_3PO_4 + Na^+$$

réaction tampon en cas d'apport acide

En raison de cette propriété, les minéraux qui comportent une substance tampon stabilisent l'équilibre acide-base dans le corps et équilibrent les émotions ainsi que le tempérament.

Comment agissent les substances minérales ?

L'absorption et le métabolisme des substances minérales qui remplissent une fonction importante dans notre organisme sont favorisés par les minéraux qui contiennent ces substances minérales. Les carences sont ainsi comblées et les fonctions organiques stimulées.

Les substances minérales superflues ou nocives sont mieux éliminées sous l'action des minéraux qui contiennent ces substances ou d'autres proches. La purification et la détoxication du corps sont stimulés, ce qui atténue ou guérit les irritations, les intoxications et les réactions allergiques.

Le caractère acide ou basique d'une pierre influe sur les liquides organiques. Comme les maladies physiques et l'état psychique sont directement en correspondance avec l'état des liquides organiques, les minéraux influent sur la tendance générale de l'organisme à tomber malade, ainsi que sur les émotions et le tempérament.

Mais ces deux principes ne restent pas limités au corps. De même que des influences spirituelles ou émotionnelles influent sur l'état du corps, de même les transformations physiques stimulent également certaines émotions, des images intérieures, des pensées et des intentions. "Ce qui est en bas est comme ce qui est en haut – ce qui est au-dedans est comme ce qui est au-dehors", dit l'antique sagesse hermétique dont la validité se vérifie aussi ici.
Les substances minérales activent donc la vie psychique et spirituelle, favorisent les processus d'assimilation nécessaires à ce niveau, la "digestion" intérieure ainsi que "l'élimination" des pensées, idées, images, humeurs et émotions qui nous pèsent ou nous nuisent. La capacité d'un minéral à agir plus spécifiquement sur le plan corporel, psycho-mental ou spirituel dépend d'un facteur important, qui est la quantité de substances minérales qu'il contient.

Le principe de dilution

Nous distinguons ici entre quantités importantes ou "essentielles" et quantités "faibles". Plus une substance minérale est présente en grande quantité dans un minéral, plus son effet est étendu, du plan physique au plan spirituel. En revanche, plus la quantité est réduite et la répartition fine, plus l'effet concernera exclusivement les plans subtils ou spirituels. Cette classification permet d'une part un choix plus précis du minéral approprié et montre d'autre part à quel niveau il faut attendre une première réaction lorsqu'on utilise un minéral. L'accent est mis ici sur la "première réaction" parce que tous les plans sont finalement en correspondance et que l'on cherche, avec le temps, à obtenir une guérison globale.

On dit d'un constituant qu'il est ***essentiel*** lorsque la substance minérale (X) concernée est suffisamment présente dans le minéral pour compter parmi les "substances constitutives du minéral" et figurer dans la formule (X_nY_m). Le quartz rose (SiO_2), par exemple, a pour constituants principaux la silice et l'oxygène. La formule d'un minéral ne cite pas tous ses constituants, puisque chaque minéral comporte de nombreuses inclusions et même des "substances étrangères" dont la prise en compte embrouillerait trop la perception du minéral. En lithothérapie, cette simplification est fort utile car la formule indique d'emblée les substances "essentielles". Leur effet agit principalement sur le corps, conformément aux besoins du métabolisme ou de l'existence momentanée de substances encrassantes ou toxiques, mais s'étend aussi aux plans psycho-mental et spirituel.

Un constituant est présent en ***faibles*** quantités quand la substance minérale(Z) est si réduite dans le minéral qu'elle ne figure plus dans la formule tout en restant néanmoins décelable, c'est-à-dire identifiable à l'analyse chimique. Sa présence est donc encore suffisante pour exercer un effet énergétique et déclencher des réactions chimiques. Mais comme ces substances sont rarement évoquées dans la littérature afférente, nous les ajoutons ici à la formule chimique des pierres, de la manière suivante : $X_nY_m + Z$. Le quartz rose ($SiO_2 + Fe$) contient par exemple du fer en petites quantités. Son effet s'exerce donc principalement sur le plan psycho-mental, chaque substance minérale possédant des propriétés typiques sur le plan des émotions, du penser et de l'esprit.

Un constituant n'est présent qu'à l'état de traces quand sa présence est à la limite du décelable. "À la limite du décelable" signifie que beaucoup de méthodes chimiques ne parviennent plus à identifier cette substance et qu'elle ne peut donc plus être décelée qu'à l'aide de dispositifs physiques modernes (analyse spectrale, analyse fluoroscopique aux rayons X, sonde électronique, etc.). Cependant, ces substances ont souvent une grande importance puisqu'elles peuvent par exemple déterminer la couleur d'une pierre. Dans les livres plus anciens de minéralogie, ces substances ne sont souvent pas du tout mentionnées.

Certaines n'ont été découvertes que ces dernières années. C'est pourquoi, nous ajoutons aussi ces substances dans la formule sous la forme : X_nY_m + (A). Pour reprendre l'exemple du quartz rose, nous avons SiO_2 + Fe + (Mn), signifiant qu'il contient du manganèse à l'état de traces. L'effet de la substance ne s'exerce alors que via le plan spirituel, par transformation des schémas de vie, de pensée et de comportement, en un mot par le biais de la structure spirituelle et du caractère.

Effets des substances minérales

Les effets décrits ci-dessous peuvent s'observer si le minéral correspondant est porté contre le corps (et de préférence en contact direct avec la peau). En aucun cas les propriétés indiquées ici ne doivent être transposées à la substance purement chimique sans vérification préalable. Nous déconseillons aussi les prises en interne de nombre de ces substances minérales parce qu'à hautes doses, elles seraient un poison et produiraient exactement l'effet inverse de celui qui est souhaité. Une alimentation saine et complète offre en quantités suffisantes les substances minérales dont le corps a besoin et sous la forme précise sous laquelle il peut les digérer, c'est-à-dire dans une configuration organique. Pour obtenir les effets décrits ici, il suffit de porter le minéral correspondant !

Le symbole chimique des éléments minéraux que nous rappelons ici permet de repérer la substance correspondante dans la formule chimique des minéraux. Et pour les amateurs de chimie, nous ajoutons le nombre de charges, positives ou négatives, qui affectent l'élément dans ses liaisons ioniques à l'intérieur d'un minéral.

Aluminium (Al^{3+})

Sur le plan physique : favorise le métabolisme basique. Atténue ainsi tous les troubles dus à une hyperacidité (rhumatismes, goutte...) ou réduit par exemple un excès d'acidité dans l'estomac. Favorise l'absorption de fer dans l'intestin, et normalise la conductivité des nerfs. Aide ainsi dans les états de faiblesse, de perception ou de motricité ralentie, et même de paralysie.

Sur le plan psycho-mental : apaise beaucoup la nervosité, l'angoisse et les sentiments de culpabilité. L'une de ses spécificités est d'agir contre le sentiment de devenir fou. Favorise la capacité à exprimer ses sentiments, à moins se retrancher, et à moins rester figé dans certaines attitudes. Accroît le désir de diversité et de changement.

Sur le plan spirituel : est utile en cas de perte d'identité, pour redécouvrir qui nous sommes et quelle est notre mission dans la vie. Favorise le sens de la réalité, l'objectivité, la présence d'esprit. Aide à discerner les tentations du monde des illusions modernes et à les gérer.

Antimoine (Sb^{3+})

Sur le plan physique : favorise la digestion et atténue les troubles gastriques, en particulier les aigreurs d'estomac. S'emploie contre les maladies cutanées, en cas de peau sèche, crevassée, d'éruptions de toutes sortes, d'eczéma et d'irritation permanente. Régule l'élimination par la peau et l'intestin.

Sur le plan psycho-mental : favorise la pensée objective, logique, rationnelle et aide à dépasser des états d'irritation, de dépit, d'insatisfaction, de tristesse et des sentiments pesants. Aide à échapper au sentimentalisme, au chagrin d'amour ou au spleen. Atténue un désir sexuel excessif et nous aide à nous libérer de nos habitudes lorsqu'elles ne servent qu'à combler des désirs non satisfaits (comme manger par frustration).

Sur le plan spirituel : favorise la créativité. Nous permet plus facilement de suivre notre voix intérieure et de dépasser nos représentations étriquées. Aide à mettre en harmonie l'intérêt personnel avec un idéal plus élevé, et donc à mener une vie pleine de sens et de bonheur.

Argent (Ag, Ag^{+})

Sur le plan physique : exerce un effet rafraîchissant, en dissipant la chaleur et les douleurs. Indiqué en cas d'intolérance à la chaleur. Stimule le système neurovégétatif, harmonise ainsi les fonctions des organes intérieurs, favorise la fécondité de la femme. En équilibrant les fonctions des organes, supprime beaucoup de maux de tête, notamment ceux du côté gauche. Stimule l'activité des liquides organiques, améliore la tolérance à la lumière, accroît le pouvoir visuel et le sens de l'équilibre et supprime la sensation de vertige.

Sur le plan psycho-mental : libère les émotions et aide à exprimer les sentiments. Rend l'esprit plus souple ou lui permet de le rester, aide à devenir plus chaleureux et empathique. Libère des influences et des dépendances surtout si elles risquent de s'accompagner d'un sentiment d'impuissance. Stimule l'imagination et les idées, réduit le somnambulisme. Aide également à garder l'équilibre et le contrôle sur le plan psychique.

Sur le plan spirituel : favorise le côté réceptif et médiumnique de l'être. Stimule le sens collectif et l'intérêt pour les valeurs supérieures et traditionnelles. Favorise la capacité à percevoir les qualités lumineuses et à régler le rythme de vie intérieur sur les cycles de la nature.

Béryllium (Be^{2+})

Sur le plan physique : atténue les allergies, les eczémas et les ulcères. Est efficace contre les troubles rhumatismaux et hormonaux.

Sur le plan psycho-mental : aiguise la vision de l'avenir, la clarté de perception et la concentration.

Sur le plan spirituel : aide à se donner des objectifs, et accroît la discipline et la rigueur nécessaires pour les atteindre.

Bismuth (Bi^{3+})

Sur le plan physique : L'effet du bismuth est désinfectant et rétrécissant. Cela permet de l'utiliser pour guérir des blessures et des plaies. Quand il est présent dans un minéral, il favorise la régénération des muqueuses, ce qui le rend très utile en cas de gastrite et d'ulcères de l'estomac.

Sur le plan psycho-mental : favorise la candeur enfantine ainsi qu'une attitude joueuse dans la vie. Aide à accepter notre existence terrestre malgré une aversion profonde contre la vie, ou un sentiment de solitude et de ne pas être chez soi sur cette planète.

Sur le plan spirituel : aide à reprendre et à mener à bien une activité spirituelle arrêtée sous l'influence de conditions extérieures.

Bore (B^{3-})

Sur le plan physique : aide dans beaucoup de troubles gastro-intestinaux, tels que nausées, vomissements, crampes, coliques, diarrhée. Défait les blocages d'énergie et apporte ainsi une détente aux organes concernés. Atténue les troubles cutanés dus par exemple à un contact avec des substances toxiques ou irritantes, ainsi que les troubles du système nerveux, en cas par exemple d'épilepsie ou de problèmes de perception.

Sur le plan psycho-mental : équilibre en cas de nervosité ou d'hyperémotivité, stimule le sens de l'équilibre, et permet de ne pas trébucher ou faire tomber des objets. Utile en cas de panique ou d'angoisse, favorise l'harmonie et la confiance.

Sur le plan spirituel : aide à mieux contrôler sa vie, à mieux l'avoir "en main".

Calcium (Ca^{2+})

Sur le plan physique : favorise le métabolisme cellulaire, l'absorption de substances au niveau de la membrane cellulaire et l'apport d'énergie dans la cellule. Est nécessaire à la formation de l'ADN (porteur de l'information génétique) et de l'ARN (messager de l'information génétique pour la formation des protides, des enzymes et des hormones).

Sert à la formation, la solidité et la souplesse des os, des dents et des tissus. Joue un rôle important dans la régulation des équilibres acido-basiques, et provoque l'élimination des liquides (à l'inverse du sodium). Favorise la coagulation du sang (à l'inverse du magnésium).

Enfin, sert à la formation des substances chargées de la transmission de l'excitation entre le nerf et l'organe ou le muscle correspondant. Normalise le rythme cardiaque et fortifie le cœur.

Sur le plan psycho-mental : améliore la capacité d'assimilation, le discernement et la mémoire. Stabilise les émotions, donne confiance en soi et agit contre la peur, en particulier devant le malheur ou la maladie. Stimule intérieurement en cas de léthargie et dissipe la confusion.

Sur le plan spirituel : régule le développement de la personnalité. Exerce un effet accélérateur en cas de ralentissement du développement, et normalisateur dans les processus de développement chaotiques parce que trop précipités. Favorise la croissance spirituelle.

Chlore (Cl^-)

Sur le plan physique : est utile dans les états de faiblesse pouvant aller jusqu'à l'évanouissement. Augmente la tension artérielle et régule l'élimination par les reins. Favorise en outre la présence d'eau dans les tissus, augmente ainsi la souplesse (moins de "rigidité") et favorise la détoxication et le transport des substances issues de la destruction cellulaire. Stimule la sécrétion de l'acide chlorhydrique dans l'estomac et favorise ainsi la digestion. Avec le sodium et le potassium, régule la capacité des nerfs à transmettre les excitations.

Sur le plan psycho-mental : fait disparaître les tensions et les maladies dues au stress, aux limitations, au chagrin, à la peur. Rend insensible aux influences extérieures et diminue l'irritabilité. Apporte le repos et accroît l'habileté.

Sur le plan spirituel : suscite ou favorise une attitude positive et optimiste dans la vie. Aide à se développer plus librement, avec moins d'entraves intérieures.

Chrome (Cr^{3+}, Cr^{4+}, Cr^{6+})

Sur le plan physique : atténue le diabète au premier stade, car le chrome aide l'insuline à maintenir la glycémie constante et à stocker du sucre dans les muscles. Stimule le métabolisme des graisses, réduit le cholestérol et prévient ainsi l'artériosclérose. Favorise la croissance en influant sur la formation de l'hormone de croissance.

Freine les inflammations, notamment au niveau des organes internes du foie, du cœur, de l'estomac, des intestins et des reins, ainsi qu'en cas d'infection du nez et des sinus. Active la détoxication de l'organisme, désacidifie et aide à déclencher la fièvre pour lutter contre une maladie. Régule les énergies et la chaleur du corps, atténue la douleur, surtout en cas de douleurs migrantes ou de maux de tête dus à un état de faiblesse. Aide également à atténuer une opacité de la cornée.

Sur le plan psycho-mental : favorise la régénération psychique et le repos. Supprime l'impression d'être sous pression. Fait découvrir la richesse de nos images intérieures. Suscite ainsi de nombreuses images et de l'enthousiasme. Introduit de la couleur dans la vie (du grec "*chromos*" = couleur !).

Sur le plan spirituel : stimule le désir d'autodétermination et de vivre son individualité. Pousse à découvrir et à développer les capacités en nous et à réaliser les "rêves de notre vie". Favorise tous les processus de guérison spirituelle.

Cobalt (Co^{3+})

Sur le plan physique : améliore la formation des globules rouges dans la moelle osseuse grâce à la production d'une hormone dans les reins. Fait mûrir plus vite les cellules du sang et en rallonge la durée de vie, améliore l'assimilation du fer dans l'intestin grêle.

Sur le plan psycho-mental : comme le chrome, accroît le désir de diversité et d'expériences nouvelles. Éveille la curiosité et la joie de vivre, atténue la mélancolie et une trop grande nostalgie, favorise le trait d'esprit et la ruse. Ce n'est pas un hasard si son nom est dérivé du mot kobold, qui veut dire lutin.

Sur le plan spirituel : aide à voir que toute existence est de nature spirituelle, habitée par une âme et animée par des entités invisibles. Permet de mieux connaître l'univers spirituel.

Cuivre (Cu, Cu^{2+}, Cu^{3+}, Cu^{4+})

Sur le plan physique : favorise l'assimilation du fer dans l'intestin grêle et permet la transformation du fer stocké en une forme transportable par le sang. Catalyse la formation de l'hémoglobine et préside à celle des enzymes qui conservent leur élasticité aux vaisseaux sanguins. Favorise le développement des organes génitaux féminins et atténue les troubles menstruels.

Active la croissance et la respiration cellulaire ainsi que la pigmentation de la peau et des cheveux. Sa concentration est la plus forte dans le foie, le cerveau et le sang dont il stimule l'activité. Abaisse la fièvre, fait disparaître les crampes, est anti-inflammatoire et détoxiquant.

Sur le plan psycho-mental : stimule les rêves, la formation d'images en nous et la richesse intérieure qui en résulte. Aide à développer l'imagination et à dissiper la confusion. Rend neutre, équilibre l'humeur, favorise une expression libre des sentiments, permet de vivre sa sensibilité et sa sexualité et d'en jouir.

Sur le plan spirituel : stimule le sens de l'esthétique et du beau, développe la culture de l'esprit. Renforce le sens de la justice et accroît l'amitié et l'amour envers tous les êtres.

Étain (Sn^{4+})

Sur le plan physique : favorise le développement et l'activité du cerveau. Harmonise le système nerveux. Aide à guérir les spasmes, les états de faiblesse et la paralysie. Est particulièrement utile en cas de troubles chroniques, notamment des voies respiratoires, mais aussi du foie et de la bile (coliques). Commande le sens du goût.

Sur le plan psycho-mental : aide à concrétiser ce qu'on ressent et à le formuler en mots. Favorise l'enthousiasme, la tolérance, la confiance, la bienveillance et donne le courage de maîtriser les difficultés quotidiennes. Transforme la tristesse en soulagement.

Sur le plan spirituel : nous incite à réaliser notre rêve. Inspire et fait apparaître nos dons. Rend sociable et hospitalier, favorise le talent musical et incite à faire de la musique.

Fer (Fe^{2+}, Fe^{3+}, Fe^{4+})

Sur le plan physique : favorise l'assimilation du fer dans l'intestin ainsi que la formation de l'hémoglobine et des globules rouges. Permet ainsi le transport de l'oxygène vers les cellules des muscles et des organes, une transformation efficace de l'énergie et un apport de vitalité. Aide en cas de faiblesse, de fatigue et de perte de force. Stimule les fonctions du foie, de la rate, de l'intestin et de la moelle osseuse. Sous forme d'oxyde, renforce les défenses immunitaires spécifiques, et en liaison avec un silicate, les défenses immunitaires non spécifiques.

Sur le plan psycho-mental : stimule, motive, donne de l'énergie, favorise l'initiative, accroît le dynamisme, l'endurance, la volonté, la persévérance, l'enthousiasme. Stimule notre nature « guerrière », le besoin d'explorer et de conquérir, accroît la franchise et l'honnêteté.

Sur le plan spirituel : augmente le calme intérieur, rend plus inattaquable, vide la conscience de contenus douloureux et désagréables, rend vigilant, approfondit la méditation. Permet de mieux travailler sur nos perceptions et notre vécu et aide ainsi à aller jusqu'au bout d'un cycle inachevé.

Fluor (F)

Sur le plan physique : rend les os plus solides, assouplit, atténue les douleurs aux articulations, même en cas d'arthrite (inflammation articulaire). Favorise la régénération de la peau et des muqueuses, en particulier des voies respiratoires et des poumons. Stimule l'activité du système nerveux, notamment au niveau du cerveau et aide à apaiser les allergies d'origine psychique.

Sur le plan psycho-mental : aide à se détacher de modèles de comportement invétérés, d'idées fixes, de pensées toutes faites, d'une étroitesse d'esprit et plus généralement de toute crispation. Favorise la souplesse, la pensée rapide, la concentration et la capacité à apprendre.

Sur le plan spirituel : accroît la liberté d'esprit.

Lithium (Li^{+})

Sur le plan physique : abaisse la tension et réduit la conductibilité des nerfs sensibles et moteurs, atténue de ce fait l'agitation, les tremblements et les douleurs nerveuses, par exemple en cas de sciatique ou de névralgie. Réduit le cholestérol, prévient les dépôts dans les vaisseaux et les articulations et diminue ainsi les troubles rénaux, les rhumatismes et la goutte.

Sur le plan psycho-mental : antidépresseur puissant, apaise à tous les niveaux et améliore la mémoire. Augmente la confiance en soi.

Sur le plan spirituel : favorise le dévouement et l'humilité, aide à accepter ce qui ne peut être changé, enseigne à se plier à la situation qui l'exige tout en restant fidèle à soi-même.

Magnésium (Mg^{2+})

Sur le plan physique : réduit l'excitabilité des nerfs et des muscles. Peut de ce fait supprimer les crampes et détendre les muscles par exemple en cas de migraine, de maux de têtes lancinants, de spasmes vasculaires, de crampes de l'estomac et de l'intestin, de coliques biliaires. Agit dans le sens inverse du calcium.

Peut inhiber la coagulation du sang ainsi que tous les processus d'excitation et de sécrétion. Améliore l'irrigation, étanche les parois des vaisseaux sanguins, élargit les vaisseaux coronaires et améliore l'activité du myocarde. Accroît également la solidité et la dureté des os, participe au métabolisme des glucides, des graisses et des protéines et prévient la sclérose des tissus et des vaisseaux.

Sur le plan psycho-mental : calme et détend. Rend paisible. Agit contre la nervosité, la crainte, l'hypochondrie, la schizophrénie, atténue l'excitation, l'irritation et l'agressivité et rend capable de supporter un poids plus grand.

Sur le plan spirituel : favorise un état d'esprit positif, nous aide à nous accepter et à nous aimer tels que nous sommes et nous confère ainsi le don d'encourager et de stimuler autrui, simplement par l'état d'esprit que nous créons.

Manganèse (Mn^{2+}, Mn^{3+}, Mn^{4+})

Sur le plan physique : atténue la douleur et renforce les défenses du corps en activant les enzymes de défense et de détoxication. Accroît la fécondité en stimulant la formation des hormones sexuelles. Influe sur le cœur et l'activité cardiaque, favorise la croissance et le développement du squelette, soutient le métabolisme des graisses et réduit la glycémie. Inhibe l'assimilation du fer (et réciproquement).

Sur le plan psycho-mental : rend plus sensible et plus chaleureux, réchauffe le cœur, guérit les blessures psychiques, réduit les disputes, les sentiments de vengeance et la rancœur, accroît la confiance et la sympathie, fait grandir et mûrir intérieurement.

Sur le plan spirituel : améliore notre compréhension de la réalité et de notre environnement, clarifie notre conscience et nos relations.

Nickel (Ni^{2+}, Ni^{3+})

Sur le plan physique : favorise l'assimilation et l'utilisation du fer, active le foie et les processus de détoxication de l'organisme, atténue les douleurs périodiques, en particulier les maux de tête.

Sur le plan psycho-mental : accroît le sentiment d'une sécurité intérieure et aide ainsi à combattre la peur, la tristesse et l'irritation. Contribue à nous débarrasser d'images pesantes, en particulier de cauchemars répétitifs. Augmente les forces de régénération.

Sur le plan spirituel : favorise la créativité et l'inventivité. Aide à rester jeune d'esprit et rend joueur.

Or (Au)

Sur le plan physique : aide à répartir les énergies et stimule la vitalité du corps. Réchauffe et active la circulation. Atténue les troubles et les affections des organes sexuels, favorise plus généralement l'activité hormonale et aide à guérir les os et les tissus endommagés. Régule la conductibilité des nerfs.

Sur le plan psycho-mental : aide à se libérer de la dépression, de la peur de la mort et d'une forte tendance au suicide. Rend plus vivant, plus sociable, augmente le plaisir sexuel. Accroît la conscience de notre propre valeur et la confiance en soi. Libère d'influences destructrices.

Sur le plan spirituel : met en lumière le noyau le plus intime de notre être, aide à donner un sens à la vie et à réaliser des grandes actions et de grands projets. Représente la générosité et la noblesse de cœur.

Oxygène (O^{2-})

Sur le plan physique : est l'élément qui alimente les processus de combustion dans l'organisme. Est par conséquent le fournisseur d'énergie de tous les tissus, cellules et organes. Est puisé dans l'air par les poumons, lié au fer (hémoglobine) pour être transporté dans le sang et finalement apporté aux cellules. Est la condition première de tous les processus métaboliques.

Sur le plan psycho-mental : apporte la vitalité, rend éveillé, favorise la créativité et le désir que les idées deviennent réalité. Redonne du mouvement à un esprit figé et permet ainsi le changement.

Sur le plan spirituel : représente le principe de vie. Donne la joie de vivre et la capacité d'agir avec créativité. Assure la survie, au sens d'un développement constant vers des conditions de vie optimales.

Phosphore (P^{3-}, P^{5+})

Sur le plan physique : construit les dents et les os. Le calcium se présente toujours en compagnie du phosphore et n'est absorbé dans l'intestin qu'avec son aide. Participe à la production des porteurs de l'information génétique que sont l'ADN et l'ARN et à la formation des membranes cellulaires. Cela permet au phosphore d'accroître la capacité de régénération de tous les tissus, cellules et organes. Dans la lécithine, le phosphore active les fonctions cérébrales et l'activité nerveuse.

Les liaisons phosphoriques jouent le rôle principal dans le métabolisme énergétique de toutes les cellules. Sans elles, il n'y a pas de croissance, pas de reproduction, pas de force musculaire, pas de production de chaleur ni de perception sensorielle. Le dernier point, surtout, est important : le phosphore apporte son aide dans nombre de troubles affectant les yeux, les oreilles et le sens de l'odorat. Dans le sang, l'acide phosphorique exerce un effet tampon qui maintient l'équilibre acide-base.

Sur le plan psycho-mental : améliore l'humeur et rend plus vif en cas de fatigue, d'abattement, et d'épuisement. Équilibre en cas de colère ou d'irritation et protège les personnes hypersensibles contre les influences extérieures. À ceux qui sont devenus indifférents et insensibles par besoin de protection, le phosphore confère un esprit ouvert et de la compassion.

Sur le plan spirituel : en tant que porteur de lumière, élargit la conscience, la perception et la « clairsensibilité ». Aide à mener une vie autonome.

Plomb (Pb^{2+})

Sur le plan physique : aide à détoxiquer le corps des métaux lourds qu'il contient et atténue les affections des organes atteints par des substances nocives. Agit contre le dessèchement, le durcissement (sclérose) et la formation de calculs dans les organes, l'amaigrissement, l'atrophie et des douleurs locales fortes.

Sur le plan psycho-mental : stimule le courage de vivre, en particulier lorsqu'on est abattu à cause d'une situation personnelle ou sociale sans issue (sentiment que tout est "lourd comme du plomb"). Met fin aux hallucinations et aux idées folles et aide à se dégager des habitudes qui nous limitent et des dogmes qui nous oppressent.

Sur le plan spirituel : structure et accroît la maîtrise de soi, la conscience du devoir, la constance et la fidélité.

Potassium (K^{+})

Sur le plan physique : améliore la solubilité de presque toutes les liaisons dans les liquides du corps, influe de ce fait sur les échanges de substances au niveau de la membrane cellulaire et détermine la pression dans les cellules et le sang. Avec le sodium, assure la conductibilité électrique des nerfs, ainsi que l'excitation et la contraction musculaires. Favorise particulièrement la conductibilité des excitations du muscle cardiaque. Participe en outre au transport des substances nutritives (glucose) vers les cellules et joue un rôle important dans la synthèse des protides. Stimule l'épiphyse (glande pinéale) dans sa fonction de "traduire" des qualités lumineuses extérieures en impulsions hormonales intérieures.

Sur le plan psycho-mental : aide à se libérer des peurs, de la mélancolie, des dépressions, du sentiment de faillir. Favorise la satisfaction et le calme, surtout en cas de sensibilité à la douleur, de bruit et d'agitation (ruse secrète pour les réveille-tard). Avec le potassium, nous percevons mieux notre propre valeur et avons moins l'impression d'être victime du destin ou d'actes hostiles extérieurs.

Sur le plan spirituel : améliore la capacité à percevoir, notamment la lumière, ce qui améliore l'intuition, aide à discerner les illusions et les imaginations, et à développer une vie religieuse libre de tout dogme et de toute pression.

Silicium (Si^{4+})

Sur le plan physique : renforce la peau, les cheveux et les ongles, fortifie les tissus conjonctifs et les os, ces derniers en activant le métabolisme du calcium. Soutient les réactions immunitaires dans le sang et les liquides du corps, active les ganglions lymphatiques, la rate et le poumon. Démontre une efficacité particulière contre une tendance permanente au refroidissement.

Active également le métabolisme et la division cellulaires, aide les plaies à guérir, évite la formation de cicatrices et prévient le vieillissement. Améliore l'élasticité des vaisseaux sanguins et exerce une action anti-inflammatoire. Renforce également les organes sensoriels.

Sur le plan psycho-mental : rend chaleureux. Stimule le bien-être intérieur qui rend moins dépendant des plaisirs extérieurs, et plus efficace contre la peur, l'hyperémotivité et l'épuisement. Confère une bonne stabilité intérieure et rend décidé. Nous aide à nous débarrasser de nos idées fixes et à nous ouvrir à l'inspiration et à des idées nouvelles.

Sur le plan spirituel : aide à avoir de la présence d'esprit dans toutes les situations. Stimule la capacité à se conformer aux lois de l'univers physique et psychique et à agir à l'unisson avec elles, de manière créative.

Sodium (Na^{+})

Sur le plan physique : régule la teneur en eau, fixe l'eau dans le corps et contrôle ainsi la pression osmotique dans les cellules et les liquides de l'organisme. Augmente de cette façon la pression dans le sang, stimule le métabolisme et la circulation et atténue les sensations de vertige.

Améliore la fonction rénale et régule ainsi l'équilibre acido-basique. Avec le potassium, assure l'excitabilité des muscles et des nerfs.

Sur le plan psycho-mental : structure. Dirige l'énergie libre sur les objectifs que nous nous fixons, régule son écoulement suivant un ordre intérieur. Aide à ne pas gaspiller notre potentiel personnel et notre force intérieure mais à les canaliser. Permet d'inscrire en nous nos états, nos découvertes et nos images intérieurs, et de les conserver.

Sur le plan spirituel : favorise la conscience de la tradition, la persévérance et la stabilité.

Soufre (S^{2-})

Sur le plan physique : donne leur forme à beaucoup de protides, d'enzymes et d'hormones. Est un composant de la kératine, protéine importante qui intervient dans la formation des cheveux, des ongles et des cellules superficielles de l'épiderme. Cette propriété le rend actif en cas d'affections cutanées, de psoriasis et de mycoses.

Les liaisons soufrées (sulfates) jouent un rôle important dans la construction des tissus conjonctifs et les processus de détoxication. C'est pourquoi le soufre agit utilement contre les maladies rhumatismales, la goutte, les troubles hépatiques. Est un antidote aux empoisonnements par les métaux lourds, améliore les processus d'élimination et renforce les défenses du corps.

Sur le plan psycho-mental : révèle ce qui n'est pas clair, les illusions et les contenus cachés de l'inconscient. Dans une maladie, supprime les symptômes extérieurs et fait apparaître la symptomatique mentale et psychique cause de l'affection. Est efficace contre l'oubli, la paresse, le désintérêt et l'humeur changeante.

Sur le plan spirituel : réveille notre côté ombre et nous aide à lui faire face et à le surmonter. Nous permet d'atteindre notre noyau lumineux pour accepter ce que nous rejetions et l'intégrer.

Strontium (Sr^{2+})

Sur le plan physique : est apparenté au calcium mais ses liaisons sont plus fortes, définitives, ce qui le rend nocif dans le corps. Dans un minéral, en revanche, il agit contre le durcissement des os, des tissus et des organes, même en cas de vasoconstriction. Utile contre les inflammations de nerfs, aide après un choc opératoire, détend les crispations chroniques et accélère la guérison des foulures.

Sur le plan psycho-mental : apaise la sensation de constriction et d'étouffement. Soulage quand tout, dans la vie, semble bouleversé. Aide à surmonter un sentiment d'impuissance, à devenir confiant et à prendre de l'assurance.

Sur le plan spirituel : aide à construire des structures spirituelles saines qui stabilisent la vie sans l'étriquer.

Titane (Ti^{4+})

Sur le plan physique : la concentration en titane est la plus forte dans les muscles et les os. Le titane soutient la croissance et aide à se tenir droit. Est anti-inflammatoire, agit notamment contre le rhume, la bronchite, la pneumonie et les néphrites. Renforce le corps et les capacités de régénération de l'organisme.

Sur le plan psycho-mental : réconforte, et libère en cas de sensation d'étroitesse, de peur et d'oppression. Favorise une sexualité épanouie, notamment en cas d'impuissance et d'éjaculation précoce.

Sur le plan spirituel : rend franc, indépendant et élève spirituellement.

Vanadium (V^{5+})

Sur le plan physique : comme le vanadium est lui-même un poison corrosif, son action, quand il est présent dans un minéral, est anti-inflammatoire, en particulier dans les affections cutanées, les troubles oculaires (inflammation de la cornée ou conjonctivite) ou des inflammations des voies respiratoires.

Sur le plan psycho-mental : nous aide à exprimer librement nos sentiments et à sortir de notre réserve.

Sur le plan spirituel : permet de transformer une attitude destructive en un mode de vie constructif.

Zinc (Zn^{2+})

Sur le plan physique : active différents enzymes et hormones. Améliore de ce fait l'action de l'insuline, atténue le diabète, renforce le système immunitaire et stimule la sécrétion des hormones de croissance et des glandes sexuelles. Active la fonction des organes sexuels masculins (formation des vésicules séminales). Atténue les troubles de la prostate et des ovaires.

Active en outre le développement du cerveau et de la perception sensorielle. Joue un rôle très important pour la rétine (vision au crépuscule) ainsi que pour le sens de l'odorat et du goût. Favorise les processus de régénération, la guérison des plaies, la formation des os, le durcissement de l'épiderme, des cheveux et des ongles. Protège l'organisme des substances et des rayonnements nocifs.

Sur le plan psycho-mental : favorise le développement de l'intelligence (de la pensée abstraite). Aide en cas d'épuisement, de faiblesse, de découragement, de peur, de jambes sans repos, de manque de concentration et de sommeil perturbé, notamment lorsqu'il y a une difficulté à s'endormir parce qu'on est assailli de pensées et d'idées. Favorise la spontanéité et l'intuition.

Sur le plan spirituel : est à l'origine de grands changements dans la vie. Brise les structures obsolètes et aide à utiliser le bouleversement qui en résulte pour créer des conditions de vie meilleures. Introduit de l'idéalisme dans notre vie et la rend plus intense. Rend capable de mieux communiquer.

Zirconium (Zr^{4+})

Sur le plan physique : défait les crampes, notamment en relation avec les troubles menstruels liés à un retard de règles. Active le processus de synthèse du foie.

Sur le plan psycho-mental : aide à se dégager des soucis matériels, de l'attachement aux choses matérielles, des peurs réprimées ou refoulées. Favorise un penser symbolique, par images, et apporte une connaissance profonde pendant le sommeil.

Sur le plan spirituel : nous rappelle le sens de notre existence. Aide à voir les choses sous leur angle spirituel et à percer à jour les valeurs fictives du matérialisme.

Application des substances minérales

La teneur en substances minérales d'une pierre précieuse ou d'un minéral donne déjà une idée précise de son action thérapeutique. Mais dans chaque cas particulier, les effets prépondérants seront ceux qui sont le plus en harmonie avec les caractéristiques dues au mode de formation et à la structure cristalline. En effet, un minéral peut se composer de très nombreuses substances minérales. Mais seules celles dont nous avons vraiment besoin en raison de notre état physique, psychique, mental et spirituel exercent sur nous un effet thérapeutique. C'est pourquoi les indications sur notre situation actuelle dans la vie (principe de formation) et notre style de vie (structure cristalline) restent importantes.

Si cette exploration n'est pas possible ou si le minéral doit avant tout être utilisé pour ses propriétés physiques, il est conseillé de procéder de la manière suivante :

1. La détermination de la classe minéralogique appropriée permet d'opérer une présélection, en rapport avec la préoccupation principale du moment (voir ce point).

2. La correspondance entre le caractère acide ou basique de la substance minérale et le tempérament personnel permet de circonscrire un peu mieux notre choix.

3. Le degré de dilution définit le degré de concentration de la substance minérale (fort, faible ou à l'état de traces).

4. Enfin, ***les substances minérales elles-mêmes*** décrivent les caractéristiques essentielles des minéraux qui entrent en ligne de compte. On peut à présent choisir celui qui convient le mieux.

Ce minéral – nous conseillons de n'en retenir qu'un seul – devrait dans la mesure du possible être porté pendant plusieurs semaines. Comme les substances minérales produisent des changements importants à tous les niveaux, il faut se donner un peu de temps. On peut cesser de porter le minéral à partir du moment où le problème initial est résolu ou si l'on sent subitement une aversion contre ce minéral.

Si aucun changement ne se manifeste, nous conseillons de prendre un autre minéral contenant la même substance minérale ou de vérifier si une autre substance minérale ne conviendrait pas mieux.

Si le minéral finalement retenu existe en plusieurs couleurs, le chapitre suivant peut aider à faire le bon choix.

1.4 La couleur des minéraux

Il est étonnant que de l'intérieur de la terre, que l'on imagine plongé dans les ténèbres éternelles, puissent sortir des objets aux couleurs aussi somptueuses que les minéraux et les pierres précieuses. Cela a fasciné les hommes de tous temps, car les minéraux n'ont rien à envier sur ce plan aux fleurs. Au contraire, alors que celles-ci sont éphémères, fanent, et se décomposent, la couleur des pierres est (généralement) impérissable. De même que les formes autrefois inexplicables des cristaux, les couleurs des pierres étaient considérées comme une manifestation divine directe. On leur attribuait de très nombreuses significations mythologiques, les effets les plus divers et des correspondances avec les forces et les éléments.

La modernité a détruit ce conte de fées. Aujourd'hui, chaque couleur n'est qu'une fréquence particulière du spectre lumineux, un rayonnement d'une longueur d'onde donnée. Analysées en fonction de leur teinte, de leur saturation et de leur éclat, elles sont classées selon le système chromatique DIN 6164, peuvent être produites quand on veut selon n'importe quelle variante, et elles n'ont plus rien d'extraordinaire. À moins que... ? Quand au printemps le vert des arbres éclôt de nouveau, ce n'est pas seulement une teinte mais un événement ! Si nous considérons une image harmonieuse aux couleurs lumineuses, son effet sur nous n'est pas que visuel mais touche l'âme dans sa totalité. Et si vous observez quelqu'un qui lève une pierre précieuse étincelante dans la lumière du soleil, vous pouvez voir briller de nouveau des yeux d'enfant même dans le visage d'un vieillard !

Ce sont les quelques remarques que je voulais apporter avant de considérer l'aspect physique et scientifique des couleurs. La couleur est un vécu que nous risquons de minimiser dans sa profondeur si nous en parlons trop. Les couleurs relèvent de la réalité de l'âme, plus que de l'entendement. C'est pourquoi j'essaierai d'être succinct dans ce chapitre.

Lumière et couleur

Pour l'exprimer simplement, on peut dire que les couleurs sont des constituants de la lumière. Ou inversement, que notre lumière solaire contient toutes les couleurs. Dans la langue germanique, "lumière" désignait à l'origine "ce qui éclaire, qui donne la vision", et représentait le phénomène qui nous permet de voir. Ce phénomène nous est aujourd'hui d'une telle évidence que nous n'avons plus à y penser. Sa logique est simple. Pour voir, il faut de la lumière. Si la lumière est éteinte, c'est l'obscurité...

Dans sa compréhension moderne, la lumière est une forme d'énergie qui se propage dans toutes les directions par un rayonnement (= "progression en ligne droite", du latin "*radius*" = dont le sens premier est "baguette pointue") issu d'une source lumineuse. Si le rayon de lumière rencontre un corps, il est réfléchi (renvoyé) ou absorbé (incorporé). Grâce à la lumière reflétée nous voyons des choses qui ne rayonnent pas d'elles-mêmes. Il y a donc toujours des corps qui rayonnent d'eux-mêmes (des sources lumineuses comme le soleil, les étoiles, une bougie, une ampoule électrique) et des corps qui sont éclairés (tout les autres corps du domaine visible). Cette constatation, qui paraît pour l'instant fort simple, jouera un rôle important quelques lignes plus bas pour la compréhension des différents jeux de lumière.

Le mot "couleur" désignait à l'origine "la caractéristique d'un être ou d'une chose", sens qui nous est resté dans une expression comme "annoncer la couleur" = "dire la vérité". La lumière est donc la condition pour que nous puissions voir. La couleur, en revanche, transmet un contenu, et caractérise ce que nous voyons.

Le lien entre les deux est très simple. Si nous décomposons un rayon lumineux provenant du soleil, nous obtenons de merveilleuses couleurs qui se déploient en éventail du rouge au violet en passant par l'orange, le jaune, le vert et le bleu. La nature nous les montre dans l'arc-en-ciel (les rayons lumineux sont

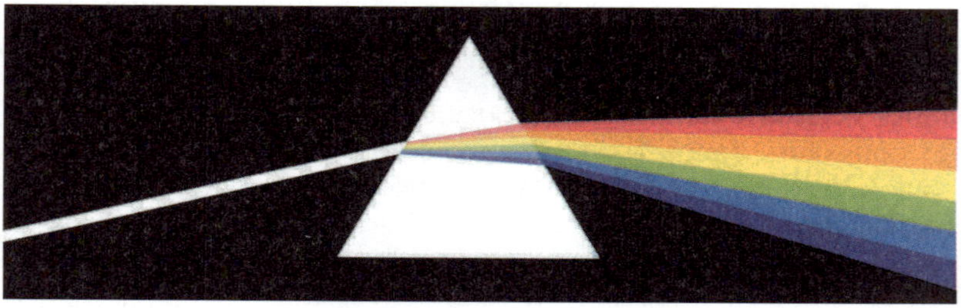

Ill. 29 : Prisme.

réfractés en éventail à travers de fines gouttelettes de pluie réparties dans l'atmosphère). Nous pouvons reproduire ce phénomène à l'aide d'un prisme.

Inversement, en superposant tous ces rayons de couleur, nous obtenons de la lumière blanche. La lumière blanche est donc la somme de tous les rayons de couleur et contient toutes les couleurs !

Corrélativement, le noir est l'absence de couleur (lumière éteinte = obscurité !) et donc l'absence de tout rayon de couleur.

La couleur n'apparaît sur un corps matériel que lorsque celui-ci absorbe une partie de la lumière blanche qui tombe sur lui. L'autre partie de lumière blanche est réfléchie et nous apparaît sous forme de couleur. C'est aussi de cette manière que la couleur se forme sur un minéral ou sur une pierre précieuse. Il en va de même de la peinture que nous utilisons pour peindre, que ce soit une image ou les murs de notre chambre.

Mais dans ce dernier cas, l'effet du mélange est tout différent. Si nous mélangeons par exemple des pigments (du latin "*pigmentum*" = couleur pour peindre) de toutes les couleurs sur une palette, nous obtenons du noir et non du blanc ! Cela vient du fait que nous avons rassemblé des substances pigmentées de toutes les couleurs qui absorbent tous les rayonnements. Rien n'étant plus réfléchi, nous ne pouvons rien voir et désignons par noir cette absence de couleur.

La couleur blanche, en revanche, est une matière qui n'absorbe rien mais réfléchit toute la lumière. Les corps blancs ne contiennent donc pas de pigments, alors que les corps noirs les contiennent tous.

Cette apparente contradiction entre les deux cas de figure s'explique par cette constatation simple que nous avons faite tout à l'heure, à savoir que nous devons distinguer entre les corps qui éclairent par eux-mêmes (sources de lumière) et les corps qui sont éclairés. En résumé :

- La superposition de rayons de toutes les couleurs, issus de sources de lumière appropriées, donne la lumière blanche (synthèse additive, les couleurs "s'additionnent"). La lumière blanche contient toutes les couleurs. Le noir est dû à l'absence totale de lumière.

- Le mélange de tous les pigments donne à un corps la couleur noire, parce que toute la lumière y est absorbée. Un corps noir retire donc à la lumière toutes ses couleurs (synthèse soustractive). Le blanc, quant à lui, est dû à l'absence de pigments. Aucun rayon n'étant absorbé, toute la lumière est réfléchie.

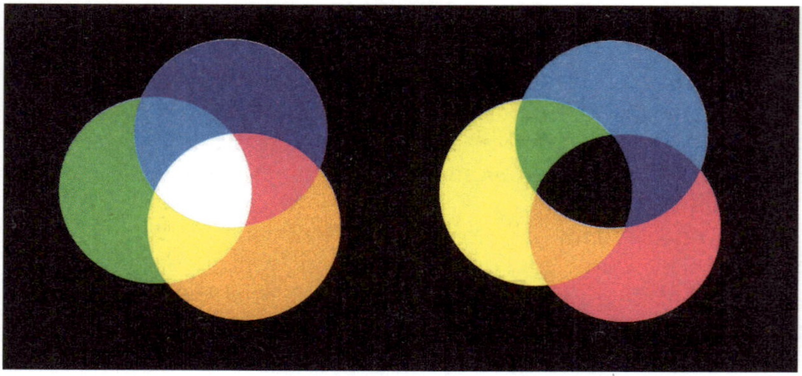

Ill. 30 : à gauche : synthèse additive de couleurs, à droite : synthèse soustractive.

Ces lois physiques très simples sont représentées à l'illustration 30 à l'aide de deux schémas de couleur.

Le schéma de gauche représente la superposition de rayons lumineux et les rayons de couleur qui en résultent, celui de droite montre des mélanges de pigments et les couleurs ainsi produites. En raison de cette loi physique très simple, nous devons comprendre que les rayons de couleur issus d'une source de lumière et les couleurs réfléchies par un corps correspondent à deux phénomènes fondamentalement différents. Les couleurs visibles des minéraux et des pierres précieuses relèvent du second phénomène. Les couleurs des minéraux sont dues à l'absorption de certaines parties de la lumière et à la réflexion du "reste".

C'est pourquoi les couleurs des minéraux ne sont pas équivalentes aux couleurs des chakras humains et de l'aura dont nous sommes nous-mêmes la source lumineuse. Ces couleurs sont des rayonnements libérés en nous par des processus intérieurs, que la couleur réfléchie d'une pierre n'influence pas ! Certes, beaucoup de livres diffusent des tableaux de correspondances entre ces couleurs, et je vous conseille vivement de les utiliser : vous constaterez vous-même que cela ne fonctionne pas. Il existe une autre relation entre les pierres, les chakras et l'aura, celle qui est basée sur la "lumière propre", le rayonnement propre des pierres (voir le chapitre "Le phénomène de la lumière" dans la 2ème Partie). Nous approfondirons davantage cette relation dans un autre livre.

Variations de couleurs

Comme le montre le schéma précédent de la "synthèse soustractive", il existe trois couleurs fondamentales, dont les mélanges donnent d'autres couleurs. Ces trois couleurs fondamentales sont le rouge, le jaune et le bleu qui donnent naissance aux couleurs secondaires, l'orange (rouge + jaune), le vert (jaune + bleu) et le violet (bleu + rouge). Ces six couleurs forment un cercle sur lequel nous devons aussi nous appuyer lorsque nous considérons les minéraux. Dans la nature, cependant, nous ne trouvons pas seulement des couleurs pures, mais aussi des variations les plus diverses, selon les quantités de blanc, de noir (et d'autres couleurs) qui ont été mélangées. Beaucoup de blanc rend le rouge rose, et beaucoup de noir le rend marron. Ainsi, le cercle des couleurs devient une sphère de couleurs.

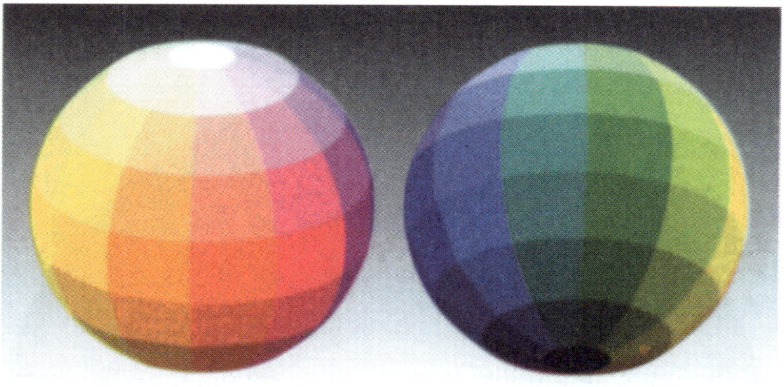

Ill. 31 : La sphère de couleurs.

Imaginez qu'il existe une planète des couleurs. Son axe intérieur, orienté du nord au sud, comporte un dégradé continu du blanc au noir en passant par toutes les nuances de gris. Autour de l'équateur, on trouve toutes les couleurs "pures", correspondant au cercle des couleurs : le rouge, l'orange, le jaune, le vert, le bleu et le violet. Les couleurs de l'équateur sont pures et sans mélange parce qu'elles sont les plus éloignées de l'axe. Mais plus elles se rapprochent de l'axe au nord et au sud, plus elles sont mêlées de gris clair ou de blanc (au nord), de gris foncé ou de noir (au sud). Des tons pastels se forment ainsi autour d'un pôle nord blanc, et des teintes sombres autour du pôle sud, qui est noir.

L'illustration 31 montre cette palette de couleurs, à gauche sous l'angle des couleurs dites "chaudes" (rouge, orange, jaune) et à droite sous l'angle des couleurs "froides" (vert, bleu, violet). En lithothérapie, nous utiliserons une représentation très simplifiée, bidimensionnelle, de cette "planète des couleurs" dans laquelle le "pôle nord" est placé au milieu, et le pôle sud devient un anneau qui entoure le cercle de couleur "équatorial". Dans ce qui suit, nous appellerons ce schéma la "roue des couleurs".

La roue des couleurs

La roue des couleurs donne une vision simplifiée de l'éventail des couleurs, que nous trouvons avec les minéraux : le noir, à l'extérieur, qui absorbe toutes les couleurs, puis le gris sombre, le cercle médian des couleurs, et enfin l'argenté, l'incolore, le clair, et le blanc qui réfléchit toutes les couleurs. La partie supérieure du cercle de couleurs comporte les couleurs "froides" (vert, bleu, violet) et la partie inférieure les couleurs "chaudes" (rouge, orange,

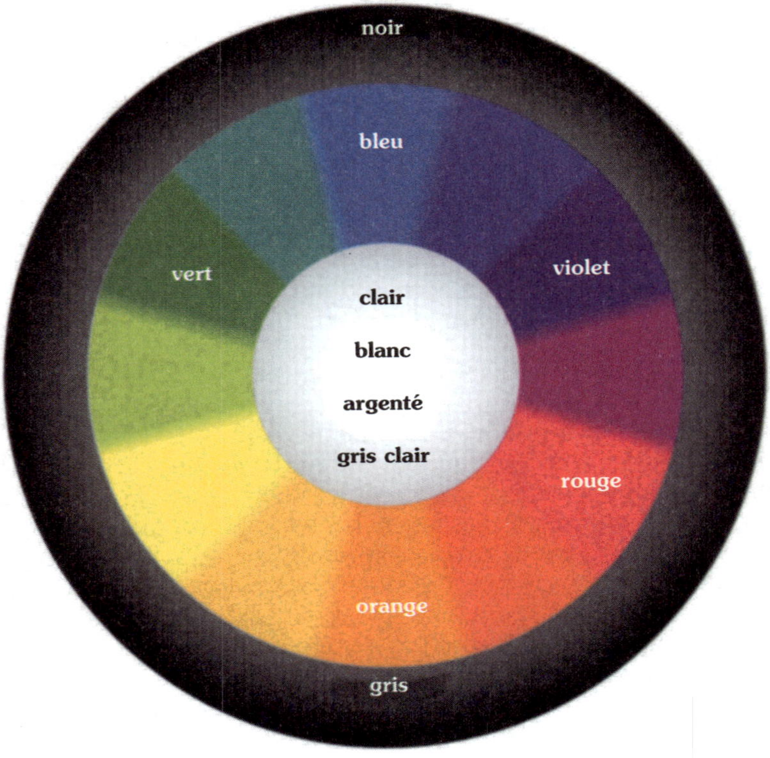

Ill. 32 : La roue des couleurs.

jaune). Ces impressions laissées par la couleur sont réelles : à température ambiante égale, une pièce de teinte rouge paraît plus chaude qu'une pièce de teinte bleue – un petit indice qui montre que la couleur n'est pas uniquement perçue par l'œil...

Les couleurs complémentaires

Les couples de couleurs qui se font respectivement face sur la roue sont appelés couleurs complémentaires. Deux à deux, elles produisent en effet du blanc s'il s'agit de rayons de couleur ou du noir s'il s'agit de pigments. Par exemple, un minéral qui paraît de couleur violette, est une pierre qui absorbe le jaune et réfléchit le violet. Une pierre orange, en revanche, absorbe le bleu et réfléchit l'orange. Les couleurs complémentaires jouent un rôle important en lithothérapie. Nous y reviendrons.

Formation des couleurs des minéraux

Pour former une couleur donnée, le minéral doit pouvoir absorber certaines parties de la lumière blanche. Cela est possible lorsque le minéral comporte ce qu'on appelle des "centres de couleur". Ces centres de couleur se forment soit en présence de substances minérales chargées électriquement (généralement des métaux), soit sous l'effet d'électrons libres inclus dans le réseau cristallin, soit en raison de certaines propriétés structurelles qui provoquent la réfraction de la lumière incidente et l'absorbe en partie. Dans tous les cas, l'énergie de la lumière incidente est absorbée par des électrons qui sont ainsi excités, c'est-à-dire que l'énergie lumineuse est transformée en énergie cinétique (énergie du mouvement).

Si le mouvement des électrons se ralentit de nouveau, l'énergie captée est libérée sous forme d'un rayonnement de chaleur (infrarouge), d'une lumière visible ou de micro-ondes. Ce rayonnement propre est cependant si faible qu'il est à peine perceptible. Seuls les rayons infrarouges sont détectés par la chaleur que dégage une pierre exposée au soleil. Certains minéraux sont fluorescents (ils dégagent une force lumineuse visible), mais l'œil ne perçoit en général cette fluorescence que dans une pièce obscurcie et sous l'influence de rayons ultraviolets. Enfin, les micro-ondes nous sont complètement invisibles. On voit seulement qu'une partie de la lumière blanche incidente "disparaît", le reste, qui est renvoyé, donne à la pierre sa couleur.

Centres de couleurs dus à des substances minérales chargées électriquement

C'est le cas le plus fréquent : beaucoup de métaux, notamment le chrome, le fer, le cuivre, le cobalt, le manganèse et le nickel, sont en mesure d'absorber certaines composantes colorées de la lumière. Pour cette raison, on les appelle des porteurs de lumière ou "chromophores" (du grec "*chroma*" = couleur et "*phoros*" = portant). Si ces métaux font partie des composants "essentiels" d'un métal, c'est-à-dire s'ils figurent dans sa composition chimique, la minéralogie parle d'une coloration "propre" ou idiochromatique (du grec "*idio*" = propre). La couleur est due aux substances minérales spécifiques de la pierre. Si, par contre, la couleur est due à des éléments présents en faibles quantités ou à l'état de traces, on parle de pierres allochromatiques, colorées par ces "impuretés" ou corps étrangers.

Pour distinguer la couleur « étrangère » de la couleur propre on effectue le test du trait. On frotte le minéral sur une plaque de porcelaine rugueuse, ce qui revient à rayer la plaque à l'aide du minéral. Les minéraux très durs sont réduits en poudre. La trace laissée sur la plaque n'est colorée que s'il s'agit d'une couleur propre. Car c'est seulement dans ce cas que la trace comporte suffisamment de centres de couleur pour que la couleur reste visible malgré la finesse de la trace. S'il s'agit d'une couleur étrangère, les substances colorantes ne sont pas présentes en quantités suffisantes, de sorte que le trait paraît blanc.

Le test du trait est donc une méthode fiable pour identifier des minéraux. Par exemple, l'hématite laisse un trait rouge, la malachite un trait vert, l'azurite un trait bleu et la pyrite un trait noir. Mais les couleurs propres sont plus rares que les couleurs étrangères. La fluorine multicolore ainsi que les quartz aux couleurs variées laissent un trait blanc. Ce sont des pierres allochromatiques. Lorsqu'un minéral présente différentes variétés de couleurs, celles-ci sont souvent dues à des impuretés.

Centres de couleurs dus à des électrons libres dans le réseau cristallin

Lorsque des rayonnements ionisants, radioactifs, interviennent durant la formation d'un minéral, des électrons peuvent être expulsés hors de leur atome et imbriqués en un autre endroit du réseau cristallin. La structure cristalline compacte, une fois achevée, ne permet plus le retour de l'électron à sa place initiale. Ces électrons libres absorbent beaucoup plus facilement l'énergie de la lumière et deviennent ainsi des centres de couleur. Dans certains cas, ils absorbent même tout le spectre de lumière, de sorte que la pierre paraît brun foncé ou noire. Le meilleure exemple est celui du quartz fumé.

Les minéraux teintés par des électrons libres laissent logiquement une trace blanche dans le test du trait. Si la pierre est chauffée, la couleur peut disparaître parce que la structure cristalline est mise en mouvement, ce qui permet aux électrons libres de revenir à leur emplacement initial.

Couleurs dues à des propriétés structurelles

Des structures microscopiques à l'intérieur des minéraux peuvent parfois provoquer des réfractions et donner lieu à l'apparition de couleurs. Un exemple connu en est l'"effet Tyndall", du nom du physicien irlandais, John Tyndall, qui l'a découvert. Au contact de certaines particules ou fibres minuscules, il y a dispersion de la lumière et décomposition en ses multiples rayons de couleur, la partie rouge étant généralement absorbée et la partie bleue réfléchie. C'est ainsi qu'apparaît par exemple la couleur bleue de la calcédoine, au contact de ses cristaux à fibres fines.

Des fissures, clivages, lamelles à l'intérieur de la pierre ou des surfaces irrégulières peuvent également provoquer des réflexions colorées de la lumière. Le meilleur exemple en est l'opale, qui se compose de minuscules sphères de silice (SiO_2). La lumière diffractée au contact de ces petites sphères se décompose en toutes ses couleurs et crée cette irisation si caractéristique de l'opale. Il en va de même au contact de la structure en fines lamelles de la pierre de lune ou de la labradorite. Ici aussi, la lumière se réfracte et se réfléchit, ce qui conduit aux effets de lumière bleus et multicolores.

Couleurs dues à des inclusions

Les inclusions sont des dépôts solides, liquides ou gazeux dans les minéraux. Ces inclusions peuvent aussi exercer un effet sur la lumière incidente et la modifier. Ainsi, de fines aiguilles de rutile, comme beaucoup de minéraux en contiennent, produisent, en réfléchissant la lumière, un effet d'étoile (astérisme). C'est le cas du rubis étoilé, du saphir étoilé et du quartz rose étoilé. Dans d'autres pierres, ces aiguilles produisent l'effet Tyndall, comme dans le quartz bleu. En revanche, des inclusions finement dispersées de gaz ou d'eau confèrent à l'obsidienne un éclat doré ou argenté (gaz) ou une irisation selon toutes les couleurs de l'arc-en-ciel.

Ainsi, il est intéressant de constater que la couleur n'est pas un phénomène de pureté et de perfection mais qu'elle apparaît de préférence en présence d'impuretés ou de perturbations de la structure cristalline. Manifestement, l'absorption ou la réflexion imparfaite de la lumière correspond à une imperfection du minéral. On voit ainsi que la couleur renseigne effectivement sur la qualité d'un être ou d'un objet. La question est seulement de savoir quelle est la qualité ou la propriété représentée par la couleur d'un minéral.

Effets des couleurs des minéraux

L'expérience de la couleur est vaste et profonde. Des expressions comme "Nous voyons rouge", "pâlissons d'envie", sommes "gris" quand nous avons un peu bu, montrent que nous reconnaissons aux couleurs bien plus de propriétés que la physique nous autorise à le penser. Pourtant, l'effet thérapeutique des couleurs n'est plus une nouveauté. La chromothérapie traite avec succès les allergies, les troubles chroniques et les maladies psychiques avec des résultats dont la médecine classique pourrait rêver. La raison de ce grand succès est simple :

L'équilibre des couleurs

Tous nos processus internes interagissent en produisant des phénomènes énergétiques. Ainsi, nos activités spirituelles influent sur notre vécu psychique et inversement, celui-ci suscite certaines émotions qui interagissent à leur tour avec le ressenti du corps, la fonction nerveuse et le système endocrinien (équilibre hormonal). C'est pourquoi chaque pensée et chaque émotion sont liés à des processus métaboliques et à des réactions chimiques dans le corps qui, selon le cas, génèrent ou consomment des énergies. Bref, tout notre vécu conduit à la "formation d'une couleur" (couleur = lumière = énergie) dans le corps et cherche une compensation, pour atteindre l'état de neutralité "blanc" (ou "noir"). Et cette compensation s'effectue tout simplement par l'apport extérieur d'une autre couleur, celle qui la complète, sa couleur complémentaire !

C'est la raison pour laquelle nos goûts de couleurs changent. Un vêtement dont nous avons impérativement besoin aujourd'hui peut nous paraître impossible à porter quelque temps après. Une couleur qui, il y a quelques jours, nous apaisait et nous équilibrait, nous perturbe complètement maintenant. La plupart du temps, nous réagissons inconsciemment à ces impulsions en nous habillant en conséquence ou en fréquentant, sans nous en rendre compte, des lieux d'une certaine couleur, ou en laissant reposer le regard sur des objets de telle ou telle couleur.

Or, l'œil n'est pas du tout seul à se laisser toucher par la couleur. Comme dans l'exemple déjà cité d'une sensation de température en présence de couleurs froides ou chaudes, la peau elle-même, qui est notre plus grand organe sensoriel, capte la couleur et la transmet à l'intérieur du corps. Si nous captons donc par son intermédiaire la couleur qui équilibre notre état intérieur du moment, nous ressentons un grand bien-être et nos tensions disparaissent. Les disharmonies sont supprimées et nous sommes en mesure de surmonter nos problèmes psychiques et de guérir nos troubles physiques.

Inversement, en connaissant les couleurs qui nous parlent et nous procurent du bien-être, il est possible de découvrir et de comprendre notre état intérieur. De même que le vert du printemps équilibre le rouge produit par un besoin accru d'énergie en hiver, nous pouvons toujours lire dans la couleur complémentaire la raison pour laquelle une carence en une certaine couleur est apparue. La roue des couleurs nous y aide. Si nous nous sentons attirés par une ou plusieurs couleurs, nous pouvons d'abord déterminer la couleur composée qui se trouve exactement au milieu, entre les deux. Sa couleur complémentaire correspond alors exactement à notre état intérieur.

En portant ou en posant sur le corps des minéraux et des pierres précieuses de couleur, nous pouvons également parvenir à cet équilibre des couleurs avec l'aide de la lithothérapie. Si nous portons un minéral donné à même la peau pendant un certain temps, le rayonnement de la couleur s'étend progressivement à tout l'organisme. Si en revanche nous ne posons la pierre que brièvement en un endroit, l'effet reste limité localement. De cette manière, on peut doser exactement le traitement.

À présent, je voudrais résumer l'effet des couleurs minérales, d'après mon expérience. Ces indications sont loin d'englober tous les effets thérapeutiques connus en chromothérapie ou les contredisent parfois. Des conversations avec des chromothérapeutes m'ont toutefois montré que les résultats peuvent être très différents selon la manière dont on applique la couleur, par exemple en utilisant des tissus, des feuilles ou des rayonnements de couleur. On peut donc admettre que les couleurs parfois très spécifiques des minéraux ont chacune leur effet propre.

Minéraux noirs

Les minéraux noirs absorbent toute la lumière et peuvent ainsi servir à "extraire" les excès d'énergie. Cet effet est particulièrement manifeste en cas de douleur. D'un point de vue énergétique, la douleur apparaît toujours au niveau d'un blocage d'énergie, c'est-à-dire d'une accumulation d'énergie. Les minéraux noirs tels que l'obsidienne fumée, le quartz fumé ou la tourmaline noire absorbent cette énergie en excès, ce qui fait disparaître la douleur et détend. La cause n'est pas nécessairement traitée pour autant, mais au moins l'absence de douleur est la meilleure condition pour un traitement plus en profondeur.

Le noir ne concerne donc pas un organe en particulier mais crée une détente dans tout l'organisme. Il en va de même sur le plan psychique : les tensions sont supprimées, ce qui nous rend plus résistants, plus persévérants et plus solides. Les minéraux noirs confèrent de la sécurité et de la stabilité.

Sur le plan spirituel, le noir éloigne les distractions et concentre notre attention sur l'essentiel. Il met en lumière des choses cachées, agréables ou désagréables, et nous aide, par l'absence de lumière extérieure, à découvrir notre propre source lumineuse.

Minéraux rouges

Les minéraux rouges animent, échauffent, accélèrent. Ils stimulent la circulation, les vaisseaux sanguins et le sang. Le rouge sombre active le fonctionnement cardiaque tandis que le rouge clair (rose) harmonise le cœur. Les minéraux rouges et rouge brun stimulent l'intestin grêle et favorisent ainsi l'assimilation des substances nutritives, des vitamines et des sels minéraux. La qualité du sang s'en trouve améliorée.

La vie psychique est activée en conséquence : les images intérieures sont plus fortes, les sentiments deviennent très nets, et les émotions de base comme l'amour et la haine sont renforcées. Les minéraux rouges rendent plus impulsif et plus extraverti. Ils renforcent la volonté et la persévérance. Le rose agit un peu différemment. En raison de l'importante part de blanc qu'il contient, il rend plus paisible et plus sensible.

Le rouge attise le feu intérieur. Il favorise les processus d'apprentissage ainsi que le travail spirituel sur les expériences de la vie. Il accélère ainsi notre mûrissement spirituel. Par ailleurs, il incite à la serviabilité, condition essentielle pour vivre en bonne intelligence avec tous les êtres. Les minéraux roses favorisent la compassion.

Minéraux orangés

Les minéraux orangés sont vivifiants et vitalisants. Ils stimulent la circulation et favorisent une répartition régulière de l'énergie dans tout le corps. L'activité et la sensibilité des organes sexuels sont améliorées. L'orangé foncé et le marron favorisent le ressenti du corps et régulent le métabolisme ainsi que la croissance des tissus. L'organisme entier est ainsi renforcé et protégé.

Sur le plan psychique, l'orangé apporte une meilleure qualité de vie, rend gai et joyeux, accroît la sensualité et la spontanéité. Les minéraux orangés tirent la personne de son apathie et stimulent sa créativité. L'orangé foncé et le marron permettent le recueillement, apportent le repos et le calme, confèrent une sécurité réconfortante et un réalisme concret.

L'orangé donne la joie de vivre et la certitude d'être à l'unisson avec une harmonie supérieure. Il nous dit si nous sommes sur les bons rails dans la vie. Les minéraux orangés aident à trouver l'équilibre et l'harmonie et favorisent le sens de la justice.

Minéraux jaunes

Les minéraux jaunes égaient et nous font voir la vie du bon côté. Ils activent la digestion et stimulent l'activité de l'estomac, de la rate et du pancréas. Ils améliorent la préparation de la nourriture et l'approvisionnement du corps en énergie. Le système neurovégétatif (ces nerfs qui commandent les organes internes) et le système immunitaire sont soutenus dans leur fonction.

Le jaune rend heureux, insouciant, énergique. Nos besoins et nos désirs deviennent conscients. Les minéraux jaunes nous aident à nous défendre du mal ou à surmonter la dépression, nous rendent conscients de nous-même et nous aident à croire en notre réussite.

Sur le plan spirituel, le jaune nous aide à comprendre notre vécu quotidien (digestion mentale). Nous devenons certains de notre capacité à décider nous-mêmes de notre vie et donc à prendre des responsabilités. Avec l'aide des minéraux jaunes, nous découvrons le sens de notre vie et notre esprit mûrit.

Minéraux verts

Les minéraux verts harmonisent et neutralisent. Ils stimulent le foie et la rate et aident ainsi le corps à se libérer de ses toxines et à se régénérer. Une fonction essentielle revient ici au foie, organe constructeur (synthèse des protides, formation du sang et des enzymes, etc.), stockeur (d'énergie et de substances nutritives) et purificateur, régulant les fonctions les plus importantes du métabolisme.

Le vert libère les sentiments, intensifiant notamment la colère et la rage, mais en les déchargeant, ce qui apporte une paix intérieure durable. Les minéraux verts accroissent notre vitesse et capacité de réaction et dirigent notre attention sur le monde matériel. Ils nous aident à affronter les "poisons de l'esprit", c'est-à-dire les points de vue négatifs. Ils promeuvent un optimisme sain. Le vert est effectivement la couleur de l'espoir.

Minéraux bleus

Les minéraux bleus ont un effet rafraîchissant et apaisant. Ils régulent l'activité des reins et de la vessie et donc l'équilibre des liquides, des hormones, des acides et de bases ainsi que des sels minéraux dans le corps. Le bleu active l'élimination et les déplacements de liquides organiques.

Sur le plan psychique, le bleu détend, rend ouvert et honnête, accélère les réactions instinctives et maintient en mouvement. Les minéraux bleus aident à surmonter les peurs, à prendre courage et à vivre une vie de couple.

Le bleu rend fluide en nous aidant à reconnaître nos fixations et les influences extérieures, et à nous en détacher. Les minéraux bleus aident à développer la force et l'équilibre intérieur. Ils incitent à connaître et à rechercher la vérité.

Minéraux violets

Les minéraux violets exercent un effet purificateur et libérateur. Ils favorisent l'activité du cerveau, des nerfs sensibles et moteurs, de la peau et des poumons ainsi que des voies respiratoires. Ils régulent ainsi la respiration (y compris la respiration cellulaire), l'absorption d'oxygène et la désacidification par dégagement de dioxyde de carbone. Dans le gros intestin, le violet stimule la résorption de l'eau et l'élimination.

Le violet soulage la tristesse et aide à dépasser les traumatismes. Il réveille les souvenirs, les idées, la conscience, et favorise la communication et l'échange avec les autres. Les minéraux violets rendent plus compréhensifs pour les problèmes des autres, même s'ils sont étrangers à notre nature. Le violet nous protège des influences énergétiques et spirituelles extérieures.

Il rend libre d'esprit, réveille notre savoir originel, favorise la réception de l'information et aide à distinguer l'utile du nuisible. Les minéraux violets apportent calme et sérénité spirituels afin que nous puissions découvrir qui nous sommes.

Minéraux clairs, blancs et argentés

Ils se caractérisent tous par le fait qu'ils n'accueillent pas de lumière en eux ni de couleur mais qu'ils réfléchissent tout. Ils sont donc neutres et nous apportent la lumière qui renferme toutes les possibilités. De cette façon, ils soutiennent et renforcent l'existant. Les minéraux clairs, blancs et argentés conviennent en cas de carence (sensation de froid, insensibilité, faiblesse, paralysie) pour apporter de l'énergie ou favoriser l'effet d'autres minéraux.

Sur le plan psychique, ces minéraux favorisent exactement la propriété que l'on observe chez eux : les minéraux clairs favorisent la clarté, les minéraux blancs la neutralité et les minéraux argentés la connaissance de soi en jouant un rôle de miroir.

Sur le plan de l'esprit, le clair, le blanc et l'argent représentent la pureté et la force créatrice riche de toutes les possibilités, capable de réaliser toutes les choses. Les minéraux clairs, blancs et argentés apportent la plénitude et la perfection (s'ils n'étaient pas parfaits, ils auraient une couleur...).

Minéraux multicolores et chatoyants

Ces minéraux manifestent le côté joueur de la nature. Dans des pierres comme l'opale, la labradorite ou l'obsidienne irisée, on observe des jeux de couleurs qui sont davantage qu'une simple addition des couleurs présentes. Ces pierres activent l'ensemble de l'organisme et accélèrent les processus de guérison.

Sur le plan psychique, les minéraux multicolores et chatoyants réconfortent et stimulent. Ils apportent joie de vivre, plaisir et enjouement, réveillent parfois de vieux souvenirs ou offrent le repos en distrayant agréablement. Ce sont les pierres des vacances...

Sur le plan de l'esprit, les minéraux multicolores et chatoyants confèrent la capacité de jouer. Cela signifie que nous consacrons volontairement toute notre attention à une certaine idée, à un certain projet ou à une certaine tâche et que nous nous y adonnons entièrement. Dans une vie joueuse de ce type, nous sommes nous-mêmes la cause de notre destin, ce qui donne des possibilités insoupçonnées.

Chromothérapie par les minéraux

D'après les descriptions ci-dessus, nous avons deux manières de déterminer quelles couleurs minérales il nous faut :

1. Si l'une de ces descriptions correspond exactement à l'état que nous souhaiterions vivre, il suffit de choisir une pierre de la couleur indiquée et de la porter dans un contact aussi proche que possible avec la peau. Le choix de la pierre se fera avec le plus grand soin : parmi les nombreuses nuances de couleur, choisissez celle qui vous procure le meilleur sentiment. En raison de la loi de l'équilibre des couleurs, vous êtes sûr, ainsi, d'avoir choisi le ton exact qu'il vous faut. La justesse de votre choix vous sera vite confirmée par l'amélioration de votre bien-être.

2. Si vous vous reconnaissez dans une ou deux des descriptions ci-dessus, mais que vous souhaitez changer votre vie sans savoir comment, choisissez la couleur complémentaire à votre état actuel. Si vous vous retrouvez dans deux descriptions, déterminez la couleur qui résulte de leur mélange, puis choisissez la couleur complémentaire correspondante. La pierre déterminée de cette façon devra elle aussi être portée le plus près possible de la peau.

Dans ce deuxième cas, il se peut que la couleur complémentaire obtenue ne vous plaise absolument pas. Cela signifie que vous éprouvez intérieurement une aversion contre cette couleur, et donc aussi contre certaines qualités et propriétés qui lui sont reliées. Cette aversion, quelle qu'en soit la provenance, vous empêche de modifier les conditions actuelles de votre vie qui ne vous plaisent pas.

En vous confrontant à la couleur complémentaire à l'aide d'une pierre choisie à cet effet, cette aversion se dissipe avec le temps et votre vie change de la manière souhaitée. Dans ce deuxième cas de figure, il est très possible que vous ne vous sentiez pas du tout bien au début, mais il faut savoir que c'est un passage obligé ! Il est très important, dans cette phase, d'observer simplement ce qui se produit : ce que vous voulez, ressentez, pensez et faites, ce dont vous vous souvenez et que vous rencontrez. Ne vous jugez surtout pas, acceptez-vous dans cette phase tel que vous vous apparaissez ! Le changement s'opérera d'autant plus vite.

Avec ce dernier aspect de la couleur, vous disposez à présent d'une description assez complète du monde des pierres. Après cet aperçu sur la genèse des pierres, sur leur structure, sur les substances minérales qui les composent et leurs couleurs, vous connaissez les concepts de base les plus importants de la minéralogie et de la lithothérapie. Si vous travaillez cette première partie du livre jusqu'à ce que vous en compreniez tout le contenu et puissiez l'appliquer, vous serez en mesure de trouver pour pratiquement chaque minéral les principes fondamentaux de leur action thérapeutique inhérente. Mais j'ai bien dit : les principes fondamentaux !

Car chaque pierre est un individu. Nous avons décrit jusqu'ici les caractéristiques communes de chaque sorte de pierres. Mais toute pierre pourra encore présenter des différences individuelles. Je voudrais l'exprimer à l'aide d'une image :

Si nous étudions le développement de l'embryon humain, si nous nous plongeons dans l'anatomie, la physiologie et la biochimie et que nous essayons en outre de saisir les conditions de vie, nous saurons que l'être humain se tient en principe sur deux jambes, qu'il utilise des outils, qu'il aménage lui-même son espace vital et qu'il sait parler. Ce sont les principes de base essentiels, mais ils ne nous disent rien encore de ce que la première personne que vous rencontrerez va vous raconter.

Dans ce sens, nous avons dit dans cette première partie l'essentiel de ce qui peut se dire sur les minéraux et les pierres à effet thérapeutique. L'autre partie, encore beaucoup plus importante, vous sera racontée par les pierres elles-mêmes quand vous les porterez, vous y intéresserez et les utiliserez à des fins thérapeutiques. C'est alors que vous commencerez à faire l'expérience vivante du monde des pierres, et c'est à cette aventure que nous voudrions vous encourager dans la seconde partie de cet ouvrage.

2ème Partie :

La lithothérapie

2.1 Le phénomène de la lumière

La cause de l'action thérapeutique des minéraux

Comme vous en avez peut-être déjà fait l'expérience à partir des indications données dans la première partie de cet ouvrage, les minéraux et les pierres précieuses exercent effectivement un effet thérapeutique dont on a pu étudier et établir le lien avec leurs propriétés minéralogiques. Mais il reste encore à comprendre de quelle manière et grâce à quoi les minéraux peuvent effectivement produire de tels effets thérapeutiques. En quoi consiste la communication entre une pierre et un être humain ? Comment un tel morceau de matière peut-il exercer une influence sur notre organisme ? Si on pouvait avaler, inhaler ou nous incorporer d'une autre manière une pierre, cela pourrait se concevoir, mais simplement en la portant contre le corps ou comme un bijou – quel processus est à l'œuvre ?

L'effet thérapeutique d'une pierre devient facile à comprendre si nous cessons de penser que nos limites sont celles de notre corps physique. En physique, l'on sait déjà depuis plus d'un siècle que chaque corps, chaque organisme, chaque "objet matériel", que ce soit une pierre, une plante ou un seau en plastique, possède un certain rayonnement. De nombreux processus physiques et chimiques s'accompagnent d'une absorption ou d'une émission de rayonnements, c'est-à-dire qu'il y a soit absorption de chaleur, de lumière ou d'un autre rayonnement électromagnétique, soit émission de tels rayonnements.

Ainsi, nous-mêmes, et tout ce qui nous entoure, sommes toujours environnés d'un champ énergétique. C'est pourquoi nous existons dans un constant échange énergétique avec notre environnement. Cela commence par la lumière du soleil que nous emmagasinons et rayonnons de nouveau sous forme de chaleur mais comprend aussi les influences énergétiques dues aux circuits électriques, aux émetteurs radio et aux micro-ondes. Peut-être vous souvenez-vous encore de l'époque des antennes de télévision domestiques. Certains soirs maudits, l'image télévisée, bien que soigneusement réglée, était constamment perturbée par notre présence dans la pièce. Nous avions du mal à trouver le bon endroit d'où nous pouvions capter le programme télévisé.

Quelque chose faisait écran, mail il ne s'agissait pas d'un simple écran matériel. Je n'en voudrais pour preuve que l'expérience répétée qu'un autre pouvait prendre notre place dans le fauteuil sans créer aucun problème, alors que nous-mêmes empêchions toute réception. La cause résidait donc effectivement dans notre propre rayonnement qui entrait en interaction avec le petit écran.

Cet exemple montre clairement que nous sommes nous-mêmes toujours émetteur et récepteur de rayonnements. D'autres exemples de rayonnements invisibles existent aujourd'hui, comme la "pollution électromagnétique", c'est-à-dire l'effet pathogène attesté des courants électriques et des émetteurs radio, ou comme l'influence des veines d'eau et des failles du sous-sol.

Le rayonnement des pierres

Les pierres émettent aussi de tels rayonnements, comme nous l'avons déjà évoqué dans la première partie, au chapitre "La couleur des minéraux". Cette radiation, due à la transformation de la lumière incidente, se manifeste principalement dans le domaine des rayonnements infrarouges et pour une part infime dans celui du spectre visible et des micro-ondes. Cependant, ces dernières sont d'une grande importance. Les rayons infrarouges sont aussitôt absorbés par les couches les plus extérieures de la peau, ce qui nous procure une sensation de chaleur. Les micro-ondes, en revanche, traversent tout l'organisme et atteignent donc en principe tous les tissus et tous les organes.

D'habitude, nous ne voyons pas à l'œil nu la partie visible des rayonnements émis par les pierres précieuses et les minéraux. Cela est dû, tout simplement, à la faible intensité de ces rayonnements. Le rayonnement émis par notre corps, par exemple, est comparable à la lumière d'une bougie perçue à 20 km de distance. De jour, elle n'est évidemment pas du tout visible, mais dans l'obscurité absolue, nous finirions par percevoir cette lueur. Elle est donc tout à fait réelle. Et si la science a du mal à la mesurer, la cause ne réside pas dans le rayonnement lui-même mais dans la faiblesse des instruments de mesure.

Lumière dans l'organisme

Aujourd'hui, chaque enfant sait que les étoiles sont aussi dans le ciel pendant la journée même si elles sont invisibles parce que la lumière du soleil se surimpose à la leur. La même chose vaut aussi pour nous. En principe, nous sommes des sources de lumière. Notre organisme émet de la lumière. Chaque cellule, chaque tissu, chaque organe a son rayonnement particulier et produit ainsi des champs magnétiques très spécifiques. Ceux-ci sont utilisés depuis longtemps en médecine pour diagnostiquer des maladies. L'imagerie par résonance magnétique nucléaire, par exemple, mesure les champs énergétiques qui environnent le corps et peut ainsi produire des images tridimensionnelles parfaites de nos organes internes, qui s'avèrent beaucoup plus précises et exactes que toute radiographie aux rayons X.

Mais nous pouvons encore aller plus loin : des résultats récents en biochimie, datant de 1993, montrent que ces rayonnements profitent même à la communication. Chaque noyau de cellule émet avec beaucoup d'intensité des photons (plus petite particule de lumière) et communique ainsi avec les cellules environnantes. Une coordination s'établit de cette façon dans l'organisme pour tout ce qui concerne le métabolisme, la croissance, le développement ainsi que la spécialisation des cellules, des tissus et des organes. Le système nerveux et les hormones ne jouent qu'un rôle de pilotage dans ces processus qui, en principe, s'autorégulent. Cette "conversation avec le voisin" entre cellules s'opère effectivement par l'intermédiaire de la lumière.

Les rayonnements, porteurs d'information

Au fond, de quoi est capable la lumière ? Ce que nous appelons "lumière" n'est qu'une petite partie de l'ensemble du rayonnement électromagnétique existant, la partie que nous pouvons percevoir avec nos yeux. On l'appelle le "spectre visible" (du latin "*spectrum*" = vision). Outre ce spectre visible, il existe encore d'autres types de rayonnements, comme les ondes radio, les infrarouges (émetteurs de chaleur), la lumière ultraviolette (UV), les micro-ondes ou les rayonnements radioactifs (rayonnements gamma). Tous ont un point commun : ils sont porteurs d'information !

Cette propriété nous est souvent utile dans notre quotidien : avec la radio, la télévision, les portables, les diverses formes de télécommande, chaque fois l'information est transmise par certains rayonnements et parvient de manière invisible de l'émetteur au récepteur.

La lithothérapie, une thérapie de l'information

C'est aussi exactement ce qui se produit entre l'être humain et la pierre ! Même les pierres rayonnent, et comme elles sont généralement très stables dans leur constitution, elles rayonnent avec beaucoup de constance toujours la même information. On pourrait les comparer à des émetteurs radio qui émettraient toujours le même programme. Ainsi, chaque pierre possède sa lumière propre, c'est-à-dire son rayonnement spécifique qui peut évidemment agir sur notre organisme. Si nous mettons une pierre en contact avec notre corps, la lumière émise influera forcément sur la "communication lumineuse" entre les cellules et suscitera certaines réactions.

Un effet est produit dans tous les cas. Le caractère thérapeutique de cet effet dépendra de deux facteurs : 1. de ce dont nous avons besoin sur le moment et 2. de ce que la pierre a à nous offrir, ou plus exactement de l'information qu'elle nous envoie. Si les deux se correspondent, une guérison a lieu. C'est pourquoi la lithothérapie fait partie des thérapies de l'information au même titre que l'homéopathie, la thérapie par les fleurs de Bach ou l'aromathérapie. Ce n'est pas la substance chimique qui agit mais l'information qu'elle transmet.

Dans la 1ère Partie, nous avons décrit en détail les informations que chaque pierre nous communique. Ses données minéralogiques (système cristallin, principe de formation, classe minéralogique, teneur en substances minérales et couleur) nous indiquent son programme de base. Nous disposons ainsi du mode d'emploi précis qui va nous permettre de déterminer à partir de notre style de vie, de notre situation actuelle et du changement souhaité quel sera le bon "porteur d'information", c'est-à-dire le minéral approprié. La méthode systématique à appliquer est décrite au chapitre suivant : "Lithothérapie analytique".

2.2 Lithothérapie analytique

Les principes de base de la lithothérapie, décrits dans la première partie de cet ouvrage : principe de formation/situation de vie, système cristallin/style de vie, effets des substances minérales et de la couleur, permettent de déterminer, sur la base d'une analyse précise, le minéral adéquat pour chaque problème ou chaque état pathogène. De ce fait, la lithothérapie analytique se distingue fondamentalement des classifications symptomatiques habituellement données dans la littérature afférente. L'examen approfondi de la personne et de sa situation permet de comprendre pourquoi un problème ou une maladie se sont produits, et aide ainsi à en guérir la cause.

Le minéral déterminé par cette méthode active les forces de guérison propres et peut ainsi aider dans des situations pour lesquelles aucun livre, pas même celui-ci, ne fournit d'indications. Si l'analyse a été conduite avec soin, le minéral trouvé apportera très vraisemblablement une aide parce qu'il communiquera exactement la bonne information dans tous les domaines. C'est pourquoi vous pouvez faire confiance à la pierre que vous aurez choisie, même si elle vous paraît inhabituelle ou atypique. Songez aussi que la lithothérapie moderne est une science si jeune que seule une petite partie du vaste champ de ses applications possibles a été explorée jusqu'ici.

C'est pourquoi, le tableau suivant comprend non seulement les pierres thérapeutiques décrites dans ce livre mais aussi tous les minéraux actuellement disponibles et dont on sait qu'ils sont utilisés à des fins thérapeutiques. En revanche, dans le présent ouvrage, je n'ai voulu décrire que les pierres thérapeutiques dont les effets curatifs ont déjà été étudiés avec soin et confirmés plus d'une fois à tous les niveaux. Il m'importe de ne communiquer ici que des informations authentiques, c'est-à-dire de ne décrire des effets thérapeutiques que j'ai personnellement obtenus ou observés. C'est la raison pour laquelle il manque dans la 3ème Partie certaines pierres thérapeutiques moins connues. Je compte sur votre compréhension.

Fondamentalement, il n'existe cependant pas, en lithothérapie analytique, de frontière entre pierres thérapeutiques et "minéraux ordinaires". Chaque minéral a des propriétés inhérentes par lesquelles il peut exercer une action sur nous. L'effet pourra être thérapeutique s'il correspond à ce dont nous avons besoin sur le moment. Les principes énoncés dans la 1ère Partie peuvent ainsi être étendus à tous les minéraux connus. L'important est de mettre en évidence avec beaucoup de soin et de précision chacun de ces principes. Plus l'adéquation entre le minéral et la personne est précise dans une situation donnée, plus le résultat sera important.

Le tableau suivant sert à déterminer vite et clairement, par l'analyse des systèmes cristallins, des principes de formation et des classes minéralogiques, le minéral approprié dans chaque cas. Si plusieurs minéraux peuvent entrer en ligne de compte, une sélection plus poussée peut être menée sur la base des substances minérales contenues et de la couleur. Comme certains minéraux peuvent se former de différentes manières, ils sont cités plusieurs fois. Mais il n'a été tenu compte que des principes de formation les plus courants, et qui correspondent justement aux pierres disponibles dans le commerce. C'est pourquoi certaines indications tirées des livres de minéralogie peuvent différer de celles que l'on trouvera dans ce tableau.

Le principe de formation magmatique est noté I, le principe de formation sédimentaire II et le principe de formation métamorphique III.

Les formules chimiques sont exprimées à l'aide de la nomenclature actuellement en vigueur. À cette formule, nous avons ajouté les substances minérales qui peuvent être présentes en faibles quantités (+ X) ou à l'état de traces (+ (X)) dans le minéral considéré. Dans le tableau figurent également des roches ayant un effet thérapeutique (granite, marbre, porphyrite, obsidienne, oolithe, rhyolite) et qui ont été classées dans le système cristallin de la composante principale de la pierre.

Lithographie analytique
Systématique des pierres thérapeutiques connues

(État : juillet 1999)

SC	PF	Classe minéralogique	Minéral Formule chimique + substances minérales	Couleur
Cub	I	Éléments nat.	Sidérite Fe + Ni,Co + (C,Cu,P,S)	gris métallisé
			Or Au + Ag + (Cu)	or métallisé
			Cuivre Cu + Fe + (Ag, Bi, Sb)	rouge cuivré à marron
			Pallasite (météorite) Fe + env. 5% $(Mg,Fe)_2[SiO_4]$ (Olivine)	gris argenté + vert olive
			Argent Ag + As,Au,Bi,Cu,Hg,Pb,Sb,Te	argenté, jaunâtre, noir
		Sulfures	Galène PbS + Ag,Cu,Fe,Sb,Zn,Bi	gris plomb métallisé
			Pyrite (divers) FeS_2 + Co,Ni,Sb + (Cu,Au,Ag,Zn)	or métallisé
			Botryogène ZnS + Mn + (Cu,Sb,Sn,Pb)	argenté/brun jaune rubané
		Halogénures	Fluorine CaF_2 + (C,Cl,Fe,Ce,Y)	clair, jaune, vert, bleu, violet
		Oxydes	Magnétite Fe_3O_4 + Al,Co,Cr,Ni,Ti,V	noir, gris, métallisé
			Spinelle $MgAl_20_4$ + Fe,Cu,Cr,Mn,Zn	rouge, rose, orange, violet-rouge
		Tectosilicates	Analcime $Na[AlSi_2O_6]. H_20$ + K,Ca,Mg + (OH,P)	gris, rougeâtre, vert
			Haüyne $(Na,Ca)_{8\text{-}4}[(SO4)_{2\text{-}1}/(AlSiO_4)_6]$	bleu foncé, bleu vert,,jaune
			Sodalite $Na_8[Cl_2/(AlSiO_4)_6]$ + Be,K,Mg	bleu foncé
	II	Sulfures	Galène PbS + Ag,Cu,Fe,Sb,Zn,Bi	gris plomb métallisé
			Pyrite (cube) FeS_2 + Co,Ni,Sb + (Cu,Au,Ag,Zn)	or métallisé
			Bojis FeS_2 + FEOOH. n H_2O	gris à brun
		Oxydes	Cuprite Cu_20 + Fe	rouge à gris

		Halogénures	Halite (sel gemme)	blanc, rose, brun, bleu
			$NaCl + K,Mg + (Mn)$	
		Tectosilicates	Analcime	gris, rougeâtre, vert
			$Na[AlSi_2O_6]. H_20 + K,Ca,Mg + (OH,P)$	
	III	Eléments nat.	Diamant	clair, rose, jaune, vert, bleu
			$Cn + (Al,Ca,Cr,Fe,Mg,Mn,Si,Sr,Ti)$	
		Sulfures	Pyrite (soleil)	or métallisé
			$FeS_2 + Co,Ni,Sb + (Cu,Au,Ag,Zn)$	
		Oxydes	Magnétite (pierre d'aimant)	noir, gris, métallisé
			$Fe_3O_4 + Al,Co,Cr,Ni,Ti,V$	
			Spinelle	rouge, rose, orange, violet-rouge
			$MgAl_2O_4 + Fe,Cu,Cr + (Mn,Zn)$	
		Nésosilicates	Grenat almandin	rouge, brun à noir
			$Fe_3Al_2(SiO_4)_3 + Ca,Mg,Mn,Ti$	
			Grenat andradite	kaki, brun, noirâtre
			$Ca_3Fe_2(SiO_4)_3 + Al$	
			Grenat grossulaire	gris, vert à rose
			$Ca_3Al_2(SiO_4)_3 + Fe,Mn$	
			Grenat hessonite	rouge, jaune, orange, brun
			$Ca_3(Al,Fe)_2(SiO_4)_3$	
			Grenat mélanite	noir
			$(Ca,Na)_3(Fe,Ti)_2(SiO4)_3$	
			Grenat Pyrope	rouge foncé
			$Mg_3Al_2(SiO_4)_3 + Fe,Ti$	
			Grenat Rhodolite	rouge foncé à violet rouge
			$(Mg,Fe)_3Al_2(SiO_4)_3 + Ti$	
			Grenat spessartine	jaune, brun rouge, brun
			$Mn_3Al_2(SiO_4)_3 + Fe$	
			Grenat ouwarovite	vert émeraude
			$Ca_3Cr_2(SiO_4)_3$	
		Tectosilicates	Lapis-lazuli	bleu azur
			$(Na,Ca)_8[(SO_4/S/Cl)_2/(AlSiO_4)_6] + Fe$	

SC	**PF**	**Classe minéralogique**	**Minéral** **Formule chimique + substances minérales**	**Couleur**
Hex	I	Phosphates	Apatite	gris, jaune, vert, bleu
			$Ca_5[(F,Cl,OH)/(PO_4)_3] + Mg,Mn,Si,Sr$	
		Cyclosilicates	Aigue-marine	vert à bleu clair
			$Be_3Al_2(Si_60_{18}) + K,Li,Na + (Fe)$	
			Béryl	incolore à jaune
			$Be_3Al_2(Si_60_{18}) + K,Li,Na$	
			Bixbite	rouge foncé
			$Be_3Al_2(Si_60_{18}) + K,Li,Mn,Na$	
			Béryl doré	jaune d'or
			$Be_3Al_2(Si_60_{18}) + K,Li,Na + (Fe,U)$	

		Cyclosilicates	Héliodore	jaune, vert à vert-bleu
			$Be_3Al_2(Si_6 0_{18})$ + K,Li,Na,Fe	
			Morganite	rose
			$Be_3Al_2(Si_6 0_{18})$ + K,Li,Na + (Cu,Mn,Ni)	
			Émeraude	vert émeraude
			$Be_3Al_2(Si_6 0_{18})$ + K,Li,Na + (Cr)	
			Sugilite	violet
			$(K,Na)_2/(Fe,Ti)_2(Li,Al)_3[Si_{12}O_{30}]$	
	II	Sulfures	Covelline	bleu noirâtre
			CuS + Fe + (Ag,Pb,Se)	
		Phosphates	Apatite	vert, bleu
			$Ca_5[(F,Cl,OH)/(PO_4)_3]$ + Mg,Mn,Si,Sr	
			Pyromorphite	blanc, rouge, brun, orange, vert
			$Pb_5[Cl/(PO_4)_3]$ + Ca,As + (Cr,V)	
		Ph./Vanadates	Vanadinite	brun, orange, jaune
			$Pb_5[Cl/(VO_4)_3]$ + P + (Zn)	
	III	Phosphates	Apatite	vert, bleu
			$Ca_5[(F,Cl,OH)/(PO_4)_3]$ + Mg,Mn,Si,Sr	
		Cyclosilicates	Émeraude	vert émeraude
			$Be_3Al_2(Si_6 0_{18})$ + K,Li,Na + (Cr)	

SC	**PF**	**Classe minéralogique**	**Minéral** / **Formule chimique + substances minérales**	**Couleur**
Rhom.	I	Eléments nat.	Bismuth	blanc argenté, jaunâtre, multicolore
			Bi + (Fe,S,Sb)	
		Sulfures	Proustite	rouge foncé, vermillon
			Ag_3AsS_3 + Sb + (Co,Ni,Pb,Zn)	
		Oxydes	Hématite	gris métallisé, poudre rouge
			Fe_2O_3 + Mg,Ti + (Al,Cr,Mn,Si,$H_2 0$)	
			Oolithe	brun moucheté de rouge
			$Fe_2 0_3$ + FeOOH	
			Rubis	rouge
			$Al_2 0_3$ + Cr,Ti	
			Saphir	incolore, jaune, bleu, noir
			$Al_2 0_3$ + Fe,Ti	
		Oxydes/quartz	Agate	bleu gris, brun, rouge, jaune
			SiO_2 + Al,Ca,Fe,Mn	
			Améthyste	violet
			SiO_2 + (Al,Fe,Ca,Mg,Li,Na)	
			Amétrine	violet + zones jaunes
			SiO_2 + (Al,Fe,Ca,Mg,Li,Na)	
			Aventurine	vert chatoyant
			SiO_2 + $KAl_2[(OH,F)_2/AlSi_3O_{10}]$ + (Cr)	
			Agate xyloïde	blanc avec inclusions mousseuses

	SiO_2 + Fe,Mn,Si	
	Cristal de roche	clair
	SiO_2	
	Quartz bleu	bleu clair à foncé
	$SiO_2 + Ti0_2$	
	Cacoxénite	violet à inclusions jaune d'or
	SiO_2 + FeOOH + (Al,Fe,Ca,Mg,Li,Na)	
	Calcédoine bleue	bleu clair
	SiO_2	
	Calcédoine à dendrinites	bleu clair, inclusions noires
	SiO_2 + Mn,O	
	Citrine	jaune
	SiO_2 + (Al,Fe,Ca,Mg,Li,Na)	
	Œil-de-faucon	bleu noir
	$SiO_2 + Na_2(Mg,Fe,Al)_5/(OH/Si_4O_{11})_2 + P$	
	Agate de feu	brun, irisations
	$SiO_2 + SiO_2$ (Opale) + Fe	
	Quartz hématite	clair avec inclusions rouges
	$SiO_2 + Fe_2O_3$	
	Cornaline	brun, rouge, orange, jaune
	SiO_2 + (Fe,O,OH)	
	Onyx	noir
	SiO_2 + C,Fe	
	Prase cristallin	vert poireau
	$SiO_2 + Ca_2(Mg,Fe)_5[(OH,F)/Si_4O_{11}]_2$	
	Quartz fumé	brun clair à foncé
	SiO_2 + (Al,Li,Na)	
	Quartz rose	rose
	SiO_2 + Na,Al,Fe,Ti + (Ca,Mg,Mn)	
	Quartz rutilé	clair avec inclusions jaunes/rouges
	$SiO_2 + TiO_2$	
	Sardoine	brun
	SiO_2 + Fe,O,OH	
	Sardonyx	noir-blanc-brun rouge
	SiO_2 + C + (Fe,O,OH)	
	Quartz laiteux	blanc
	SiO_2	
	Quartz "tourmaliné"	clair avec inclusions noires
	$SiO_2 + NaFe_3(Al,Fe)_6[(OH)_4(BO_3)_2Si_6O_{18}]$	
Oxydes/silicates	Granite (roche)	moucheté de blanc, rouge, brun, noir
	$SiO_2 + (Ca,K,Na)[AlSi_3O_8] + (K,Mg,Fe,Mn)_{2-3}[(OH,F)_2/(Al,Fe)Si_3O_{10}]$	
	Rhyolite (roche) (jaspe « léopard » et orbiculaire)	blanc, gris, verdâtre, rougeâtre avec inclusions très visibles
	$SiO_2 + (Ca,K,Na)[AlSi_3O_8]$ +	

		$Ca_2NaK(Mg,Fe)_3(Fe,Al)_2[(O,OH,F)_2/Al_2Si_6O_{22}]$	
	Carbonates	Calcite	blanc, rose, jaune, vert, bleu
		$CaCO_3 + Fe,Mn + (Co,Pb,Sr)$	
		Dolomite	brun, rouge, blanc
		$CaMg(CO_3)_2 + Fe,Mn + [Pb,Zn,S]$	
	Nésosilicates	Phénacite	blanc, rose, jaune, vert
		$Be_2SiO_4 + (Al)$	
	Cyclosilicates	Bénitoïte	bleu
		$BaTi[Si_3O_9] + Na,Fe$	
		Tourmaline (cas général)	toutes les couleurs
		$(Na,K,Li,Ca)(Li,Mg,Fe,Mn,Al)_3$	
		$(Al,Fe,Cr,Ti,V)_6[(OH,O,F)_4(BO_3)_2Si_6O_{18}]$	
		Tourmaline dravite	brun, jaune, vert, gris
		$NaMg_3(Al,Fe,Cr)_6[(OH,F)_4(BO_3)_2Si_6O_{18}]$	
		Tourmaline elbaïte	toutes les couleurs et incolore
		$Na(Li,Al)_3Al_6[(OH,F)_4(BO_3)_2Si_6O_{18}]$	
		Tourmaline indigolite	bleu
		$Na(Fe,Li,Al)_3(Fe,Al)_6[(OH,F)_4(BO_3)_2Si_6O_{18}]$	
		Tourmaline rubellite	rouge, rose
		$Na(Li,Mn,Al)_3Al_6[(OH,F)_4(BO_3)_2Si_6O_{18}]$	
		Verdélite	vert
		$Na(Li,Al)_3(Al,Cr,V)_6[(OH,F)_4(BO_3)_2Si_6O1_8]$	
		Tourmaline Schörl	noir
		$NaFe_3(Al,Fe)_6[(OH,F)_4(BO_3)_2Si_6O_{18}]$	
		Tourmaline uvite	brun clair à foncé
		$CaMg_3(Al_5Mg)_6[(OH,F)_4(BO_3)_2Si_6O_{18}]$	
II	Oxydes	Hématite	gris métallisé, poudre rouge
		$Fe_2O_3 + Mg,Ti + (Al,Cr,Mn,Si,H_20)$	
		Aventurine	vert chatoyant
		$SiO_2 + KAl_2[(OH,F)_2/AlSi_3O_{10}] + (Cr)$	
		Calcédoine bleue	rosettes bleu clair
		SiO_2	
		Calcédoine cuprifère	vert-bleu, incl. de cuivre
		$SiO_2 + Cu + (Cu)$	
		Calcédoine rose	rose, rose-violet
		$SiO_2 + (Mn)$	
		Calcédoine rouge	rouge foncé
		$SiO_2 + Fe$	
		Chrysoprase	vert pomme
		$SiO_2 + (Ni)$	
		Quartz doré	brun or
		$SiO_2 + FeOOH$	
		Héliotrope	vert avec inclusions jaunes/rouges
		$SiO_2 + Al,Fe,Mg,OH,Si$	
		Jaspe jaune	jaune, sable, brun
		$SiO_2 + Fe,O,OH$	
		Jaspe vert	vert clair à foncé
		$SiO_2 + Fe,Si$	

		Jaspe rouge	rouge brique
		SiO_2 + Fe,O	
		Mookaïte	marbré de rouge, jaune, beige
		SiO_2 + Fe,O,OH	
		Agate mousse	bleu clair avec incl. vertes
		SiO_2 + Al,Ca,F,Fe,K,Mg,Na,OH,Si	
		Piétersite	tacheté bleu noir/brun
		$SiO_2 + Na_2(Mg,Fe,Al)_5(OH/Si_4O_{11})_2$	
		Agate pyrite	gris avec incl. jaunes
		$SiO_2 + FeS_2$ + Co,Ni,Sb + (Cu,Au,Ag,Zn)	
		Œil-de-tigre	brun jaune
		SiO_2 + FeOOH	
		Bois pétrifié	brun, rougeâtre, jaune
		SiO_2 + C,Fe,O,OH	
	Carbonates	Calcite	blanc, rose, jaune, vert, bleu
		$CaCO_3$ + Fe,Mn + (Co,Pb,Sr)	
		Dolomite	brun, rouge, blanc
		$CaMg(CO_3)_2$ + Fe,Mn + [Pb,Zn,S]	
		Gaspéite	vert clair
		$MgCO_3$ + Ni,Ca,Fe,Mn	
		Corail	blanc, rouge, brun, noir
		$CaCO_3$ + Fe	
		Magnésite	blanc, gris, jaune, brun
		$MgCO_3$ + Ca,Fe,Mn	
		Coquille Paua, nacre	blanc, irisé
		$CaCO_3$	
		Perle	blanc argenté
		$CaCO_3$	
		Rhodochrosite	rouge framboise à rose
		$MnCO_3$ + Ca,Fe,Zn	
		Septarias	jaune dans du gris
		$CaCO_3$ (druses de calcite dans roche argileuse)	
		Sidérite	jaune, brun, noir
		$FeCO_3$ + Al,C,Ca,Mg,Mn,Zn	
		Smithsonite	blanc, jaune, vert, bleu
		$ZnCO_3$ + Ca,Cu,Fe,Mg,Mn,Pb	
	Cyclosilicates	Dioptase	vert foncé
		$Cu_6(Si_6O_{18})$. 6 H_2O	
III	Oxydes	Hématite	gris métallisé, poudre rouge
		Fe_2O_3 + Mg,Ti + (Al,Cr,Mn,Si,H_20)	
		Rubis	rouge
		Al_20_3 + Cr,Ti	
		Saphir	incolore, jaune, bleu, noir
		Al_20_3 + Fe,Ti	
		Fer de tigre	Rubané gris/rouge/ jaune
		$Fe_2O_3 + SiO_2$ + Al,Na,Fe,Mg	
		Aventurine	vert chatoyant
		$SiO_2 + KAl_2[(OH,F)_2/AlSi_3O_{10}]$ + (Cr)	

			Prase compact	vert poireau
			$SiO_2 + Ca_2(Mg,Fe)_5[OH,F)/Si_4O_{11}]_2$	
		Carbonate	Marbre (roche)	blanc, jaune, brun, noir
			$CaCO_3$ + Fe,Mn	

SC	PF	Classe minéralogique	Minéral Formule chimique + substances minérales	Couleur
Quadr	I	Sulfures	Bornite	brun rouge, traces d'autres couleurs
			Cu_5FeS_4 + Ag	
			Chalcopyrite	brun, jaune, noir métallisé
			$CuFeS_2$ + (Ag,Au)	
		Oxydes	Cassitérite	brun à noir
			SnO_2 + Fe,Mn,Ti,Zr	
			Pyrolusite	gris fer
			MnO_2 + Fe,Si	
			Rutile	rouge, jaune, brun, noir
			TiO_2 + Cr,Fe,Sn	
		Sulf./Wolframate	Schéelite	gris, jaune, verdâtre
			$Ca(WO_4)$ + Cu,Pb	
		Nésosilicates	Zircon	rouge, orange, brun, jaune
			$ZrSiO_4$ + Al,Ca,Fe,P,Y,Ce,Hf,Th,U	
		Phyllosilicates	Apophyllite	blanc, jaunâtre, bleu vert
			$KCa_4[F/(Si_4O_{10})_2]. 8\ H_20$	
		Tectosilicates	Scapolite	incolore, jaune, rose, bleu
			$(NaCa)_8[(Cl_2,SO_4,CO_3)_{1\text{-}2}/Al_{1\text{-}2}(Si_{2\text{-}3}O_8)_6]$ + F,OH	
	II	Sulfures	Chalcopyrite	brun, jaune, noir métallisé
			$CuFeS_2$ + (Ag,Au)	
		Sulf./Molybdates	Wulfénite	jaune à orange
			$Pb(MoO_4)$ + Ca + (Cu,Cr,Mg,V)	
	III	Sulfures	Chalcopyrite	brun, jaune, noir métallisé
			$CuFeS_2$ + (Ag,Au)	
		Sorosilicates	Vésuvianite (idocrase)	brun, jaune, vert, violet
			$Ca_{10}(Mg,Fe)_2Al_4[(OH_4/(SiO_4)_5/(Si_2O_7)_2]$ + B,Be,Co,Cr,Cu,F,Li,K,Na,Ni,Mn,Sr,Ti,Zn	

SC	PF	Classe minéralogique	Minéral Formule chimique + substances minérales	Couleur
Rhombique	I	Eléments nat.	Soufre	jaune, verdâtre, brunâtre
			S_8 + Al,C,Se,Te,Tl	
		Sulfures	Stibine	gris
			Sb_2S_3 + Fe,Cu,Pb,Zn + (Co,Ag,Au)	
			Marcassite	gris, jaune piqué de vert

		FeS_2 + Co,Ni,Sb + (Cu,Ag,Au,Zn)	
	Halogénures	Atacamite	vert clair, vert noirâtre
		$Cu_2(OH)_3Cl$	
		Chrysobéryl	brun, jaune, verdâtre
		Al_2BeO_4 + Ti	
	Carbonates	Aragonite cristal.	blanc, brun
		$CaCO_3$ + Fe,Mn,Pb,Sr,Zn	
	Phosphates	Wavellite	blanc verdâtre
		$Al_3[(OH)_3/(PO_4)_2]$. 5 H_20 + Fe,V,Zn	
	Sulfates	Baryte	incolore, brun, jaune, verdâtre
		$BaSO_4$ + Ca,Pb,Sr + (Al,C,Fe,Ra)	
	Nésosilicates	Andalousite	rouge, rose, jaune, vert,,brun
		$Al_2[O/SiO_4]$ + Ca,Cr,Fe,K,Mg,Mn,Ti	
		Dumortiérite	bleu, bleu violet, brun
		$(Al,Fe)_7[O_3/BO_3/(SiO_4)_3]$ + Mn	
		Péridot, Olivine, Chrysolite	incolore, vert bouteille, vert olive, jaune vert
		$(Mg,Fe)_2[SiO_4]$ + Al,Ca,Mn,Ni,Co,Cr,Ti	
		Topaze	clair, brunâtre, bleu clair
		$Al_2[F_2/SiO_4]$ + OH + (Cr,Mn)	
	Sorosilicates	Préhnite	incolore, verdâtre
		$Ca_2Al[(OH)_2/AlSi_3O_{10}]$	
	Inosilicates	Bronzite	couleur de bronze
		$(Mg,Fe)_2[Si_2O_6]$ + Al,Ca,Mn,Ni	
		Enstatite	incolore, blanc gris, verdâtre
		$Mg_4[Si_2O_6]_2$ + Al,Ca,Fe,Mn,Ni	
	Tectosilicates	Danburite	incolore, beige
		$Ca[B_2Si_2O_8]$	
		Natrolite	blanc, rougeâtre, jaune, vert
		$Na_2[Al_2Si_3O_{10}]$. 2 H_20 + Ca,K,Fe	
		Stilbite, Desmine	blanc, gris, jaunâtre, brun
		$Ca[Al_2Si_7O_{18}]$. 7 H_20 + Fe,Na	
II	Eléments nat.	Soufre	jaune, verdâtre, brunâtre
		S_8 + Al,C,SE,Te,Tl	
	Sulfures	Marcassite	gris, jaune piqué de vert
		FeS_2 + Co,Ni,Sb + (Cu,Ag,Au,Zn)	
	Oxydes	Psilomélane	noir, argenté
		$(Ba,Mn)_3(O,OH)_6Mn_8O_{16}$ + K,Ca,Sr,Pb	
	Carbonates	Aragonite rubanée	rose, jaune, vert, brun
		$CaCO_3$ + Fe,Mn,Pb,Sr,Zn	
		Cérusite	blanc, gris, noir
		$PbCO_3$ + S,Sr,Zn	
	Carb./Borates	Sinhalite	brun jaune, brun verdâtre
		$Mg(Al,Fe)[BO_4]$ + Mn	
	Phosphates	Variscite	incolore, gris, vert
		$AlPO_4$. $2H_20$ + Cu,Fe,Mg	
	Sulfates	Angélite/Anhydrite	blanc, gris, bleu clair
		$CaSO_4$ + (Sr)	

			Baryte	clair, rouge, brun, bleuâtre
			$BaSO_4$ + Ca,Pb,Sr + (Al,C,Fe,Ra)	
			Célestine	blanc, bleu clair
			$SrSO_4$ + Ba,Ca	
		Sorosilicates	Hémimorphite	gris, jaune, brun, vert, bleu
			$Zn_4[(OH)_2/Si_2O_7]. H_20$ + Al,Ca,Fe,Mg,Ti	
		Phyllosilicates	Sépiolite	blanc, beige
			$Mg_4[(OH)_2Si_6O_{15}]. 2 H_20 + 4 H_2O$ + Fe,Na	
	III	Oxydes	Alexandrite	vert, rouge à la lumière artificielle
			Al_2BeO_4 + Cr,Ti	
			Chrysobéryl	brun, jaune, verdâtre
			Al_2BeO_4 + Ti	
		Phosphates	Purpurite	rose, pourpre, violet
			$(Mn,Fe)PO_4$ + Li,Be,Al	
		Nésosilicates	Andalousite	rouge, rose, jaune, vert, brun
			$Al_2[O/SiO_4]$ + Ca,Cr,Fe,K,Mg,Mn,Ti	
			Chiastolite	brun, gris, section cruciforme noire
			$Al_2[O/SiO_4]$ + C,Ca,Cr,Fe,K,Mg,Mn,Ti	
			Sillimanite	gris, brun clair, vert pâle
			$Al[AlSiO_5]$ + Ca,Cr,Fe,K,Mg,Mn,Ti	
			Staurolite	brun
			$FeAl_4[O/OH/SiO_4]$ + Fe,Mg,Mn,Ti	
		Sorosilicates	Tanzanite	bleu, brun
			$Ca_2(Al,Fe)_3[O/OH/SiO_4/Si_2O_7]$ + Mg,Sr	
			Thulite	rougeâtre, rose
			$(Ca,Mn)_2Al_3[O/OH/ SiO_4/Si_2O_7]$ + Mg,Cr	
			Zoïsite	
			$Ca_2Al_3[O/OH/SiO_4/Si_2O_7]$ + Mg,Cr,Sr,V	Vert
		Cyclosilicates	Cordiérite, Iolite	Couleur bleu/jaune
			$(Mg,Fe)_2Al_3[AlSi_5O_{18}]$ + Mn,Na,Zr	

SC	**PF**	**Classe minéralogique**	**Minéral** **Formule chimique + substances minérales**	**Couleur**
Mon	I	Sulfures	Jamesonite	gris
			$Pb_4FeSb_6S1_4$ + Cu,Ag	
		Phosphates	Brazilianite	vert jaune
			$NaAl_3[(OH)_2/PO_4]_2$	
			Lazulite	bleu
			$(Mg,Fe)Al_2[OH/PO_4]_2$ + Ca	
		Sulfates	Créédite	incolore
			$Ca_3Al_2[(F,OH)_{10}/SO_4]. 2 H_2O$	
		Nésosilicates	Sphène, Titanite	brun, rouge, rose, jaune, vert
			$CaTi[O/SiO_4]$ + Al,Cr,Fe,Mg,Mn,Sn,Ti,Zr	

	Sorosilicates	Épidote	vert pistache, noir, gris, rarement jaune
		$Ca_2(Fe,Al)Al_2[O/OH/SiO_4/Si_2O_7]$ + K,Mg,Mn,Sr,Ti	
	Inosilicates	Augite	noir, brun, vert
		$(Ca,Mg,Fe_2 +,Fe_3 +,Ti,Al)_2[(Si,Al)_2O_6]$	
		Hiddénite	vert jaune
		$LiAl[Si_2O_6]$ + Ca,Cr,Mg,Na	
		Hornblende	noir, brun, vert foncé
		$Ca_2(Na,K)(Mg,Fe)_3(Fe,Al)_2[(O,OH,F)_2/Al_2Si_6O_{22}]$ + Mn,Ti	
		Kunzite	rose à violet rose
		$LiAl[Si_2O_6]$ + Ca,Mg,Mn,Na	
		Actinolite	vert
		$Ca_2(Mg,Fe)_5(Si_8O_{22})(OH,F)_4$ + OH,F	
	Phyllosilicates	Biotite	noir, gris, brun
		$K(Mg,Fe)_3[(OH,F)_2/AlSi_3O_{10}]$ + Mn,Na	
		Euclase	incolore
		AlBe[OH/SiO4]	
		Fuchsite	vert clair
		$KAl_2[(OH,F)_2/AlSi_3O_{10}]$ + Ca,Cr,Fe,Na,Ti	
		Lépidolite	rose à rose violet
		$KLi_2Al[(OH,F)_2/Si_4O_{10}]$ + Ca,Fe,Mg,Mn	
		Muscovite	blanc, incolore
		$KAl_2[(OH,F)_2/AlSi_3O_{10}]$ + Ca,Fe,Na,Ti	
	Tectosilicates	Adulaire	clair, blanc
		$K[AlSi_3O_8]$ + Na	
		Orthose jaune	jaune d'or
		$K[AlSi_3O_8]$ + Na,Fe,Ba	
		Heulandite	blanc, jaune, rouge brique (Fe)
		$Ca[Al_2Si_7O_{18}]. 6 H_20$ + Fe,Na,Sr	
		Pierre de lune	blanc, brunâtre, bleuâtre
		$K[AlSi_3O_8]$ + Na,Fe,Ba	
		Pétalite	incolore, rose
		$Li[AlSi_4O_{10}]$ + Na,Ca	
		Scolézite	incolore
		$Ca[Al_2Si_3O_{10}]. 3 H_2O$ + K,Na	
		Stilbite, Desmine	blanc, jaunâtre, rougeâtre
		$Ca[Al_2Si_7O_{18}]. 7 H_20$ + Fe,Na	
II	Carbonates	Azurite	bleu azur
		$Cu_3[(OH)_2/(CO_3)_2]$	
		Azurite-Malachite	marbré bleu et vert
		$Cu_3[(OH)_2/(CO_3)_2] + Cu_2[(OH)_2/CO_3]$	
		Malachite	vert clair à foncé
		$Cu_2[(OH)_2/CO_3] + H_2O$ + (Ca,Fe)	
	Phosphates	Vivianite	vert, bleu, brun
		$Fe_3(PO_4)_2. 8 H_2O$ + Ca,Mg,Mn	
	Ph./Arséniates	Érythrine	rouge fleur de pêcher
		$CO_3[AsO_4]_2. 8 H_2O$ + Bi,Ni	
	Sulfates	Gypse	clair, gris, jaunâtre
		$CaSO_4. 2 H_2O$ + (Al,C)	

		Rose des sables	rosettes brunes
		$CaSO_4. 2 H_2O + BaSO_4 + SiO_2$	
	Sulf./Chromates	Crocoïse	rouge, jaune
		$Pb[CrO_4] + S,Zn$	
	Nésosilicates	Howlite	blanc, ivoire
		$Ca_2[(BOOH)_5/SiO_4]$	
	Cyclosilicates	Chrysocolle	vert à turquoise
		$CuSiO_3. 2 H_20 + Al,Fe,P$	
III	Sorosilicates	Épidote (Unakite)	vert pistache, noir, gris, rarement jaune
		$Ca_2(Fe,Al)Al_2[O/OH/SiO_4/Si_2O_7] + K,Mg,Mn,Sr,Ti$	
	Inosilicates	Actinolite	vert
		$Ca_2(Mg,Fe)_5(Si_8O_{22})(OH,F)_4 + OH,F$	
		Augite	noir, brun, vert
		$(Ca,Mg,Fe_2 +,Fe_3 +,Ti,Al)_2[(Si,Al)_2O_6]$	
		Diopside	noir, gris, vert
		$CaMg[Si_2O_6] + F,Fe,Mn,Na,Ti,V,Zn$	
		Diopside chromifère	vert foncé
		$CaMg[Si_2O_6] + Cr,Fe,Mn,Ti,V$	
		Chloromélanite	vert foncé
		$Na_2CaMgFeAl[(Si_2O_6)_3]$	
		Hornblende	noir, brun, vert foncé
		$Ca_2(Na,K)(Mg,Fe)_3(Fe,Al)_2[(O,OH,F)_2/Al_2Si_6O_{22}] + Mn,Ti$	
		Jadéite	blanchâtre, vert
		$NaAl[Si_2O_6] + Ca,Mg,Fe$	
		Jade lavande	lilas, violet
		$NaAl[Si_2O_6] + Ca,Fe,Mg,Mn$	
		Néphrite	vert
		$Ca_2(Mg,Fe)_3(Si_8O_{22})(OH,F)_4 + OH,F$	
	Phyllosilicates	Lentille de biotite	noir, gris, brun
		$K(Mg,Fe,Mn)_3[(OH,F)_2/(Al,Fe)Si_3O_{10}]$	
		Charoïte	gris, violet, rose
		$(Ca,Na)_4(K,Sr,Ba)_2[(OH,F)_2/Si_9O_{22}]. H_2O$	
		Lépidolite	rose à rose violet
		$KLi_2Al[(OH,F)_2/Si_4O_{10}] + Ca,Fe,Mg,Mn$	
		Serpentine	vert, jaune vert, argenté
		$Mg_6[(OH)_8/Si_4O_{10}] + Al,Cr,Fe,Mn,Ni$	
		Verdite	vert
		$Mg_6[(OH)_8/Si_4O_{10}] + Al,Cr,Fe,Na,Ti$	

SC	PF	Classe minéralogique	Minéral / Formule chimique + substances minérales	Couleur
Tricl	I	Inosilicates	Larimar, Pectolite	blanc, bleu clair
			$NaCa_2[OH/Si_3O_8]$ + Fe,Mn	
		Tectosilicates	Albite (feldspath sodique)	blanc, rougeâtre, verdâtre, bleuâtre
			$Na[AlSi_3O_8]$ + Ca,Ba,K,Fe,Sr	
			Amazonite	vert bleu, vert
			$K[AlSi_3O_8]$ + Cu	
			Anorthrite (feldspath calcique)	incolore, blanc, gris, brun
			$Ca[AlSi_3O_8]$ + Ba,K,Fe,Na,Sr	
			Labradorite	blanc, gris, gris vert, irisé
			$NaCa[AlSi_3O_8/Al_2Si_2O_8]$ + Ba,Fe,K,Mn,P,Sr,Ti + (Cu,Ga,Nb,Ni,Pb,Zn,Zr)	
			Pierre de soleil (oligoclase)	chatoyant orange-brun
			$Na[AlSi_3O_8]Ca[Al_2Si_2O_8]$ + Ba,Fe,K,Sr	
			Pierre de soleil (labradorite)	rouge,rose, orange, jaune, vert, bleu vert à incolore, peu de schillérisation
			$Ca[AlSi_3O_8]Na[AlSi_3O_8]$ + Cu,Fe,K,Mn,P,T + (Ba,Ga,Nb,Ni,Pb,Rb,Sr,Zn,Zr)	
			Spectrolite (variété de labradorite)	noir, irisé
			$NaCa[AlSi_3O_8/Al_2Si_2O_8]$ + Ba,Fe,K,Mn,P,Sr,Ti + (Cu,Ga,Nb,Ni,Pb,Zn,Zr)	
		Silicates divers	Microdiorite	noir, gris, rougeâtre, brun, avec inclusions vertes ou claires
			$Na[AlSi_3O_8]Ca[Al_2Si_2O_8]$ + SiO_2 + $Ca_2NaK(Mg,Fe)3(Fe,Al)_2[(O,OH,F)_2/Al_2Si_6O_{22}]$	
	II	Carbonates/ Borates	Ulexite	blanc
			$NaCaB_5O_9$ + K,Mg	
		Phosphates	Turquoise	vert à turquoise
			$CuAl_6[(OH)_2/PO_4]_4 . 4\ H_20$ + Fe	
		Sulfates	Chalcantite	bleu
			$CuSO_4 . 5\ H_20$ + Co,Fe,Mg,V,Zn	
		Tectosilicates	Amazonite	vert bleu, vert
			$K[AlSi_3O_8]$ + Cu	
	III	Nésosilicates	Disthène, Cyanite	bleu, gris bleu
			$Al_2[O/SiO_4]$ + C,Ca,Cr,Fe,Mg,Ti + (Ga,K)	
		Inosilicates	Rhodonite	rose
			$CaMn_4[Si_5O_{15}]$ + Al,Ca,Fe,Li,K,Na	
		Tectosilicates	Amazonite	vert bleu, vert
			$K[AlSi_3O_8]$ + Cu	

SC	PF	Classe minéralogique	Minéral Formule chimique + substances minérales	Couleur
Am	I	Oxydes	Girasol SiO_2 (Opale) + SiO_2 (chalcédoine) + Ti	incolore
			Verre naturel SiO_2 + Al,Ca,K,Na,Fe	jaune à verdâtre
			Obsidienne $SiO_2 + Fe_2O_3 + H_20$ + Al,C,Ca,K,Na,Fe	noir, gris, brun, argenté ou irisé
			Opale (de feu) $SiO_2 + H_2O$ + Fe	rouge, orange, jaune
			Opale, Hyalite $SiO_2 + H_2O$	clair
	II	Oxydes	Pierre à feu SiO_2 + C,Ca,Fe,O,OH,CO_3,PO_4	noir, brun, gris
			Hornstein SiO_2 + C,Ca,Fe,O,OH,CO_3,PO_4	bleu, rouge, jaune, gris
			Opale, galet $SiO_2 + H_2O$ + Ca,Fe	bleu, irisé
			Opale, Chrysopale $SiO_2 + H_2O$ + Cu	vert, bleu vert
			Opale, Jaspopale $SiO_2 + H_2O$ + Fe	rouge, brun
			Opale laiteuse $SiO_2 + H_2O$ + Ca,Mg	blanc, irisé
			Opale, Prasopale $SiO_2 + H_2O$ + Ni	vert
			Opale rose $SiO_2 + H_2O$ + Mn	rose
			Opale noire $SiO_2 + H_2O$ + C,Fe	noir, irisé
			Bois opalisé $SiO_2 + H_2O$ + C,Ca,Fe,Mg	rouge, jaune, brun
			Opalite $SiO_2 + H_2O$ + Fe,Ni	brun, jaune,vert
		Gemmes organiques	Ambre $C_{10}H_{16}O$ + S (simplifié)	blanc, jaune d'or, brun, rouge
			Jais C (carbures d'hydrogène)	noir
	III	Oxydes	Moldavite SiO_2 + Al,Ca,Fe,K,Na	vert bouteille
			Tectite SiO_2 + Al,Ca,Fe,K,Na	noir

Pour trouver le minéral approprié, il est conseillé d'utiliser ce tableau de gauche à droite, c'est-à-dire de déterminer, indépendamment du problème actuel, le style de vie (rubrique 1) et la situation de vie (rubrique 2) du moment. Ainsi, le choix des pierres entrant en ligne de compte aura déjà été considérablement réduit.

Ensuite, la caractéristique fondamentale du problème à résoudre permet de cerner la classe minéralogique (rubrique 3) : faut-il défaire, transformer, renforcer ou stabiliser (etc.) quelque chose ? Le choix entre les minéraux proposés (rubrique 4) pourra encore être affiné en fonction de leur teneur en substances minérales (rubrique 5) et de leur couleur (rubrique 6), ou plus précisément, le choix de la couleur permet de cibler encore mieux l'effet voulu.

La pierre choisie devra être portée le plus possible en contact direct avec la peau (voir chapitre "Applications pratiques") jusqu'à ce qu'une amélioration sensible de la situation de vie, du style de vie ou de l'état de santé aura été obtenue, ou qu'une solution aura été trouvée au problème. Une "aggravation initiale" peut tout à fait se produire, mais elle dure rarement plus d'un à trois jours et pratiquement jamais une semaine entière.

Si aucune amélioration n'est constatée ou que l'aggravation initiale dépasse les limites acceptables, il convient de vérifier l'analyse et de la corriger le cas échéant. La règle conseillée dans ce cas est celle de la "transformation minimale". On prendra donc le tableau en sens inverse, de droite à gauche.

Le même minéral donnera-t-il le résultat attendu dans une autre couleur (rubrique 6) ? Existe-t-il des variétés du même minéral ou des minéraux proches comprenant d'autres substances minérales (rubriques 5/4) ? Pour résoudre le problème, faut-il trouver une pierre avec d'autres caractéristiques fondamentales (classe minéralogique, rubrique 3) ? La situation de vie a-t-elle été correctement analysée (rubrique 2) ? Le style de vie a-t-il été bien établi (rubrique 1) ? Si vous êtes sûr de votre analyse, les modifications nécessaires ne porteront que sur des détails, et dans le cas extrême, le même minéral pourra faire l'affaire si son aspect est différent ou s'il provient d'un lieu d'extraction différent.

Mais arrivés en ce point nous nous heurtons aux limites de la lithothérapie analytique. L'application des principes ci-dessus conduit théoriquement au minéral approprié, mais le choix final de la bonne pierre ne relève plus de la raison et de la logique.

Faites confiance à votre ressenti ou à la sensibilité de la personne à qui vous destinez cette pierre. Choisissez exactement celle qui vous "parle" ou lui "parle", indépendamment de sa forme, de sa beauté et de sa qualité. Et sachez que la pierre peut tout autant vous "parler" par un vif sentiment d'aversion que par une forte attirance. Les pierres qui produiront le moins d'effet sont les "pierres neutres", celles qui nous laissent totalement indifférents, qui ne nous intéressent pas ou que nous n'avons même pas vues. Au besoin, tirez au sort votre pierre, les yeux fermés ou utilisez des procédures de test radiesthésiques ou kinésiologiques, si vous en connaissez.

En thérapie, l'intuition est toujours aussi importante que la raison et la logique. La logique permet seulement d'analyser ce pour quoi nous disposons d'informations et dont nous sommes conscients. L'intuition conduit souvent un peu plus loin. C'est pourquoi nous consacrons le chapitre suivant à la "lithothérapie intuitive".

2.3 Lithothérapie intuitive

Pierres thérapeutiques personnelles

Avant que vous commenciez à lire ce chapitre, je voudrais vous convier à un petit test. Vous n'avez besoin que d'une poignée de minéraux (15 à 20) et d'un associé. Une fois que ces conditions sont réunies, il vous suffit de procéder comme suit :

Étalez les pierres devant vous sur une table ou sur le sol. Choisissez spontanément la pierre qui vous saute aux yeux. Ne jugez pas, ne réfléchissez pas, ni à la pierre ni à son nom, regardez seulement et prenez.

Vous venez de choisir intuitivement la première pierre thérapeutique, avec le regard.

À présent, fermez les yeux et demandez à votre associé de remélanger les pierres pour que vous ne sachiez pas comment elles sont disposées. Tout en gardant les yeux fermés, déplacez la main gauche au-dessus des pierres étalées devant vous. Promenez ainsi votre main jusqu'à ce que vous sentiez en vous l'impulsion de saisir une pierre. N'hésitez pas. Prenez !

Ainsi vous avez choisi intuitivement la deuxième pierre thérapeutique, avec la main.

Demandez maintenant à votre associé de dire des mots-clés pour chaque pierre étalée devant vous. Ces mots-clés se rapporteront aux propriétés et à la force curative des pierres. Mais vous ne devez percevoir d'aucune manière quel mot-clé correspond à quelle pierre. Dès que vous entendez un mot-clé qui vous touche spontanément (agréablement ou désagréablement), dites-le immédiatement et laissez-vous remettre la pierre correspondante.

Ainsi vous avez choisi intuitivement la troisième pierre thérapeutique, avec la parole.

Demandez maintenant à votre associé de disposer les pierres en une rangée, de façon à ce que vous ne les voyiez pas (par exemple sous un drap). Dites-lui qu'il vous indique le nombre de pierres ainsi "alignées" et prononcez spontanément un nombre compris entre 1 et la quantité de pierres devant vous. Votre associé vous donnera ensuite la pierre dont vous avez dit le rang.

Ainsi vous avez choisi intuitivement la quatrième pierre thérapeutique, par hasard.

Ces quatre pierres sont vos quatre pierres thérapeutiques du moment. Chacune d'entre elles représente évidemment une qualité différente ou un autre côté de vous-même puisque chaque méthode de sélection se rapporte à certains aspects et en exclut d'autres.

Sélection par le regard : la pierre de l'âme

Lorsque nous contemplons des choses, nous établissons immédiatement des comparaisons. Dans notre subconscient, l'impression sensorielle du moment est toujours comparée à d'anciens souvenirs ou d'anciennes expériences. Cela se produit plus vite que l'éclair, plus vite que nous ne pourrions le faire consciemment. Songez à ce qui se passe lorsque vous marchez le long d'un chemin Vous percevez constamment tout ce que vous voyez autour de vous et vous reconnaissez ce que vous rencontrez : les arbres, les pierres, les fleurs, l'herbe, les oiseaux, etc. Imaginez maintenant que vous deviez suivre encore une fois le même chemin et tout dire à haute voix ce que vous rencontrez. Tout ! Vous n'avanceriez que de quelques mètres en une heure !

Cet exemple témoigne du travail considérable qui est accompli par notre subconscient. L'âme est le monde de nos images intérieures (notre "monde intérieur"), qui a emmagasiné toutes les impressions et tout le vécu. L'âme perçoit tout, rien n'est perdu, comme nous l'indiquent de temps en temps certains souvenirs inopinés de "ce que nous avons cru oublié depuis longtemps". Mais elle ne se contente pas de stocker volontairement chaque nouvelle impression, elle établit aussi des comparaisons, fait apparaître des ressemblances, opère des classifications : chaque nouvelle impression sensorielle est soigneusement mise dans une catégorie.

Un lien est naturellement établi avec les souvenirs anciens : les sentiments et les images en rapport avec un vécu passé montent à la surface. Cela explique pourquoi nous éprouvons une inclination ou une aversion envers certaines choses, certaines personnes ou certaines situations. S'il existe un événement antérieur semblable que nous avons ressenti positivement, nous éprouvons automatiquement de la sympathie (inclination, plaisir) et si le vécu du moment nous rappelle quelque chose que nous ressentions négativement, il se forme en nous de l'antipathie (aversion, dégoût). Notre subconscient établit toujours des équivalences ! Il réunit des vécus semblables et en tire la conclusion que l'issue d'un événement actuel sera de nouveau analogue au souvenir de l'événement passé.

Tout ce processus est pratiquement inconscient. Comme nous l'avons déjà dit, nous n'y réfléchissons pas mais réagissons en conséquence : nous faisons confiance à une situation, nous nous défions d'une autre, nous évitons certaines personnes et nous nous sentons attirés par d'autres. Parfois, nous nous croyons en sécurité alors que dans d'autres situations, retentit brusquement "l'alarme intérieure" ! Tout le but de cette propriété de l'âme est d'assurer la survie : "L'expérience rend sage", dit un adage populaire. Non sans raison, car le trésor de nos expériences passées et la rapidité de perception de notre âme accroît nos chances de survie. Nous reconnaissons plus vite les dangers, nous ne faisons fort heureusement certaines erreurs qu'une seule fois et trouvons dans nos souvenirs une aide pour nous orienter dans la vie.

Imaginez que vous ne pouvez jamais vous souvenir que des 24 dernières heures parce que ce qui précède est toujours oublié ! Comment pourriez-vous mener votre vie du moment ? Il n'y aurait aucune possibilité réelle d'apprentissage, aucune vie sociale. Vous n'auriez pas d'identité propre. En outre, notre âme commande les fonctions inconscientes de notre corps et nos actes inconscients. Imaginez que vous devriez toujours être pleinement conscient de chacun de vos gestes quand vous conduisez, comme lors de votre première leçon : tourner le volant, embrayer, débrayer, accélérer, freiner, clignoter, se retourner. Vous seriez occupé en permanence, et conduire serait extrêmement fatigant.

Mais si tous ces gestes sont enregistrés de manière sûre, vous conduisez inconsciemment et disposez de toute votre attention pour surveiller la circulation.

L'âme aussi a ses automatismes et ses processus qui se soustraient pour la plupart à toute influence volontaire. Cela fait de notre âme notre trésor intérieur, l'ensemble de nos facultés avec lesquelles nous menons notre vie. Tout ce que nous avons récolté dans notre passé est réuni en elle : le vécu, les expériences, les récits et les images qui nous ont été transmis sous une forme ou sous une autre.

Ce système comprend aussi un point faible : certaines des images et des explications héritées d'autrui sont fausses et ne correspondent pas à notre propre vécu. Tant que nous les conservons en nous, elles nous conduisent toujours à des conclusions erronées. Cela est vrai aussi de nos expériences vécues dans l'enfance mais qui ne sont plus valables dans notre vie d'adulte.

D'autres images encore correspondent à un vécu peu réjouissant et suscitent des effets négatifs dans notre vie dès que leur souvenir est réveillé (consciemment ou inconsciemment).

C'est le cas notamment de souvenirs chargés de souffrance, qu'on appelle des traumatismes (du grec "*trauma*" = "blessure"). Comme tout est mis sur le même plan dans la vie de l'âme, il se produit un effet très particulier dans les situations extrêmement pénibles, lors d'une maladie grave, d'une douleur forte, d'un choc, d'un état d'inconscience (même sous anesthésie !), sous l'influence de l'alcool, de drogues, de médicaments forts, ou pendant le sommeil : le pouvoir discriminant de l'entendement (voir ce mot) est alors fortement diminué ou totalement perdu, mais pas la réceptivité de l'âme, qui demeure toujours (!). De ce fait, toutes les impressions sensorielles que nous éprouvons dans de tels moments sont mises sur un même plan.

Les conséquences peuvent en être fatales : si, par exemple, nous dérapons sur une chaussée glissante, tombons de vélo sur la tête et perdons connaissance, notre subconscient associe alors toutes les autres impressions sensorielles que nous recevons à ce moment à la sensation de douleur. L'accident est enregistré sous forme d'une sorte d'équation : douleur = chaussée mouillée (sens du toucher) = piétons en imperméables (sens de la vue) = freins de voiture grinçants (sens de l'ouïe) = odeurs des gaz d'échappement (sens de l'odorat) = sang dans la bouche (sens du goût). En d'autres termes, toutes les sensations perçues en cet instant sont assimilées à celle de la douleur. Cette "erreur de classement dans la mémoire" demeure parce que nous ne nous en souvenons plus et déterminera des réactions dans notre vie future. Car dorénavant, une chaussée mouillée, des gens en imperméable, un bruit de freins grinçants, des gaz d'échappement et le goût du sang, déclencheront des sensations des plus désagréables, et même éventuellement de nouvelles pertes de connaissance – selon le degré de douleur provoqué par l'événement.

Nous mettrons donc tout en œuvre à l'avenir pour éviter ces impressions sensorielles : ne plus rouler sur une chaussée mouillée, ne plus acheter d'imperméable, etc. Peut-être l'objectif de survie sera atteint en respectant l'avertissement : "Attention chaussée mouillée", mais toutes les autres impressions marquées d'un souvenir négatif nous créent désormais une limitation inutile dans notre vie et entraînent le risque, dans des situations comparables, de déclencher des réactions totalement irréfléchies. Par réaction, nous voulons parler ici d'actes mécaniques (échappant à notre volonté ou à notre attention), déclenchés en réponse à une cause extérieure. C'est cela, justement, qui nous fait reproduire constamment des vécus négatifs.

Notre âme est donc à la fois notre trésor intérieur et une boîte de Pandore. En elle sommeillent des expériences qui nous construisent lorsque nous y pensons et d'autres qui nous limitent et nous privent de nos capacités et de nos moyens ou qui constituent même des bombes à retardement qu'il est dangereux de réveiller. Notre âme est source de force ou champ de bataille, selon les images dont nous la nourrissons.

La pierre que vous avez choisie pour votre âme en la sélectionnant avec le regard (elle a dû réveiller en vous un certain souvenir, sinon vous n'auriez pas tendu la main vers elle) peut donc être porteuse de plusieurs sens :

1. Elle peut réveiller un souvenir qui vous donne de la force, vous construise et vous apporte ainsi du repos. Vous le sentez très vite à son effet bienfaisant. Des images et des souvenirs pourront également apparaître en rêve. Beaucoup de rêves (mais pas tous !) sont en premier lieu une manière de traiter les images de l'âme (processus de tri) et peuvent donc devenir source de compréhension, de connaissance et d'idées créatives.

2. Elle peut vous donner confiance dans vos capacités propres et faire apparaître des qualités qui sommeillent depuis longtemps en vous. Suivez, dans ce cas, des inclinations ou des intérêts qui se manifestent soudain, en particulier si vous savez que vous les avez volontiers écoutés autrefois et qu'ils vous ont profité.

3. Elle peut évoquer un souvenir désagréable que vous aviez refoulé. De ce fait, elle peut mettre beaucoup en mouvement à l'intérieur de vous. Vous le sentirez vite. L'important est alors d'accepter ce qui se passe et de s'offrir sans résistance aux sentiments et aux images qui font surface. De cette manière, la pierre peut vous aider à remédier à une "erreur de classement dans la mémoire" ou à un autre type d'erreur ancienne. Permettez-moi un mot de consolation à ce sujet. D'après mon expérience, il ne s'exprimera que ce qui est déjà "mûr", c'est-à-dire ce à quoi nous pouvons faire face parce que nous sommes suffisamment « mûrs ».

4. Elle peut représenter quelque chose qu'il serait avantageux pour vous de vivre. Elle peut vous rappeler de prendre des vacances dues depuis longtemps, ou d'accomplir une tâche urgente oubliée, etc. Accordez à votre âme de nouvelles images – la pierre vous montrera lesquelles.

Vous verrez vous-même, ou la pierre vous l'indiquera, laquelle de ces quatre possibilités est celle du moment. Il vous suffit d'essayer. Après avoir choisi la pierre avec les yeux, il vous faut simplement la placer en un endroit où vous la verrez souvent. Ou bien, méditez chaque jour avec elle en la contemplant tranquillement. Sa seule vue fera son effet.

Sélection par la main : la pierre-pour-le-corps

Vous avez choisi la deuxième pierre sans la voir. L'impulsion de la prendre est donc venue de votre corps. Notre corps possède une sensibilité très fine qui est toujours présente même quand nous ne la percevons pas consciemment. Nous sentons très précisément ce qui nous fait du bien et ce qui n'en fait pas. Selon l'état du moment, nous choisissons automatiquement ce qui nous équilibre, donc dans le cas présent la pierre qui équilibrera un manque ou un excès.

Dans notre corps, tout repose sur des systèmes d'équilibrage : nous absorbons de la nourriture et des liquides quand nous en manquons et éliminons des substances et des liquides inutiles lorsqu'ils sont en excès. À chaque respiration, nous prenons en nous la quantité d'oxygène nécessaire et éliminons le dioxyde de carbone dont nous n'avons pas l'utilité. Si nous avons besoin de chaleur, nous en produisons à partir des combustibles stockés dans notre corps et si c'est au contraire un rafraîchissement qu'il nous faut, nous l'obtenons par évaporation de la sueur.

Un système vivant se caractérise par sa capacité à conserver constamment les conditions nécessaires à sa vie. C'est pourquoi un grand nombre de mécanismes sont actifs en nous pour réguler l'équilibre énergétique et gérer les substances indispensables au corps, telles que les aliments, les vitamines, les sels minéraux, les hormones, les acides et les bases. La santé physique pourrait aussi se définir par la capacité du corps à maintenir en permanence tous ces équilibres.

Mais il nous arrive souvent de perturber notre équilibre intérieur, que ce soit par de mauvaises habitudes de vie, une alimentation déséquilibrée, des obligations excessives, une activité unilatérale, des substances toxiques ou des images et des pensées négatives. Alors nos mécanismes de régulation ne fonctionnent plus correctement et des carences ou des excès apparaissent dans les domaines concernés.

Une vie équilibrée permet d'y remettre de l'ordre avec le temps. Mais parfois ce temps nous manque justement. Soit que nous ne voulons pas le prendre, soit que nous sommes déjà dans une situation dangereuse qui nécessite d'agir rapidement, soit que nous ne savons plus du tout comment rétablir l'équilibre.

En pareil cas, il est conseillé de recourir aux remèdes extérieurs appropriés. Un remède est un moyen qui nous aide à rétablir l'équilibre en nous, et qui ne constitue pas seulement un substitut extérieur à un manque intérieur. Cette seule condition permet déjà de faire la différence entre les médicaments et les thérapies utiles d'une part et celles qui paraissent douteuses d'autre part.

Précisons tout de suite qu'en cas d'urgence, tout moyen est bon pour assurer la survie ! Mais pour un traitement efficace à long terme d'un mal, les différences sont considérables. Des thérapies de l'information telles que l'homéopathie, les fleurs de Bach, l'aromathérapie ou la lithothérapie présentent ici de grands avantages : ils n'apportent pas au corps des substances mais l'information nécessaire pour détourner le mal et retrouver l'équilibre intérieur, c'est-à-dire pour remettre en route nos forces d'auto-guérison.

Toutefois, cette information doit être absolument adaptée. Il faut trouver la clé précise qui ouvre la serrure verrouillée. Le chapitre précédent sur la "Lithothérapie analytique" offre la possibilité de trouver la bonne clé par la voie analytique. Ici, nous décrivons une autre voie, tout aussi valable, qui obéit à une loi de base toute simple :

Nous cherchons toujours "en dehors" ce qui nous manque "au-dedans" !

C'est pourquoi, quand vous fermez les yeux, votre main vous conduit exactement à la pierre qui apportera à votre corps l'information dont il a besoin. Dès que vous vous approchez de cette pierre, l'information qu'elle rayonne se met à agir. Votre corps enregistre déjà les premiers signes d'un rétablissement de l'équilibre intérieur et donne l'impulsion de "prendre". Vous pouvez lui faire confiance. De nombreuses méthodes le prouvent, comme la radiesthésie (= perception des rayonnements, du latin "*radius*" = rayon" et du grec "*aisthesis*" = perception) ou la kinésiologie (science du mouvement, du grec "*kinesis*" = mouvement et "*logos*" = science). Avec leur aide, il est possible de mesurer de façon répétée des propriétés pour lesquelles il n'existe pas encore d'appareil de mesure physique !

Fondamentalement, notre corps a deux tâches à remplir : il est notre instrument de perception (sensation) et d'action dans le monde matériel, et a été créé à la perfection pour accomplir ces deux tâches (n'oublions pas que son évolution a pris des millions d'années). Sa perfection se mesure ne serait-ce qu'aux maigres résultats obtenus par la technique pour imiter ses capacités. C'est avec ce corps que nous exécutons en général ce que nous voulons entreprendre et vivre. Pour cette raison, la pierre-pour-le-corps que vous avez choisie offre les possibilités suivantes :

1. Elle sert à la guérison de votre corps en aidant à rétablir un équilibre intérieur perturbé. Dans ce cas, la pierre apporte un mieux-être à long terme, même s'il peut y avoir aggravation au

début. Cela signifie que vous devenez plus conscient du déséquilibre existant. Mais en continuant à utiliser la pierre (au besoin avec de courtes interruptions) cette aggravation se dissipe.

2. Elle aide à accroître les capacités de votre corps. Cela se traduit selon le cas par une amélioration de la perception ou par un élargissement des capacités d'action. Votre corps est capable de plus que ce que vous croyez. En être convaincu est le meilleur moyen de soutenir l'action de la pierre.

3. Elle vous met en meilleur contact avec votre corps. Cela a déjà pour conséquence d'apaiser la douleur et de guérir un peu, mais vous aide aussi à mieux prendre conscience des besoins de votre corps et à mieux les comprendre. Tout instrument, et en particulier le corps, demande à être traité avec soin, mais malheureusement, nous apportons parfois plus de soin à notre voiture qu'à notre corps. Au moins, nous la faisons réviser régulièrement et ne roulons pas avec sans entretien jusqu'à ce qu'elle se casse...

Pour rendre votre pierre-pour-le-corps agissante, portez-la contre le corps, le plus en contact possible avec la peau.

Sélection par le mot : la pierre de l'entendement

Dans ce cas, la pierre n'était perceptible ni par la vue ni par le toucher. Le seul lien avec elle réside dans un mot qui vous a incité à la choisir. Ce type de choix n'est pas inhabituel. Il se produit régulièrement, par exemple quand on achète une pierre grâce à une information lue dans un livre. C'est notre entendement qui choisit alors, car c'est lui qui confère du sens à un mot, à un énoncé. Bien sûr, l'entendement n'est pas à l'abri des influences psychiques, car celles-ci surgissent automatiquement lorsque l'image associée à ce mot apparaît devant notre regard intérieur.

Cependant, ce choix est conscient, à la différence de celui qui se fait par les yeux. Si nous sélectionnons une pierre à l'aide des yeux, nous ne savons pas laquelle des propriétés en elle a fait écho en nous. Est-ce la forme, la couleur, ou peut-être une perception plus subtile comme l'aura, qui se situe juste en-deçà du seuil de notre conscience ? Peut-être croyons-nous savoir ce que c'est, mais cela reste une croyance, une caractéristique de l'âme.

Lorsque nous sélectionnons la pierre par le mot, nous savons quelle propriété de la pierre nous parle, car c'est celle-là même qui a été énoncée. Nous touchons ainsi à la qualité fondamentale de l'entendement, qui est de nous pousser à connaître. L'âme pense que la situation du moment correspond au passé. L'entendement, quant à lui, veut savoir. À cet effet, il a besoin d'un autre instrument que l'âme ne possède pas. C'est le pouvoir de discrimination.

L'âme met tout sur le même plan, mais l'entendement peut en outre différencier ! Il est donc par exemple en mesure de définir ce qui, dans une situation, ressemble à une autre et en quoi les deux se différencient. L'entendement est l'instrument qui permet de prévenir les "erreurs de classement dans la mémoire" (caractéristiques de l'âme, nous l'avons vu) ou de les résoudre si elles se sont produites. Lorsque nous revivons consciemment en nous un événement du passé et que nous l'analysons (du grec "*analyein*" = résoudre, analyser, délier), l'entendement est capable de défaire les fausses associations d'images ou d'idées.

L'entendement correspond à l'état de veille. Il sait communiquer par l'intermédiaire de la parole et travaille avec des mots, des pensées et des images. Cela est important à souligner, parce que nous utilisons beaucoup de mots pour lesquels nous n'avons pas d'image intérieure ! Savez-vous ce que signifient dans leur sens profond des mots comme transformateur, politique, index, studio, assistant ou thérapeute ? Jetons un coup d'œil dans un dictionnaire ! Il est vraiment intéressant de découvrir de quoi nous parlons toute la journée. Par exemple, le mot "intéressant" que nous venons de prononcer vient du latin "inter-esse" = être entre. Si un objet est intéressant pour vous, cela signifie donc qu'il existe quelque chose entre vous et l'objet considéré. Saviez-vous cela ?

Nous pensons avec l'aide de l'entendement, c'est-à-dire qu'il nous permet de comprendre et de juger ce qui se produit. Dans ce processus, l'entendement ne reproduit pas le passé mais est capable de créer du nouveau à partir de sources totalement différentes, provenant pour une part de notre expérience personnelle et pour une autre part d'informations extérieures. Il sert ainsi à résoudre des problèmes (du grec "*problema*" = ce qui est jeté en avant, la tâche posée). L'entendement peut alors procéder logiquement (avec esprit de suite), par association d'idées (reliant arbitrairement des pensées) ou par inspiration (idée soudaine). Nous sommes toujours conscients de la marche de nos pensées. L'entendement nous permet de contrôler consciemment notre corps et notre vie.

Le problème de l'entendement réside dans sa capacité d'assimilation très réduite par rapport à l'âme et dans son fonctionnement beaucoup plus lent (voir l'exemple précédent du chemin). Manifestement, l'acte de discriminer prend plus de temps. Cela se conçoit, parce que certaines choses doivent être vraiment comprises (en détail et dans tout leur contexte) avant que nous puissions les distinguer les unes des autres. Ordonner sur la base des ressemblances va plus vite.

Lorsque notre entendement ne comprend pas quelque chose, il reste "en suspens". C'est-à-dire que son attention reste concentrée sur ce qu'il n'a pas compris jusqu'à ce que nous l'en retirions volontairement ou que nous donnions une définition à ce que nous n'avons pas compris (du latin "*definire*" = délimiter), c'est-à-dire jusqu'à ce que nous trouvions une explication qui nous aide à distinguer ce point d'un autre. Plus nous accumulons des incompréhensions, plus notre attention se dissipe et plus la capacité d'assimilation de notre entendement devient faible. La meilleure image pour illustrer ce point est celle d'un professeur distrait...

Cela peut aller jusqu'à une paralysie quasi totale de notre entendement tant il est préoccupé par des problèmes non résolus, qui l'empêchent de tourner son attention sur la réalité présente. Dans ce cas aussi, nous finissons par réagir, et n'agissons plus que sur la base de notre subconscient. Nous n'avons plus d'autre choix que de fermer l'une après l'autre toutes les boucles laissées ouvertes. Chaque problème résolu, ne serait-ce que la définition éclairante d'un mot, redonne un peu de conscience.

Des questions irrésolues conduisent en outre au doute. Tant qu'il dispose de deux informations contradictoires, l'entendement ne trouve pas de repos jusqu'à ce qu'il soit capable de discerner laquelle est la vraie et laquelle la fausse. Le doute exige donc une décision : soit par une évaluation logique des arguments, soit par la méthode de l'essai. C'est la seule manière que nous avons de libérer notre entendement.

L'entendement est l'instrument dont nous disposons pour continuer à nous développer et à améliorer notre existence. C'est pourquoi il est très important de le garder disponible pour ce qui nous arrive dans le présent, et d'accroître notre conscience autant que possible. Il doit notamment être libre pour toute forme d'apprentissage, qui accroît notre capacité de penser et de comprendre. Par conséquent, la pierre de l'entendement, sélectionnée au moyen de la parole, peut prendre l'un des sens suivants :

1. Elle sert à accroître votre conscience et oriente votre attention sur le présent. En fonction de son type, elle indique vers quoi vous devez tout particulièrement tourner votre regard. Cette pierre vous aide alors à contrôler consciemment votre vie ou votre corps. Dans ce travail, vous découvrez sûrement certains mécanismes et certaines habitudes que vous pouvez désormais changer si vous le souhaitez.

2. Elle reflète votre façon de penser et de communiquer. Elle représente donc aussi votre image du monde. Souvent nous érigeons en idéal quelque chose qui est très éloigné de notre

réalité. La pierre que vous avez choisie vous aide à réaliser votre idéal, mais en vous confrontant d'abord à la réalité, selon la devise : "La connaissance de soi est le premier chemin vers une amélioration".

3. Elle représente un problème actuel et vous aide à développer une solution créative. Selon la nature de la pierre, elle pourra donner lieu à des conclusions logiques, des associations d'idées ou des impulsions soudaines pour l'action. De toute façon, elle vous sert à comprendre votre situation ou vous montre simplement quel projet vous devriez mettre en chantier consciemment.

La pierre de l'entendement améliore le flux d'informations. Son effet sera d'autant plus grand que vous travaillez avec elle de multiples manières, en la portant sur vous, en la contemplant, en méditant avec elle, et – très important – en apprenant à la connaître sous l'angle mythologique, minéralogique et thérapeutique. Abordez toujours ces informations avec cette même question : "Qu'est-ce que ces données (réelles ou symboliques) ont à voir avec moi, ma situation, le problème actuel, ma tâche ou mon projet ? " Utilisez la 1ère Partie de ce livre à cet effet. Vous ne saurez bientôt plus où donner de la tête tant vous aurez d'idées !

Sélection au "hasard" : la pierre de l'esprit

La question est naturellement de savoir s'il existe un hasard, ou en d'autres termes, d'où vous tombe cette pierre ? Une chose est sûre : ni l'âme (vous ne pouviez pas la voir), ni le corps (vous ne pouviez pas la sentir), ni l'entendement (vous n'avez eu aucune indication) n'ont pu interférer dans votre choix. C'est donc une instance supérieure qui a dû vous attribuer cette pierre. Et cette instance supérieure n'a été personne d'autre que vous-même.

Comme vous avez déjà dû vous en apercevoir à la lecture de nos explications sur le corps, l'âme et l'entendement, nous ne sommes ni notre âme (qui ne représente que notre lot de souvenirs et notre monde d'images), ni notre corps (qui est notre instrument dans le monde matériel), ni notre entendement (qui représente notre manière de penser). Alors qui sommes-nous ?

Nous sommes des êtres d'esprit libres. Cela signifie que nous avons une âme, un corps et un entendement mais que nous sommes esprit ! Nous sommes des êtres créatifs, non matériels, qui se servent d'un corps terrestre pour pouvoir agir et faire des expériences dans le monde matériel. Mais notre perception et notre rayon d'action dépassent de loin le cadre de notre corps physique.

Songez simplement combien de fois vous avez su des choses à l'avance : par exemple vous avez idée de qui vous appelle quand le téléphone sonne, ou vous ralentissez brusquement juste avant un événement de circulation dangereux, ou vous pensez fortement à quelqu'un en apprenant par la suite qu'il lui est arrivé quelque chose à ce moment précis. Ou bien combien de fois avez-vous ignoré un sentiment, un avertissement intérieur, pour dire ensuite : "Je le savais !" Nous percevons effectivement beaucoup plus que notre corps physique ne le pourrait. De nombreux petits événements nous confirment constamment que nous ne sommes pas liés au temps et à l'espace en tant qu'êtres spirituels. Lorsque j'avais environ 16 ans, ma mère avait le don désagréable de m'attraper régulièrement lorsque je rentrais en douce la nuit. Quelle que fût l'heure, elle se réveillait toujours lorsque je rentrais et cela bien que j'eusse parfaitement appris à passer la porte et à monter l'escalier sans le moindre bruit...

Une autre preuve des capacités créatrices de notre esprit est donnée par les affirmations pertinentes que nous émettons régulièrement. Ce sont des phrases que nous énonçons parfois tout à fait incidemment, dans une situation donnée : "Ça se passera bien/Ça n'ira pas !", "Ça porte bonheur/malheur !". Dans cette catégorie, on trouve aussi toutes les assertions que nous formulons à notre propre sujet : "Je vais y arriver !", "Je suis trop maladroit pour ça !", "Je resterai pauvre toute ma vie !", "J'ai toujours de la chance !", etc. Si nous y regardons de plus près, nous nous apercevrons que nous avons presque toujours énoncé une phrase de ce type avant un succès ou un soi-disant échec. "Soi-disant échec" parce que même l'accomplissement d'une affirmation négative est un succès ("succès" = ce qui succède [à une affirmation]).

Une autre indication concernant notre nature spirituelle nous est donnée par les nombreuses "expériences de la mort" dont tous les rapports indiquent à l'unanimité que les personnes se sont retrouvées en dehors de leur corps en voyant parfois leur propre corps de l'extérieur. Moi-même j'ai fait très nettement cette expérience à deux reprises dans ma vie : la première fois lorsque je fus opéré des amygdales à l'âge de deux ans. Je me suis retrouvé de biais au-dessus de mon corps et ai suivi toute l'opération dans ses moindres détails. Bien sûr, à l'époque, personne n'a voulu croire le petit enfant quand il s'est réveillé de l'anesthésie, mais je me souviens encore très clairement de tout aujourd'hui.

La deuxième fois s'est produite lors d'une randonnée en montagne, quand j'avais 17 ans. Pendant un séjour à la montagne avec la classe, je m'étais dangereusement aventuré dans les rochers avec un camarade. Soudain, je glissai des deux pieds en même temps – et me trouvai au même moment en dehors de mon corps. Je me souviens encore très exactement comment je réfléchissais très tranquillement à la manière de guider mon corps accroché à la paroi alors que je n'étais plus "dedans". Je me trouvais à environ trois mètres derrière moi et voyais, de cette position, les appuis sûrs que mon pied pouvait utiliser. Au moment même où je décidai où poser les pieds, mon corps exécuta cette pensée. Je pus encore l'observer de l'extérieur. Mais à l'instant où mes pieds furent de nouveau en appui, j'avais soudain "réintégré" mon corps. Je continuai le plus tranquillement du monde mon escalade et fut seulement pris de panique quelques minutes plus tard, après être arrivé sur le haut de la falaise, en voyant la chute que j'avais failli faire. J'eus alors toutes les peines du monde à me dégager...

Cela n'est pas nécessairement toujours aussi dramatique. Vous pouvez vous convaincre de vos capacités spirituelles tout simplement en barrant le mot "hasard" de votre vocabulaire. La croyance au hasard n'est rien d'autre que la religion matérialiste moderne que l'on peut effectivement qualifier d'"opium du peuple". Nous réduire à une simple existence physique contredit une foule d'expériences que nous pouvons faire quotidiennement et nécessite une croyance obstinée au "dieu Hasard". Le nombre d'événements curieux qui se produisent chaque jour est bien trop frappant pour être dû au hasard !

Acceptez donc tout simplement que vous êtes un être spirituel dont l'action et la perception ne sont pas limitées par l'espace et le temps et que vous êtes aussi la cause de ce que vous vivez. Peut-être quelque chose résiste-t-il en vous à cette idée, parce qu'il est parfois beaucoup plus simple de rendre les autres responsables de son destin. Mais même lorsque vous avez été volontairement trompé et floué, c'est un jeu qui se joue toujours à deux : un pour tromper, l'autre pour se laisser tromper. Que vous disait votre voix intérieure à ce moment ?

Comprenez-moi bien. Je n'ai pas l'intention de renverser le sens de l'équité. Un escroc demeure un escroc et doit rendre des comptes. Je veux simplement montrer que nous avons toujours la possibilité de nous transformer et de changer notre vie. De même que nous avons peut-être émis une affirmation dans le passé dont nous récoltons aujourd'hui les fruits amers, de même nous sommes aujourd'hui en mesure de modifier cette affirmation et d'en décider autrement. Nous ne sommes pas soumis à notre destin, mais le forgeron de notre propre bonheur !

En tant qu'êtres spirituels, nous avons deux facultés fondamentales : nous pouvons poser une affirmation, c'est-à-dire décider de ce qui va se passer et nous pouvons percevoir, c'est-à-dire vivre la réalisation de cette affirmation. Mais tant que le vécu de cette affirmation ne s'est pas réalisé, l'issue n'est pas certaine. De ce point de vue, la vie devient un jeu. Nous pouvons nous plonger dans de nouvelles expériences ou laisser tranquillement l'existant agir sur nous.

Or c'est là que se situe l'activité propre d'un être d'esprit, qui est de jouer. Observez les enfants comment ils s'épanouissent dans leurs jeux qui deviennent absolument réels pour eux. Et les adultes ne font rien d'autre quand ils jouent avec le plus grand sérieux à la vie de famille, à la vie professionnelle et à la vie de loisirs. Songez aussi combien nous, adultes, nous pouvons être heureux quand un nouveau "jeu" nous est proposé. Quel enthousiasme et quelle énergie nous mettons alors en œuvre ! Quand nous abordons une chose de manière ludique, elle nous réussit sans peine. Jouer, c'est notre nature !

C'est pourquoi la pierre que vous avez choisie par le jeu de l'oracle vous révèle trois points :

1. Elle représente une affirmation, une décision que vous avez prise et dont vous expérimentez les effets actuellement ou dans un futur proche. Cette affirmation, vous pouvez l'annuler si vous n'en voulez plus ou vous pouvez attendre joyeusement ses effets positifs. Si vous gardez en conscience le message de cette pierre, vous découvrirez comment vous décidez effectivement vous-même de votre vie.

2. Elle améliore votre perception et vous rend conscient de vos facultés spirituelles. Les qualités stimulées sont fonction de la pierre sélectionnée. L'important est que vous reconnaissiez dans les phénomènes qui vont se produire vos propres qualités spirituelles en sachant que le "hasard" n'a rien à voir ici. Vous verrez que vous percevrez toujours plus clairement qui vous êtes.

3. Elle montre simplement le jeu que vous êtes en train de jouer ou que vous voulez jouer. Selon la position que vous occupez dans un moment donné, la pierre indique comment vous pouvez ouvrir le jeu, le poursuivre ou le terminer en étant gagnant.

C'est à vous de décider comment mener la vie de votre esprit. Sur ce point, il n'existe pas de règles. Tout est possible. Faites-en un jeu !

C'est dans cet esprit que je vous invite aussi à considérer le chapitre suivant, qui présente des "applications pratiques" de la lithothérapie. Toutes les possibilités qui y sont décrites ne sont que des possibilités : vous pouvez les utiliser ou en inventer d'autres. Jouez d'après vos propres règles du jeu !

2.4 Applications pratiques

Le véritable art thérapeutique n'a pas besoin de règles, ni de lois mais réalise à chaque instant exactement ce qu'il faut à ce moment. Cependant, il est manifeste que la peur de se tromper est très forte. Car les instructions et les recettes sont pléthore dans l'art thérapeutique et semblent marquées du sceau de la validité universelle. Et plus elles semblent le fruit d'une compétence, plus elles sont adoptées avec gratitude.

Par exemple, la littérature sur la thérapie par les pierres précieuses regorge de règles et de dogmes (en général ni vérifiés, ni fondés), édictant tout ce qu'on doit et ne doit pas faire. Si vous réunissez toutes ces lois, vous n'avez plus le droit de rien ! L'un conseille exclusivement les pierres brutes, et l'autre seulement la taille en cabochon. Un autre interdit de perforer, et le suivant met en garde contre tout élément métallique. Pour nettoyer vos pierres, vous devez soit les enterrer pendant des semaines, soit les baigner et les oindre trois fois par jour...

Les grands oubliés dans ce processus sont l'intuition personnelle et le bon sens, nos deux instruments les plus utiles pour soigner. Pourtant, il existe un principe très simple, valable aussi bien en thérapie que dans la vie en général :

"Chaque personne agirait correctement dans chaque situation si elle savait comment faire !"

C'est pourquoi je voudrais, dans ce qui suit, surtout expliquer les effets de chaque méthode, car avec cette connaissance, chacun est ensuite libre de décider laquelle il veut appliquer et à quel moment, ou d'en changer et d'inventer lui-même de nouvelles possibilités. Or c'est précisément cela, l'art de guérir. Dans l'esprit du chapitre précédent, n'hésitez pas à aborder la lithothérapie d'une manière ludique. C'est ainsi que vous déploierez la plus grande créativité et obtiendrez les meilleurs résultats.

La "bonne" pierre

Je dois reconnaître que je suis tenté de résumer cette section en une seule phrase : "Suivez votre sentiment !" Mais ce serait peut-être un peu trop simple. Chaque pierre d'une même sorte est différente des autres. Trois critères peuvent aider à différencier l'effet et la force thérapeutiques d'une pierre : sa qualité, sa taille et sa forme (travaillée ou non) :

Qualité : une pierre d'une sorte donnée sera de meilleure qualité si ses caractéristiques et ses propriétés sont plus prononcées. Ainsi, une émeraude vert foncé sera de meilleure qualité qu'une autre de couleur gris vert clair ; un cristal de roche clair qu'un autre d'aspect trouble ou laiteux ; un rubis transparent que son homologue opaque. Comme les effets thérapeutiques d'une pierre dépendent aussi de ses caractéristiques minéralogiques, il est évident qu'une pierre de meilleure qualité agira plus fortement qu'une autre de moindre qualité.

Taille : l'effet des grosses pierres est plus fort que celui des petites, sans doute parce que l'intensité du rayonnement émis ainsi que la portée du rayonnement dépendent de la masse. Le rayon d'action d'un petit cristal d'améthyste n'est que de quelques centimètres alors qu'une grosse géode peut rayonner dans toute une salle.

Forme (taillée ou non) : ici aussi, l'effet peut être ramené à un critère essentiel, car les pierres rayonnent le plus fortement au niveau des arêtes. Le rayonnement d'un cristal sera donc le plus intense à la pointe. Un éclat irrégulier répand le rayonnement dans diverses directions, un cabochon émet un rayonnement plus faible et plus régulier dans toutes les directions. C'est pourquoi les pierres angulaires sont perçues comme plus puissantes tandis que les pierres polies (par exemple au tambour) sont ressenties comme plus douces et plus harmonieuses.

Ces trois critères permettent à peu près de déterminer l'effet d'une pierre. Et pourtant, ils n'indiquent pas quelle pierre est objectivement meilleure, parce que cette appréciation générale (pierre bonne/pierre mauvaise) n'a pas de sens !

Chaque pierre est bonne si elle convient ! Selon la personne ou l'application, il faut parfois une pierre plus noble, ou plus grande, ou plus angulaire ou plus polie. Si vous prenez par exemple une améthyste d'un violet profond pour comprendre vos rêves, vous serez debout dans votre lit la nuit ! Pour cet objectif, il vaut mieux une pierre plus claire et plus limpide. En revanche, pour un nettoyage de la peau, l'intensité du violet ne sera jamais assez forte. Seul votre sentiment et votre ressenti peuvent vous guider ici dans votre choix. Si vous comprenez les trois critères précédents, vous saurez ou sentirez dans chaque situation quelle pierre est la bonne.

Et surtout, oubliez tous les dogmes ! En principe, chaque pierre aide à guérir. Sauf peut-être quand la pierre est si minuscule que vous la voyez à peine ou si sa qualité est si mauvaise qu'on ne reconnaît pratiquement plus en elle le minéral qu'elle représente.

Variations et possibilités

Les pierres thérapeutiques sont aujourd'hui disponibles sous de multiples formes : brutes ou taillées, à tenir dans la main ou à porter en bijou. Comme les minéraux sont souvent beaux de forme et de couleur, ils possèdent aussi une valeur esthétique en plus de leur force curative. Cela permet d'allier harmonieusement la thérapie à l'ornement. Voici les principales manières de mettre en valeur et de rendre plus efficaces vos pierres thérapeutiques :

Pierre brute : dans nombre de cas, la pierre laissée à l'état brut exprime le plus franchement le caractère propre du minéral et démontre ainsi de façon visible ses propriétés et ses effets thérapeutiques. Selon leur taille, les pierres brutes peuvent s'utiliser pour modifier l'atmosphère d'une pièce (p. ex. quartz rose), pour agir dans le creux de la main (p. ex. ambre, bojis, grenat), pour être posées sur certains points du corps (p. ex. lentilles de biotite, rosettes de calcédoine, lépidolite, zoïsite) ou pour la méditation (p. ex. azurite, moldavite, pyrite).

Cristaux : les cristaux naturels ont la propriété de canaliser l'énergie de la base vers la pointe et sont de ce fait utilisés dans des thérapies énergétiques (cristal de roche, quartz fumé, tourmaline), pour l'acupuncture par les cristaux (cristal de roche, tourmaline) ou comme d'autres pierres brutes pour être posées contre le corps (hyacinthe, kunzite, topaze, tourmaline).

Groupes, géodes, druses : plusieurs cristaux intercroissants forment un "groupe". Si un tel groupe tapisse une cavité rocheuse, on parle de géode et si la cavité est grande de druse (p. ex. groupe de cristaux de roche, géode d'agate, druse d'améthyste). De petits cristaux remplissant entièrement la cavité (p. ex. agate) constituent ce qu'on appelle une amande. Les groupes et les druses rayonnent beaucoup et peuvent servir à modifier l'atmosphère d'une pièce (p. ex. améthyste, cristal de roche, fluorine, quartz fumé). En revanche, de petits groupes ou des géodes posés contre le corps sont tout à fait indiqués pour un traitement intensif (p. ex. agate, apophyllite, cristal de roche).

Tranches et sections : les amandes et les cristaux qui renferment souvent en leur milieu la partie la plus belle ou la plus caractéristique de la pierre (agate, tourmaline), sont coupés en tranches. De l'image, ou signature, qui se révèle alors, on peut déduire beaucoup d'effets thérapeutiques (voir 3ème Partie, Agate). De telles tranches sont très faciles à poser sur le corps. On les travaille aussi en pendentifs.

Pierres polies au tambour ou pierres baroques : pour polir les pierres, on peut placer la masse brute dans un gros tambour qu'on fait tourner en y ajoutant de l'eau et de la matière abrasive de plus en plus fine. Ce processus, qui dure plusieurs semaines, imite le polissage naturel des galets dans les rivières. La structure interne des pierres détermine leur forme extérieure, souvent baroque, qui donne à ces pierres leur nom.

Le polissage arrondit les arêtes, ce qui rend le rayonnement de ces pierres plus régulier et limite leur portée. Elles sont donc agréables à tenir à la main et conviennent à une application sur le corps. La poche de pantalon s'avère un lieu de conservation idéal, parce qu'on peut (inconsciemment) prendre la pierre dans la main chaque fois qu'on en a besoin. Son action peut alors s'étendre à tout le corps parce que la main, comme le pied, comporte des zones réflexes.

Pierre à pouce : un cas particulier de pierre à main est la pierre à pouce, dans laquelle un creux a été pratiqué pour permettre au pouce de s'y glisser en frottant la pierre. Le désir inconscient de prendre la pierre dans la main et de jouer avec en est augmenté.

Pendentifs et pierres percées : c'est la façon la plus simple de porter une pierre contre la peau. Le choix entre un anneau métallique ou une simple perforation est pure affaire de goût. Le métal, contrairement, à ce que disent certains, n'influe pas sur l'effet thérapeutique de la pierre si elle-ci est portée directement contre la peau. Cependant, pour la monture métallique, je recommanderais personnellement un pur argent massif (925 millièmes), un argent sterling doré ou un alliage d'or d'au moins 14 carats (585 millièmes). Des métaux non nobles ou des alliages peuvent irriter la peau et réagir à la transpiration. Même l'argent peut se ternir et irriter des peaux sensibles.

Parmi les pierres percées, vous trouvez aujourd'hui de nombreuses formes : la présentation classique en cabochon ou en médaillon, des formes baroques ou libres, des formes géométriques et symboliques en tous genres. Une fois de plus, vous devez décider en premier lieu d'après votre ressenti. L'important, c'est que la pierre vous plaise et que vous aimiez la porter. Une pierre thérapeutique peut en même temps être un bijou.

Donuts : les donuts sont des tranches de pierres plates et rondes avec un trou au milieu, évoquant les beignets de même nom, très populaires en Amérique et en Asie. Si le nom est moderne, la forme est archaïque. La turquoise, en particulier, est travaillée depuis des siècles de cette manière, en Inde, au Népal et en Chine. Des donuts d'ambre ont été trouvés dans des tombes du néolithique. Ils imitaient sans doute la forme des pierres à trou naturelles qui, dans toutes les cultures antiques, étaient réputées porter chance. Les donuts peuvent évidemment être portés en pendentifs.

Pyramides, pierres rondes et bâtons guérisseurs : dans ces trois types de taille, la forme est depuis longtemps choisie pour ses effets. Les pyramides servent à la conservation ou à la concentration d'énergie, les pierres rondes à la méditation et les bâtons sont utilisés en acupuncture ou acupressure. Les variétés de pierres préférées pour ces usages sont l'améthyste, le cristal de roche, la citrine, la fluorine, l'obsidienne, le quartz fumé et le quartz rutilé.

Colliers : les colliers sont la manière classique de porter des pierres. L'effet thérapeutique de la pierre est ici très intense parce que le cercle de pierre formé autour de la tête émet un rayonnement plus fort qu'un pendentif isolé ou qu'une petite pierre qu'on tient dans la main. L'effet perçu des pierres rondes est doux, celui des éclats de pierre fort et celui des perles facettées intense.

Bijoux : bagues, bracelets, colliers – une fois de plus les pierres thérapeutiques portées sous cette forme déploient leur effet lorsqu'un contact direct avec la peau est possible. S'il vous importe que vos bijoux produisent aussi un effet curatif, assurez-vous par exemple dans le cas d'une bague qu'elle est ouverte sous la pierre. L'idéal est évidemment de choisir un bijou dont les pierres sont combinées d'après des principes thérapeutiques ou alchimiques. De telles pièces sont évidemment porteuses de la magie d'un talisman, mais très peu d'orfèvres et de joailliers connaissent encore ce savoir originel de leur profession.

Élixirs de pierres précieuses : si l'on trempe des pierres thérapeutiques dans de l'eau claire, les informations qu'elles contiennent sont transmises au liquide. Ce processus peut être intensifié en plaçant le verre dans lequel trempe la pierre à la lumière directe du soleil pendant le lever et le coucher du soleil. À ces moments de la journée, la lumière solaire aide à concentrer alors que pendant la journée, elle a plutôt pour effet de diluer. L'élixir ainsi obtenu peut être ingéré, appliqué extérieurement ou utilisé dans des enveloppements, des douches ou des bains. En principe, il possède la même force et la même intensité curative que la pierre, mais peut agir plus vite lorsqu'il est ingéré, parce que l'effet se répand alors immédiatement dans tout l'organisme.

Malheureusement, l'information stockée dans l'eau se dissipe vite. Pour la fixer, on peut ajouter de l'alcool. Dans le commerce, on trouve également des élixirs de pierres précieuses tout prêts, en flacons. Ces élixirs sont produits à base d'extraits d'alcool, les pierres thérapeutiques ayant trempé pendant des mois ou des années dans une eau-de-vie ou un alcool médicinal. L'effet de tels élixirs est très intense et se conserve pendant des années.

La forme sous laquelle vous utiliserez une pierre dépend donc de l'application recherchée ou de vos préférences personnelles. Mais en principe, les pierres agissent quelle que soit leur forme. Sachant cela, peut-être certains cadeaux ou certaines pièces héritées gagneront-ils quelque peu en valeur à vos yeux !

Application pratique

Dans la 3ème Partie, vous trouverez à la rubrique "Application", pour chaque description de pierre, des indications qui demandent une explication préliminaire. Lorsque la bonne pierre a été choisie soit par la méthode analytique, soit par la méthode intuitive, seules deux questions se posent en principe pour son application :

1. De quelle manière convient-il d'utiliser la pierre : en la portant, en la posant, en formant un cercle de pierres, en méditant, en l'ingérant sous forme d'élixir, en la plaçant dans l'environnement, etc. ?

2. Comment faut-il l'utiliser dans le temps : à quel moment, pendant combien de temps, à quel rythme, quand le traitement est-il terminé, etc. ?

En règle générale, il existe plusieurs possibilités parmi lesquelles vous pouvez choisir la plus agréable : si vous avez le choix entre coller la pierre sur le front ou boire son élixir, et qu'il vous serait désagréable de vous présenter au bureau avec la pierre sur le front, prenez plutôt l'élixir.

Comment porter la pierre ?

Le mot "porter" regroupe toutes les formes d'application possibles permettant de placer la pierre près du corps pendant un temps prolongé. Vous pouvez soit porter un pendentif, une pierre percée, un collier ou une autre forme de bijou contre le corps, soit tenir la pierre à votre disposition dans la poche de pantalon pour la prendre dans le creux de la main ou y glisser le pouce. Lorsqu'un endroit précis est indiqué pour le port de la pierre, vous ne pourrez pas faire autrement, parfois, que de l'y coller à l'aide d'un sparadrap. Dans tous les cas, les pierres doivent être portées si possible en contact direct avec la peau. Tout vêtement, même en fibres naturelles, fait un peu écran.

En principe, les pierres thérapeutiques doivent être portées jusqu'à ce qu'une nette amélioration de la situation ou des symptômes se fasse sentir ou jusqu'à ce que l'effet voulu ait été obtenu. Dans beaucoup de cas, on peut observer une "aggravation initiale", qui montre cependant que nous travaillons sur la maladie ou la situation en question et que le processus de guérison est en route. Ces aggravations initiales durent entre quelques heures à environ trois jours, mais rarement une semaine entière. Si au bout de ce temps, aucune amélioration n'est constatée, le choix de la pierre doit être revu.

Si l'aggravation initiale est trop insupportable, il vaut mieux porter la pierre de manière non pas continue mais rythmée, par exemple seulement deux ou trois fois une demi-heure chaque jour. L'effet est alors plus supportable au début, mais avec le temps sera tout aussi intense qu'avec un port permanent. Il n'y a évidemment pas de règle générale pour le bon rythme à adopter parce que chaque personne réagit très différemment. Dans le doute, il vaut mieux augmenter lentement le rythme, en portant la pierre d'abord une fois par jour, puis deux, puis trois, etc. En même temps, on peut aussi prolonger la durée. Au début une demi-heure, puis une heure, puis une heure et demie, etc. De cette façon l'application permanente devient progressivement possible.

Comment poser la pierre ?

"Poser" regroupe ici toutes les applications limitées dans le temps, par lesquelles la pierre est mise en contact direct avec le corps. En général, des indications précises sont données sur la région du corps appropriée, c'est-à-dire là où se trouvent les organes à soigner ou les zones douloureuses ou privées d'énergie, etc. Lorsque vous posez la pierre, vous verrez qu'elle se colle comme une ventouse si elle est placée au bon endroit. Maintenez-la environ pendant une minute en l'appuyant légèrement contre le corps puis relâchez avec précaution : même lorsqu'elle devrait tomber sous l'effet des lois de la pesanteur, elle tient généralement en place.

Le traitement cesse quand une amélioration sensible est intervenue. Il est très important de ne pas prolonger inutilement ce temps. Réjouissez-vous de l'amélioration obtenue, même si la guérison n'est pas complète. Vous pourrez reprendre le traitement un peu plus tard. L'impatience n'est généralement pas propice à la guérison. Vous ne pouvez rien obtenir de force. La guérison doit progresser petit à petit, tout comme l'avait fait la maladie.

En ce qui concerne le moment précis d'un tel traitement, il faut considérer que l'activité des organes du corps n'est pas d'une intensité identique tout au long de la journée. Le fonctionnement du cerveau en est le témoin le plus frappant lorsqu'il nous incite chaque jour à dormir puis à nous réveiller. Nous reconnaissons comme une évidence qu'il ait des phases d'activité et des phases de repos, des phases de fonctionnement intense et des phases de régénération. Mais il en va de même pour tous les autres organes. Chacun a son "matin" où son activité augmente, son "midi" où le fonctionnement est le plus intense, son "soir" où l'activité diminue et sa nuit où il se repose.

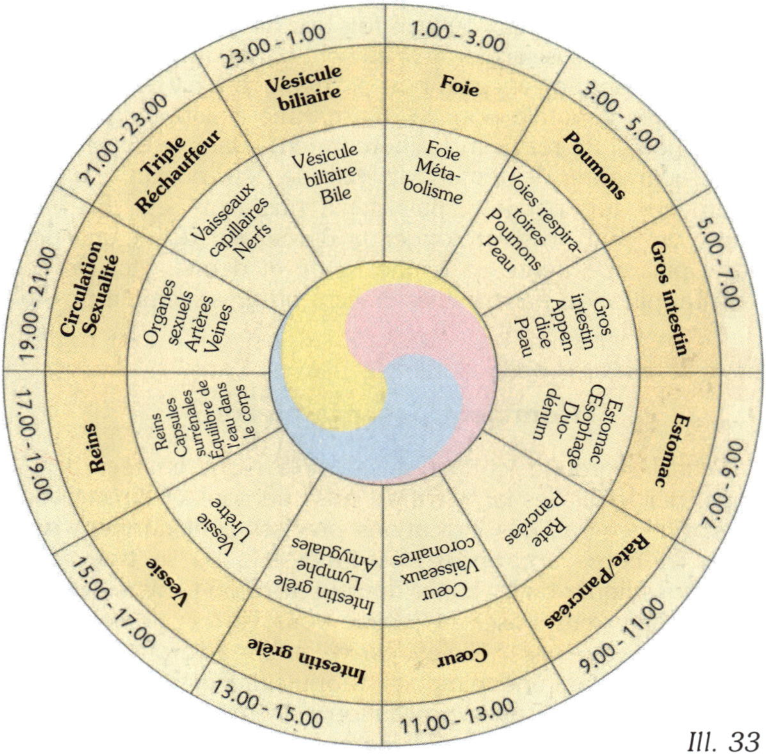

Ill. 33 :
L'horloge des organes.

Dans la plupart des cas, les organes sont beaucoup plus influençables lorsque leur activité augmente ou culmine. C'est pourquoi, le meilleur moment pour appliquer la pierre a lieu en règle générale juste avant ou pendant la phase de plus grande activité. Ces phases sont clairement indiquées dans "l'horloge des organes" ci-contre. Vous pouvez y voir d'un simple coup d'œil quelle plage de temps est la plus propice pour un traitement donné. Mais il est à noter que notre organisme ne se règle pas d'après "l'heure politique". Il faut toujours prendre en compte l'heure locale réelle, et non le décalage dû à l'heure d'été par exemple.

Le cercle de pierres

Comme les pierres rayonnent, le fait de se tenir dans un cercle de pierres exerce sur nous un effet perceptible. Mais "cercle de pierres" est à prendre ici dans un sens très large. Il n'est pas nécessaire de faire exprès le voyage à Stonehenge. Dans ce livre, nous désignons simplement par cercle de pierres "des cristaux ou des pierres disposés en cercle". Alors qu'une pierre posée contre le corps exerce principalement son effet sur l'organisme, le séjour dans un cercle de pierres agit de manière subtile et entraîne surtout des effets sur les plans spirituel, psychique et mental.

Vous pouvez être assis ou allongé dans un cercle de pierres, mais dans tous les cas l'important est de trouver le bon rayon. Si le séjour à l'intérieur du cercle provoque en vous une sensation de resserrement ou d'oppression, vous devez élargir le cercle. Si au contraire vous vous sentez dispersé ou mal à l'aise sans savoir pourquoi, le cercle est sans doute trop grand. Si le rayon est bon, vous parvenez à un bien-être optimal. En pratiquant régulièrement ce traitement du cercle de pierres, vous constaterez que votre rayon "personnel" varie en fonction de la situation et de votre état d'âme. Mais avec le temps, vos sens s'aiguisent au point de savoir d'avance le rayon qu'il vous faut.

Restez assis ou couché dans le cercle de pierres jusqu'à ce que vous sentiez une amélioration manifeste ou jusqu'à ce que vous ayez l'impulsion très nette de quitter le cercle. Suivez cette impulsion, qu'elle vous vienne au bout de dix minutes ou de trois heures. Vous pouvez laisser votre cercle de pierres en l'état jusqu'à une prochaine utilisation. L'expérience montre qu'il vaut mieux être bien reposé, surtout si vous comptez vous allonger dans le cercle. Sinon vous risquez de ne pas vivre les plus belles expériences procurées par le cercle parce que vous vous serez endormi.

Si vous avez choisi quatre pierres thérapeutiques personnelles conformément au chapitre « La lithothérapie intuitive », vous pouvez en constituer un cercle particulier. Par rapport au centre, posez votre pierre de l'âme au sud, la pierre-pour-le-corps à l'ouest, la pierre de l'entendement au nord et la pierre de l'esprit à l'est. Puis asseyez-vous dans le cercle en regardant d'abord vers le sud, tournez-vous au bout de 10 à 15 minutes ves l'ouest, puis vers le nord et enfin vers l'est. De cette façon, vous pourrez sentir de manière très prégnante l'incidence de l'âme, du corps, de l'entendement et de l'esprit et ressentir nettement l'effet des pierres dans ces quatre domaines.

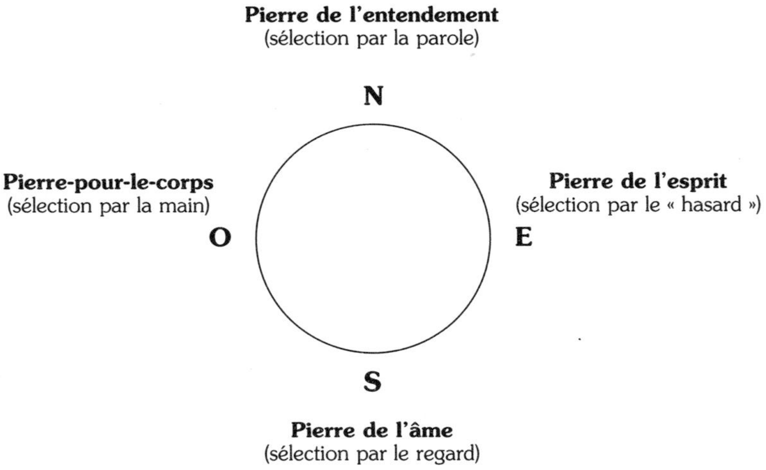

Ill. 34 : Cercle des pierres thérapeutiques personnelles.

Méditer avec les pierres qui guérissent

Il est très difficile d'écrire sur la méditation parce que ce phénomène ne peut en réalité se comprendre que si l'on en a fait l'expérience.

Si nos yeux ne voyaient qu'en noir et blanc, il nous serait impossible de comprendre ce qu'est la couleur. C'est pourquoi je ne peux ici vous présenter que deux exemples de la manière de méditer à l'aide des pierres. Pour connaître l'expérience que vous en tirerez, il faut s'y essayer.

La contemplation : ménagez-vous une plage de temps suffisante, décrochez le téléphone, prévenez tous les habitants de la maison que vous ne tolérerez aucun dérangement et installez-vous dans un endroit calme. Vous pouvez vous asseoir par terre si cette posture vous convient, mais une chaise fera tout aussi bien l'affaire. L'important est d'avoir la colonne vertébrale parfaitement droite. Une colonne vertébrale courbée fatigue et empêche la méditation. Posez la pierre devant vous, si possible à la hauteur des yeux et à la bonne distance. Vous êtes à la »bonne hauteur » et à la « bonne distance » si vous pouvez laisser votre regard reposer longtemps sur la pierre tout en étant complètement détendu.

Il est bon de n'avoir aucune source lumineuse dans le champ de vision : ni bougie, ni lampe, ni fenêtre, ni soleil ! Les sources de lumière détournent l'attention. De même, le fond derrière la pierre devrait être aussi neutre que possible pour la mettre en valeur. Dans ces conditions, votre attention est entièrement concentrée sur la pierre. Il ne faut pas, toutefois, la fixer mais diriger le regard au-delà ou autour vers l'infini.

Dans cette position, restez parfaitement calme, sans bouger ! Le moindre mouvement oblige de recommencer à zéro et empêche la méditation. Si vous devenez progressivement comme la pierre devant vous, il arrivera soudain un moment où vous la *verrez*, la comprendrez, et sentirez qu'elle est aussi une entité vivante. Laissez-vous surprendre.

Méditation avec pierre posée sur le corps : si vous vous êtes donné suffisamment de temps, une atmosphère calme et surtout si vous êtes bien reposé (!), vous pouvez éprouver la nature d'une pierre thérapeutique dans votre méditation en la posant sur votre corps allongé. Ici aussi, le contact avec la peau est à privilégier. Les points de contact les plus avantageux sont le front (entre les sourcils), le cœur, le plexus solaire, ou le bord inférieur du pubis.

Détendez-vous consciemment, en pensant à chaque partie de votre corps, de la tête aux pieds, et en relâchant dans chacune toutes les tensions. Observez ensuite votre respiration devenir de plus en plus calme et lente jusqu'à ce que vous soyez aussi calme que la pierre posée sur vous. Puis laissez-vous entièrement remplir de cette pierre, identifiez-vous à elle et devenez comme elle ou plutôt, devenez elle. Le souvenir de la pierre se communiquera alors à vous et vous verrez le monde quasiment « avec ses yeux ».

« Méditer », c'est avoir à un moment donné toute l'attention de l'esprit concentrée en un lieu. Vous le vivrez, le reconnaîtrez et le comprendrez aussitôt, dès que vous êtes en méditation. Et vous saurez tout de suite le sens que la méditation prend dans votre vie. Une fois de plus, laissez-vous surprendre....

Élixirs de pierres précieuses

Les élixirs de pierres précieuses déploient à peu près les mêmes effets et les mêmes réactions sur notre personnalité et notre organisme que les pierres précieuses correspondantes. Leur avantage réside dans la possibilité de les utiliser par voie interne. Lorsqu'une pierre est posée sur le corps, son effet reste généralement local alors que l'effet de l'élixir ingéré se répand dans tout l'organisme à travers les fluides corporels. On "se remplit de la pierre". Cela donne de meilleurs résultats, surtout en cas de troubles généralisés (à tout l'organisme). Lorsqu'une pierre peut par exemple atténuer une tension localement, son élixir peut adoucir toute la tension intérieure (physique et psychique), améliorer de ce fait toutes les crispations existantes et d'une manière générale réduire la tendance à devenir tendu.

S'il ne nous est pas possible parfois, pour des raisons pratiques, de porter une pierre ou de la poser sur le corps, parce que nous serions limités dans nos mouvements, par exemple aux articulations, ou parce que nous ne voulons pas, comme nous l'avons déjà dit, apparaître au travail avec une pierre collée sur le front, l'ingestion d'un élixir est préférable. L'élixir agit automatiquement dans l'organisme à l'endroit précis où il est nécessaire. Comme le traitement à base d'élixir est aussi une thérapie de l'information, l'information n'agit que là où elle est "comprise", c'est-à-dire où elle manque (principe de résonance).

L'effet des élixirs est très fort. Pour obtenir un effet analogue, la pierre utilisée devrait être très grande et très pure. Outre que de telles pierres sont difficiles à se procurer et à manipuler (comment porter une pierre de deux kilos ?), le prix de la pierre précieuse (diamant, émeraude, etc.) serait incomparablement plus élevé que celui de l'élixir. Ainsi, l'élixir ménage-t-il agréablement le porte-monnaie.

Le nettoyage de la pierre qu'il faut entreprendre d'habitude n'est plus nécessaire ici. En outre, l'effet peut être dosé exactement par la quantité ingérée.

Inversement, le port et la pose des pierres contre le corps présentent aussi des avantages par rapport aux élixirs. Notamment, les expériences menées avec les pierres portent moins à conséquence parce qu'il est plus facile d'écarter la pierre du corps et que son effet diminue plus rapidement. De même lorsque pour certaines raisons, seul un traitement local très ciblé est souhaité, par exemple pour agir sur un point d'acupuncture, la pierre fine est évidemment préférable à l'élixir.

Mais dans la plupart des cas, les deux emplois se complètent très bien parce qu'ils se renforcent mutuellement s'ils sont pratiqués en même temps. De toute façon, l'emploi d'un élixir est aussi simple que le port de la pierre.

Ingestion : directement sur la langue, env. 1 heure avant le repas ou au moins deux heures après. Les élixirs préparés soi-même en trempant la pierre dans de l'eau peuvent être pris par gorgées. Avec les élixirs à base d'alcool, quelques gouttes suffisent. Il est impossible d'indiquer ici des dosages. Les natures sensibles devraient en prendre moins (1 à 2 gouttes) et les natures plus robustes davantage (5 à 10 gouttes). Cependant, plus on utilise un élixir, plus il en faut. C'est pourquoi la fréquence des prises quotidiennes peut être augmentée. Il vaut mieux prendre plusieurs fois de petites quantités que moins souvent de grandes quantités. Les élixirs peuvent être pris sur plusieurs mois, selon un rythme, c'est-à-dire avec des interruptions ponctuelles (de un à trois jours) pour éviter l'effet d'habitude.

Application externe : légèrement dilués, les élixirs de pierres précieuses peuvent être appliqués directement sur la peau, par exemple en cas de troubles cutanés, d'inflammations, de blessures, etc. Le mélange avec des pommades est possible. Enfin, les élixirs peuvent être ajoutés à l'eau du bain, celle-ci ne devant pas être trop chaude pour que l'effet ne s'évapore pas trop vite.

Dilutions : un élixir de pierre précieuse dilué (3 à 5 gouttes dans au maximum 30 ml d'eau) renforce l'effet sur les plans psychique et spirituel. On peut également réaliser des dilutions homéopathiques, l'élixir de pierres précieuses correspondant alors à la teinture mère.

Combinaisons : en principe, les élixirs de pierres précieuses doivent être ingérés purs, sans mélange. Mais certaines pierres comme le cristal de roche, le diamant ou la topaze blanche renforcent l'efficacité d'autres pierres et peuvent en cas de besoin leur être ajoutées (renforçateur d'élixir). Pour des applications particulières, on trouve dans le commerce des mélanges spécifiques. Ceux-ci sont, à l'image des anciennes recettes de tisanes, le fruit de longues recherches. Le choix des pierres et les proportions sont très étudiés.

Conservation : les élixirs de pierres précieuses doivent être conservés dans un endroit frais et sombre pour éviter les influences réciproques. En particulier, les renforçateurs d'élixirs comme le cristal de roche prennent facilement les propriétés d'autres élixirs. Des sources de rayonnement comme les fils électriques, les prises, les écrans de télévision ou d'ordinateur et les tubes au néon ne devraient pas se trouver à proximité.

Placer des pierres thérapeutiques dans l'environnement

L'atmosphère dans laquelle nous vivons et travaillons influence durablement notre ressenti, notre santé et le résultat de nos actes. C'est pourquoi nous pouvons très vite obtenir des changements positifs en disposant des pierres thérapeutiques dans notre environnement. Il faut bien sûr que la portée de ces pierres soit suffisante. On préférera à cet effet des pierres brutes, des cristaux et des géodes.

Lorsque vous vous trouvez dans le champ d'action de la pierre, votre bien-être physique en est de toute façon amélioré. Si en outre vous souhaitez un enrichissement particulier sur le plan psychique, disposez la pierre de manière à la voir, ne serait-ce que du coin de l'œil. L'esthétique a aussi son importance. Choisissez une pierre qui vous plaise sans compromis !

L'échange entre la pierre et la personne s'effectue dans les deux sens. C'est pourquoi les pierres prennent aussi des informations qui proviennent de nous, en particulier quand nous les portons directement contre le corps. Ainsi, une pierre qui a été portée un certain temps peut soudain provoquer une sensation désagréable. Cela se produit quand l'information captée par la pierre devient suffisamment forte pour être de nouveau rayonnée vers nous. C'est alors le moment de nettoyer la pierre.

Nettoyage et entretien

En ce qui concerne le nettoyage énergétique des pierres, une grande confusion règne dans ce qu'en disent les livres. La raison réside manifestement dans le fait que le sens des différents procédés n'est pas compris. Sous le terme de nettoyage, on regroupe souvent trois processus différents qui consistent à : décharger la pierre, la nettoyer et la recharger en énergie.

Décharger la pierre : beaucoup de pierres curatives se chargent d'électricité statique, notamment au contact direct avec le corps. L'exemple extrême est celui de l'ambre qui peut devenir chaud en l'espace de quelques minutes. Cette charge statique peut être éliminée sous l'eau courante.

Nettoyer : même une fois déchargée, l'information captée par la pierre demeure et peut se charger de nouveau. Pour effacer cette information, il faut une action plus forte. Le nettoyage complet de l'information stockée peut s'effectuer de deux manières : en posant la pierre sur une géode d'améthyste ou en la plongeant dans du sel.

La géode d'améthyste est la méthode la plus douce. Le fer finement réparti dans le quartz et la forte concentration en énergie de celui-ci donnent à l'améthyste un rayonnement ardent et fort. Les pierres curatives "traversées par ce rayonnement" sont libérées de l'information captée. En général il suffit d'une journée, et si la pierre n'a été posée que peu de temps contre le corps, d'une heure. Mais vous pouvez laisser la pierre plus longtemps dans la druse sans aucun dommage pour elle.

Le sel doit être manipulé avec un peu plus de précautions ! Le contact direct avec le sel peut provoquer dans beaucoup de pierres des réactions chimiques qui risquent de faire perdre à la pierre son poli ou de modifier sa couleur. Pour une opale, le contact avec le sel signe son arrêt de mort, parce que le sel lui retire son eau ce qui la transforme en une calcédoine. La calcédoine est certes elle aussi une pierre curative mais généralement de beaucoup moins grande valeur !

C'est pourquoi il est recommandé de déposer la pierre dans une petite coupelle en verre qui, elle, sera placée dans un récipient plus grand contenant du sel. La purification énergétique a toujours lieu mais la pierre n'est pas attaquée. Sauf dans le cas de colliers dont le fil pourrait être abîmé par l'eau, vous pouvez mouiller la pierre d'une eau faiblement minéralisée. L'information lui en sera retirée encore plus vite. L'eau doit être changée à chaque nettoyage. Le sel, en revanche, peut être réutilisé pendant des mois. Le temps de nettoyage dans le sel est très court : si la pierre a été portée pendant plusieurs semaines, il suffit de quatre à six heures. Si elle a été portée brièvement, dix minutes suffiront. Une durée plus longue peut vider la pierre de son énergie et son efficacité en serait diminuée !

Je déconseillerais les autres méthodes préconisées, comme le trempage dans de l'eau salée, l'enfouissement sous terre ou le nettoyage par le feu, car diverses pierres risquent d'être endommagées de cette manière. L'eau salée pénètre dans beaucoup de pores et de fissures et peut troubler la limpidité de la pierre. Certains minéraux secondaires sont attaqués et transformés par les acides présents dans le sol et il est évident que le feu est parfois un peu trop actif !

Recharger : comme l'intensité du rayonnement d'une pierre est fonction de l'énergie reçue, son effet guérisseur peut être renforcé en la chargeant de manière adéquate. La méthode la plus douce consiste à exposer la pierre à la lumière du soleil levant ou couchant. Pendant ce temps où nous pouvons regarder le soleil directement, sans dommage, la lumière solaire a la propriété de pouvoir charger. Mais certainement pas à l'heure de midi ! À ce moment, la pierre aura plutôt tendance à se décharger.

Juste avant de traiter une pierre, il est avantageux de la chauffer un peu dans la main ou près d'un radiateur. C'est une autre manière d'intensifier son effet. Mais dans nombre de cas, il n'est pas nécessaire de charger la pierre, parce que la pierre est de toute façon chauffée et activée par le contact avec le corps.

Entretien : dans le cas de groupes de cristaux et de géodes, le nettoyage physique devrait surtout se limiter à l'élimination de la poussière. Un simple pinceau suffit à cet effet. Si vous nettoyez par exemple une géode à l'eau, veillez à n'utiliser qu'une eau faiblement minéralisée pour éviter des dépôts calcaires peu esthétiques. N'attaquez pas non plus vos pierres avec des nettoyants ménagers agressifs. Certaines pierres ne risquent rien mais d'autres sont extrêmement sensibles. Et une fois que vous avez constaté que votre pierre l'est, il est déjà trop tard !

Conservation : il va de soi que l'on cherche à conserver une belle pierre de manière à ce qu'elle soit aussi agréable pour l'œil. Mais si vous ne voulez pas passer vos loisirs à dépoussiérer vos pierres, je vous conseille la solution d'une vitrine qui se ferme à clé. Sauf pour les sections d'agate (qui rendent très bien lorsqu'elles sont accrochées aux fenêtres) et les pierres insensibles à la lumière (cristal de roche, hématite, jaspe, lapis-lazuli, œil-de-tigre, tourmaline noire, etc.), je déconseille en général le rebord de fenêtre parce que beaucoup de pierres pâlissent à la lumière du soleil (améthyste, kunzite, quartz rose). Et n'exposez surtout pas de boule de cristal à la lumière du soleil. Ce sont d'excellentes lentilles, comme j'en ai moi-même pu faire l'expérience en trouvant des trous brûlés dans du carton et sur les sièges de voiture.

Les pierres thérapeutiques sont des outils

Pour terminer ce chapitre sur les "Applications pratiques", je voudrais ajouter quelques pensées qui me tiennent à cœur. Il existe aussi une vie sans pierres thérapeutiques ! Ces pierres ne doivent jamais être utilisées pour résoudre nos problèmes en lieu et place de notre propre créativité, de nos propres capacités. Les pierres sont des outils ! Et chaque outil doit à un moment ou à un autre nous rendre capable de pouvoir nous en passer. C'est pourquoi je voudrais encore une fois de plus souligner les points essentiels à respecter lorsqu'on veut soigner à l'aide des pierres :

L'efficacité des pierres est renforcée par un travail conscient sur le problème à traiter, c'est-à-dire lorsqu'on se demande "pourquoi ?" et "dans quel intérêt ?" ce problème ou cette maladie existent, et que l'on cherche à trouver un moyen de le résoudre. Derrière chaque maladie, par exemple, il y a un intérêt. C'est pourquoi on peut se demander "comment puis-je me défaire de cette maladie ou de ce problème sans perdre cet intérêt ?" Les pierres thérapeutiques facilitent un tel travail mais ne le font pas à notre place.

L'effet des pierres perdure après qu'on a cessé de les porter si la compréhension acquise est appliquée. Nous sommes nous-mêmes la cause de nos problèmes et pouvons les modifier. Les pierres précieuses et les élixirs sont des outils, ni plus ni moins !

C'est pourquoi la liste des propriétés et des symptômes liés à chaque pierre, tels qu'ils sont décrits dans la 3ème Partie, sont surtout donnés à titre d'information, pour caractériser brièvement chaque pierre et aider à trouver une approche intuitive. En cas de maladie, cependant, ou pour la résolution de problèmes psycho-spirituels, il est conseillé de considérer la situation dans sa globalité, comme le suggère la méthode analytique, en tenant compte de notre caractère, de la totalité des symptômes, de nos idées, de nos souhaits, de nos objectifs. Cette vision d'ensemble peut nous conduire à une pierre tout à fait différente qu'un symptôme isolé n'aurait pu le laisser penser.

Pour cette raison, je tiens à préciser encore une fois que ce livre sert à informer sur la lithothérapie et sur l'effet des pierres thérapeutiques, mais qu'il ne peut remplacer ni le médecin ni le thérapeute. En cas de maladie ou de problème grave, recherchez également les conseils des spécialistes.

3ème PARTIE :

DES PIERRES QUI GUÉRISSENT

Effets thérapeutiques des pierres précieuses

Dans les descriptions ci-après des pierres précieuses, nous avons pris soin de n'évoquer que les effets thérapeutiques qui ont été testés et observés depuis des années. Les effets seulement supposés ou observés occasionnellement ne sont pas mentionnés ou clairement présentés pour ce qu'ils sont. Nous avons en effet voulu offrir au lecteur des données sûres et fiables, à une époque où l'on trouve dans les livres sur les effets thérapeutiques des pierres les affirmations les plus contradictoires et la plus grande confusion.

Il s'ensuit que dans ce livre aucune description de pierre ne prétend être complète et exhaustive. Un tel but serait illusoire, étant donné que la lithothérapie moderne n'existe que depuis une dizaine d'années. Dix ans, c'est peu en comparaison avec d'autres procédés naturels qui relèvent de traditions vieilles de plusieurs siècles et parfois de plusieurs millénaires. Aussi, la science des pierres demande-t-elle encore un gros effort de recherche. Chaque année apporte son lot de découvertes.

Pour choisir une pierre, il est donc conseillé de suivre soit la méthode analytique, soit la méthode intuitive, décrites toutes deux dans la 2ème Partie. Les descriptions de la 3ème Partie servent surtout à confirmer ce choix. Faites néanmoins confiance à votre choix, même si à la lecture des descriptions qui suivent vous ne voyez aucun lien entre la pierre de votre choix et ce qui en est dit ici. Peut-être êtes-vous en train de découvrir quelque chose de tout nouveau, et si cela se produit, je serais très heureux d'en être informé.

Un tel échange est possible en écrivant à l'adresse de l'association de lithothérapie donnée à la fin de cet ouvrage. Le travail de cette association consiste entre autres à recueillir des rapports sur les effets thérapeutiques des minéraux et des pierres précieuses, à les analyser et à publier les résultats après vérification. Chaque contribution est donc la bienvenue.

La description des pierres précieuses

Pour faire le lien avec la première partie de l'ouvrage, les données les plus importantes concernant le ***système cristallin***, le ***principe de formation***, la ***classe minéralogique*** la ***couleur*** et les ***substances minérales*** qui apparaissent dans la ***formule chimique*** élargie sont rappelées au début de chaque fiche. Ces indications permettent de se reporter aux explications de la première partie et de comprendre de manière beaucoup plus approfondie et complète les effets thérapeutiques de chaque pierre. Le tableau qui donne les symboles chimiques des diverses substances minérales se trouve à la page 88.

Des éléments importants sur la genèse de la pierre ou les aspects minéralogiques sont ensuite précisés à la section ***Minéralogie***.

S'il existe des récits ou des références mythologiques à propos d'une pierre, ils sont résumés à la section ***Mythologie***. Cette section peut mentionner également l'origine du nom de la pierre et, point très important, l'indication qu'au Moyen Âge ou dans l'Antiquité de tout autres pierres étaient souvent désignées du même nom. Ainsi, beaucoup de récits anciens ne se rapportent pas à la pierre que l'on croit. Il est souvent très difficile d'identifier avec certitude la pierre en question mais j'espère avoir éliminé autant que possible ces « erreurs de traduction ».

À la section ***Lithothérapie,*** le lecteur trouve les effets thérapeutiques de la pierre, qui ont été observés et vérifiés de nos jours. Ils sont divisés en quatre catégories : l'effet ***spirituel***, qui décrit la manière dont la pierre influe sur notre état d'esprit du moment, ou les motivations et les suggestions qu'elle peut apporter ; l'effet ***psychique***, c'est-à-dire l'influence de la pierre sur le subconscient, les images intérieures, les sentiments et l'humeur ; l'effet ***mental***, qui correspond à des modifications de l'entendement, de la pensée et de l'acte conscient ; et pour finir l'effet ***physique***, qui agit sur l'organisme et le système énergétique du corps. Cette division en catégories met en évidence les interactions entre les quatre niveaux et l'action de la pierre précieuse d'une manière qui peut être très utile, notamment pour la pratique de la méthode intuitive.

Enfin, les indications finales sur l'***application*** de la pierre décrivent les modalités d'emploi qui ont jusqu'ici permis d'enregistrer de bons résultats. Mais sur ce point aussi, il est clair que beaucoup d'autres possibilités existent ! Donc, à vous de jouer !

Actinolite

Système cristallin : monoclinique
Principe de formation : métamorphique, ou magmatique (rare)
Classe minéralogique : inosilicates
Couleur : verte
Formule chimique, substances minérales : $Ca_2(Mg,Fe)_5(Si_8O_{22})(OH,F)_4$ + OH,F

Minéralogie

L'actinolite est un silicate de fer, de magnésium et de calcium basique, qui forme des cristaux rayonnants ou des agrégats fibreux à large tige. D'origine métamorphique et plus rarement hydrothermale, il naît dans des schistes d'actinolite, verts, de talc et de serpentine.

Mythologie

Depuis des siècles, l'actinolite est connue pour ses propriétés rayonnantes mais il n'existe aucune indication ancienne sur ses effets thérapeutiques.

Lithothérapie

Sur le plan spirituel, aide l'esprit à se réorienter, à se donner de nouveaux objectifs et déclenche les actes correspondants. Favorise aussi la droiture.
Sur le plan psychique, nous rend conscient de nos capacités. Renforce le sentiment de notre propre valeur, l'équilibre intérieur, la patience et le sens du moment juste.
Sur le plan mental, aide à devenir conscient du moment et du point où nous avons dévié de nos objectifs, ce qui permet de corriger le cours.
Sur le plan physique, stimule les fonctions du foie et des reins, ainsi que tous les processus de construction et de croissance. Sous forme de quartz d'actinolite (= actinolite dans le cristal de roche), stimule les processus de détoxication et d'élimination.

Application

L'actinolite développe son effet progressivement. C'est pourquoi elle devrait être portée pendant un certain temps en pendentif directement contre le corps ou tenue souvent dans la main.

Ill. 35 : Actinolite, Corse.

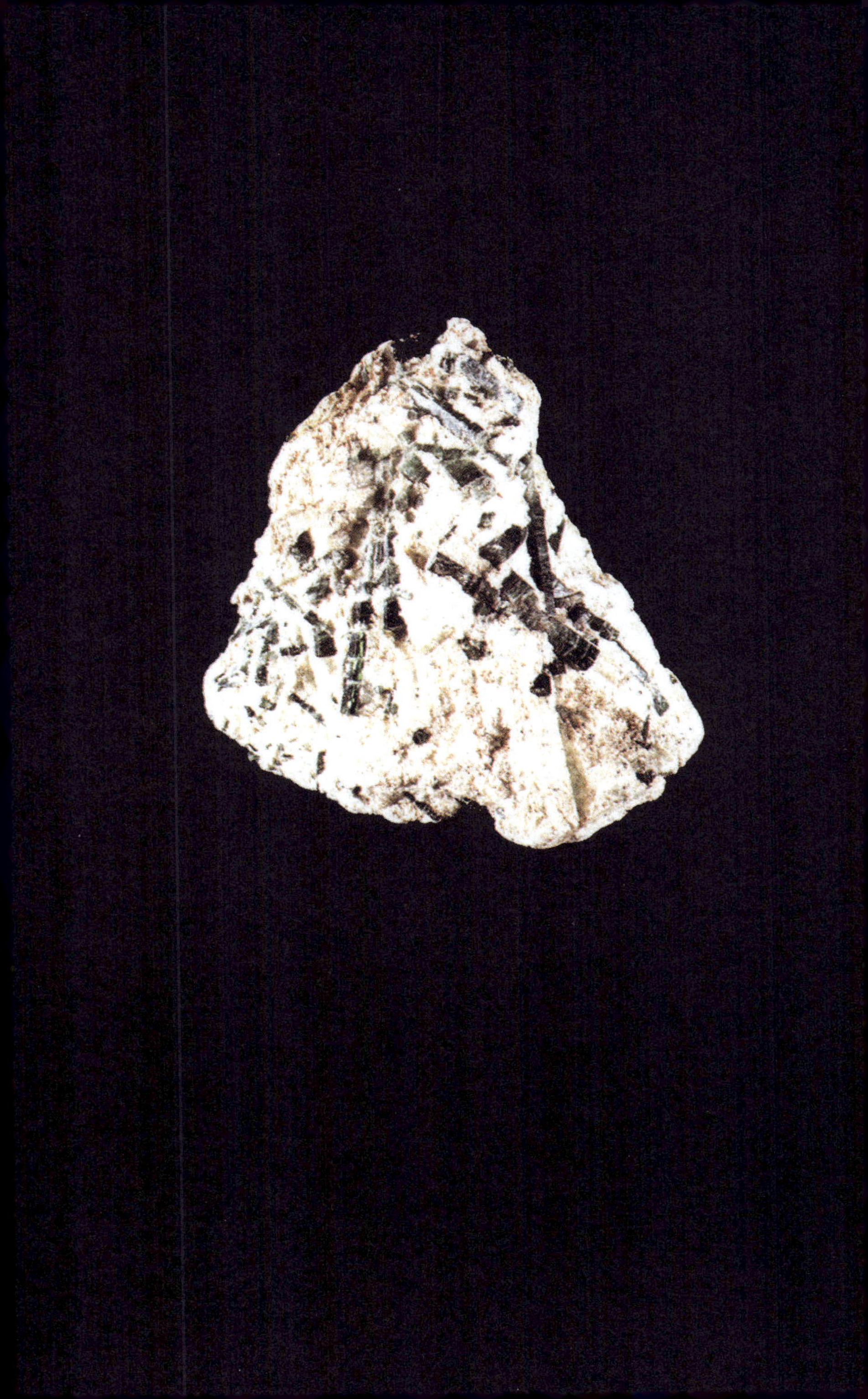

Agate

Système cristallin : rhomboédrique
Principe de formation : magmatique
Classe minéralogique : oxydes, groupe des quartz
Couleur : bleu gris, brun, rouge, jaune
Formule chimique, substances minérales : SiO_2 + Al, Ca, Fe, Mn

Minéralogie

De formation hydrothermale, l'agate apparaît dans des roches volcaniques pauvres en acide silicique. Des solutions d'acide silicique brûlantes s'accumulent dans les cavités formées par des bulles de gaz lors du refroidissement de la lave. En se refroidissant à leur tour, elles se figent en laissant des quartz se déposer couche par couche contre les parois de la cavité. L'inclusion de substances étrangères donne à l'agate sa structure typique en bandes qui peuvent se composer de variétés de quartz les plus diverses, telles que les quartz à cristaux (cristal de roche, améthyste), les calcédoines (calcédoine, cornaline, onyx) et le jaspe. Si l'agate ainsi formée remplit la totalité de la cavité, on parle d'une amande d'agate, et s'il reste un espace vide, d'une géode.

Mythologie

Dans le monde antique ainsi qu'en Inde, au Népal et au Tibet, l'agate était très prisée comme porte-bonheur et pierre protectrice. Les agates à bandes rectilignes et parallèles, appelées pierres stratifiées, permettaient de sculpter des amulettes, un art qui débouche aujourd'hui sur celui de la taille des gemmes. On appréciait tout particulièrement les agates dont la cavité intérieure était encore remplie d'eau – « agates d'eau » ou « enhydros » ou « pierre d'aigle » – dont on estimait qu'elles protégeaient la grossesse.

Lithothérapie

Sur le plan spirituel, favorise une attitude de retrait et d'intériorisation. Permet une contemplation tranquille et méditative de la vie et nous aide à nous recueillir et à nous concentrer pour que nous puissions régler nos affaires. Permet d'assimiler consciemment les expériences, ce qui conduit à une maturité spirituelle, une stabilité intérieure et un sens de la réalité.

Ill. 36 : Agate, Brésil.

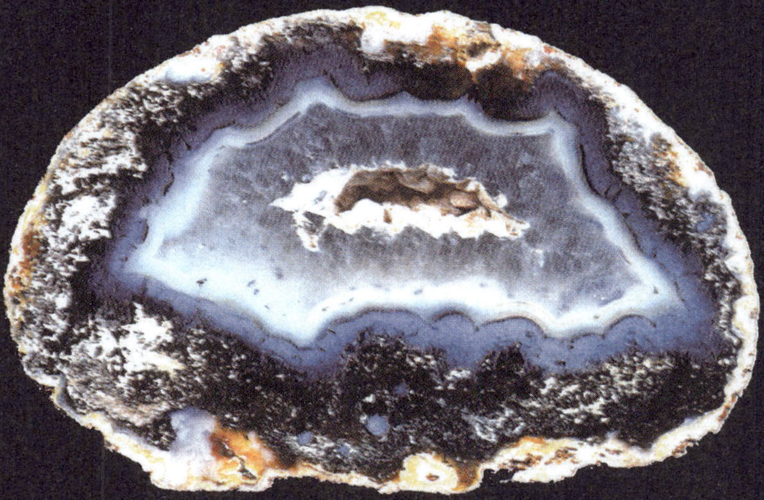

Sur le plan psychique, assure protection, sécurité et sûreté en défaisant les tensions intérieures, et en nous rendant plus fort face à ce qui agit sur nous de l'extérieur. Les agates les plus efficaces à cet effet sont formées de bandes régulières et concentriques. Celles qui possèdent en leur cœur un cristal de roche stimulent la mémoire même prénatale ou des vies antérieures.

Sur le plan mental, favorise la pensée logique et rationnelle avec l'aide de laquelle nous pouvons pousser l'analyse jusqu'au cœur des problèmes. Aide en même temps à trouver des solutions simples et pragmatiques qui sont mises à exécution calmement mais sans tarder. Favorise la concentration sur l'essentiel et évite la distraction.

Sur le plan physique, équilibre notre aura et nos corps énergétiques. Exerce ainsi sur ce plan une action protectrice et harmonisante, doublée d'un effet stabilisateur sur notre santé. Favorisant la régénération et la croissance, l'agate est effectivement une pierre qui protège la mère et l'enfant pendant la grossesse. En raison de sa structure en couches de quartz variées, l'agate agit notamment sur les organes formés de diverses couches de peau et de tissus. Par exemple, elle atténue les maladies des yeux, telles que la conjonctivite, agit en cas de gastrite, de tumeurs de l'estomac, d'inflammation de la vessie et de l'intestin, ainsi que dans les affections de l'utérus. Protège contre une descente de l'utérus et stimule la régénération de cet organe après l'accouchement. Favorise en outre la digestion et l'excrétion, renforce les vaisseaux sanguins et les tissus et aide en cas d'affections cutanées.

Application

L'agate qui convient pour un trouble donné est celle qui porte la signature, c'est-à-dire l'image (du latin « *signum* » = signe) de l'organe correspondant. En cas de doute, il est conseillé d'utiliser un livre d'anatomie. Cette pierre devrait être portée en contact direct avec la peau et posée à l'heure précise d'activité maximale de l'organe (voir l'horloge des organes, 2ème Partie, Chapitre 4), ou juste avant. Pour obtenir des effets psychiques et spirituels, il suffit de placer l'agate dans le champ de vision, par exemple en accrochant une section de cette pierre devant une fenêtre. La méditation dans un cercle d'agates est d'un effet particulièrement puissant.

Agate mousse

Système cristallin : rhomboédrique
Principe de formation : sédimentaire
Classe minéralogique : oxydes, groupe des quartz
Couleur : clair, pâle, bleu clair avec inclusions vert mousse
Formule chimique, substances minérales : SiO_2 + Al,Ca,F,Fe,K,Mg,Na,OH,Si

Minéralogie

L'agate mousse appartient à la famille des calcédoines et se forme par sédimentation à partir d'une solution épaisse d'acide silicique à laquelle se sont ajoutées sans se mélanger des solutions de silicate de fer. Ainsi se forme la calcédoine aux inclusions vert mousse, filiformes et d'aspect strié.

Mythologie

On lit souvent, même dans certains ouvrages modernes, que l'agate mousse, en raison de sa signature aux formes végétales, renforcerait l'amour pour la nature. On ne trouve toutefois pas d'autres indications sur ses effets thérapeutiques.

Lithothérapie

Sur le plan spirituel, libère des chaînes spirituelles dont il est parfois difficile de se défaire. Aide à prendre de nouvelles initiatives après de longues hésitations ou une longue réserve. Inspire et permet de toujours recommencer à neuf.
Sur le plan psychique, libère des poids et des pressions. Aide à se défaire de peurs profondément ancrées. Donne confiance et espoir. Apporte du repos à l'âme.
Sur le plan mental, favorise la capacité de communiquer. Accroît la conscience, aide à comprendre intellectuellement des situations difficiles et rend l'entendement très vif.
Sur le plan physique, favorise la circulation de la lymphe, agit contre le gonflement des ganglions lymphatiques et les infections tenaces, renforce l'immunité, atténue la fièvre, combat les inflammations, favorise la formation de glaires (en cas de toux sèche), et réduit la sensibilité aux conditions climatiques.

Application

L'agate mousse doit être portée dans tous les cas en contact avec la peau ou posée sur les parties à traiter.

Ill. 37 : Agate mouse, Inde.

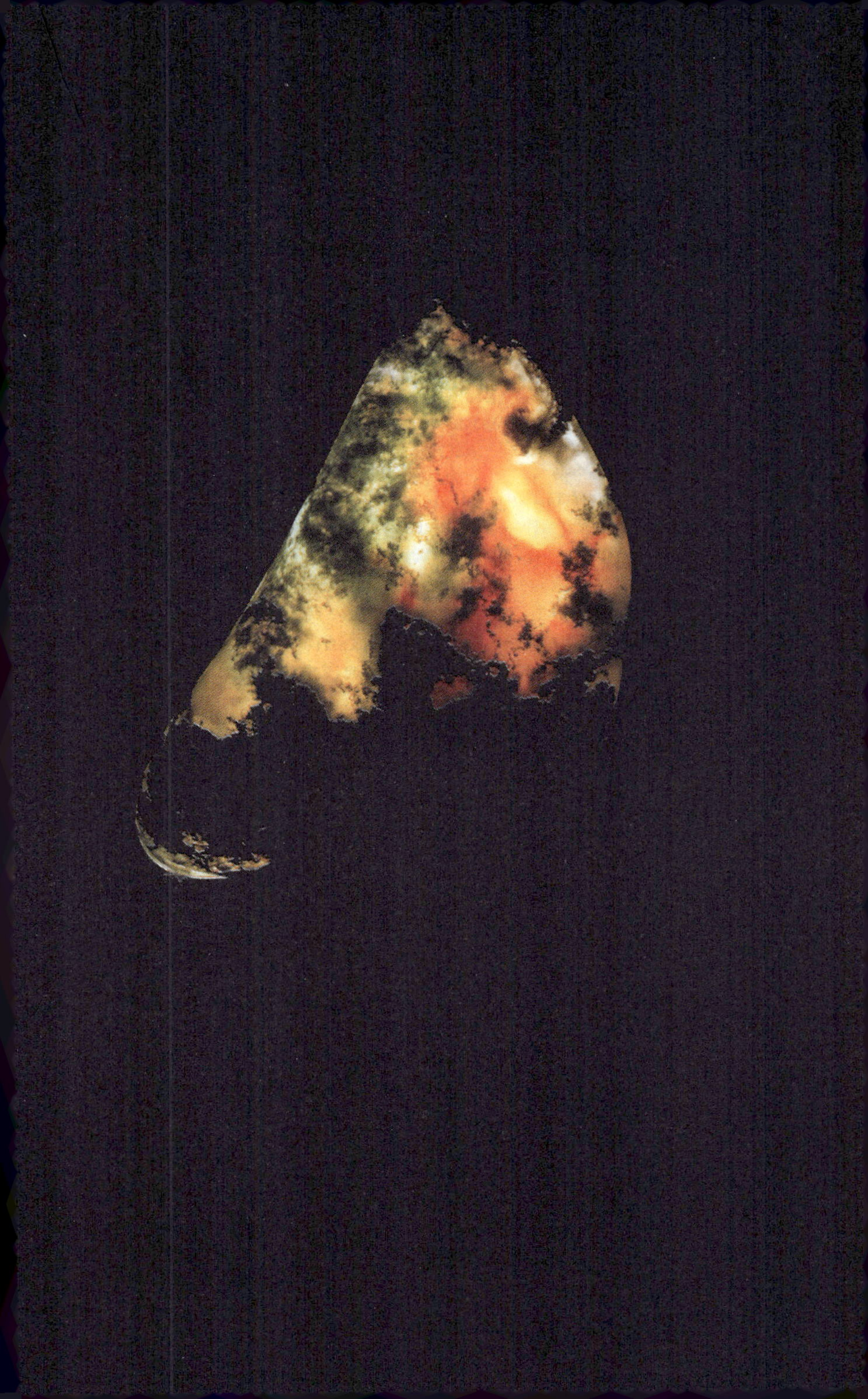

Agate xyloïde

Système cristallin : rhomboédrique
Principe de formation : magmatique
Classe minéralogique : oxydes, groupe des quartz
Couleur : blanc, avec inclusions « mousseuses »
Formule chimique, substances minérales : SiO_2 + Fe,Mn,Si

Minéralogie

L'agate xyloïde est un quartz blanc massif, qui se forme dans les pegmatites et comporte dans ses fissures et ses fentes des dépôts de silicate de fer de couleur verte, évoquant des structures végétales. Autrefois, l'agate xyloïde désignait la calcédoine dendritique. Mais cette pierre appartient à la famille des calcédoines, et non à celle des quartz massifs. Pour cette raison, le mot agate n'est pas non plus justifié et nous devrions appeler cette pierre « quartz xyloïde». Mais ce nom a déjà un autre sens et désigne le « bois pétrifié ». On en reste donc là. La pierre reproduite ci-contre s'appelle agate xyloïde.

Lithothérapie

Sur le plan spirituel, favorise le calme intérieur et rend inattaquable. Nous donne conscience de notre force et confère ainsi sûreté et stabilité.
Sur le plan psychique, accroît l'endurance et la persévérance. Rend courageux dans des situations où l'on se sent sans force et sans protection.
Sur le plan mental, aide à prendre les difficultés pour des défis et à les maîtriser. Réveille notre nature guerrière ainsi que le besoin de chercher, d'explorer et de conquérir.
Sur le plan physique, confère de la vitalité, une santé stable et un système immunitaire efficace, rend plus résistant en cas d'infections fréquentes.

Application

L'agate xyloïde doit être portée un certain temps pour devenir efficace. Ses effets ne se manifestent pas rapidement mais elle « construit la personne » avec lenteur, discrétion et constance.

Ill. 38 : Agate xyloïde, Inde.

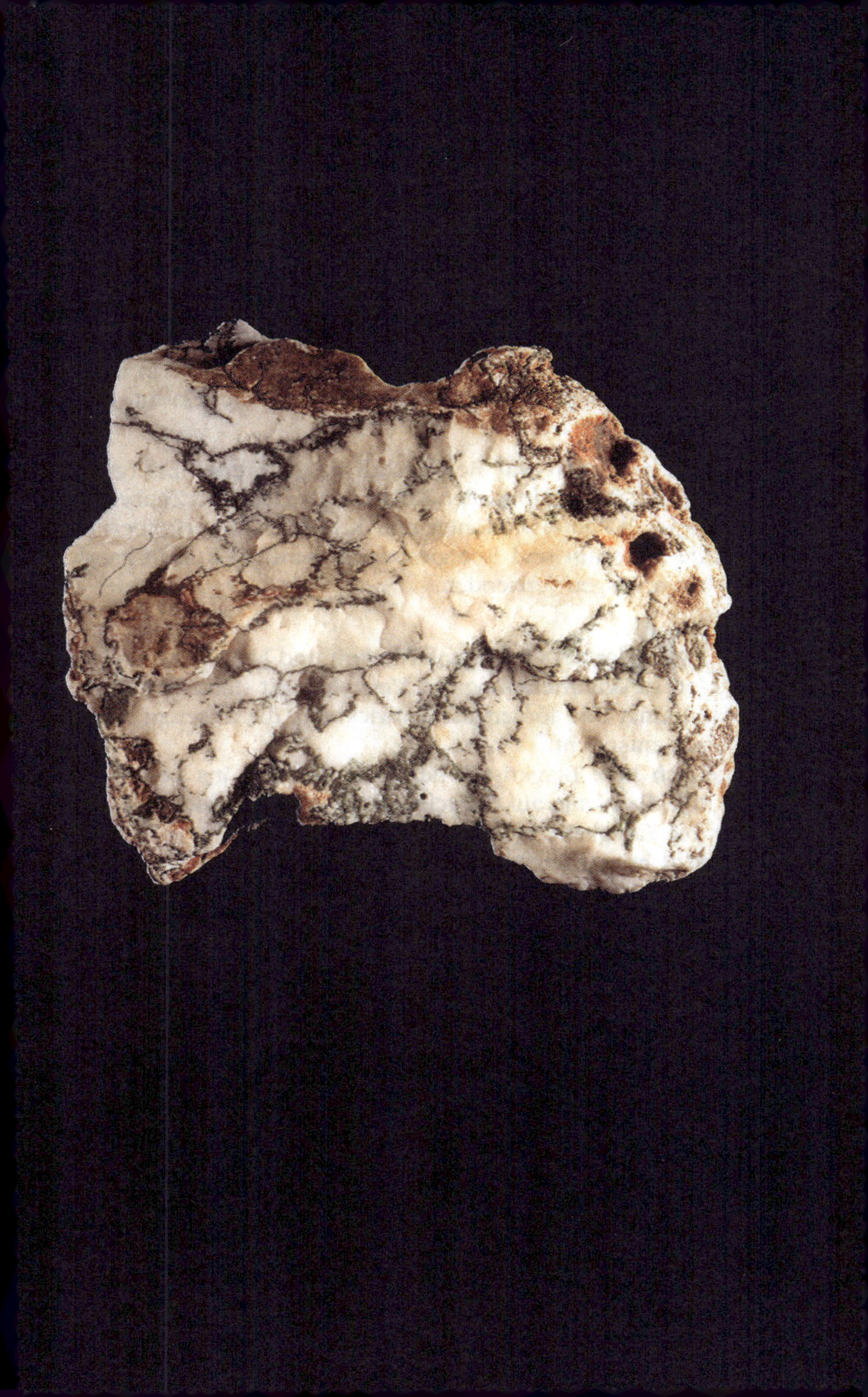

Aigue-marine

Système cristallin : hexagonal
Principe de formation : magmatique
Classe minéralogique : cyclosilicates
Couleur : vert à bleu clair
Formule chimique, substances minérales : $Be_3Al_2(Si_6O_{18})$ + K,Li,Na + (Fe)

Minéralogie

L'aigue-marine fait partie de la famille des béryls. Elle se forme dans des pegmatites, lorsque la solution magmatique y est suffisamment riche en béryl. Des traces de fer lui donnent sa couleur bleu vert à bleue.

Mythologie

Le nom aigue-marine (latin/it. « *aqua marina* » = eau de mer) n'existe que depuis la Renaissance. Le béryl bleu vert, en revanche, est connu depuis longtemps. D'anciennes légendes rapportent à son sujet qu'il distingue le vrai du faux et l'ami de l'ennemi par ses changements de couleur. D'après les récits, il confère le bien-être, une bonne mémoire et la clairvoyance.

Lithothérapie

Sur le plan spirituel, stimule le développement de l'esprit, la largeur de vue, la prévision, la médialité et la clairvoyance. Rend franc, dynamique, persévérant, donne la volonté d'arriver au but et conduit au succès.
Sur le plan psychique, apporte légèreté et sérénité, parce que tout ce qui est commencé s'exécute vite et sans problème.
Sur le plan physique, harmonise l'hypophyse et la thyroïde et régule ainsi la croissance et l'équilibre hormonal. Améliore la vue en cas de myopie ou de presbytie, atténue les réactions excessives du système immunitaire, les maladies auto-immunes et les allergies, en particulier le rhume des foins.

Application

L'aigue-marine peut être portée en permanence contre le corps. En cas de troubles de la vue, on la pose en plus directement sur les yeux fermés.

Ill. 39 : Aigue-marine, Pakistan.

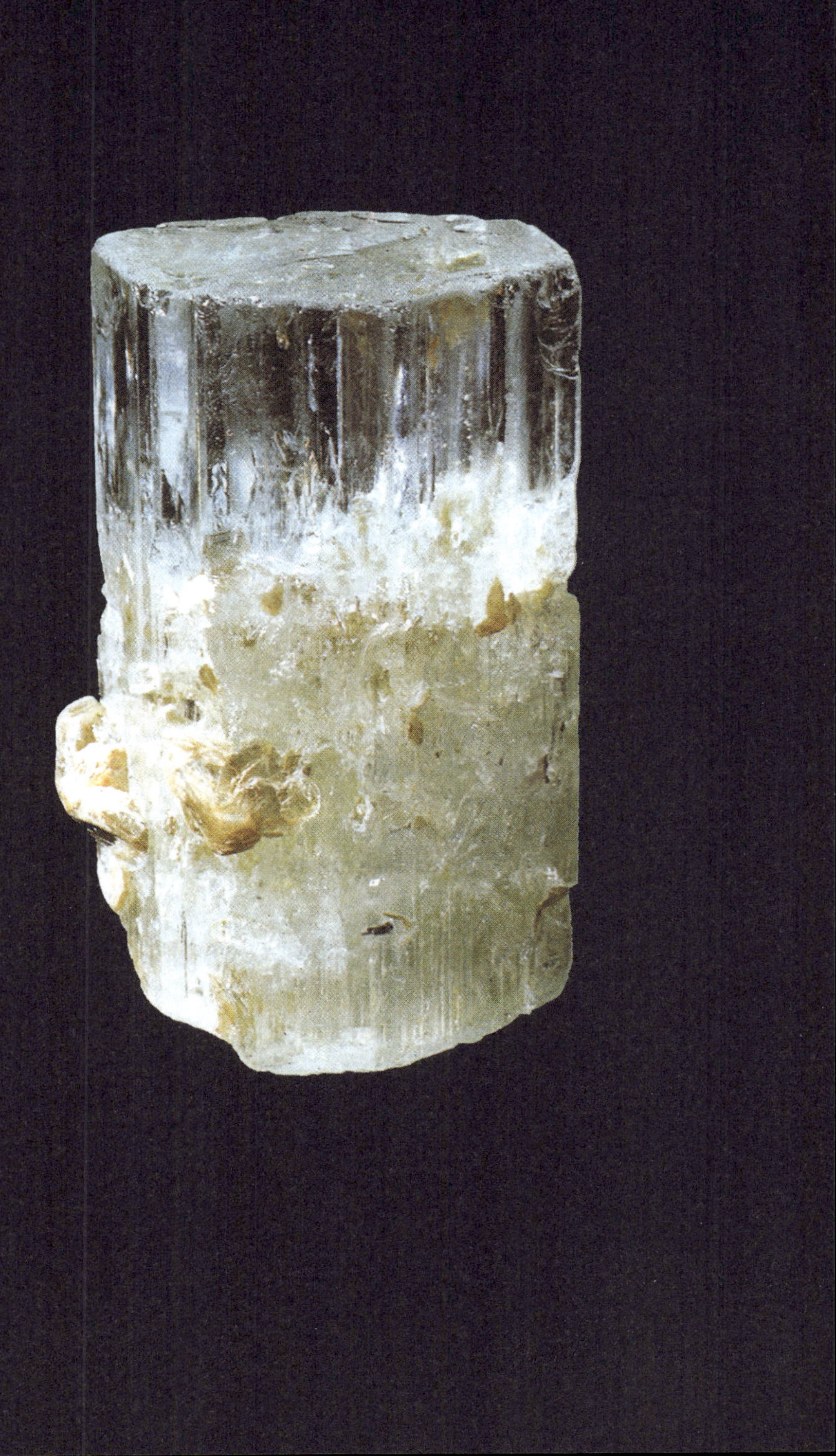

Alexandrite, (Chrysobéryl II)

Système cristallin : rhombique
Principe de formation : métamorphique
Classe minéralogique : oxydes, famille des chrysobéryls
Couleur : vert à la lumière du soleil, rouge à violet à la lumière artificielle
Formule chimique, substances minérales : Al_2BeO_4 + Cr,Ti

Minéralogie

L'alexandrite est un chrysobéryl métamorphique contenant du chrome. Elle se forme en même temps que les micaschistes. Le chrome qu'elle contient occasionne un changement de couleur intéressant : l'alexandrite est verte au soleil et rouge à violette à la lumière artificielle.

Mythologie

Découverte en 1833 dans l'Oural, l'alexandrite était la pierre préférée du tsar Alexandre II. Comme les couleurs rouge/vert étaient justement celles de l'armée russe, elle devint vite la pierre nationale russe.

Lithothérapie

Sur le plan spirituel, réunit des qualités très contrastées, en favorisant aussi bien l'intuition, la clairvoyance et la médiumnité qu'une volonté forte, une grandeur spirituelle et la magie personnelle.
Sur le plan psychique, intensifie la perception d'images. Rend les rêves, les images intérieures, les sentiments et les désirs plus précis. Affine les perceptions de l'imagination, du sens qui rend visible.
Sur le plan mental, favorise, comme le chrysobéryl, la pensée et la planification stratégiques mais accroît la disponibilité à prendre des risques et à faire davantage confiance à la voix intérieure qu'à la logique.
Sur le plan physique, stimule les forces de régénération du foie et d'autoguérison. Agit surtout contre les inflammations de toutes sortes et détoxique.

Application

Pour des effets spirituels et psychiques, il est recommandé de méditer avec l'alexandrite, alternativement à la lumière du soleil et d'une bougie. Pour le reste, il suffit de porter cette pierre sur soi ou avec soi.

Ill. 40 : Alexandrite, Russie.

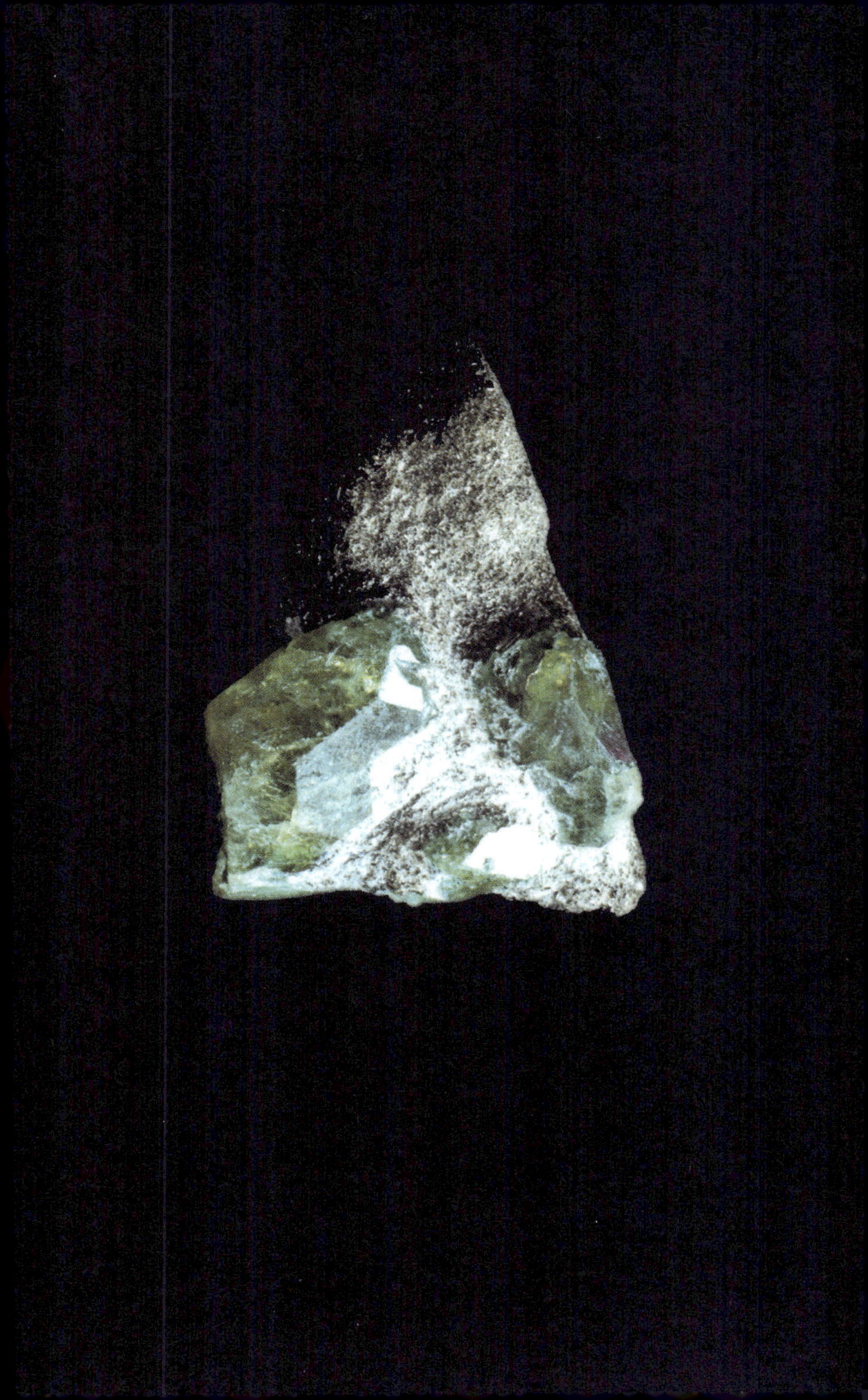

Amazonite

Système cristallin : triclinique
Principe de formation : magmatique, sédimentaire et métamorphique
Classe minéralogique : tectosilicates, famille des feldspaths
Couleur : vert bleu, vert
Formule chimique, substances minérales : $K[AlSi_3O_8]$ + Cu

Minéralogie

L'amazonite est une microcline (famille des feldspaths) teintée en vert par le cuivre. Elle peut être d'origine magmatique (se formant par voie hydrothermale ou dans les pegmatites), sédimentaire (dans les sédiments) ou métamorphique (lors de la genèse de schistes cristallins).

Mythologie

Cette pierre fut appelée « pierre des amazones » par identification avec une néphrite que les Amérindiens du Rio Negro disaient originaire du pays des « femmes sans hommes ». C'est seulement au XVIIIe siècle que l'amazonite a été décrite comme un feldspath vert. On ne connaît donc pas de récit plus ancien à son sujet.

Lithothérapie

Sur le plan spirituel, favorise l'autonomie. Aide à se libérer de l'impression d'être victime d'un destin écrasant et incite à prendre sa vie en main.
Sur le plan psychique, équilibre des variations extrêmes d'humeur. Son effet est apaisant. Dissipe la tristesse et l'oppression et donne une confiance saine en Dieu.
Sur le plan mental, aide à régler les problèmes en favorisant la collaboration entre l'entendement et l'intuition.
Sur le plan physique, régule les troubles du métabolisme (foie), décontracte et décrispe, notamment pendant l'accouchement, en ouvrant le col. Fortifie les nerfs et aide dans certaines maladies du cerveau. Harmonise l'hypophyse et le thymus, ainsi que le système neurovégétatif et les organes internes. Atténue les douleurs cardiaques dues au chagrin.

Application

De préférence en la portant, en la posant sur le corps ou par ingestion sous forme d'élixir de pierres précieuses.

Ill. 41 : Amazonite, Namibie.

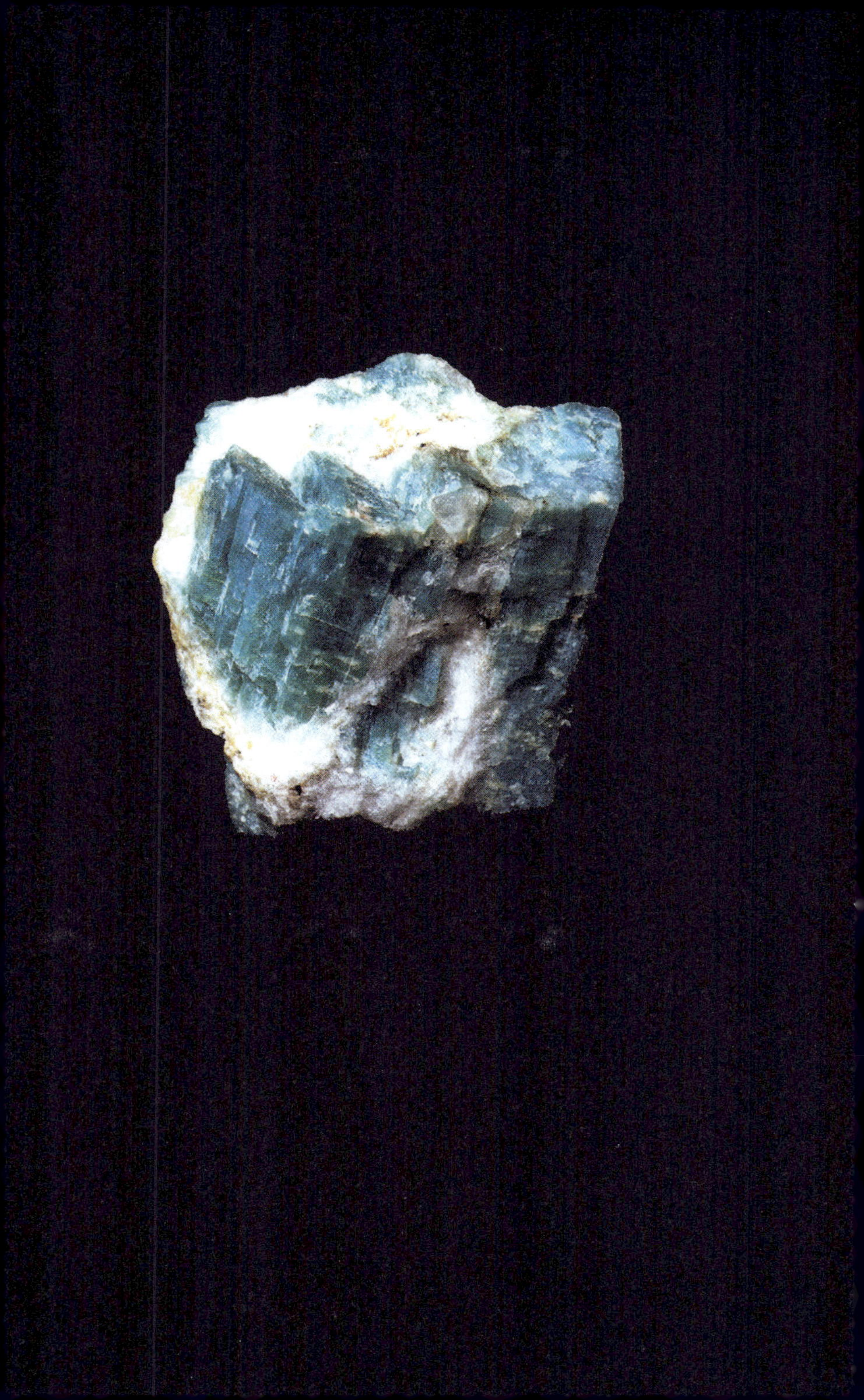

Ambre

Système cristallin : amorphe
Principe de formation : sédimentaire
Classe minéralogique : pierre organique
Couleur : blanc, jaune d'or, brun, rouge
Formule chimique, substances minérales : $C_{10}H_{16}O + S$ (formule simplifiée)

Minéralogie

L'ambre est la résine d'un arbre qui a « vieilli » par dessiccation progressive pendant des millions d'années et s'est peu à peu minéralisée. On le trouve essentiellement dans des gisements de lignite.

Mythologie

L'ambre a été la première pierre précieuse dans l'histoire de l'humanité. Il est utilisé depuis au moins 7 000 ans pour guérir, ou sous forme d'amulette.

Lithothérapie

Sur le plan spirituel, favorise une nature riante, qui paraît douce et accommodante, mais est très consciente de sa valeur. Rend spontané et ouvert, et en même temps respectueux de la tradition.
Sur le plan psychique, rend insouciant, heureux, joyeux, pacifique et confiant, tout en renforçant la confiance en soi. Ce sont les qualités types pour réussir facilement.
Sur le plan mental, abolit les résistances, rend souple et favorise la créativité. La motivation naît du fait que nos désirs se réalisent, ce qui est souvent une priorité dans notre vie.
Sur le plan physique, agit en cas de troubles de l'estomac, de la rate et des reins ainsi que dans les affections cutanées dues au fonctionnement du foie, de la bile et du métabolisme. Aide également en cas de problèmes articulaires (formation de cartilage), renforce les muqueuses, soutient la guérison des plaies et rend plus supportables les douleurs de dentition chez le petit enfant.

Application

L'ambre agit le mieux lorsqu'on le porte souvent, pendant longtemps. Les colliers pour bébés sont plus efficaces quand ils ont d'abord été portés quelque temps par la mère (ils se chargent de l'information correspondante).

Ill. 42 : Ambre, Prusse orientale.

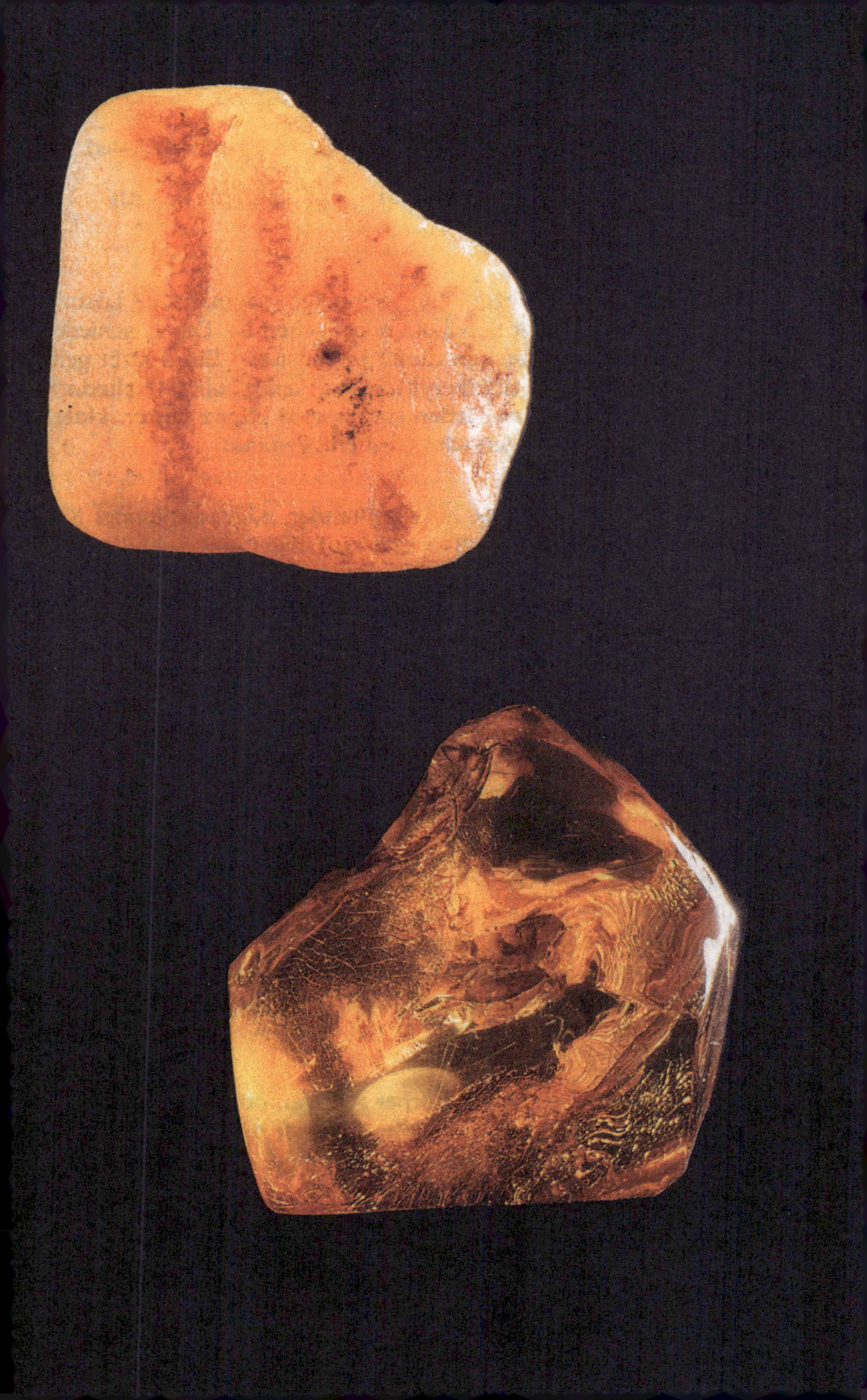

Améthyste

Système cristallin : rhomboédrique
Principe de formation : magmatique
Classe minéralogique : oxydes, groupe des quartz
Couleur : violet
Formule chimique, substances minérales : SiO_2 + (Al,Fe,Ca,Mg,Li,Na)

Minéralogie

L'améthyste fait partie des quartz à cristaux, c'est-à-dire des quartz qui forment de gros cristaux visibles à l'œil nu. Sa couleur est essentiellement due à des traces de fer, celui-ci se présentant sous deux formes, Fe_2+ et Fe_4+. D'origine hyrdothermale, l'améthyste se forme à partir d'une solution d'acide silicique faiblement enrichie en fer. Elle naît principalement dans les cavités de roches volcaniques formées par des bulles gazeuses, et plus rarement dans des failles et des roches filoniennes. On appelle géode d'améthyste une cavité tapissée de cristaux d'améthyste.

Mythologie

Le nom améthyste est d'origine grecque et signifie « non enivré » *(a-methystos)*. Déjà dans l'antiquité, on connaissait son effet dégrisant et sa capacité à clarifier l'esprit, ce pourquoi elle était très appréciée. Au Moyen Âge, Konrad von Megenberg constata à juste titre que ce minéral « rend l'homme vaillant, chasse les mauvaises pensées, amène à une saine raison, et fait devenir doux et clément ». Hildegarde de Bingen parle de son effet sur les maladies cutanées et les enflures. Dans les pays arabes, on place la pierre sous l'oreiller pour éviter les cauchemars.

Lithothérapie

Sur le plan spirituel, rend l'esprit durablement éveillé, favorise le sens du spirituel et fait découvrir la réalité de l'esprit. Renforce également le sens de la justice et la capacité de jugement. Rend honnête et franc. En méditation, aide à interrompre le dialogue intérieur, à trouver une paix profonde en soi et à découvrir la sagesse qui nous habite.

Sur le plan psychique, aide en cas de deuil à surmonter la perte. Clarifie les images intérieures et la vie des rêves. Une pierre d'améthyste placée sous l'oreiller active les rêves à l'extrême jusqu'à ce que toutes les impressions aient été clarifiées. Puis au bout de quelques jours, le sommeil devient soudain plus paisible et

Ill. 43 : Améthyste sur calcédoine, Uruguay ; améthyste, Brésil.

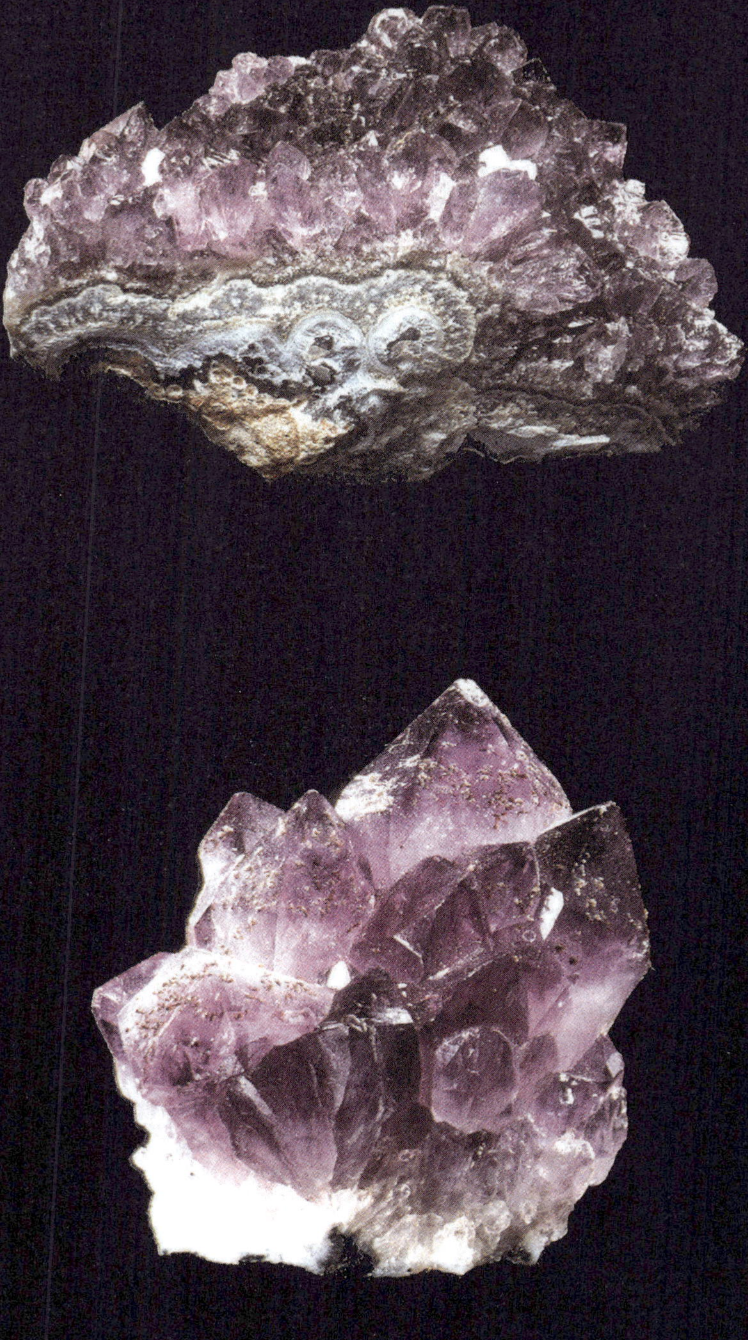

plus réparateur. À l'état de veille, l'améthyste stimule l'inspiration et l'intuition.

Sur le plan mental, favorise l'objectivité et la conscience. Aide à aborder tous les événements de la même manière, qu'ils soient agréables ou désagréables, et à travailler consciemment sur nos perceptions. Accroît ainsi la capacité de concentration et l'efficacité de nos pensées comme de nos actions. Aide à surmonter ce à quoi nous restons attachés, nos mécanismes incontrôlés et les comportements de dépendance.

Sur le plan physique, atténue en général la douleur et détend, notamment en cas de maux de tête dus à des tensions, mais aussi de blessures, d'ecchymoses, et d'enflures lesquelles se résorbent très vite sous son action. Guérit les maladies de tous les organes issus de l'ectoderme, aide ainsi en cas de troubles nerveux, d'affection des poumons et des voies respiratoires, d'impuretés de la peau comme les furoncles et de troubles intestinaux. Dans le gros intestin, régule la flore intestinale, même en cas de parasites, et favorise la rétro-résorption de l'eau.

Application

Pour obtenir des effets sur l'esprit, il convient de porter l'améthyste contre le corps pendant un temps prolongé soit en collier, soit en pendentif, ou de la contempler régulièrement (!) et tranquillement durant la méditation. L'action d'un cercle de pierres formé de pointes d'améthyste est très puissante. Pour comprendre les rêves, il suffit de glisser un cristal clair (!) et limpide sous l'oreiller. Pour les autres effets psychiques et mentaux, des géodes entières d'améthyste ou des morceaux de telles géodes disposées dans la pièce feront l'affaire ; leur rayonnement est si fort qu'ils modifient toute l'atmosphère (spirituelle) de la pièce. Pour les applications physiques, il est recommandé soit de poser directement la pierre sur la région de l'organe à traiter, soit de l'ingérer sous forme d'élixir (par exemple en cas de troubles nerveux ou intestinaux), ou de l'appliquer dilué en usage externe (maladies cutanées).

Ill. 44 : Améthyste, Vera Cruz, Mexique.

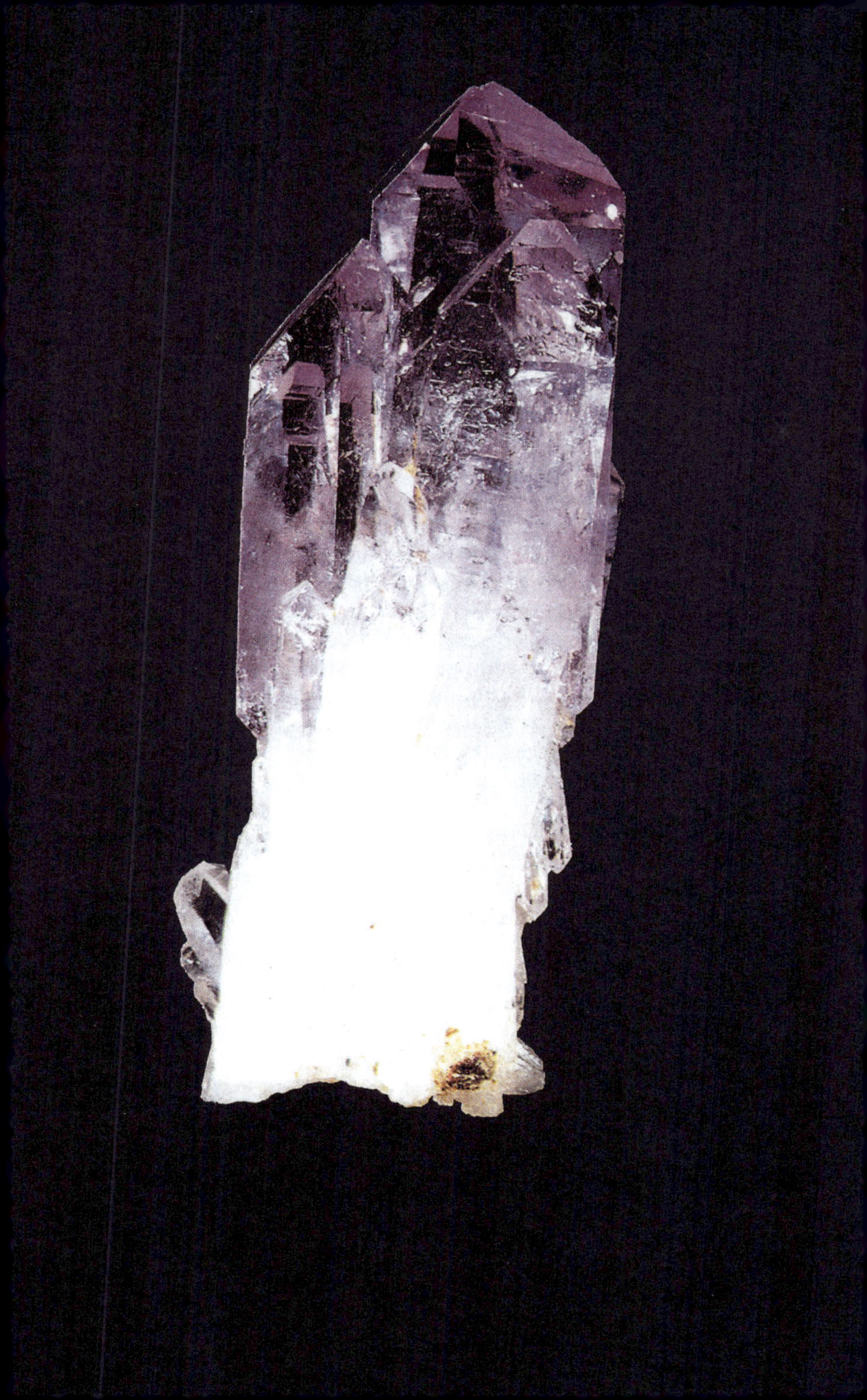

Amétrine

Système cristallin : rhomboédrique
Principe de formation : magmatique
Classe minéralogique : oxydes, groupe des quartz
Couleur : jaune et violet, par zones clairement délimitées
Formule chimique, substances minérales : SiO_2 + (Al,Fe,Ca,Mg,Li,Na)

Minéralogie

L'amétrine est un quartz cristallin inhabituel, qui comprend des zones clairement délimitées d'améthyste et de citrine. De formation hydrothermale, elle naît d'une solution d'acide silicique ferreuse.

Mythologie

L'amétrine n'est connue que depuis quelques années. C'est pourquoi il n'existe pas d'expériences anciennes sur son action.

Lithothérapie

Sur le plan spirituel, la lucidité de l'améthyste et le dynamisme de la citrine font de l'amétrine une pierre qui favorise l'acte sûr et bien pensé. L'amétrine aide à rapprocher des opposés apparents et rend la « main heureuse » sur tous les plans.
Sur le plan psychique, favorise l'optimisme et la joie de vivre. Apporte l'harmonie et un bien-être intérieur, qui résiste aux influences extérieures.
Sur le plan mental, harmonise perception et action consciente. Est source d'une créativité extraordinaire qui s'accompagne d'une grande énergie. Permet de mieux contrôler sa vie.
Sur le plan physique, exerce un effet purificateur puissant sur le métabolisme cellulaire et les tissus. Favorise l'activité du système neurovégétatif et harmonise les interactions entre les organes internes.

Application

Pour tous les usages, l'amétrine devrait être portée directement contre le corps pendant un temps prolongé. Les aspects spirituels et mentaux sont encore renforcés si la pierre est utilisée pendant la méditation, et les aspects psychiques en posant la pierre sur le plexus solaire.

Ill. 45 : Amétrine, Bolivie.

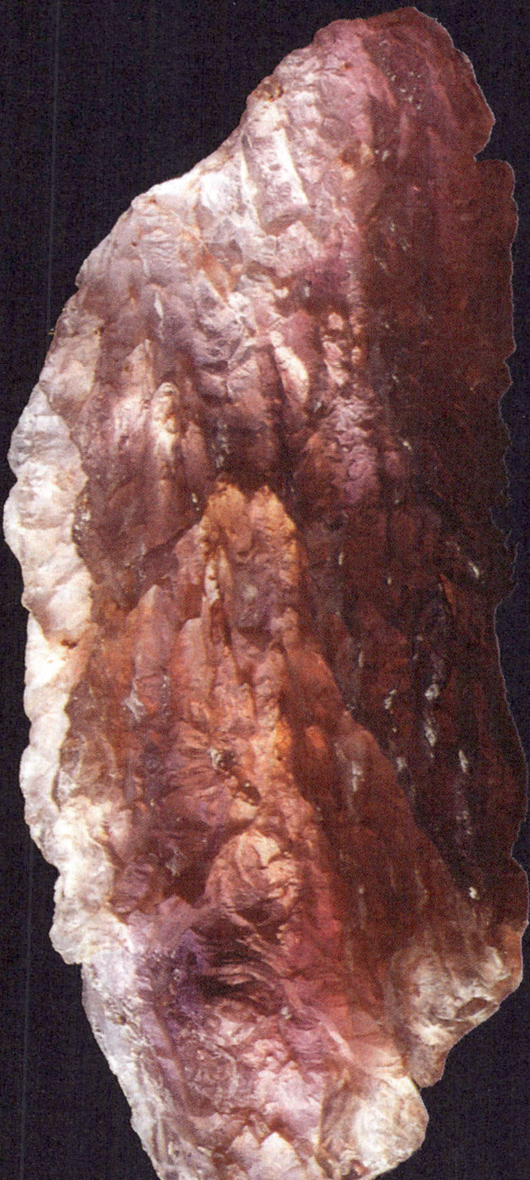

Apatite

Système cristallin : hexagonal
Principe de formation : magmatique, sédimentaire et métamorphique
Classe minéralogique : phosphates
Couleur : gris, jaune, vert, bleu
Formule chimique, substances minérales : $Ca_5[(F,Cl,OH)/(PO_4)_3]$ + Mg,Mn,Si,Sr

Minéralogie

L'apatite est un phosphate généralement massif et opaque, rarement transparent et cristallin, d'origine magmatique et parfois sédimentaire.

Mythologie

L'apatite était souvent confondue dans le passé avec d'autres minéraux tels que le béryl ou la calcite, et ne reçut qu'en 1786 le nom d'apatite (du grec « *apatao* » = tromper). C'est pourquoi, on ne sait rien d'un éventuel usage thérapeutique avant cette date.

Lithothérapie

Sur le plan spirituel, permet l'ouverture et facilite le contact. Rend extraverti, motive et enrichit la vie en la diversifiant.
Sur le plan psychique, aide à lutter contre l'apathie. Vivifie, agit contre l'épuisement, surtout quand un excès d'activité est toujours suivi d'un manque de ressort. Réduit l'irritabilité et les agressions.
Sur le plan mental, aide à mieux surmonter le chagrin, la colère et le manque d'envie, et à diriger l'attention sur des sujets plus réjouissants.
Sur le plan physique, stimule l'appétit. Mobilise les réserves d'énergie, favorise la régénération des cellules ainsi que la formation de cartilage, d'os et de dents et aide ainsi à remédier aux défauts d'attitude, au rachitisme, à l'arthrose, aux troubles articulaires, et à réparer les fractures osseuses.

Application

Pour tous les emplois, l'apatite devrait être portée directement à même le corps. Pour atténuer la douleur et réparer les os, il faut la poser directement sur l'endroit concerné.

Ill. 46 : Apatite, Mexique.

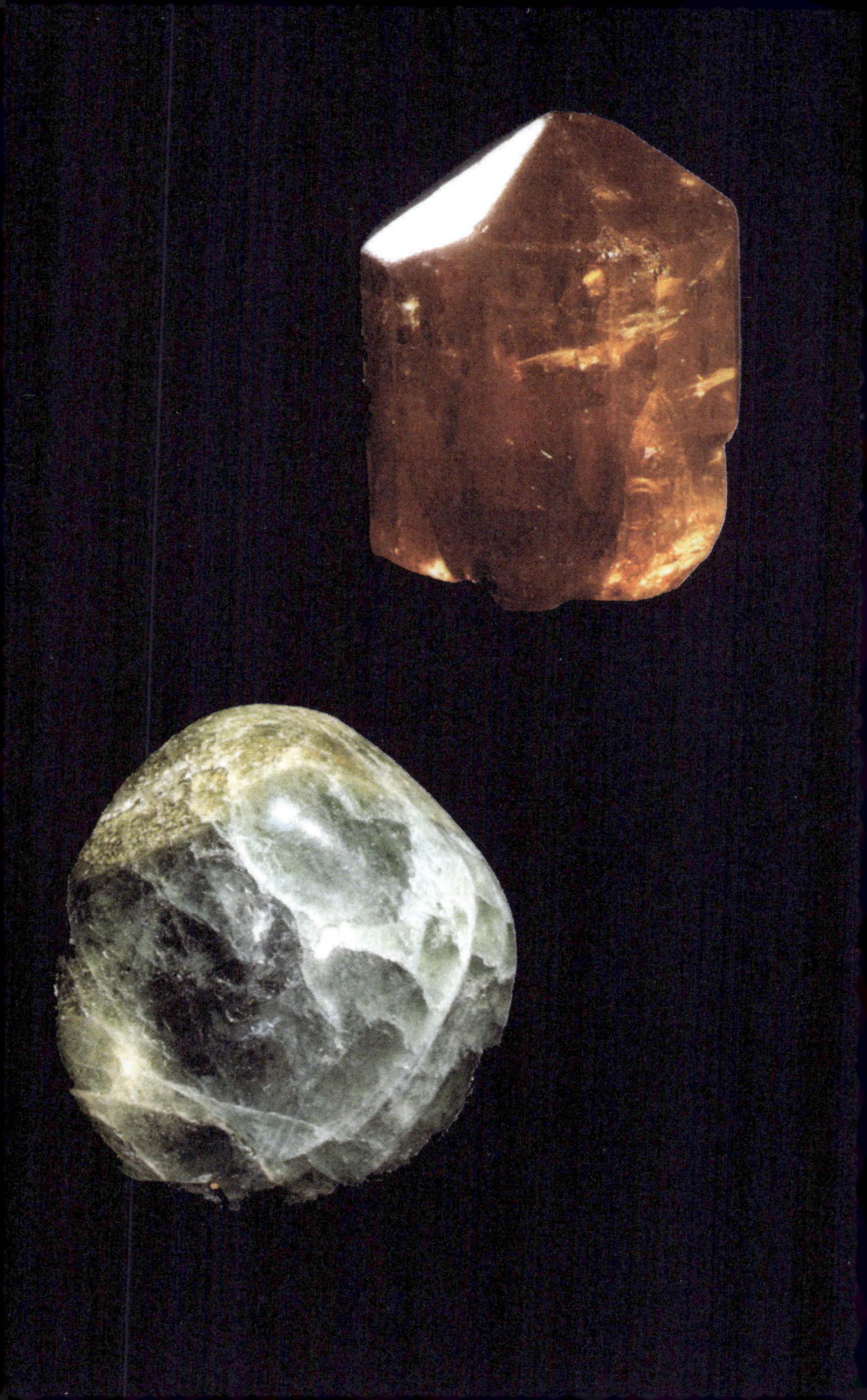

Apophyllite

Système cristallin : quadratique
Principe de formation : magmatique
Classe minéralogique : phyllosilicates
Couleur : blanc, jaunâtre, vert bleu
Formule chimique, substances minérales : $KCa_4[F/(Si_4O_{10})_2]. 8\ H_2O$

Minéralogie

L'apophyllite est un phyllosilicate aquafère de formation hydrothermale. En raison de sa teneur en eau, elle est beaucoup plus conductrice d'énergie que les autres phyllosilicates.

Mythologie

Cette pierre n'est connue que depuis le début du XIXe siècle. Il n'existe pas de récit ancien sur ses effets thérapeutiques.

Lithothérapie

Sur le plan spirituel, favorise la placidité, la tranquillité et l'honnêteté. Aide à se montrer ouvertement tel que l'on est, sans se cacher, sans retenue, ni mauvaise conscience.
Sur le plan psychique, atténue les peurs, la pression intérieure et les sentiments d'oppression, et aide à surmonter les soucis et l'insécurité.
Sur le plan mental, apporte un éclairage salvateur à des moments de grandes difficultés. Aide à se détacher des fixations et des modèles de pensée et délivre surtout de l'idée de « vouloir posséder ».
Sur le plan physique, guérit les troubles respiratoires, notamment l'asthme. Favorise la régénération de la peau et des muqueuses, l'activité des nerfs. Atténue les allergies.

Application

L'effet spirituel de l'apophyllite se déploie par la contemplation méditative de petits groupes de cristaux qui ressemblent souvent à des plantes ou à des feuilles. Pour une application au corps, il est conseillé de porter sur soi des cristaux d'apophyllite et de les placer par exemple directement sur la poitrine en cas d'asthme.

Ill. 47 : Apophyllite, Inde.

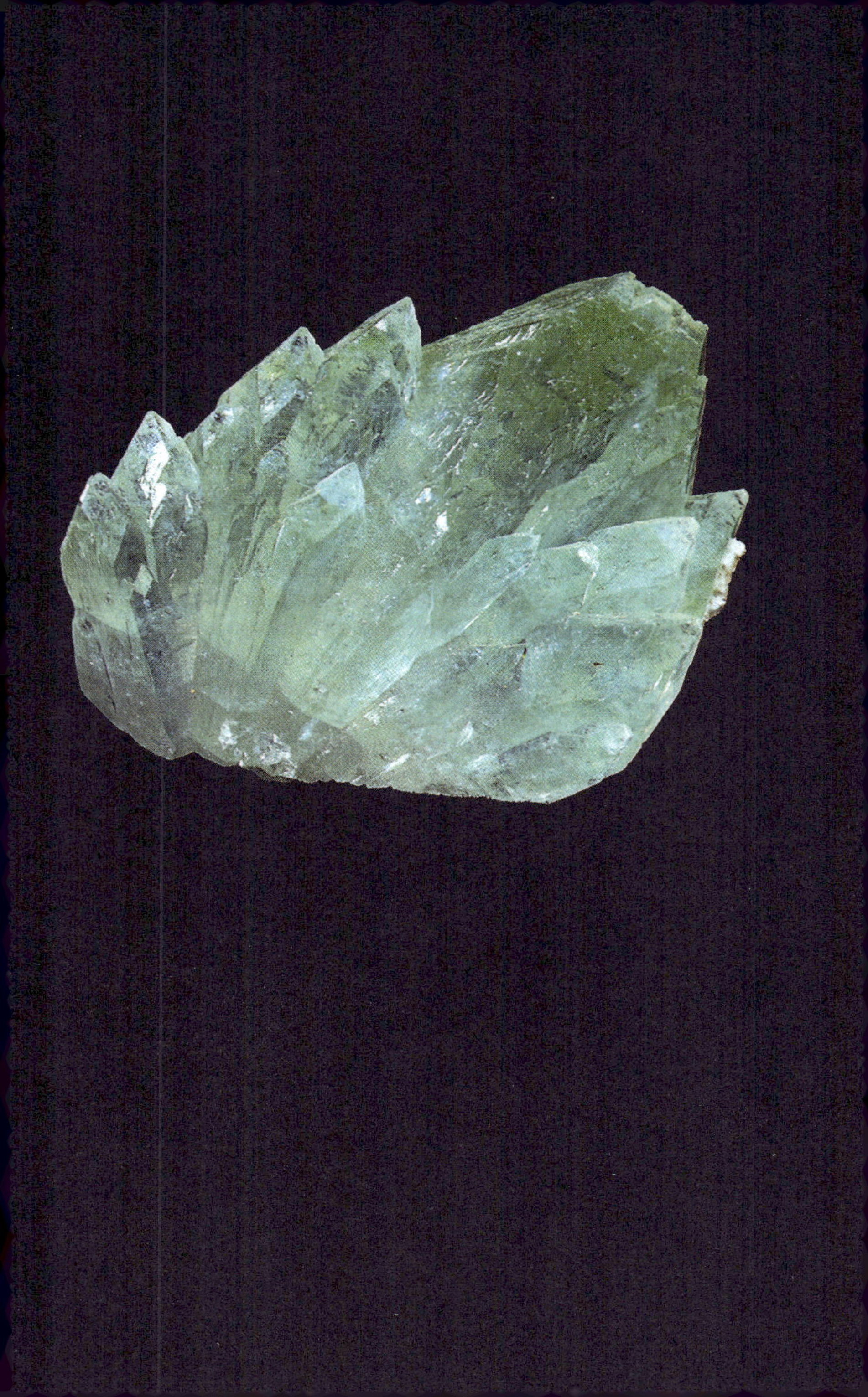

Aragonite

Système cristallin : rhombique
Principe de formation : magmatique ou sédimentaire
Classe minéralogique : carbonates
Couleur : blanc, rose, jaune, vert clair, brun
Formule chimique, substances minérales : $CaCO_3$ + Fe,Mn,Pb,Sr,Zn,H_2O

Minéralogie

De formation hydrothermale ou sédimentaire, l'aragonite se trouve dans les failles et les cavités rocheuses. Elle peut aussi se présenter sous forme de tuf calcaire dans les sources chaudes ou se former par précipitation anorganique de calcaire dans des eaux peu profondes. Avec le temps, l'aragonite se transforme souvent en calcite.

Mythologie

L'aragonite fut nommée en 1788 d'après le lieu où elle fut découverte dans le río Aragon, en Espagne. On ne connaît aucun témoignage ancien sur son action.

Lithothérapie

Sur le plan spirituel, stabilise les développements spirituels trop rapides, qui pourraient conduire au surmenage ou à une perte d'intérêt.
Sur le plan psychique, apaise en cas d'hypersensibilité, d'agitation intérieure et de tremblements nerveux. Avec l'aragonite, on se sent bien dans son corps.
Sur le plan mental, donne de la souplesse et de la tolérance, mais aide à rester concentré sur une question lorsqu'on a tendance à papillonner.
Sur le plan physique, stabilise également les développements trop rapides. Régule le métabolisme du calcium, stimule l'activité musculaire et favorise la formation et l'élasticité des ligaments. Fortifie le système immunitaire et aide en cas de troubles digestifs.

Application

L'aragonite peut être tenue dans la main ou portée en pendentif en contact permanent avec le corps.

Ill. 48 : Aragonite, Espagne.

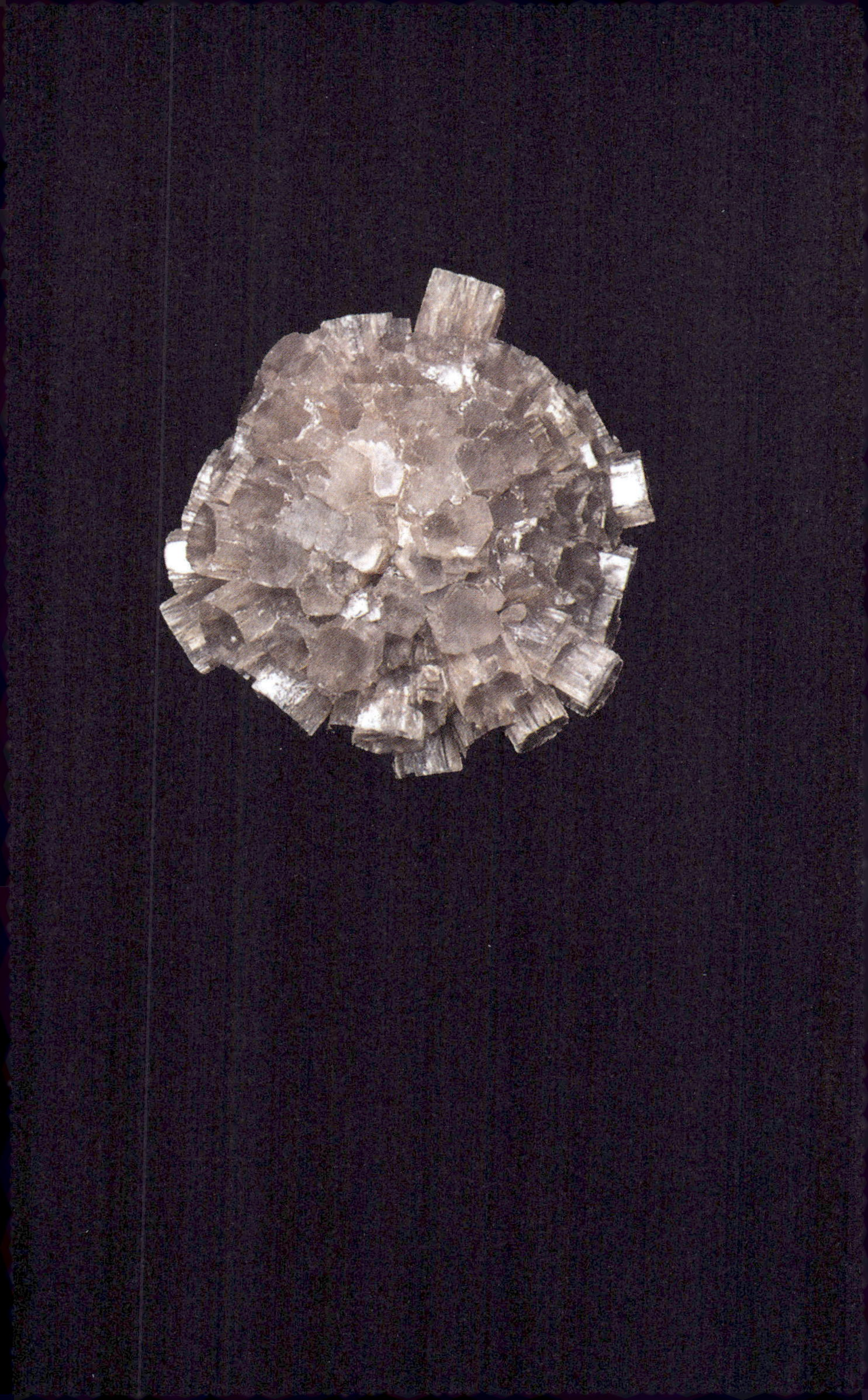

Aventurine

Système cristallin : rhomboédrique
Principe de formation : magmatique, sédimentaire et métamorphique
Classe minéralogique : oxydes, groupe de quartz
Couleur : vert chatoyant
Formule chimique, substances minérales : $SiO_2 + KAl_2[(OH,F)_2/AlSi_3O_{10}] + (Cr)$

Minéralogie

L'aventurine est un quartz massif qui doit son vert chatoyant à des inclusions de fuchsine (scintillement de chrome). Elle se forme dans les roches ignées, les sédiments et les schistes cristallins.

Mythologie

L'aventurine tire son nom depuis le XVIIe siècle de l'expression italienne « *a ventura* » (à l'aventure) à cause des plaquettes scintillantes dispersées « au hasard » en son sein. On ne connaît aucun témoignage ancien sur son action.

Lithothérapie

Sur le plan spirituel, montre ce qui rend heureux ou malheureux. Renforce ainsi l'autonomie et l'individualité et incite à rêver et à devenir conscient de ses rêves.
Sur le plan psychique, favorise la détente, la régénération et le repos. Agit contre les troubles de l'endormissement, rend patient, calme la colère et l'irritation.
Sur le plan mental, apporte des idées très variées et de l'enthousiasme, tout en favorisant la tolérance. Aide à accepter les propositions d'autrui.
Sur le plan physique, favorise la régénération du cœur. Stimule le métabolisme des graisses et abaisse le cholestérol. Prévient de cette manière l'artériosclérose et l'infarctus. Empêche en outre le développement des inflammations, atténue les affections cutanées, les éruptions et les allergies et renforce les tissus conjonctifs. Apaise aussi la douleur.

Application

L'aventurine peut être portée pendant un certain temps en pendentif, en collier ou tenue dans la main, ou encore, dans les cas aigus, posée sur la région du corps à traiter.

Ill. 49 : Aventurine, Zimbabwe.

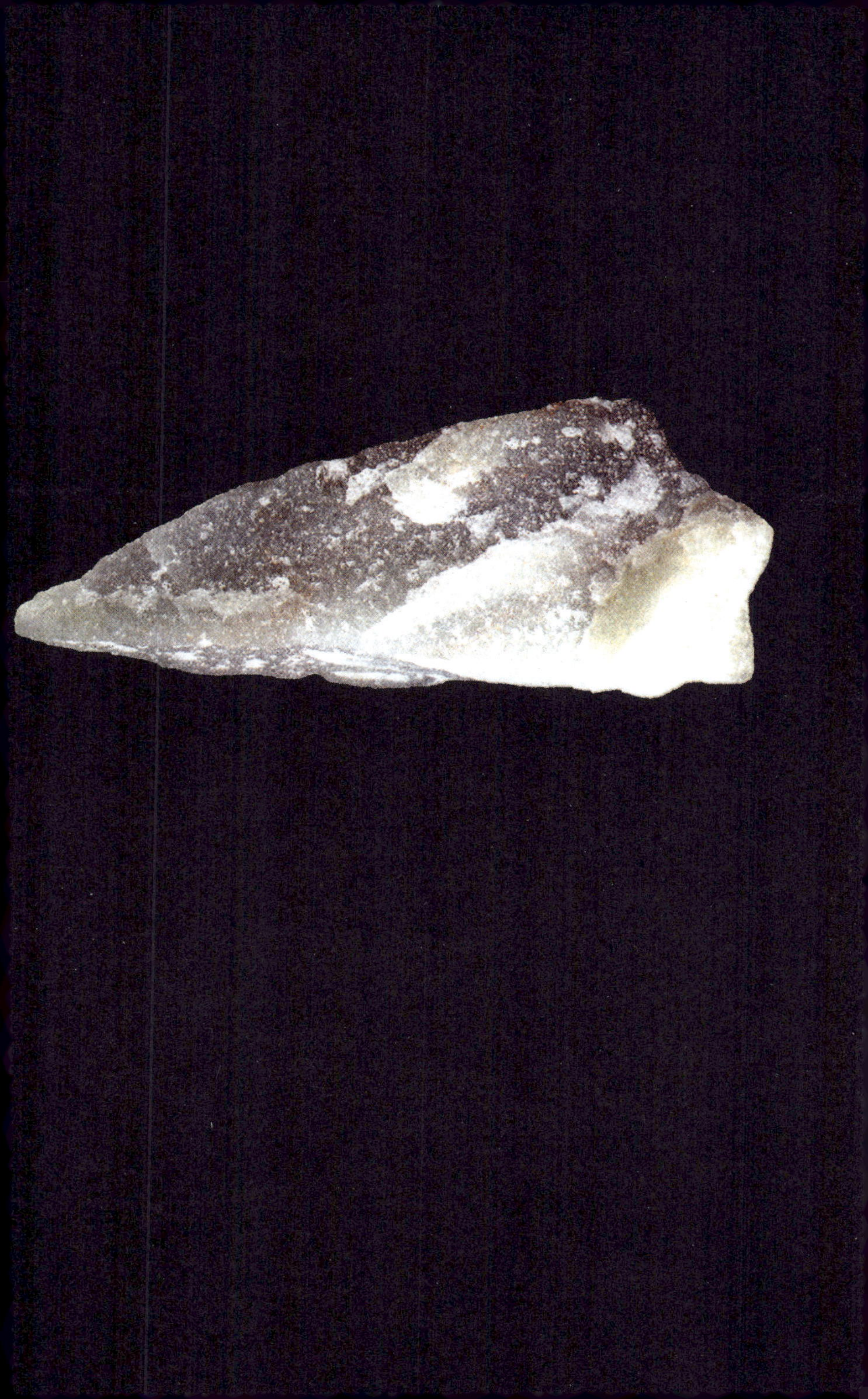

Azurite (cendre bleue)

Système cristallin : monoclinique
Principe de formation : sédimentaire
Classe minéralogique : carbonates
Couleur : bleu azur
Formule chimique, substances minérales : $Cu_3[(OH)_2/(CO_3)_2]$

Minéralogie

L'azurite est un carbonate de cuivre basique et est produit par une eau de pluie chargée en gaz carbonique dans la zone d'oxydation des gisements de cuivre. Comparée à la malachite, qui lui ressemble, elle contient moins d'eau.

Mythologie

L'azurite est un minéral très rare, à propos duquel on ne dispose pas de témoignages anciens. Mais la mythologie du cuivre s'applique bien à cette pierre, en particulier pour ce qui est du renforcement du sens de la justice.

Lithothérapie

Sur le plan spirituel, représente la volonté de connaître. Éveille un désir fort d'expérience personnelle, de sorte que nous ne nous contentons pas des explications que nous ne pouvons pas vérifier par nous-mêmes.
Sur le plan psychique, révèle l'empreinte du passé, en particulier les idées et les images que nous avons inconsciemment reprises à notre compte et auxquelles nous avons cru. Libère de cette empreinte.
Sur le plan mental, rend très critique. Nous révèle nos modèles de pensée, nous fait réfléchir sur d'apparentes évidences et stimule ainsi la conscience et la connaissance de soi.
Sur le plan physique, active et détoxique avant tout le foie. Favorise l'activité cérébrale et nerveuse. Stimule également la thyroïde et par conséquent la croissance.

Application

L'azurite exerce son effet sur l'âme et l'esprit dans la méditation, soit si l'on contemple calmement la pierre soit si on la pose sur le front. Pour les applications corporelles, il convient de poser directement la pierre contre la peau sur la région du corps à traiter.

Ill. 50 : Azurite, États-Unis.

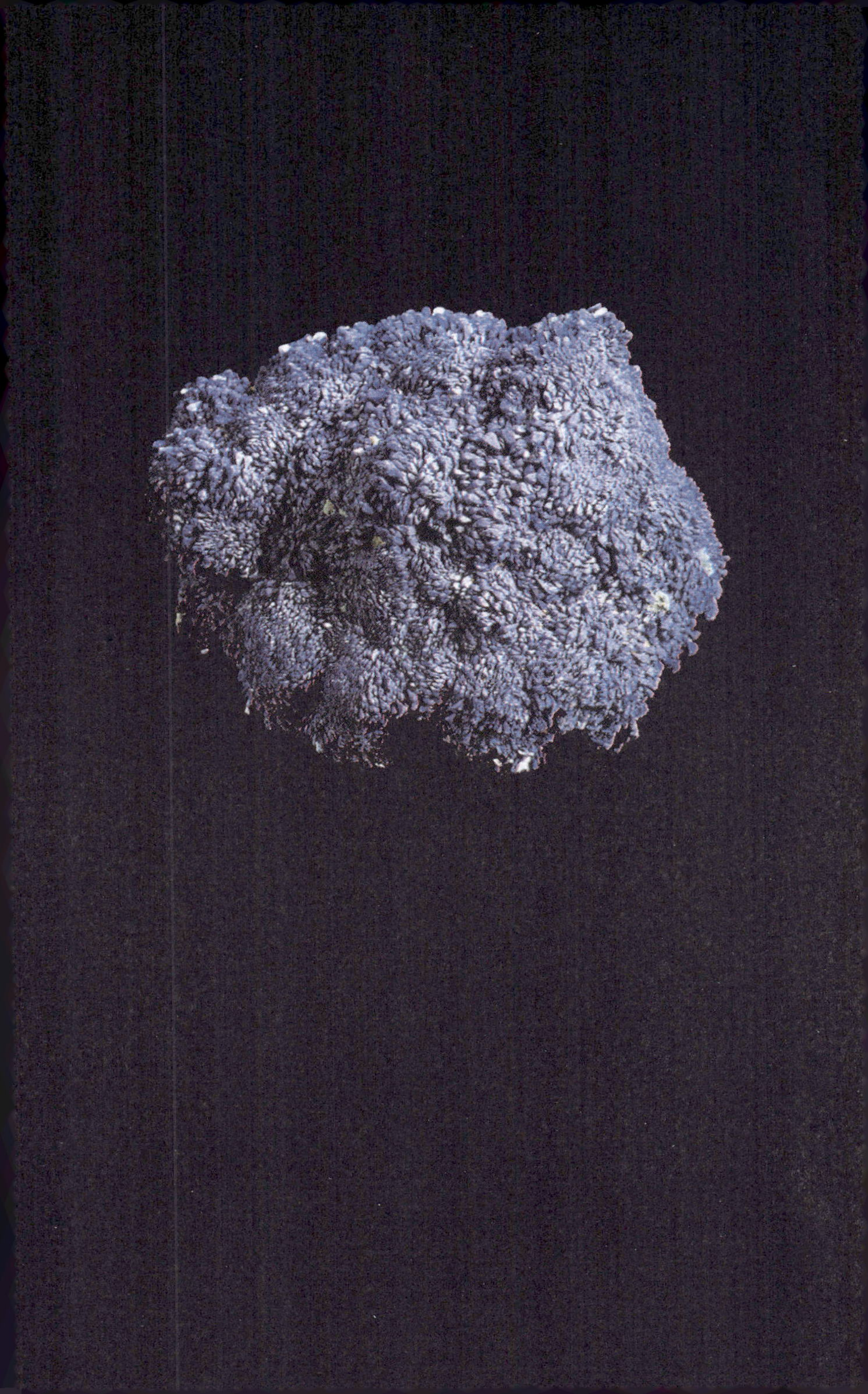

Azurite-Malachite

Système cristallin : monoclinique
Principe de formation : sédimentaire
Classe minéralogique : carbonates
Couleur : marbré de bleu et de vert
Formule chimique, substances minérales : $Cu_3[(OH)_2/(CO_3)_2] + Cu_2[(OH)_2/CO_3] + H_2O + (Ca,Fe)$

Minéralogie

L'azurite-malachite est un carbonate de cuivre basique très rare, généré par de l'eau de pluie chargée en gaz carbonique, dans la zone d'oxydation des gisements de cuivre.

Mythologie

L'azurite-malachite est encore beaucoup plus rare que l'azurite. Aucun récit ancien n'est connu à son sujet. De la mythologie du cuivre, on reconnaît dans cette pierre la neutralité et le pouvoir d'harmonisation.

Lithothérapie

Sur le plan spirituel, favorise l'intérêt pour l'environnement et le prochain. Rend ouvert, serviable, et apporte le bien-être à tous les niveaux.
Sur le plan psychique, est source d'harmonie, notamment dans des états de déchirement intérieur. Aide à surmonter la douleur et le malheur et à libérer les émotions réprimées.
Sur le plan mental, met en accord l'entendement et le sentiment. Nous aide à écouter nos sentiments, à les communiquer par la parole et à adopter une attitude positive dans la vie.
Sur le plan physique, vivifie, détoxique et décrispe. Aide en outre le système immunitaire à supprimer des excroissances disharmonieuses de cellules (tumeurs, etc.).

Application

L'azurite-malachite brute peut être portée contre le corps ou tenue dans la main ou ingérée sous forme d'élixir. Pour les applications corporelles, il est conseillé de poser la pierre en contact direct avec la peau sur les parties du corps à traiter.

Ill. 51 : Azurite-malachite, Etats-Unis.

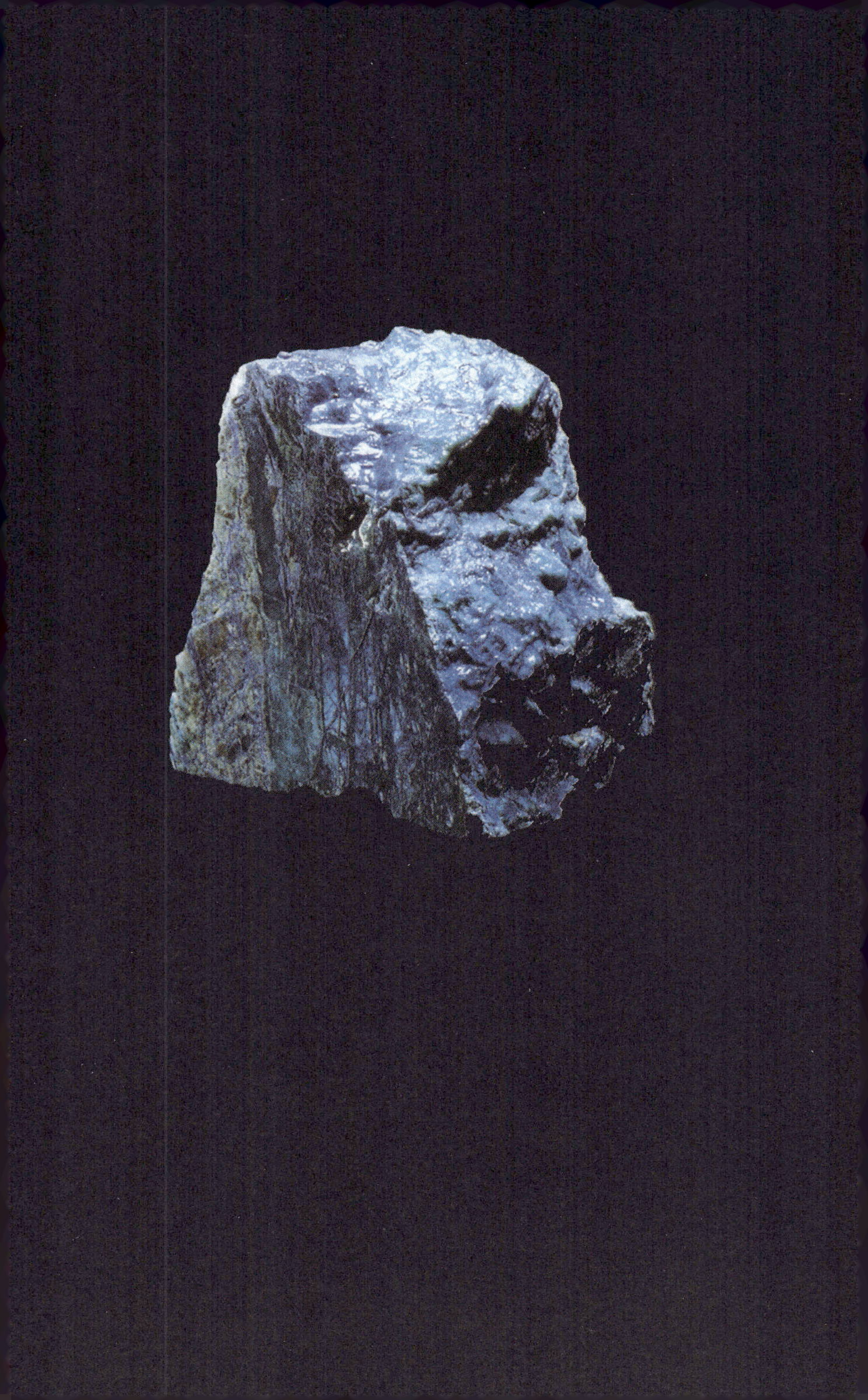

Béryl

Système cristallin : hexagonal
Principe de formation : magmatique
Classe minéralogique : cyclosilicates, famille des béryls
Couleur : jaune, vert (béryl), or (béryl doré, jaune à bleu vert (héliodore), rouge (bixbite), transparent (goshénite)
Formule chimique, substances minérales : $Be_3Al_2(Si_6O_{18})$ + K,Li,Fe,Mn,Na + (U)

Minéralogie

Le béryl se forme dans les pegmatites lorsque la solution magmatique y est suffisamment enrichie en béryllium. Les différentes colorations sont dues à des corps étrangers : le fer colore en jaune et en or (béryl, béryl doré) avec parfois une teinte bleutée (héliodore), le lithium et le manganèse colorent en rouge (bixbite). Un béryl pur et transparent est appelé goshénite (non reproduit).

Mythologie

Depuis l'antiquité, le béryl est connu pour ses propriétés détoxiquantes et son action positive sur la vue. C'est pourquoi, les hommes en ont fait très tôt des lentilles et des appareils pour la vue. Le mot allemand pour dire lunettes (*Brille*) vient de béryl.

Lithothérapie

Sur le plan spirituel, rend déterminé et efficace, en même temps que polyvalent, joyeux et capable de voir loin. Le béryl doré et l'héliodore sont très harmonieux, la bixbite très dynamique.
Sur le plan psychique, la spécialité du béryl (et surtout du béryl doré) est son action contre la nervosité et les débordements émotionnels en cas de stress ou de surmenage. La bixbite redonne de l'élan.
Sur le plan mental, tous les béryls aident à se sentir en sécurité, à procéder avec circonspection et à développer des plans pas à pas, avec esprit de suite.
Sur le plan physique, le béryl détoxique, stimule la vie et équilibre le système neurovégétatif. Il atténue la myopie et la presbytie (surtout l'héliodore) ainsi que les symptômes typiques d'un stress permanent.

Application

L'efficacité du béryl est maximale quand il est porté contre le corps ou utilisé pendant la méditation. Pour améliorer la vue, il convient de le poser le soir sur les yeux fermés.

Ill. 52 : Bixbite, États-Unis
Béryl doré, Afrique du Sud ; héliodore, Afrique du Sud.

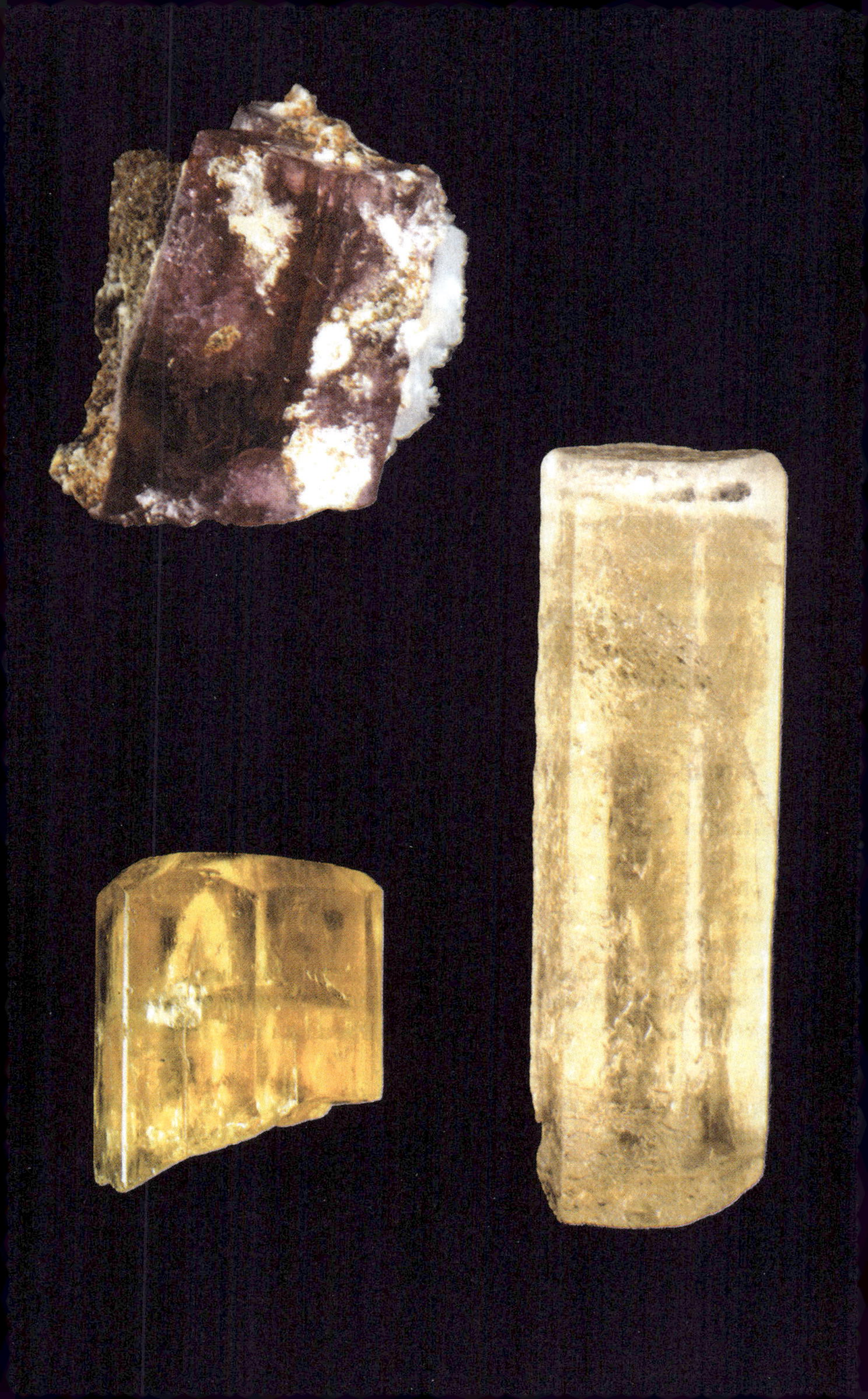

Bois pétrifié

Système cristallin : rhomboédrique ou amorphe
Principe de formation : sédimentaire
Catégorie de minéraux : oxydes
Couleur : brun, rougeâtre, jaune
Formule chimique, substances minérales : SiO_2 + C,Fe,O,OH

Minéralogie

Le bois pétrifié se forme à l'abri de l'air à partir d'un bois mort imprégné d'acide silicique lorsque cet acide se solidifie par dessiccation. Selon les conditions précises du processus, la substance lignée est alors remplacée soit par du quartz, soit plus rarement par de l'opale.

Mythologie

Du bois pétrifié a été trouvé dans un temple étrusque vieux de 4 300 ans, où il était utilisé comme objet de culte. Ce type de bois pouvait être considéré dans les temps anciens comme des os géants ou des outils appartenant aux dieux, et donc utilisé comme un objet chargé de pouvoirs à des fins magiques. Aujourd'hui, le bois pétrifié est utilisé dans les cercles ésotériques pour se souvenir des vies antérieures.

Lithothérapie

Sur le plan spirituel, relie à la terre et donne le sentiment que la planète entière est notre patrie. Donne l'impression d'être au bon endroit au bon moment.
Sur le plan psychique, stimule l'apparition d'images intérieures. Repose, calme, recueille et aide à avoir les pieds sur terre.
Sur le plan mental, incite à créer une atmosphère agréable, à mener une vie simple et à se donner du temps de loisir et de réflexion.
Sur le plan physique, stabilise la santé, active le métabolisme, calme les nerfs, crée du bien-être et aide en cas de « poids excessif », souvent dû à un manque de lien à la terre.

Application

Le bois pétrifié agit le mieux quand on le porte ou le dispose en cercle. L'idéal est d'avoir une tranche suffisamment grande pour s'asseoir dessus pendant la méditation.

Ill. 53 : Bois pétrifié, Australie.

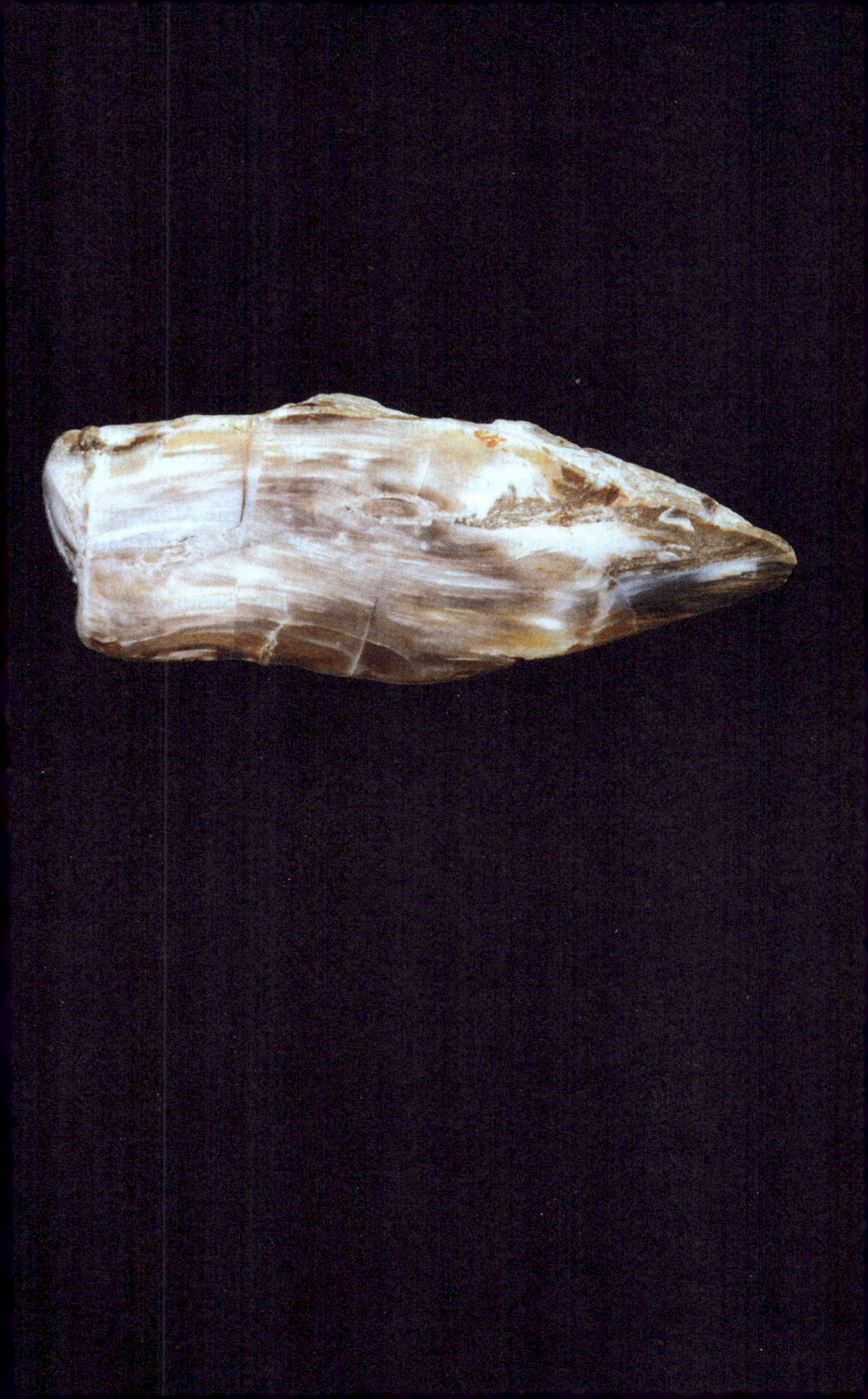

Bojis

Système cristallin : cubique
Principe de formation : sédimentaire
Classe minéralogique : sulfures
Couleur : gris à brun
Formule chimique, substances minérales : FeS_2 + $FeOOH$. n H_20

Minéralogie

Les pierres bojis sont des pyrites sphériques formées dans les boues sédimentaires d'un ancien fond marin. Puis, exposées à la surface de la terre, elles ont été attaquées par l'érosion et recouvertes d'une couche de limonite. On les trouve aussi sous le nom de "pop-rocks". Formées de gros cristaux, ces pierres sont dites "masculines" et formées de cristaux fins "féminines".

Mythologie

Différents mythes modernes se tissent sans fondement réel autour des bojis. Il n'existe pas de tradition ancienne sur leurs effets thérapeutiques.

Lithothérapie

Sur le plan spirituel, accroissent la conscience et dirigent l'attention sur la situation du moment. Favorisent tous les processus spirituels sans distinction.
Sur le plan psychique, rendent conscients les sentiments, les images et les souvenirs bloqués. Renforcent les émotions, accentuent l'humeur, et nous confrontent à notre côté ombre.
Sur le plan mental, permettent de prendre conscience des pensées et des modèles de comportement inhibiteurs ou source de maladie. Révèlent les empreintes du passé et les correspondances avec le présent.
Sur le plan physique, règlent le flux d'énergie dans les méridiens et libèrent ainsi sans douleur les blocages légers. Les blocages plus importants deviennent conscients. Les pierres bojis exercent un effet préventif face à la maladie en général. En revanche, elles conviennent moins dans les traitements aigus.

Application

Tenir respectivement dans chaque main une pierre boji masculine et une pierre féminine pendant 10 à 30 minutes. Il en résulte une différence de potentiel qui intensifie les flux d'énergie.

Ill. 54 : Paire de bojis, Etats-Unis.

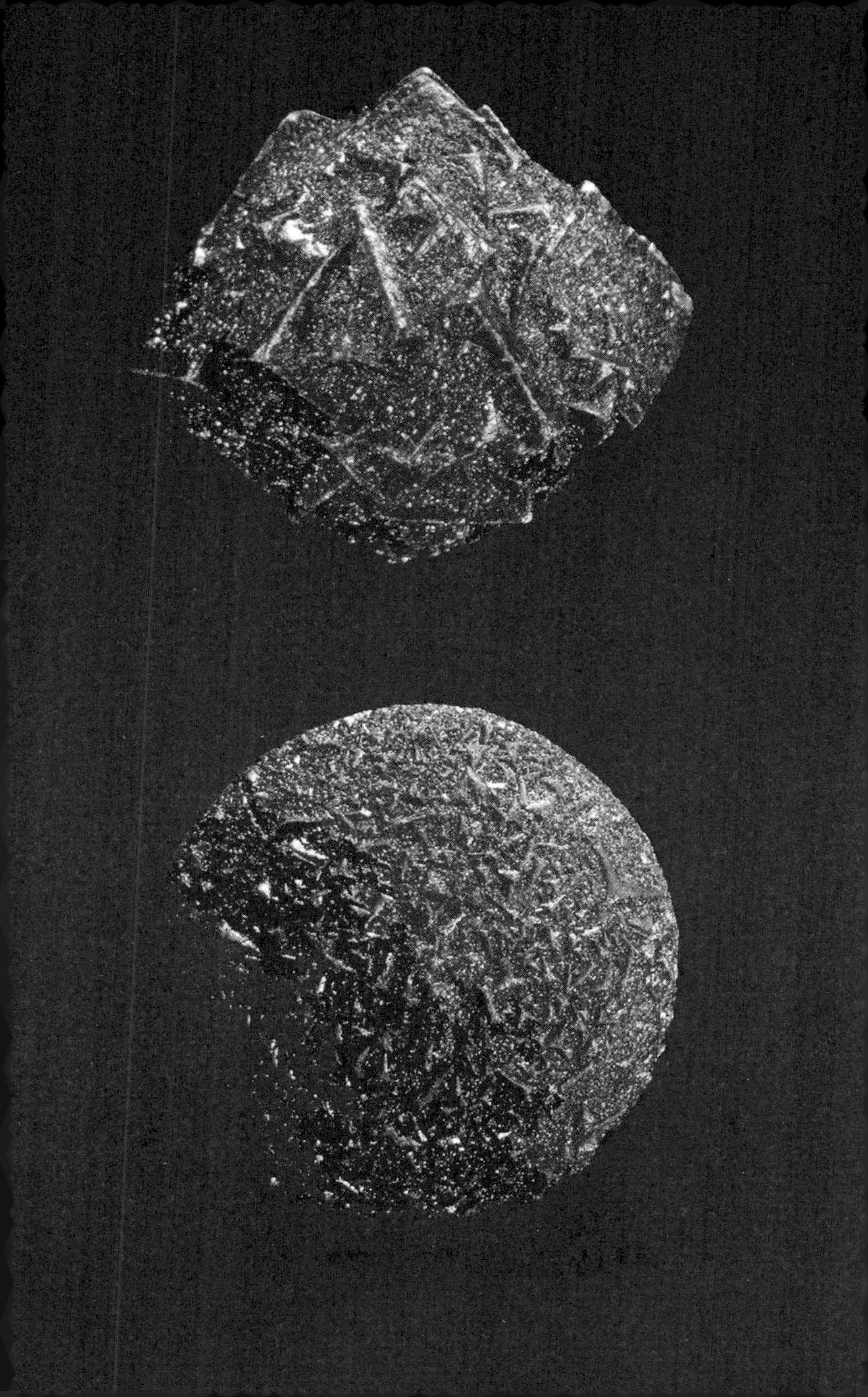

Botryogène

Système cristallin : cubique (+ hexagonal)
Principe de formation : magmatique
Catégorie de minéraux : sulfures
Couleur : rubané de brun jaune et gris argenté
Formule chimique, substances minérales : ZnS + Mn + (Cu,Sb,Sn,Pb)

Minéralogie

Le botryogène se compose de sulfure de zinc cubique (sphalérite) et hexagonal (wurtzite), la wurtzite se transformant progressivement en sphalérite. D'origine hydrothermale, il se forme à partir d'un gel de soufre et de zinc qui prend un aspect rubané, ondulant.

Mythologie

Dans l'exploitation minière, le botryogène est connu depuis le Moyen Âge sous le nom de « blende », un minerai sulfuré. Mais il n'existe pas de tradition ancienne connue sur ses effets thérapeutiques.

Lithothérapie

Sur le plan spirituel, brise les structures obsolètes et rend idéaliste. Aide à surmonter des changements dramatiques de la vie et à créer des conditions de vie meilleures, qui ont du sens.
Sur le plan psychique, agit contre l'épuisement, la faiblesse, le découragement et la peur. Rééquilibre en cas d'agitation intérieure, aide à s'endormir lorsque trop de pensées maintiennent éveillé.
Sur le plan mental, favorise la concentration, la pensée abstraite, la spontanéité, l'intuition ainsi que la capacité à communiquer. Aide à mettre fin à des pensées qui tournent en rond.
Sur le plan physique, favorise le développement du cerveau, de l'odorat et du goût. Renforce la rétine (vision à la lumière du crépuscule), régénère et guérit les plaies, soutient le système immunitaire et atténue le diabète. Aide en cas de troubles de la prostate et stimule les glandes sexuelles. Protège l'organisme contre les substances nocives et les rayonnements.

Application

L'action du botryogène est la plus efficace lorsqu'il est porté contre le corps.

Ill. 55 : Botryogène, Pologne.

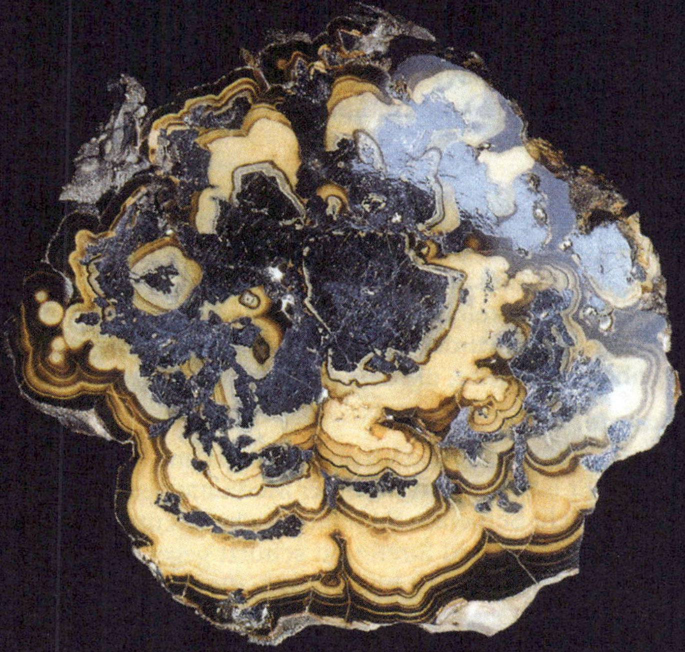

Calcédoine bleue

Système cristallin : rhomboédrique
Principe de formation : magmatique ou sédimentaire
Classe minéralogique : oxydes, groupe des quartz
Couleur : blanc à bleu clair, parfois rubané
Formule chimique, substances minérales : SiO_2

Minéralogie

La calcédoine bleue est un quartz pur, fibreux, formé à des températures inférieures à 100 °C à partir de solutions d'acide silicique, généralement d'origine magmatique et plus rarement sédimentaire, qui s'infiltrent dans les roches par de fines fissures ou interstices et se rassemblent ensuite dans des fentes ou des cavités plus grandes, où elles s'épaississent et se cristallisent. La couleur bleue est due à la réfraction de la lumière sur ses cristaux microscopiques. C'est l'effet Tyndall : la partie rouge de la lumière est absorbée et la partie bleue réfléchie.

Mythologie

La calcédoine représentait déjà dans l'Antiquité les éléments air et eau. D'où son emploi magique pour influer sur les conditions atmosphériques et son utilisation pour guérir des affections liées au temps qu'il fait, comme les refroidissements, la sensibilité aux changements atmosphériques, les troubles de la circulation. Elle trouve également un emploi sur le plan spirituel en rapport avec l'élément air : depuis toujours, elle est la pierre des orateurs.

Lithothérapie

Sur le plan spirituel, représente les deux aspects de la communication : la capacité d'écouter et de comprendre et celle de savoir se faire comprendre. Accroît le plaisir d'être en contact avec son prochain, avec les animaux ainsi que les plantes, et les êtres de tous les règnes. De même que la calcédoine s'insère dans l'espace qui lui est offert, de même elle aide à accepter les situations nouvelles et à supprimer les résistances sans devoir y perdre notre personnalité propre.

Sur le plan psychique, donne de la légèreté, un sentiment insouciant, de l'élan et une attitude fondamentalement optimiste. Rend plus conscient grâce à une perception affinée de nos sentiments, désirs et besoins. Permet d'apprendre à connaître les véritables motivations de nos actes et d'en changer. En outre, la

Ill. 56 : Calcédoine rubanée, Afrique du Sud ;
Calcédoine (avec rosettes), Brésil.

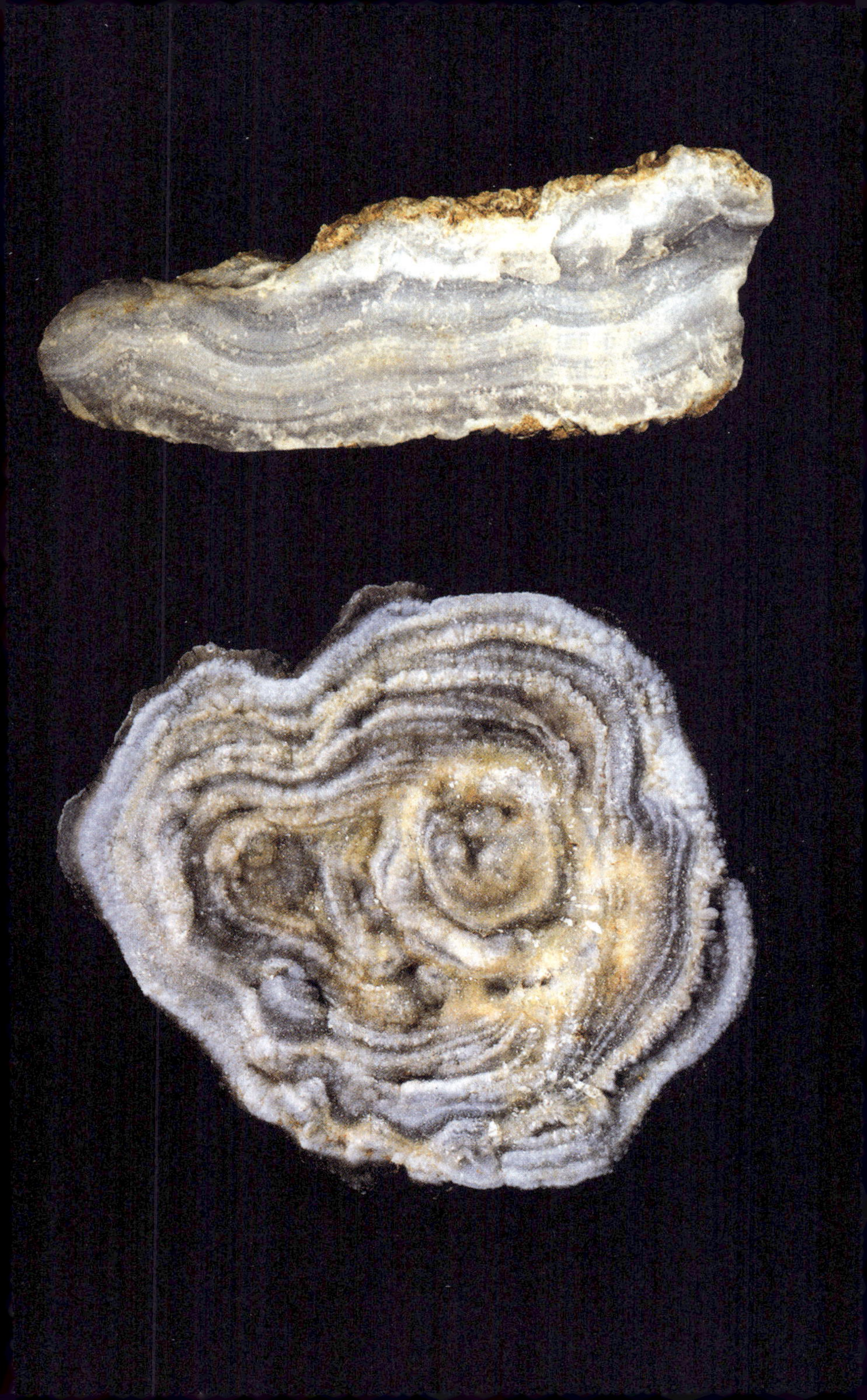

calcédoine bleue améliore la mémoire, calme et élimine le stress (idéale pour les examens !).
Sur le plan mental, améliore les facultés oratoires, l'éloquence et la capacité à parler dans la langue de l'autre. C'est la pierre des diplomates. Avec elle, nous restons ouverts à de nouvelles idées. Elle aide à mieux comprendre en général et à vite mettre en application ce avec quoi on est d'accord. Il en résulte une plus grande créativité et ouverture à l'inspiration.
Sur le plan physique, guérit les troubles des voies respiratoires tels que les refroidissements ou les conséquences du tabagisme. En particulier, la calcédoine rubanée favorise la régénération des muqueuses. La calcédoine bleue atténue en outre les troubles entraînés par un changement de temps, une pression sur les yeux (glaucome), sur les oreilles et le sens de l'équilibre. Elle est anti-inflammatoire, abaisse la tension, rafraîchit en cas de fièvre, stimule l'écoulement de la lymphe et des autres liquides organiques, résorbe les œdèmes dans les tissus et fortifie le système immunitaire ainsi que la sécrétion des glandes endocrines. En agissant sur la production d'insuline, la calcédoine aide aussi dans les stades initiaux du diabète.
En raison du processus de formation décrit plus haut, la calcédoine bleue, blanche ou rose transparente facilite la production du lait maternel qui est généré dans les espaces intercellulaires des seins, puis s'écoule par de fins canaux pour s'accumuler finalement dans la glande mammaire.

Application

La calcédoine peut être tenue dans la main, ou portée en collier, pendentif ou bijou pendant un certain temps contre le corps ou directement sur les parties malades. Pour des applications spécifiques, nous conseillons aussi les rosettes de calcédoine porteuses de la signature de l'organe à traiter. Ainsi, les rosettes portant la signature des organes sexuels féminins confèrent une flore vaginale saine et évitent la formation de mycoses parce que la calcédoine crée un milieu aqueux légèrement acide.

Ill. 57 : Calcédoine bleue, Turquie ;
Calcédoine dendritique, Brésil.

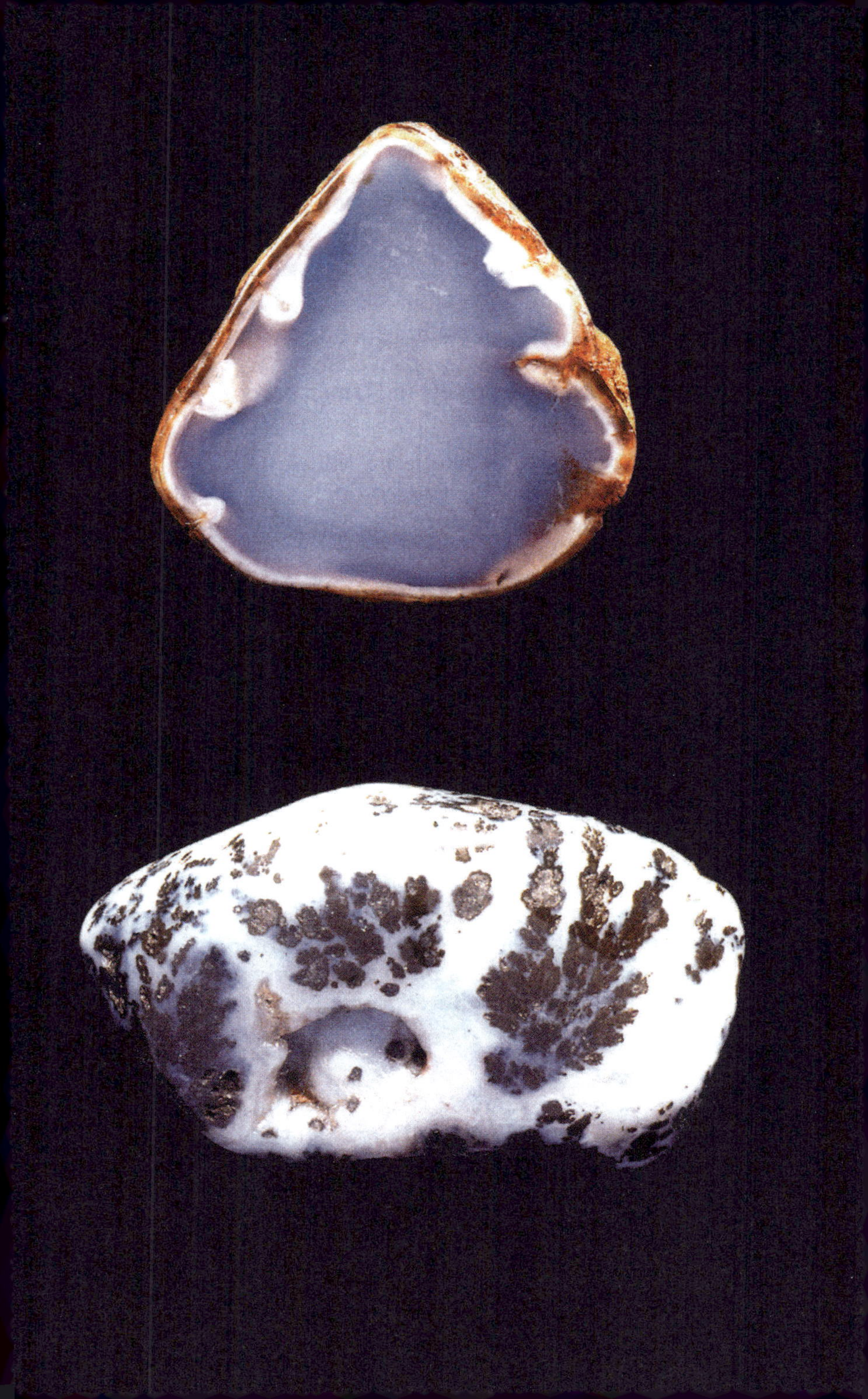

Calcédoine cuprifère

Système cristallin : rhomboédrique
Principe de formation : sédimentaire
Classe minéralogique : oxydes, groupe des quartz
Couleur : vert bleu avec inclusions de cuivre
Formule chimique, substances minérales : SiO_2 + Cu + (Cu)

Minéralogie

La calcédoine cuprifère se forme dans les zones de cémentation des roches cuprifères. Le cuivre extrait par l'acide silicique y est réduit en partie, et demeure de ce fait sous forme de cuivre métallique dans la calcédoine.

Mythologie

Il n'existe pas de récit ancien sur la calcédoine cuprifère, mais sur le cuivre qu'elle contient, métal de Vénus, représentant l'amour, la beauté, la sensualité et l'harmonie, ainsi que l'équilibre et la neutralité.

Lithothérapie

Sur le plan spirituel, aide à être présent et conscient, à faire face aux situations désagréables, à rester de sang froid devant les attaques et à communiquer calmement. Montre le sens et le contenu de la vie, éveille le sens de l'esthétique et de l'harmonie. Aide à jouir de la vie.
Sur le plan psychique, incite à travailler sur les images intérieures et les souvenirs. Facilite les relations ouvertes et cordiales avec l'entourage et l'environnement.
Sur le plan mental, aide à rester neutre et à considérer les situations, les gens et les événements sans les juger. Favorise à la fois la capacité de jugement et la tolérance.
Sur le plan physique, stimule le métabolisme et les processus de détoxication du foie. Combat les inflammations des organes sexuels féminins et empêche la formation de mycoses dans le vagin. Renforce l'immunité.

Application

La calcédoine cuprifère peut être portée longtemps contre le corps et directement sur les zones concernées.

Calcédoine dendritique

Système cristallin : rhomboédrique
Principe de formation : magmatique ou sédimentaire
Classe minéralogique : oxydes, groupe des quartz
Couleur : blanc, bleu clair, avec "dendrites" noires
Formule chimique, substances minérales : SiO_2 + MnO_2

Minéralogie
La calcédoine dendritique naît d'un acide silicique épaissi auquel se mélange un liquide chargé en manganèse. Ainsi se forment des dendrites noires (du grec "*dendron*" = arbre), qui donnent leur nom à la pierre.

Mythologie
Au Moyen Âge, le manganèse était attribué à l'aspect éclaircissant du feu, parce que des verres teintés, impurs deviennent effectivement clairs et purs lorsqu'on les fond dans du dioxyde de manganèse.

Lithothérapie
Sur le plan spirituel, incarne un caractère sociable, agréable et liant, qui fait cependant clairement la différence entre les objectifs personnels et les opinions et autres influences des autres.
Sur le plan psychique, libère de mécanismes inconscients, d'humeurs, habitudes et images du passé, qui retiennent notre attention.
Sur le plan mental, favorise la pensée précise, la recherche systématique, l'art de clarifier ce qui est confus et la capacité d'écouter avec précision ce qui se communique effectivement dans un message.
Sur le plan physique, ses effets sont semblables à ceux de la calcédoine bleue. Son action est encore plus forte en cas de maladies chroniques ou dues au tabac.

Application
La calcédoine dendritique peut être tenue dans la main ou portée longtemps en pendentif ou en bijou contre le corps ou directement sur la partie malade.

Calcédoine rose

Système cristallin : rhomboédrique
Principe de formation : sédimentaire
Classe minéralogique : oxydes, groupe des quartz
Couleur : rose à rose violet
Formule chimique, substances minérales : SiO_2 + (Mn)

Minéralogie

La calcédoine rose se forme par sédimentation. Elle naît des eaux de surfaces chargées en acide silicique dans la zone d'oxydation de roches enrichies en manganèse.

Mythologie

On ne connaît pas de récits anciens sur la calcédoine rose mais sur le manganèse qui lui confère sa teinte rose. Il représente la chaleur contenue, le feu intérieur et la vivacité.

Lithothérapie

Sur le plan spirituel, représente la vivacité, la compréhension et la serviabilité. Renforce la capacité d'écouter, de comprendre et d'aider autrui à surmonter ses problèmes et ses soucis.
Sur le plan psychique, favorise la bonté et la cordialité. Confère insouciance et paix intérieure ainsi qu'une confiance profonde, même en cas de conflit ou de maladies psychosomatiques, affectant par exemple le cœur.
Sur le plan mental, apprend à regarder la vie avec étonnement. Donne une curiosité enfantine, rend disposé à apprendre en permanence et favorise le don de raconter des histoires.
Sur le plan physique, donne de la vivacité et de la chaleur. Fortifie le cœur afin qu'il puisse travailler sans effort, avec vigueur. Facilite l'allaitement et procure le calme intérieur nécessaire. Comme la calcédoine bleue, renforce le système immunitaire et l'écoulement de la lymphe.

Application

La calcédoine rose peut être portée longtemps contre le corps ou directement posée sur les parties à traiter. En cas de problèmes cardiaques ou pour faciliter l'allaitement, rechercher le contact avec la peau sur la poitrine.

Ill. 58 : Calcédoine rose, États-Unis (en haut) ; Turquie (en bas).

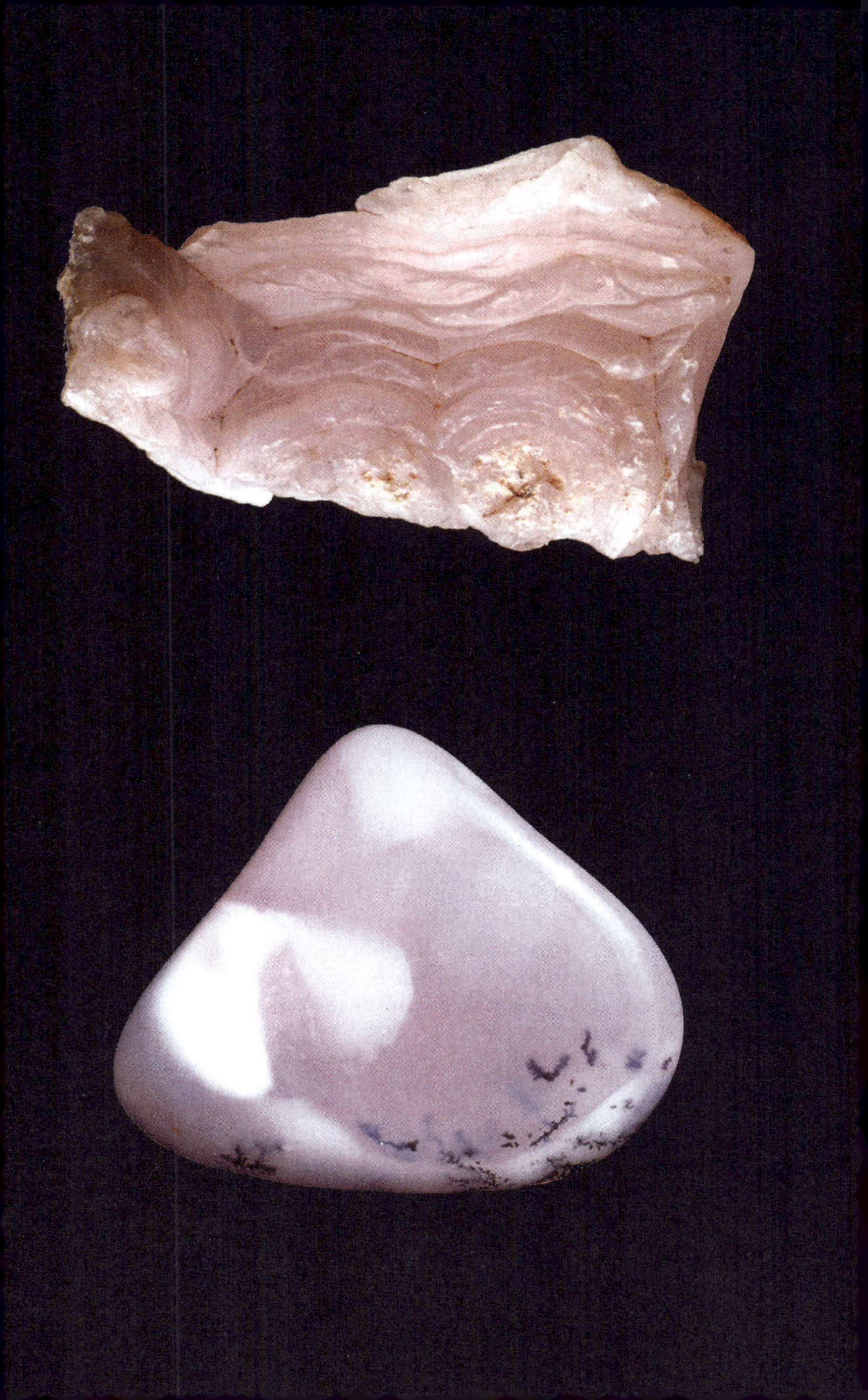

Calcédoine rouge

Système cristallin : rhomboédrique
Principe de formation : sédimentaire
Classe minéralogique : oxydes, groupe des quartz
Couleur : rouge foncé
Formule chimique, substances minérales : SiO_2 + Fe

Minéralogie

La calcédoine rouge se forme généralement par sédimentation. Elle naît d'une solution épaisse d'acide silicique chargée en fer. Mais au lieu de se mélanger, ce métal s'y trouve sous forme d'oxyde de fer floconneux.

Mythologie

On ne connaît pas de tradition ancienne utilisant la calcédoine rouge. Cependant, le fer qui lui confère sa couleur rouge est attribué à Mars et représente la volonté, l'activité, le dynamisme et le désir d'entreprendre.

Lithothérapie

Sur le plan spirituel, donne de la vigueur, de la persévérance, la force de gérer les difficultés et d'atteindre les buts fixés. Aide à choisir la bonne stratégie : céder, lutter, ou se tenir tranquille. Garde l'esprit souple sans faire oublier le point de vue propre.
Sur le plan psychique, donne force et confiance. Nous rend conscient des rêves que nous formons pour notre vie, aide à les mettre à l'épreuve des faits et à les réaliser, sans tomber dans aucune forme de fixation.
Sur le plan mental, favorise la capacité à imaginer des stratégies, l'ouverture et l'inspiration. Renforce la motivation, ce qui nous permet plus facilement de nous faire entendre.
Sur le plan physique, améliore la coagulation du sang, favorise la circulation sans créer une tension trop forte, inhibe l'assimilation des substances nutritives dans l'intestin grêle et supprime la sensation de faim.

Application

La calcédoine rouge ne devrait pas être utilisée plus d'une à deux semaines d'affilée. Comme elle inhibe l'assimilation des aliments, une utilisation prolongée peut entraîner des nausées passagères.

Ill. 59 : (à partir de la gauche, dans le sens des aiguilles d'une montre) : calcédoine bleue, Afrique du Sud ; calcédoine rose, calcédoine cuprifère, Turquie ; calcédoine rouge, Russie.

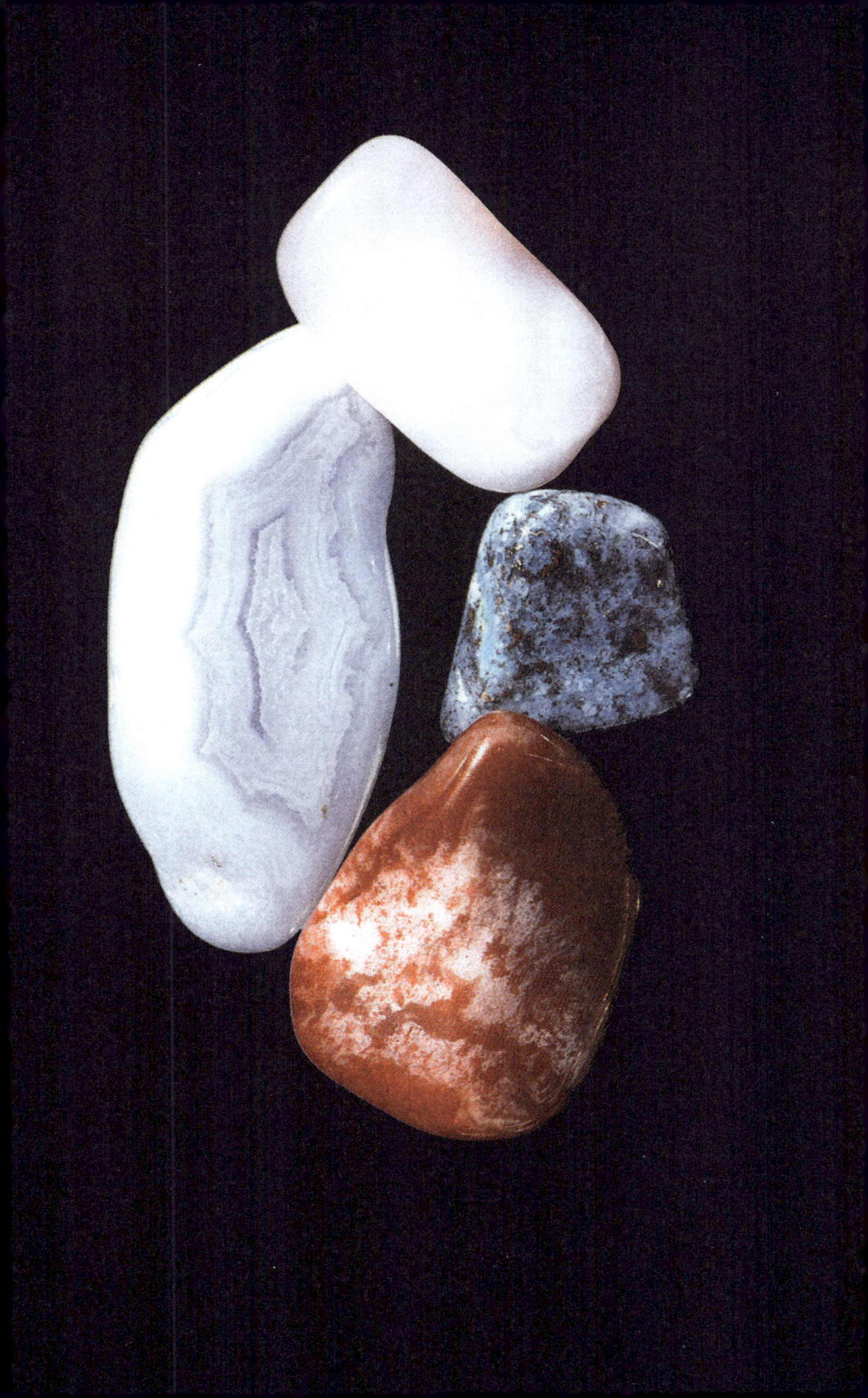

Calcite

Système cristallin : rhomboédrique
Principe de formation : magmatique ou sédimentaire
Classe minéralogique : carbonates
Couleur : blanc, rose, jaune, vert, bleu
Formule chimique, substances minérales : $CaCO_3$ + Fe,Mn + (Co,Pb,Sr)

Minéralogie

La calcite se forme à partir de solutions calcaires. De gros cristaux de calcite naissent par voie hydrothermale dans les failles et les géodes, mais le plus souvent, la calcite forme des roches par sédimentation des produits de l'érosion.

Mythologie

Sous forme de chaux, la calcite s'emploie déjà depuis des millénaires dans les médecines populaires. Les anciens en faisaient essentiellement des enduits pour soigner les affections cutanées, les tumeurs, les verrues et les plaies purulentes.

Lithothérapie

Sur le plan spirituel, accélère le développement de la personne, chez le petit enfant mais aussi chez l'adulte qui ne croit plus en un tournant positif dans sa vie.
Sur le plan psychique, donne stabilité, confiance en soi et constance. Agit contre la paresse et rend capable de se dépasser.
Sur le plan mental, développe la capacité de mettre ses idées en pratique. Améliore le discernement et la mémoire, rend actif et conduit à la réussite.
Sur le plan physique, stimule le métabolisme, renforce l'immunité et favorise la croissance des enfants. Atténue les affections cutanées et les troubles intestinaux, stimule la coagulation du sang, et favorise la guérison des tissus et des os. La calcite normalise le rythme cardiaque et fortifie le cœur.

Application

La calcite doit être tenue dans la main ou portée contre le corps. Agit sur la durée. Peut être prise sous forme d'élixir. Son effet est alors plus fort et plus vite perceptible.

Ill. 60 : Calcite, Brésil.

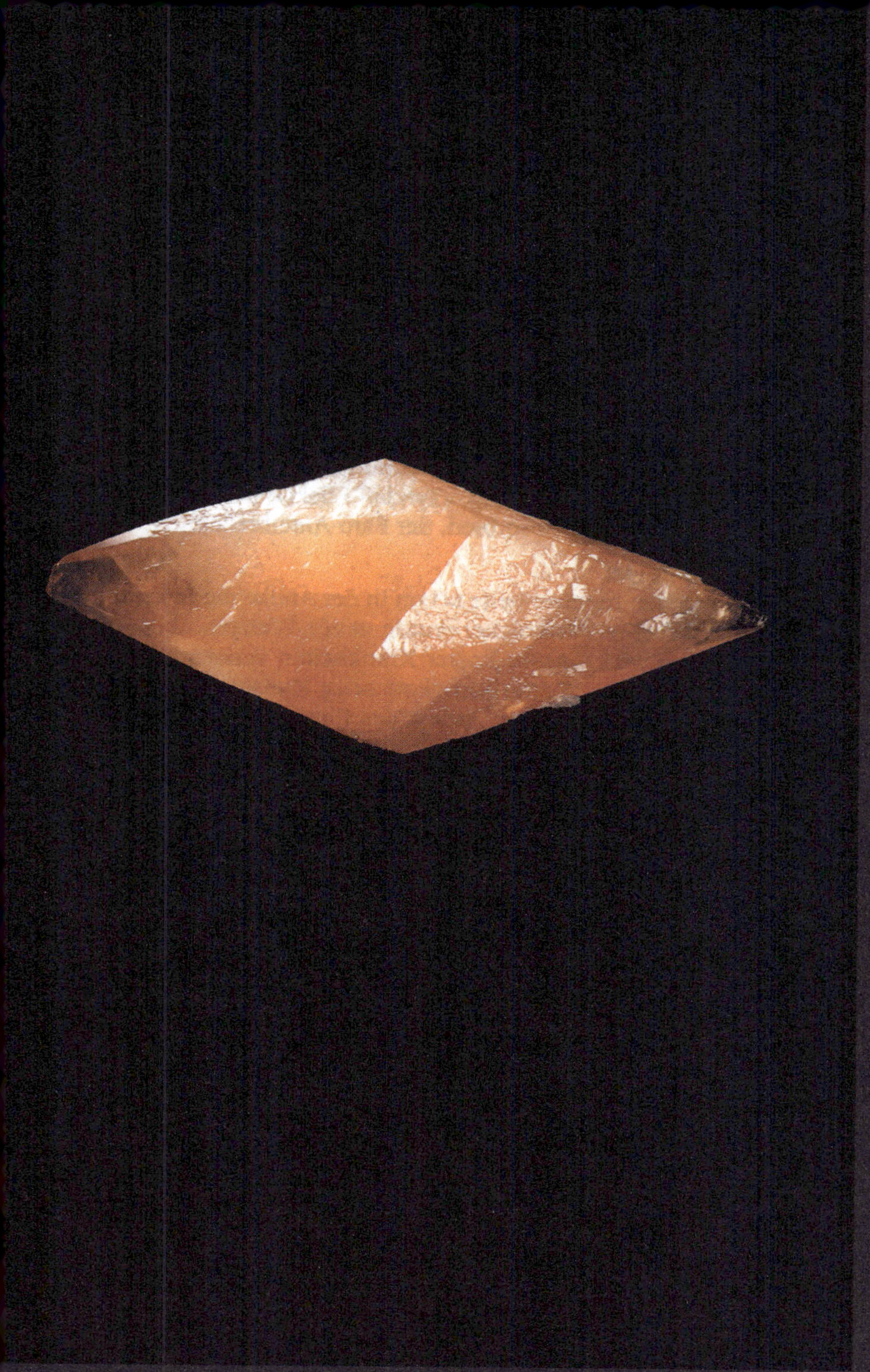

Charoïte

Système cristallin : monoclinique
Principe de formation : métamorphique
Classe minéralogique : phyllosilicates
Couleur : gris, violet, rose
Formule chimique, substances minérales : $(Ca,Na)_4(K,Sr,Ba)_2[(OH,F)_2Si_9O_{22}] . H_20$

Minéralogie

De formation métasomatique, le charoïte se forme dans la zone de contact entre les roches magmatiques et métamorphiques par combinaison de solutions magmatiques basiques avec les substances minérales des roches alentour.

Mythologie

Le charoïte vient de Sibérie et n'est disponible en Occident que depuis quelques années. On ne connaît malheureusement pas de récits anciens sur ses effets thérapeutiques.

Lithothérapie

Sur le plan spirituel, nous aide à réaliser de profonds changements dans notre vie. Rend décidé, spontané et efficace lorsque ce qui n'est pas réglé s'amoncelle outrageusement, et nous aide à surmonter nos résistances.
Sur le plan psychique, rend tranquille, insensible au stress et aux soucis. Donne un sommeil calme et régénérateur avec des rêves intenses et créatifs.
Sur le plan mental, aide à prendre des décisions importantes, réfléchies, sans hésiter. Stimule le sens de l'observation, même vis-à-vis de soi et nous permet de prendre nos distances par rapport aux contraintes et au pouvoir d'autrui.
Sur le plan physique, fait disparaître les crampes et favorise un métabolisme basique. Calme les nerfs, atténue les douleurs et aide en cas de troubles végétatifs, surtout si le cœur est concerné.

Application

Le charoïte se porte de préférence contre le corps, en contact avec la peau. L'effet d'un séjour au milieu d'un cercle de charoïtes est très intense.

Ill. 61 : Charoïte, Russie.

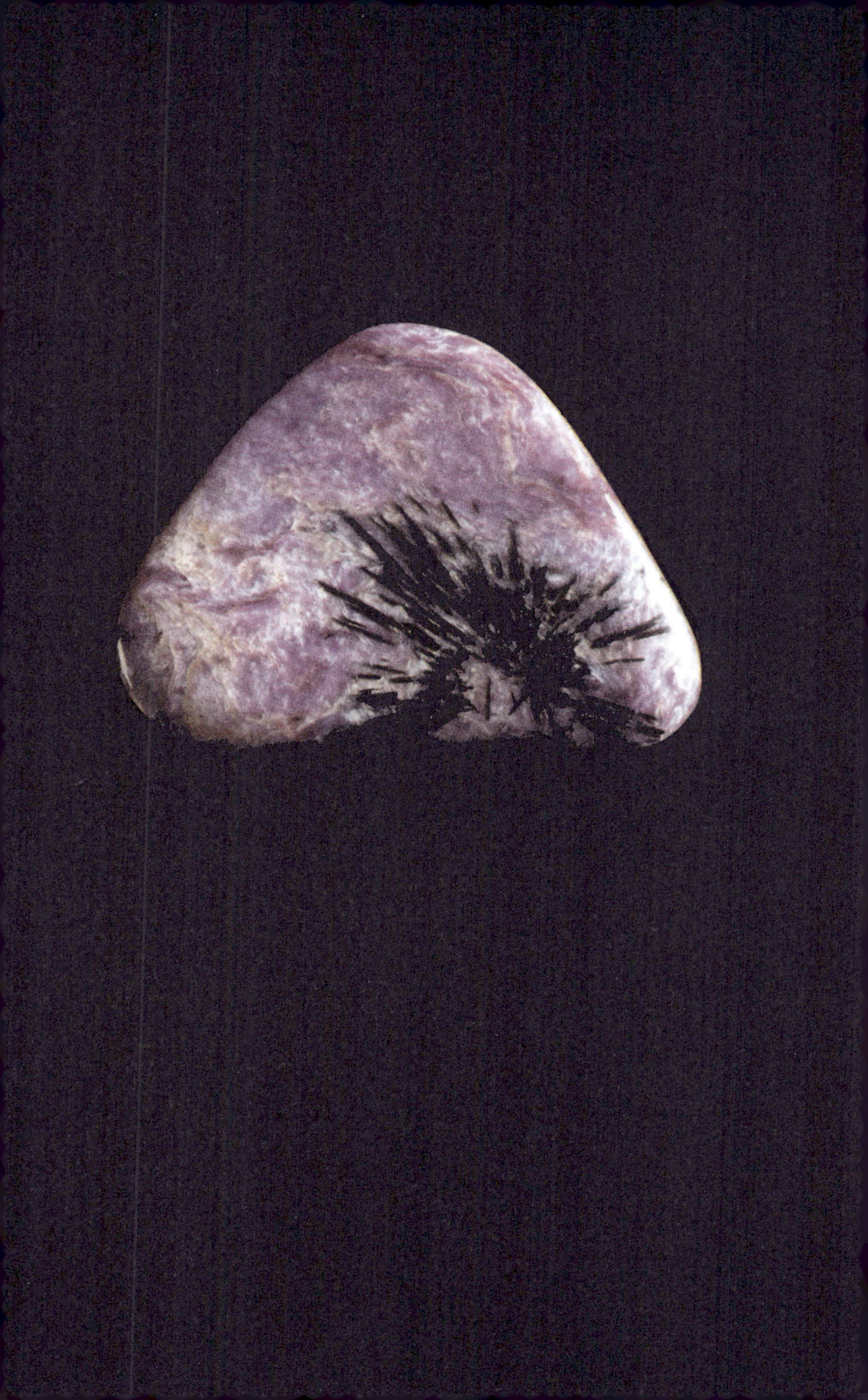

Chiastolite

Système cristallin : rhombique
Principe de formation : métamorphique
Classe minéralogique : nésosilicates, famille des andalousites
Couleur : brun, gris avec croix noire
Formule chimique, substances minérales : $Al_2[O/SiO_4]$ + C,Ca,Cr,Fe,K,Mg,Mn,Ti

Minéralogie

La chiastolite, appelée aussi pierre de croix, est une andalousite qui se forme dans les schistes argileux et carbonifères, et reçoit sur les arêtes de ses cristaux des dépôts de carbone. Sa croissance par couches crée dans le cristal en formation des inclusions de carbone en forme de croix diagonale.

Mythologie

La croix à branches égales que présente la chiastolite est un ancien symbole de multiplication (d'où vient le signe "multiplié" = "x"). Ce sens de la multiplication est aussi donné à la pierre.

Lithothérapie

Sur le plan spirituel, nous aide à agir avec esprit de suite conformément à notre identité et à accomplir la mission de notre vie. Favorise le sens de la réalité et l'objectivité, rend éveillé et fait disparaître les illusions.
Sur le plan psychique, calme fortement en cas de nervosité, de peurs et de sentiments de culpabilité. Centre, stabilise et aide surtout contre la peur de devenir fou.
Sur le plan mental, renforce les facultés analytiques. Rend plus conscient, nous aide à ne pas nous accrocher aux choses et nous sort de notre réserve.
Sur le plan physique, atténue l'hyperacidité et ses conséquences telles que les rhumatismes et la goutte. Fortifie les nerfs et aide dans les états de faiblesse, de perception ralentie et de mobilité réduite, voire de paralysie.

Application

Pour obtenir les effets spirituels, psychiques et mentaux, la meilleure manière de procéder est de méditer quotidiennement avec la chiastolite. Elle peut en outre être portée ou posée contre le corps.

Ill. 62 : Chiastolite, Chili.

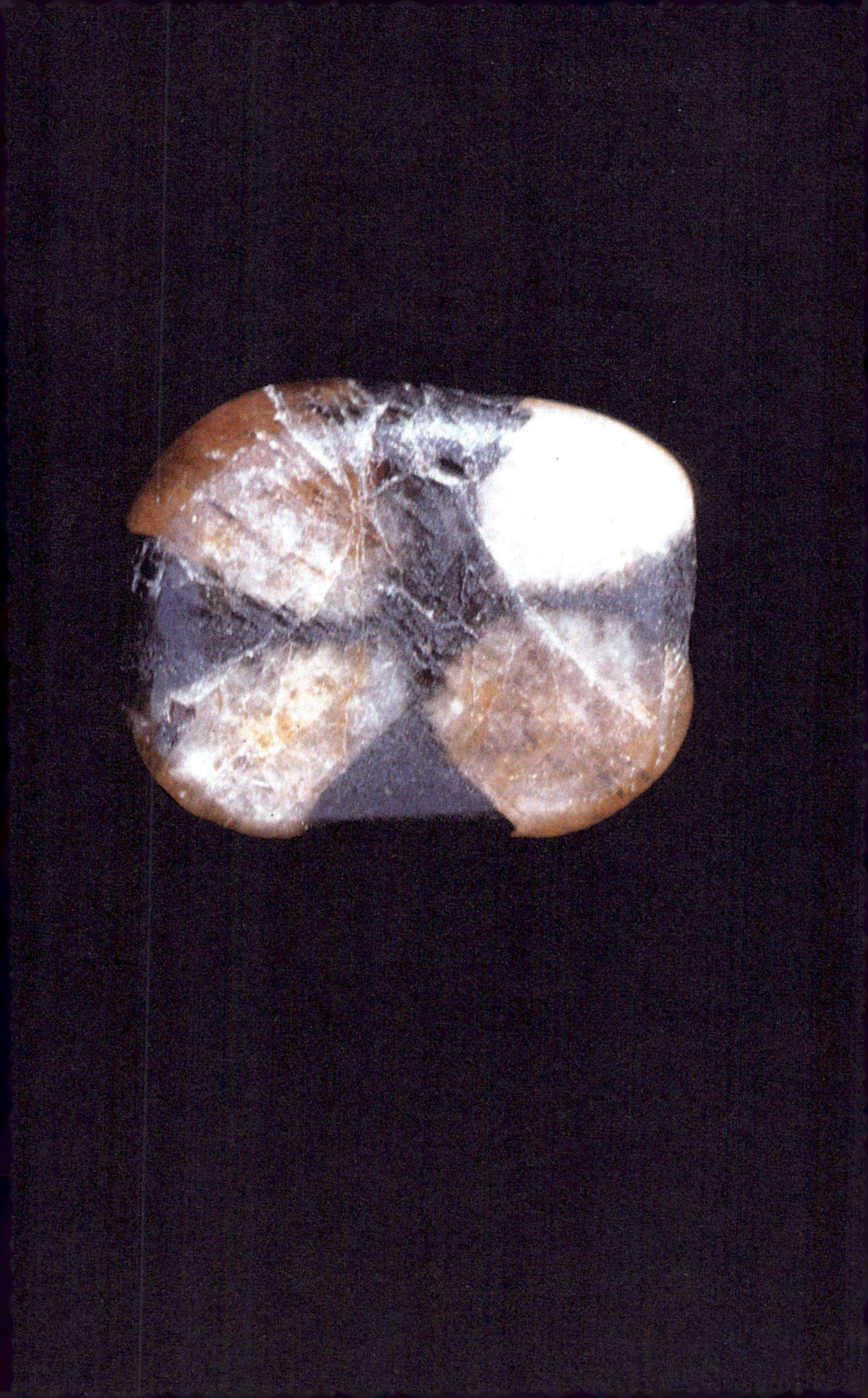

Chrysobéryl I

Système cristallin : rhombique
Principe de formation : magmatique ou métamorphique
Classe minéralogique : oxydes
Couleur : brun, jaune, verdâtre
Formule chimique, substances minérales : Al_2BeO_4 + Ti

Minéralogie

Le chrysobéryl se forme principalement dans les pegmatites lorsqu'il est d'origine magmatique, et en même temps que les micaschistes lorsqu'il est d'origine métamorphique. Ses cristaux ne mesurent en général que quelques millimètres.

Mythologie

Au Moyen Âge, chrysobéryl signifiait béryl doré. C'est seulement au XVIIIe siècle que le nom fut attribué au minéral qu'il désigne aujourd'hui. C'est pourquoi on sait seulement à son sujet qu'il était autrefois une pierre attribuée aux souverains et aux chefs des armées.

Lithothérapie

Sur le plan spirituel, confère de la force, de l'autorité et des qualités de chef. Favorise l'(auto)discipline, la maîtrise de soi, l'ambition et l'autonomie, et fait apparaître les talents cachés.
Sur le plan psychique, aide contre les peurs, les inhibitions et les cauchemars. Permet de faire le nécessaire sans se laisser impressionner par les sentiments et les humeurs.
Sur le plan mental, favorise la pensée stratégique et la planification. Aide à prendre conscience des structures de pensée, de comportement et d'organisation sociale et à les reconnaître.
Sur le plan physique, renforce les forces d'autoguérison du corps et agit contre les maladies et les inflammations de la poitrine. Fortifie le foie.

Application

Le chrysobéryl agit lorsqu'il est porté contre le corps. Un contact permanent avec la peau n'est pas nécessaire. Il suffit de le prendre occasionnellement dans la main.

Ill. 63 : Chrysobéryl, Zimbabwe ; triplet de chrysobéryl, Brésil.

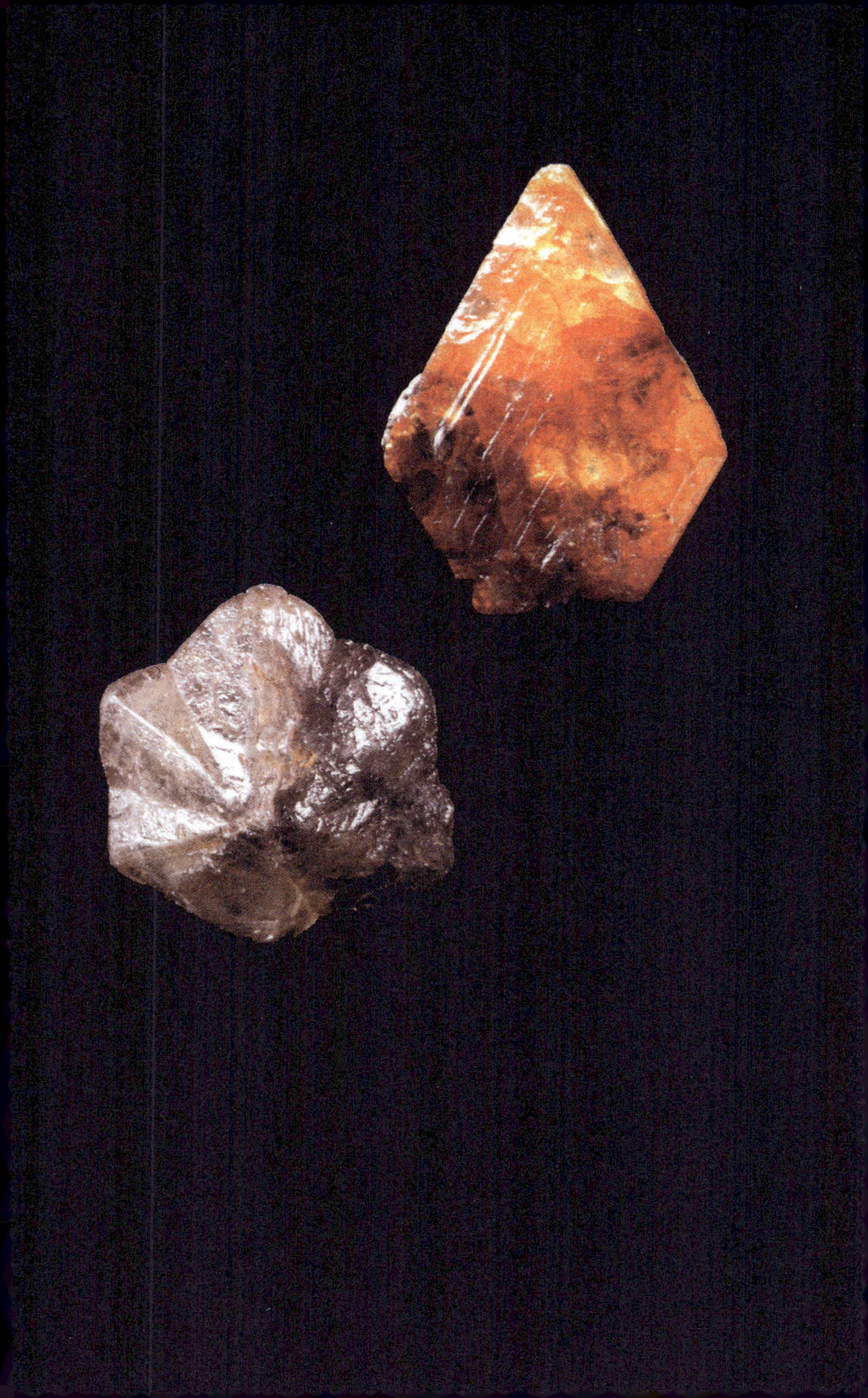

Chrysocolle

Système cristallin : monoclinique
Principe de formation : sédimentaire
Classe minéralogique : cyclosilicates
Couleur : vert à turquoise
Formule chimique, substances minérales : $CuSiO_3 . 2 H_2O$ + Al,Fe,P

Minéralogie

La chrysocolle se forme dans la zone d'oxydation des gisements de cuivre lorsque des eaux de surface chargées en acide silicique arrachent du cuivre à la roche.

Mythologie

L'effet thérapeutique de la chrysocolle était surtout connu des indiens d'Amérique qui l'utilisaient pour renforcer la résistance du corps et harmoniser les sentiments.

Lithothérapie

Sur le plan spirituel, favorise l'équanimité et l'observation de soi. Aide à accepter des situations toujours changeantes et à poursuivre les objectifs fixés malgré les hauts et les bas.
Sur le plan psychique, donne de l'élan en cas de paresse, tout en diminuant la nervosité et la surexcitation.
Sur le plan mental, aide à garder la "tête froide".
Sur le plan physique, agit contre les infections en particulier des amygdales et de la gorge. Détoxique et renforce le fonctionnement du foie, rafraîchit, abaisse la tension, accélère la guérison des brûlures, régule le fonctionnement de la thyroïde, et aide en cas de troubles digestifs dus au stress. Abaisse la température, détend, supprime les crampes, notamment pendant les règles.

Application

Contre les troubles physiques, la chrysocolle est le plus efficace si elle est directement posée contre les parties du corps à traiter, pour un effet psychique ou mental si elle est portée, et sur le plan spirituel si elle est appliquée sur le front ("troisième œil").

Ill. 64 : Chrysocolle, États-Unis ;
Chrysocolle, Pérou.

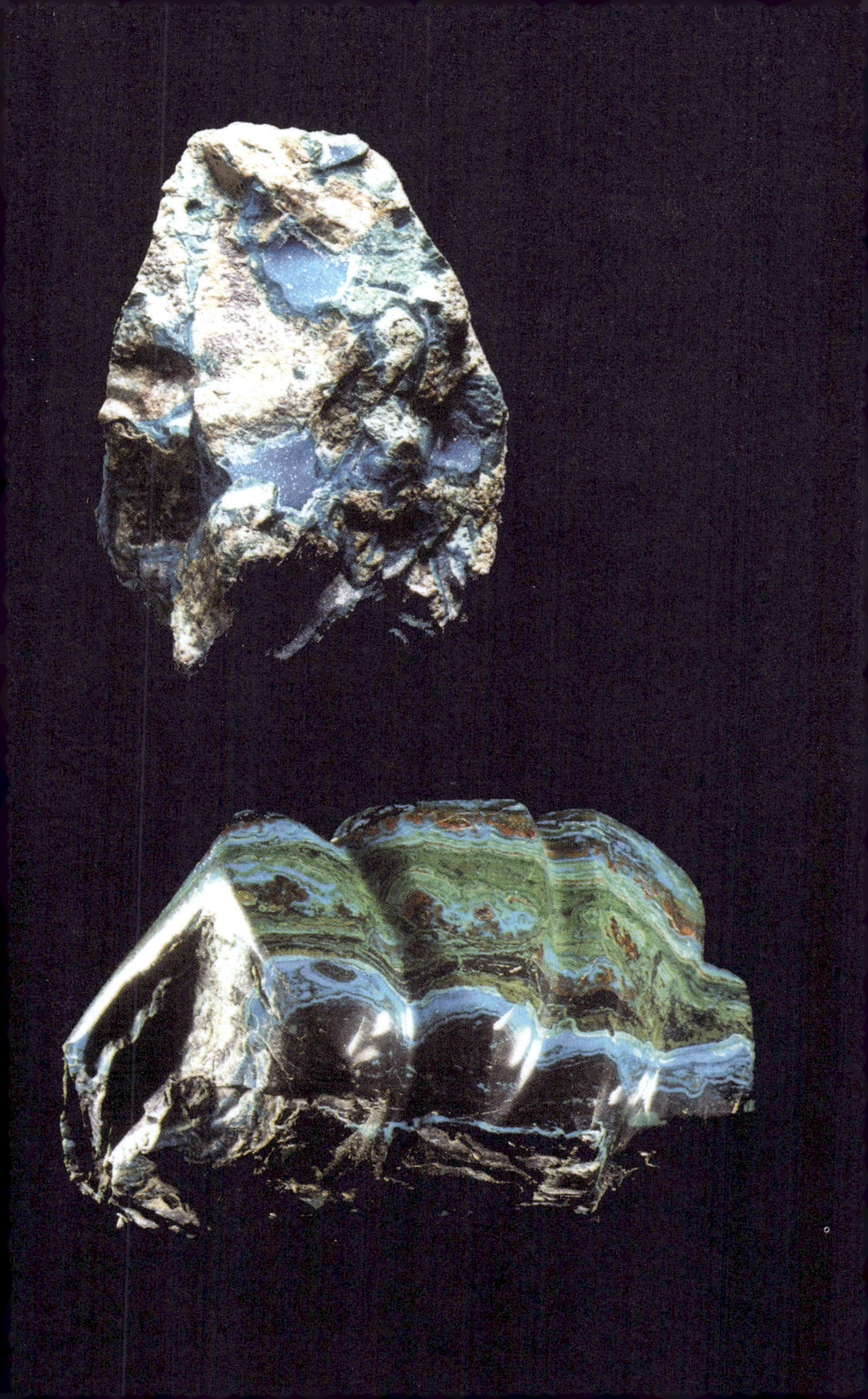

Chrysoprase

Système cristallin : rhomboédrique
Principe de formation : sédimentaire
Classe minéralogique : oxydes, groupe des quartz
Couleur : vert pomme
Formule chimique, substances minérales : SiO_2 + (Ni)

Minéralogie

La chrysoprase est une calcédoine vert pomme qui doit sa couleur à des inclusions de nickel. Elle se forme par sédimentation à partir de solutions d'acide silicique apparaissant dans la zone d'oxydation des gisements de nickel. Le nickel détaché des roches environnantes par l'acide silicique colore le minéral tant que de l'eau est contenue dans son réseau cristallin. Dans une première étape de dessiccation, il se produit de la prasopale, qui ressemble à s'y méprendre à la chrysoprase et qui se transforme en elle par une dessiccation encore plus poussée. Si la dessiccation est totale, la chrysoprase perd sa couleur verte et devient pâle.

Mythologie

Dans l'Antiquité, la chrysoprase était attribuée à Vénus. Elle ne représentait pas la sensualité ou l'amour physique pour l'autre sexe, mais "le plus haut amour divin de la vérité", selon les termes du voyant Emmanuel Swedenborg. Nous sommes donc dans le registre de l'équité, autre attribut de Vénus. Hildegarde de Bingen attribue à la chrysoprase un effet détoxiquant, et mentionne son action curative contre la goutte. Elle la recommande également pour atténuer la colère ou pour qu'aucune parole inconsidérée ne soit prononcée sous l'emprise de la colère, ce qui témoigne de sa parenté avec la calcédoine.

Lithothérapie

Sur le plan spirituel, rend conscient de faire partie d'un tout plus grand. Donne de la présence d'esprit et dirige notre attention sur les hasards apparents, qui nous permettent en fait de nous rendre compte de l'activité du monde spirituel. Favorise une sagesse simple, enfantine, dans laquelle les anges gardiens et les aides spirituelles ne sont pas contradictoires avec une pensée logique et rationnelle. La chrysoprase associe recherche de vérité et patience, de sorte qu'on peut devenir heureux même si l'on ne

Ill. 65 : Chrysoprase,Australie ; citrine, Brésil

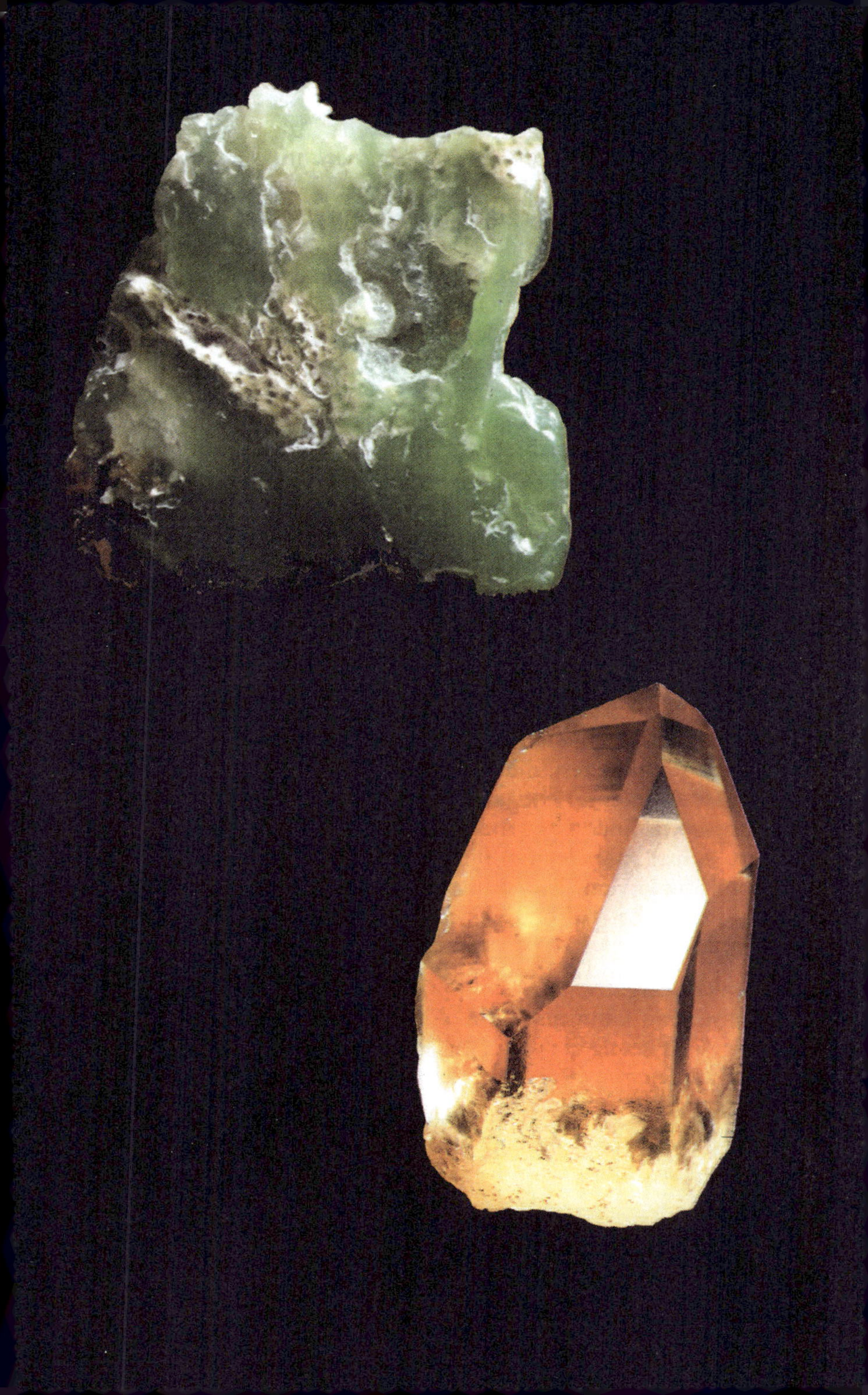

comprend qu'un minuscule fragment de l'univers. Favorise le sens de l'esthétique, de l'art et de la beauté.

Sur le plan psychique, donne confiance et fait qu'on se sent bien en soi. Aide à devenir satisfait en soi, sans dépendre des sympathies d'autrui. Atténue ainsi la jalousie et le chagrin d'amour et aide en cas de problèmes sexuels. De même que la chrysoprase détoxique le corps, elle libère l'âme d'images pesantes ou aide à y travailler. Met fin à l'apparition répétée de certains cauchemars, surtout chez les enfants qui se réveillent la nuit sans reconnaître leur environnement.

Sur le plan mental, nous aide à discerner les mobiles égoïstes de notre activité et à vérifier si nos actes réels sont en accord avec nos idéaux supérieurs. Avec son aide, nous pouvons nous débarrasser de nos comportements, attitudes et modèles de pensée compulsifs. En cas de pensées négatives, la chrysoprase dirige l'attention sur des événements positifs et modifie ainsi le "filtre de nos perceptions" à l'aide duquel nous essayons normalement de confirmer nos attitudes par des perceptions sélectives.

Sur le plan physique, stimule les processus de détoxication. Même les métaux lourds ainsi que d'autres substances difficiles à extraire sont éliminés. L'activité du foie est fortement stimulée. Cela permet de guérir des maladies dues à une sorte d'empoisonnement (par exemple d'origine médicamenteuse). C'est pourquoi la chrysoprase atténue aussi beaucoup de maladies du foie, même certaines formes de névrodermite, et agit, en combinaison avec un quartz fumé, contre les mycoses. Elle favorise en outre la fertilité de la femme, surtout si sa stérilité est due à des infections.

Application

La chrysoprase peut être portée longtemps en collier ou en pendentif, tenue dans la main ou être posée directement sur la région du corps à traiter. Son effet détoxiquant peut-être soutenu par un jeûne. L'effet le plus fort, pour les cas aigus, est obtenu à l'aide de l'élixir de chrysoprase.

Citrine

Système cristallin : rhomboédrique
Principe de formation : magmatique
Classe minéralogique : oxydes, groupe des quartz
Couleur : jaune
Formule chimique, substances minérales : SiO_2 + (Al,Fe,Ca,Mg,Li,Na)

Minéralogie

La citrine est un quartz cristallin teinté de jaune par des inclusions de fer présentes en faibles quantités et un rayonnement légèrement ionisant. Autrement que dans l'améthyste, le fer est de valence trois dans la citrine (Fe+3). La citrine se forme dans les pegmatites ou par voie hydrothermale dans des géodes et des failles.

Mythologie

Jusqu'au XVIe siècle, le nom de citrine désignait de nombreuses pierres jaunes (béryl, zircon, etc.). En 1546, il fut pour la première fois clairement attribué au quartz jaune. De la citrine actuelle, on disait qu'elle améliorait l'entendement et faisait naître des sentiments riants.

Lithothérapie

Sur le plan spirituel, favorise l'expression de l'individualité, l'assurance et le courage. Rend dynamique et stimule le désir de changement, d'expériences nouvelles et de réalisation de soi.
Sur le plan psychique, apporte la joie de vivre. Aide à dépasser une dépression et à se libérer d'influences oppressantes. Rend extraverti et favorise l'expression de soi.
Sur le plan mental, aide à travailler par la pensée sur des impressions reçues. Accroît la capacité à se confronter et permet de formuler rapidement des conclusions et à comprendre vite.
Sur le plan physique, stimule la digestion et les fonctions de l'estomac, de la rate et du pancréas, et grâce à celui-ci, atténue un diabète commençant. Renforce les nerfs et réchauffe.

Application

La citrine se porte de préférence contre la peau ou s'utilise par exemple sous forme de boule ou de cristal pour la méditation.

Cornaline

Système cristallin : rhomboédrique
Principe de formation : magmatique
Classe minéralogique : oxydes, groupe des quartz
Couleur : rouge, orange, jaune, brun
Formule chimique, substances minérales : SiO_2 + (Fe,O,OH)

Minéralogie

La cornaline est une calcédoine qui contient du fer et se forme au contact de roches volcaniques basiques et acides à partir de solutions d'acide silicique magmatiques contenant du fer. La cornaline brun rouge est aussi appelée sardoine.

Mythologie

Dans l'Antiquité, la cornaline était généralement connue sous le nom de sardoine. Hildegarde de Bingen fut la première à distinguer les variétés orange et brun rouge. Au Moyen Âge, on croyait la cornaline capable de favoriser la coagulation du sang et d'atténuer la colère. Hildegarde de Bingen la recommandait contre les maux de tête et pour aider à l'accouchement. Sa présence parmi les offrandes mortuaires en Égypte atteste son rôle de protection des morts.

Lithothérapie

Sur le plan spirituel, confère de la stabilité et un sens prononcé de la collectivité. Rend serviable et idéaliste et aide à intervenir énergiquement pour une bonne cause.
Sur le plan psychique, confère stabilité et courage. Non pas le courage superficiel des héros mais le courage quotidien de se dépasser et de faire face aux difficultés. Élève les émotions.
Sur le plan mental, favorise la capacité à résoudre les problèmes vite et de manière pragmatique. Aide à terminer ce qu'on commence et donne le sens des réalités quand on est dans la confusion.
Sur le plan physique, active l'assimilation des vitamines, des substances nutritives et des sels minéraux dans l'intestin grêle et améliore la qualité du sang. Assure une bonne irrigation des organes et des tissus. Soulage les rhumatismes et stimule le métabolisme.

Application

La cornaline devrait être portée ou posée en contact avec la peau, ou ingérée sous forme d'élixir.

Ill. 66 : Cornaline, Botswana.

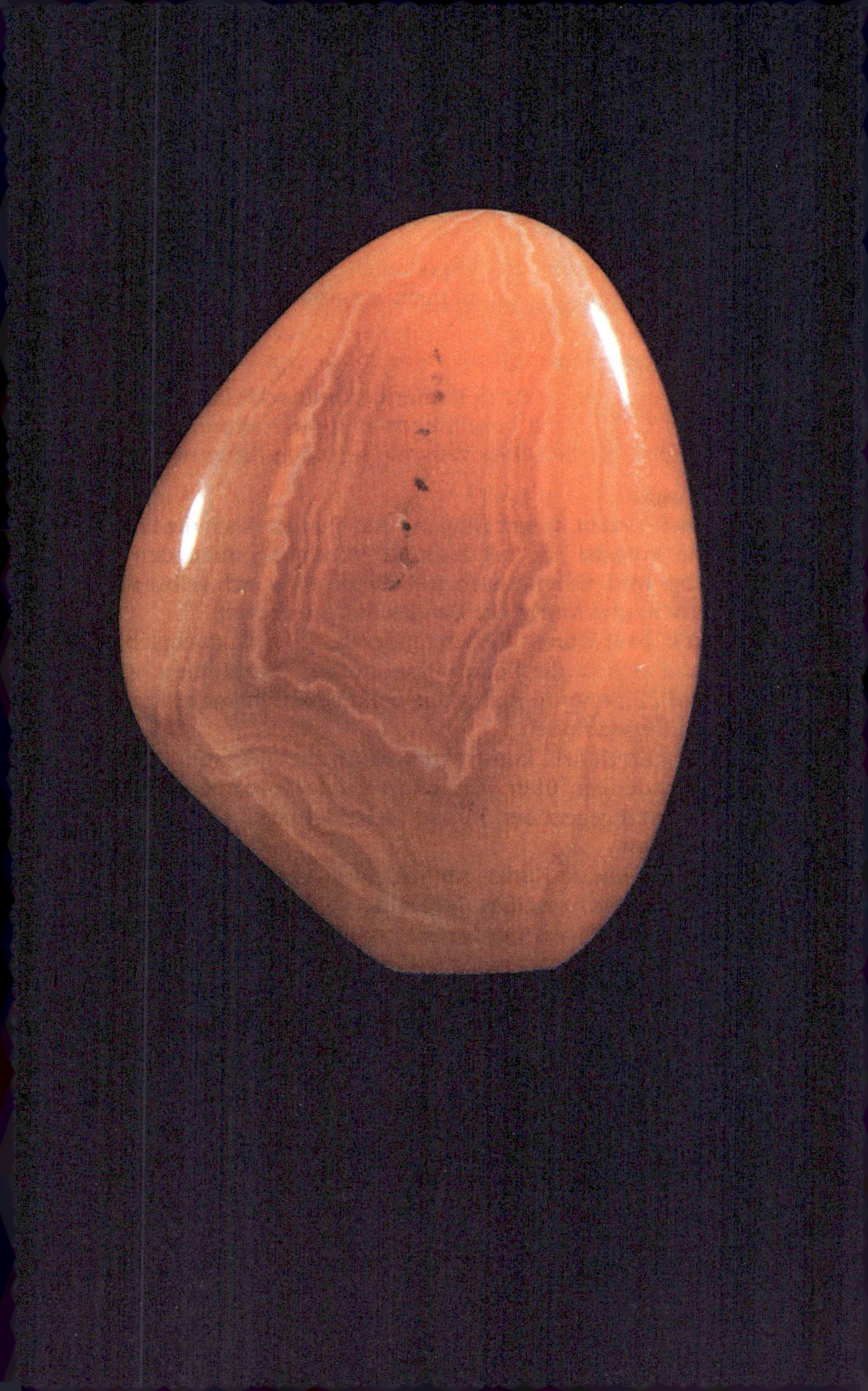

Cristal de roche

Système cristallin : rhomboédrique
Principe de formation : magmatique
Classe minéralogique : oxydes, groupe des quartz
Couleur : clair
Formule chimique, substances minérales : SiO_2

Minéralogie

Le cristal de roche est un quartz cristallin clair et pur. Il naît dans des filons ou par procédé hydrothermal sur les géodes ou les failles, à partir d'une solution d'acide silicique pure, exempte de tout corps étranger. Des quartz fantômes se forment par dépôt en surface, lorsque le cristal marque des pauses prolongées de croissance (parfois de plusieurs millions d'années).

Mythologie

Pour les Grecs, le cristal de roche était de la glace congelée (du grec « *krystallos* »). Toutes les cultures y voyaient une pierre thérapeutique et magique, capable de chasser les démons et les maladies. Elles l'utilisaient pour en tirer de la force et de l'énergie. Les boules servaient à la pratique de la clairvoyance.

Lithothérapie

Sur le plan spirituel, favorise la clarté et la neutralité, et améliore ainsi la perception et la compréhension. Renforce le point de vue personnel et stimule le développement qui correspond à notre être intérieur.
Sur le plan psychique, fait remonter des souvenirs profondément enfouis. Aide à résoudre les problèmes avec simplicité et à revivifier des facultés qu'on croyait perdues.
Sur le plan mental, conduit à la connaissance de soi, et sous sa forme fantôme, à dépasser de prétendues limites spirituelles.
Sur le plan physique, revitalise des parties du corps insensibles, froides, endormies ou paralysées. Établit l'harmonie entre les deux hémisphères cérébraux, renforce les nerfs et stimule l'activité glandulaire. Donne de l'énergie mais abaisse la fièvre et atténue la douleur, les enflures, la nausée et la diarrhée.

Application

Le cristal de roche peut être utilisé sous forme de cristal, de groupe de roches, de pierre taillée ou d'élixir. C'est aussi un renforçateur de l'action d'autres pierres.

Ill. 67 : Cristal de roche, Brésil ; Quartz fantôme, Brésil.

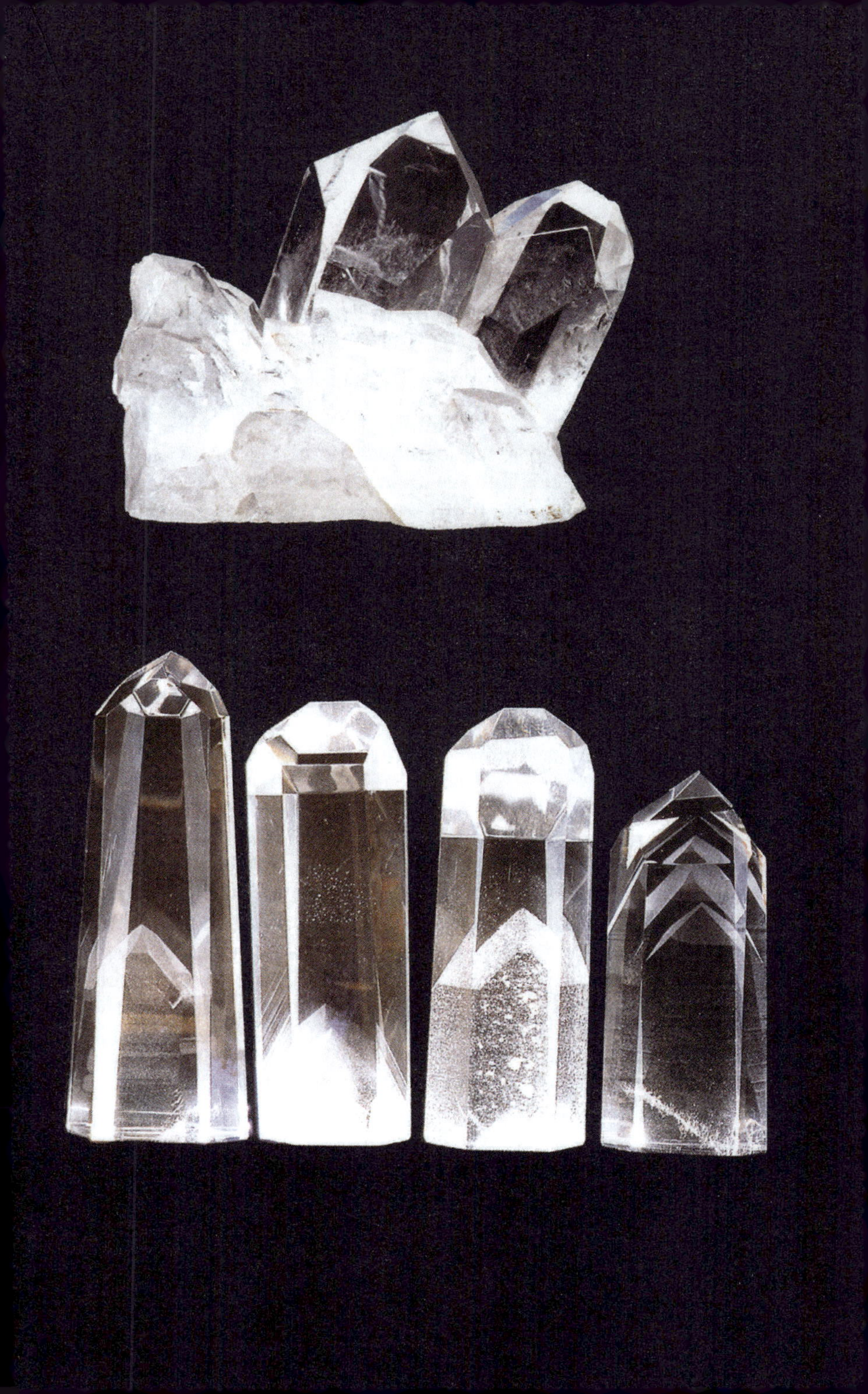

Diamant

Système cristallin : cubique
Principe de formation : métamorphique
Classe minéralogique : éléments naturels
Couleur : clair, rose, jaune, vert, bleu
Formule chimique, substances minérales : Cn + (Al,Ca,Cr,Fe,Mg,Mn,Si,Sr,Ti)

Minéralogie

Les diamants se forment dans des roches de péridotite et d'éclogite à des profondeurs de 150 à 200 km. Sous une pression de 40 000 atmosphères et à une température de plus de 2000 °C, le charbon, qui se présente en cet endroit sous la forme d'un graphite hexagonal, est métamorphosé en un clin d'œil en diamant. Une éruption volcanique peut remonter la pierre précieuse en quelques heures à la surface de la terre, la lave entraînant avec elle des blocs rocheux depuis les profondeurs terrestres. Le mélange de lave et de roches qui remonte ainsi par la cheminée du volcan forme ensuite la kimberlite et le lamprophyre, parmi lesquels le diamant peut finalement être trouvé.
En raison de la pureté de sa composition (pur carbone), le diamant peut devenir parfaitement clair. D'un grand pouvoir réfringent (son feu), il est de loin le minéral le plus dur. De très faibles inclusions d'autres éléments suffisent à le teinter de diverses manières : l'azote en jaune et vert, l'aluminium, l'oxygène, le magnésium, le fer et le bore en bleu et le manganèse en rose.

Mythologie

Le nom de diamant vient du grec "*adamas*" = invincible, attribut qui l'accompagne dans toute sa mythologie. Dans beaucoup de cultures, il est la pierre de Vénus, délivre des influences démoniaques et représente la justice et la vertu. Au Moyen Âge, il symbolisait la force, le courage et l'invulnérabilité. Le diamant avertissait celui qui le portait des dangers et aidait à ennoblir le caractère. Mais malheur à celui qui possédait un diamant volé ou injustement acquis, comme le rapportent les récits sur les plus grands et plus célèbres spécimens.
L'idée que le diamant guérit les maladies psychiques et nerveuses s'est transmise jusqu'à aujourd'hui.

Ill. 68 : Diamant, Afrique du Sud ; Dioptase, Namibie.

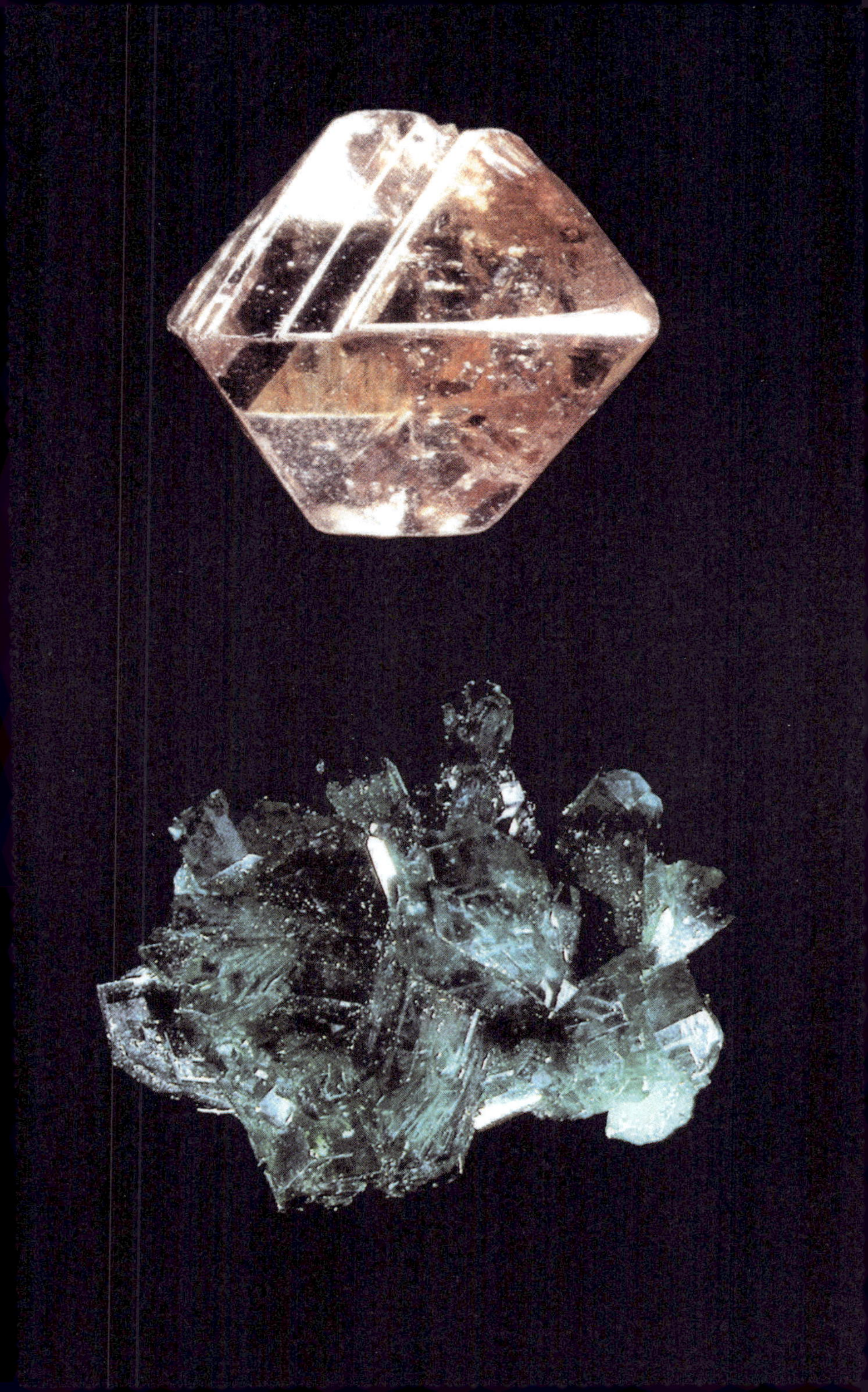

Lithothérapie

Sur le plan spirituel, nous donne une connaissance claire de notre situation dans la vie. Aide à surmonter les épreuves existentielles à travers lesquelles le caractère s'ennoblit. Met de l'ordre dans la vie et permet de couper court aux compromis suspects ainsi qu'à supprimer les règles et les lois superficielles. Soutient l'esprit dans sa libre volonté de rester imprenable, toujours fidèle à lui-même. Renforce l'éthique et la justice intérieure. Il en résulte une attitude objective, c'est-à-dire la capacité à faire ce qui est juste, sans a priori.

Sur le plan psychique, aide à surmonter la peur, la dépression et le sentiment d'une absence de sens. Permet de maîtriser les états de crise consécutifs à l'échec d'un projet ou à l'impossibilité d'atteindre un but. Rend conscient des causes d'un problème ou d'une maladie, et permet de les considérer sans préjugés. Permet de mieux contrôler les images intérieures, les sentiments et les humeurs, et finalement toute la vie personnelle.

Sur le plan mental, nous aide à voir les conséquences de nos actes. Favorise la pensée logique et permet de comprendre les choses dans un contexte plus large. Rend capable d'apprendre, relie immédiatement de nouvelles impressions aux expériences déjà enregistrées. Les apprentissages peuvent alors être vite mis en pratique. Améliore la capacité à prendre des décisions claires et à résoudre les problèmes.

Sur le plan physique, peut toujours s'utiliser lorsqu'il existe un besoin de connaissance et que des changements de vie s'imposent depuis longtemps. Soigne en particulier les maladies des organes qui sont en relation étroite avec l'activité de l'esprit, comme le cerveau, le système nerveux, les organes sensoriels et les glandes hormonales. Favorise tous les processus de purification dans le corps. Permet un meilleur contrôle du côté spirituel de notre vie, et de la même manière, permet aussi un meilleur contrôle du corps.

Application

Le diamant peut être porté contre le corps sous forme d'un bijou serti, ou posé sur le front ("troisième œil") pour la méditation. Renforce en outre l'effet d'autres pierres.

Dioptase

Système cristallin : rhomboédrique
Principe de formation : sédimentaire
Classe minéralogique : cyclosilicates
Couleur : vert foncé
Formule chimique, substances minérales : $Cu_6(Si_6O_{18}) . 6\ H_2O$

Minéralogie

La dioptase se forme par sédimentation à partir de solutions d'acide silicique chargées en cuivre qui se déposent dans les failles de calcaire ou de grès ou dans les zones d'oxydation des gisements de cuivre.

Mythologie

Aussi appelée "émeraude de cuivre", la dioptase était considérée comme une pierre de l'abondance et de la richesse. Attribuée à Vénus, elle représentait le sens du beau.

Lithothérapie

Sur le plan spirituel, nous rend conscient de notre propre richesse intérieure. Aide à bien mettre en évidence nos facultés et permet ainsi la réalisation de nos rêves existentiels.
Sur le plan psychique, favorise la conscience de notre propre valeur. Fait naître des rêves intenses, de l'espoir et des sentiments profonds. Donne envie de se mettre au service de l'intérêt général.
Sur le plan mental, vivifie le pouvoir de représentation et l'imagination. Rend créatif, apporte une foule d'idées et en facilite l'application effective.
Sur le plan physique, stimule les forces régénératrices du foie. Atténue la douleur, les crampes et les maux de tête chroniques.

Application

La dioptase ne forme que de petits cristaux et de petits groupes fragiles. Il est donc rare de pouvoir la porter. Pour le développement des effets spirituels, psychiques et mentaux, il est recommandé de la contempler en méditant ou de la poser sur le front. Pour la guérison du corps, il convient de la placer sur les parties à traiter.

Disthène ou cyanite

Système cristallin : triclinique
Principe de formation : métamorphique
Classe minéralogique : nésosilicates
Couleur : bleu, gris bleu
Formule chimique, substances minérales : $Al_2[O/SiO_4]$ + C,Ca,Cr,Fe,K,Mg,Ti

Minéralogie

Le disthène, aussi appelée cyanite, naît dans les schistes cristallins métamorphiques et en est l'un des principaux minéraux.

Mythologie

Dans l'antiquité, le mot "*kyanos*" désignait d'une manière générale des pierres bleues (azurite, lapis-lazuli). Le nom ne fut attribué à une pierre spécifique qu'au XVIIIe siècle. Malheureusement, nous n'avons pas connaissance de récits anciens sur les effets du disthène, ou cyanite. Le nom de disthène date quant à lui du XIXe siècle. Jusqu'à ce jour, aucun des deux noms n'a vraiment pu l'emporter.

Lithothérapie

Sur le plan spirituel, aide à cesser de croire au destin et à comprendre quand et où nous avons nous-mêmes semé la cause de l'effet que l'on ne voit que plus tard. Le disthène rend résolu.
Sur le plan psychique, apaise le monde intérieur de nos images et de nos sentiments en effervescence. Favorise une humeur paisible et agréable et libère des frustrations et des poids qui nous encombrent.
Sur le plan mental, favorise une pensée logique et rationnelle. Permet l'acte spontané et sûr lorsque cela est nécessaire. Rend plus conscient.
Sur le plan physique, renforce le fonctionnement du cervelet et des nerfs moteurs en améliorant de ce fait la mobilité et l'adresse

Application

Le disthène n'est actuellement disponible que sous forme de cristaux ou de roche métamorphique. La meilleure façon de l'utiliser est de le porter avec soi.

Ill. 69 : Disthène, Brésil.

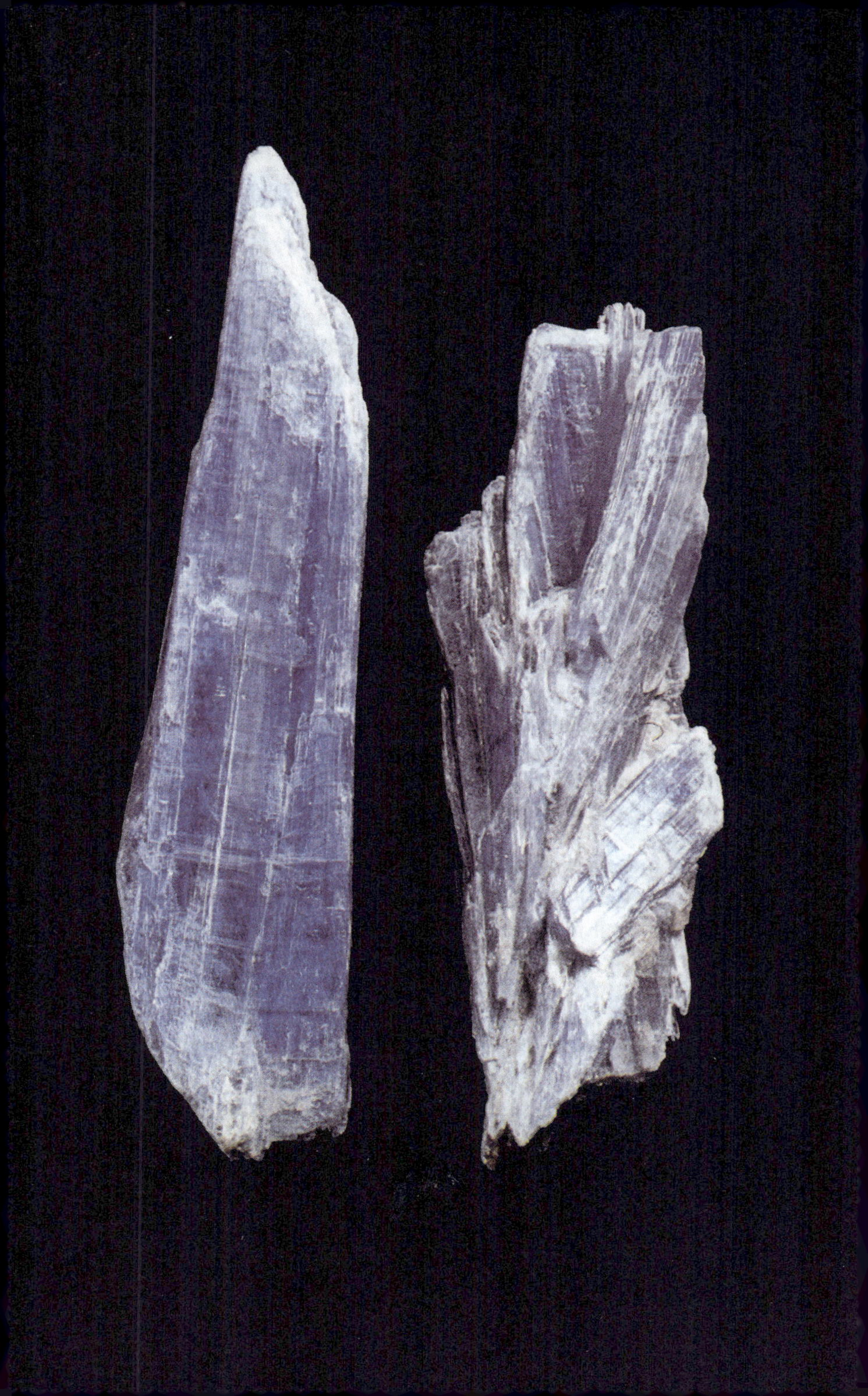

Dolomite

Système cristallin : rhomboédrique
Principe de formation : magmatique ou sédimentaire
Classe minéralogique : carbonates
Couleur : brun, rouge, blanc
Formule chimique, substances minérales : $CaMg(CO_3)_2$ + Fe,Mn + (Pb,Zn,S)

Minéralogie

De formation hydrothermique, la dolomite peut naître dans les couloirs de roches en formant de petits cristaux à faces souvent courbes mais apparaît bien plus fréquemment dans les sédiments sous forme de masses granuleuses (par ex. dans les dolomites).

Mythologie

En 1791, Dolomieu découvrit lors de ses voyages dans les Alpes, des pierres calcaires aux propriétés différentes des calcaires habituels. Au XIXe siècle, on analysa ensuite la composition de la dolomite. Il n'existe pas de tradition ancienne connue relative à la dolomite parce que cette pierre a trop longtemps été prise pour du calcaire (calcite).

Lithothérapie

Sur le plan spirituel, permet de se réaliser. Rend plus facile d'être tel que l'on est, sans fard. Renforce le sens de la tradition et aide à s'insérer dans des communautés constituées.
Sur le plan psychique, assure la stabilité. Rééquilibre des sentiments parfois explosifs ou violents et apporte la satisfaction.
Sur le plan mental, favorise une pensée simple et pragmatique. Aide à réaliser facilement, sans complication, les objectifs que l'on s'est donnés. Stimule le bon sens.
Sur le plan physique, active le métabolisme du calcium et du magnésium et maintient ces deux "adversaires" en équilibre. Stabilise par conséquent la santé, notamment par le sang, le cœur et la circulation. Détend et supprime les crampes.

Application

La dolomite peut être portée ou posée sur le corps. Mais rien ne vaut un séjour dans les rochers des Dolomites ou dans un cercle de dolomites.

Ill. 70 : Dolomite, Brésil ; dolomite avec pyrite, Suisse.

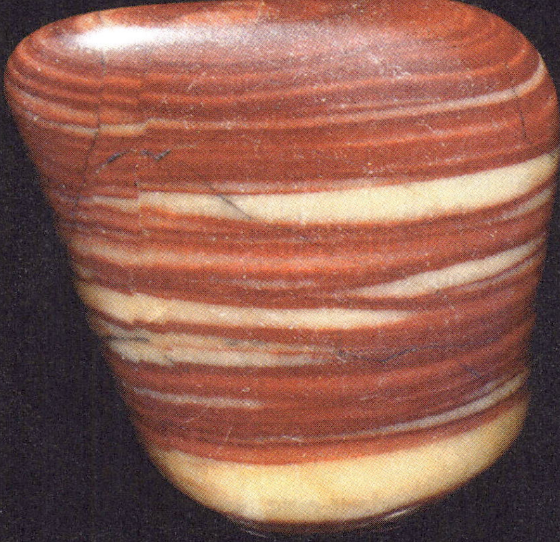

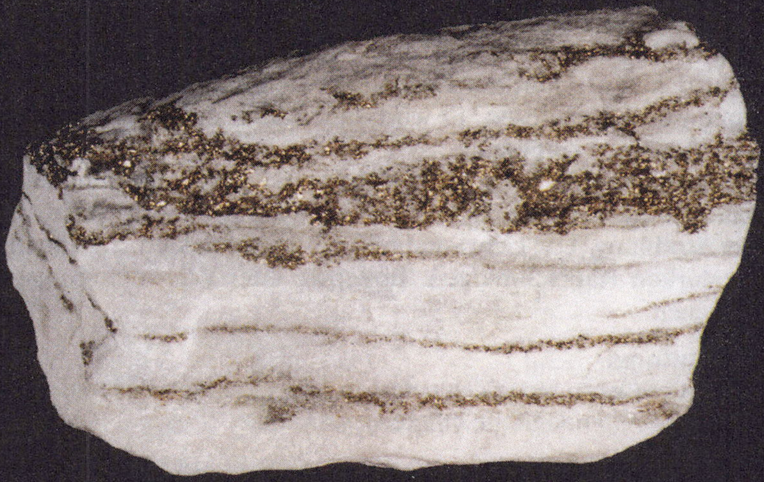

Dumortiérite

Système cristallin : rhombique
Principe de formation : magmatique ou métamorphique
Classe minéralogique : nésosilicates
Couleur : bleu, bleu violet, brun
Formule chimique, substances minérales : $(Al,Fe)_7[O_3/BO_3/(SiO_4)_3] + Mn$

Minéralogie

La dumortiérite est principalement de formation magmatique et naît dans les pegmatites ou par refoulement pneumatolytique (action d'un acide borique sur du silicate d'aluminium), mais peut aussi résulter d'un métamorphisme régional ou de contact.

Mythologie

La dumortiérite ne fut découverte qu'à la fin du XIXe siècle et appelée d'après le paléontologue français Eugène Dumortier. C'est pourquoi il n'existe pas de tradition ancienne sur ses effets.

Lithothérapie

Sur le plan spirituel, favorise une attitude positive dans la vie. Donne courage et confiance, même dans les situations difficiles et aide à obtenir ou à garder le contrôle sur sa vie.
Sur le plan psychique, donne de la gaieté et de la légèreté dans la vie, ce qui lui vaut d'être appelée la pierre "ne t'en fais-pas". Aide en cas de panique ou de grande peur. Favorise l'harmonie et la confiance.
Sur le plan mental, aide à reconnaître les modèles de comportement compulsifs et à les faire disparaître. Est ainsi utilisée dans les thérapies qui soignent les dépendances.
Sur le plan physique, combat la nausée, les vomissements, les crampes, les coliques et la diarrhée. Atténue les irritations cutanées dues à des toxines ou à des rayonnements (UV) et aide en cas de troubles nerveux, ainsi que contre des maux de tête violents, l'épilepsie, ou des troubles de la perception.

Application

La dumortiérite peut être portée longtemps ou être posée directement sur l'endroit à traiter en cas de crise aiguë.

Ill. 71 : Dumortiérite, Mozambique.

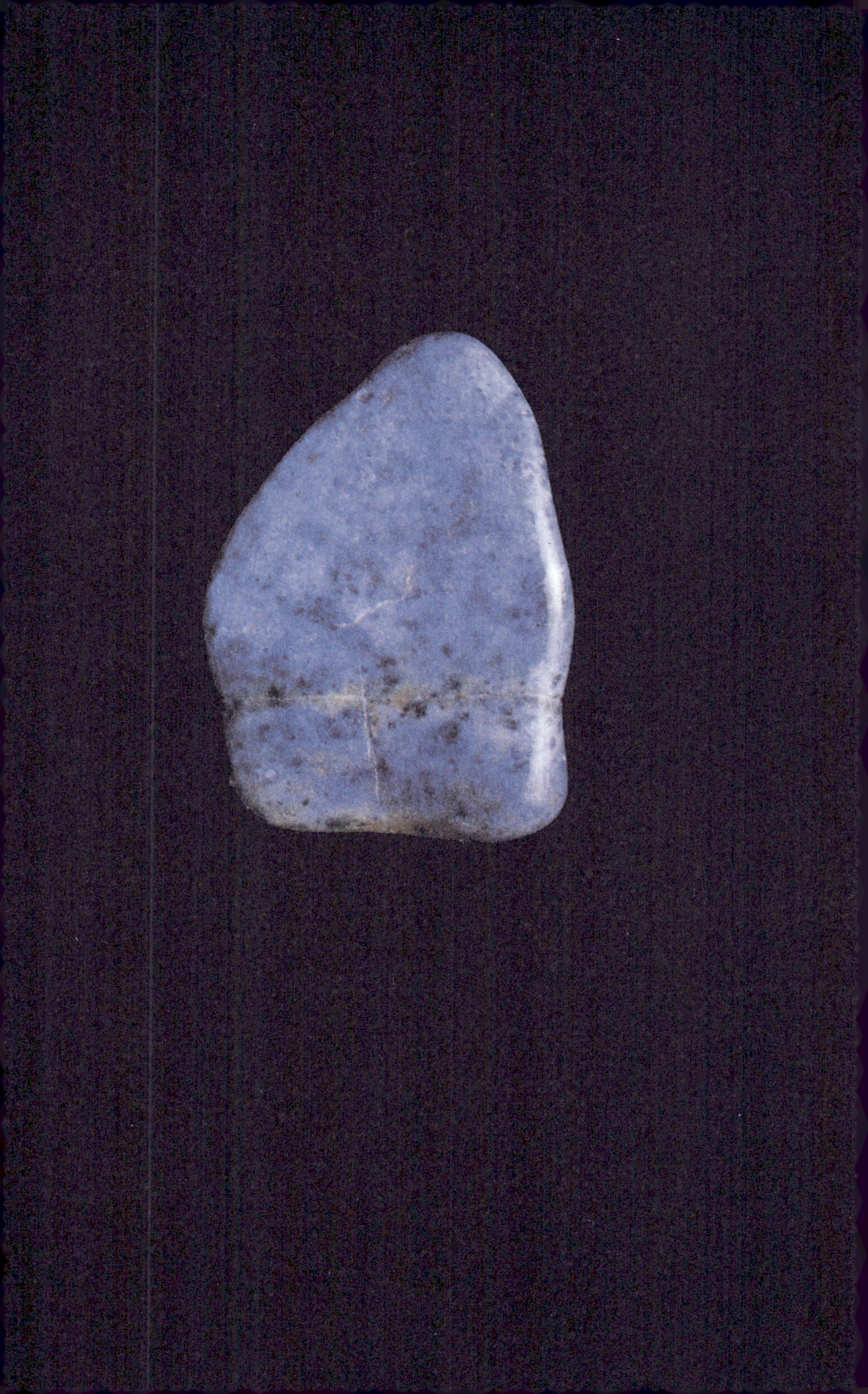

Émeraude

Système cristallin : hexagonal
Principe de formation : magmatique ou métamorphique
Catégorie de minéraux : cyclosilicates, famille des béryls
Couleur : vert émeraude
Formule chimique, substances minérales : $Be_3Al_2(Si_6O_{18})$ + K,Li,Na + (Cr)

Minéralogie

L'émeraude se forme dans les pegmatites lorsqu'elle est d'origine magmatique ou dans la zone de contact entre les roches contenant du béryllium et celles qui contiennent du chrome lorsqu'elle est d'origine métamorphique.

Mythologie

Dans les anciennes civilisations d'Europe et de l'Inde, l'émeraude était attribuée à Mercure, messager des dieux et dieu des chemins, du sommeil et du rêve, et était pour cette raison considérée comme la pierre de l'inspiration divine. Dans l'Antiquité, on l'utilisait pour soigner les yeux et au Moyen Âge contre « tous les maux des êtres humains » (Hildegarde de Bingen).

Lithothérapie

Sur le plan spirituel, stimule la croissance spirituelle, la clairvoyance et le sens de la beauté, de l'harmonie et de la justice. Rend franc, tendu vers le but, heureux de vivre. Favorise l'amitié, l'amour et l'unité entre les partenaires. Maintient jeune d'esprit.
Sur le plan psychique, aide à surmonter les coups du sort. Rend équilibré et ouvert. Repose et régénère. Incite à vivre intensément et à jouir.
Sur le plan mental, apporte la clarté, rend éveillé et permet de voir loin. Améliore le travail en groupe parce qu'il facilite la compréhension mutuelle.
Sur le plan physique, aiguise la vue et guérit les sinusites et les inflammations des voies respiratoires supérieures. Fortifie le cœur, stimule le foie, détoxique et atténue les rhumatismes. Renforce le système immunitaire et favorise la guérison des maladies infectieuses.

Application

L'émeraude peut être portée, posée sur le corps ou utilisée pour la méditation. L'élixir d'émeraude est très puissant.

Ill. 72 : Émeraude, Brésil.

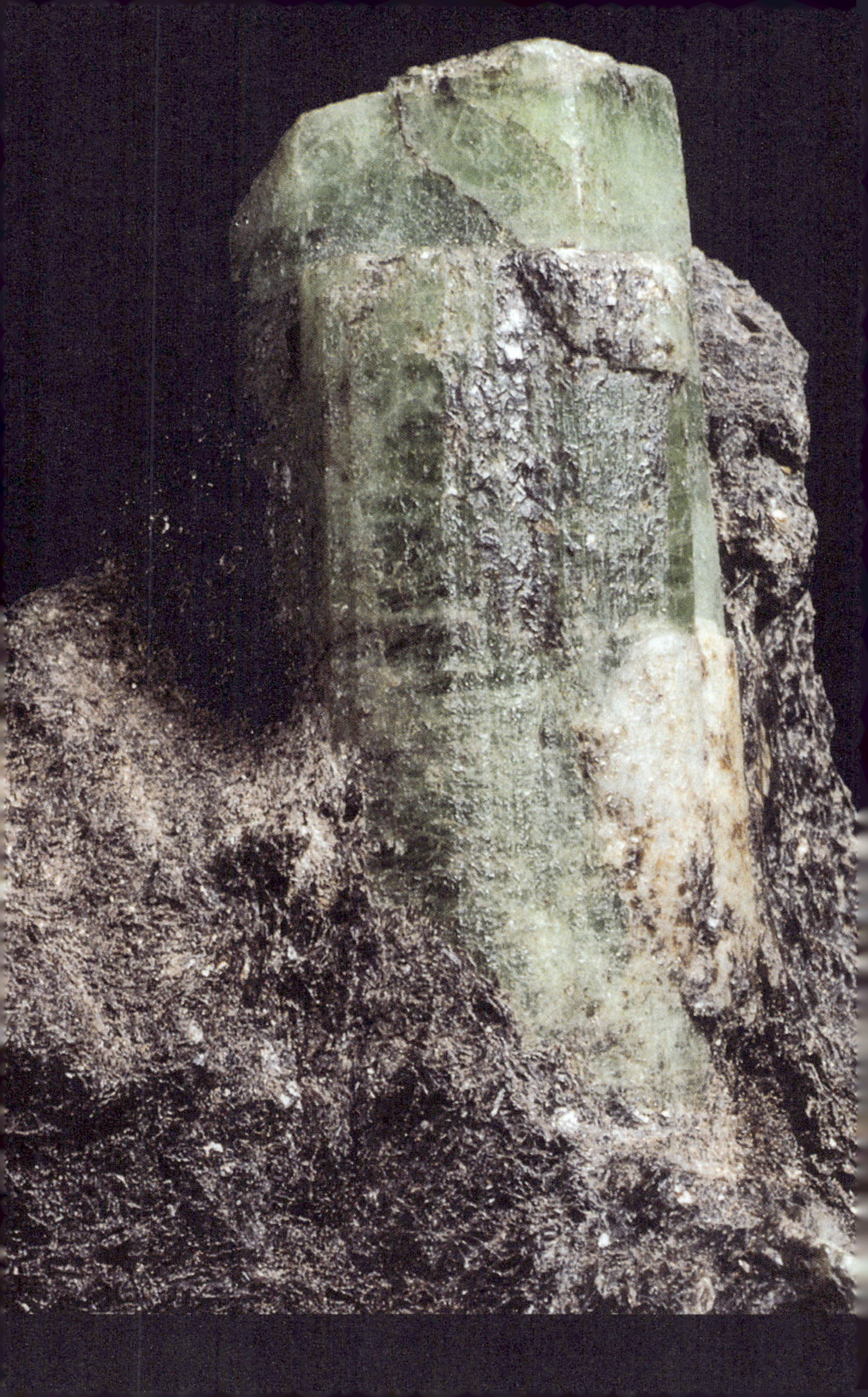

Épidote

Système cristallin : monoclinique
Principe de formation : magmatique ou métamorphique
Classe minéralogique : sorosilicates
Couleur : vert pistache, noir, gris, rarement jaune
Formule chimique, substances minérales : $Ca_2(Fe,Al)Al_2[O/OH/SiO_4Si_2O_7]$ + K,Mg,Mn,Sr,Ti

Minéralogie

L'épidote se forme dans beaucoup de roches magmatiques. Les cristaux gros et vert foncé à noirs sont rares, parce qu'ils se forment presque exclusivement dans des failles par voie hydrothermale. Lorsqu'elle naît par métamorphisme régional ou de contact, l'épidote entre souvent dans la composition de roches basiques ou riches en calcium et en aluminium. Mélangée à du feldspath rouge, elle forme une roche disponible dans le commerce sous le nom d'"unakite".

Mythologie

L'épidote n'a été reconnue comme minéral indépendant qu'au début du XIXe siècle par le cristallographe français René Just Haüy (voir 1ère Partie, Chapitre 2). Auparavant, il était toujours assimilé à l'actinolite. Haüy donna à l'épidote son nom, qui signifie "supplément" (lat.) parce que comparé à l'actinolite, l'épidote présente toujours deux faces "allongées". Il n'existe malheureusement pas de récits anciens sur les effets curatifs de l'épidote.

Lithothérapie

Sur le plan spirituel, rend patient. Dissipe les images fausses qu'on se fait de soi, rend conscient de la réalité, en fait apparaître les forces et les faiblesses. Les désirs de changement qui en résultent restent cependant mesurés, de sorte qu'ils peuvent être mis en application et donner lieu à une succession de résultats positifs. De cette manière, l'épidote ramène aux images intérieures originelles d'une existence saine et heureuse. Mais tel est précisément le sens du mot "ré-génération" : re-donner naissance à (ré-générer) l'état originel.

Sur le plan psychique, favorise le repos et la convalescence après une maladie grave ou en cas de grande fatigue due au surmenage, à une charge pesante ou à un vécu douloureux. Rend les émotions positives, dissipe la tristesse, le chagrin, l'apitoiement sur soi et l'affliction. Aide à surmonter les frustrations dues aux échecs et apprend à ne pas se dévaluer à cause de ses erreurs.

Sur le plan mental, rend plus efficace. Aide à se poser des exigences à la mesure de ses forces et de ses capacités, préserve de l'échec. À mesure que les exigences augmentent, les moyens dont on dispose peuvent être développés harmonieusement. Aide néanmoins aussi à reconnaître et à accepter les faiblesses.
Sur le plan physique, renforce la constitution et l'état du moment, active le système immunitaire et soutient pratiquement tous les processus de guérison. Peut donc être utilisé en combinaison avec d'autres minéraux lorsqu'ils ont été correctement choisis mais que leur effet ne peut se déployer en raison d'une faiblesse physique trop grande. L'épidote stimule par conséquent aussi le foie qui est notre principal organe de régénération, augmente ainsi la production de bile et améliore les processus digestifs dans l'intestin grêle. Le sang reçoit ainsi davantage de substance nutritive, ce qui fortifie et aide à construire encore mieux l'organisme.

Application

L'effet spirituel de l'épidote est le plus efficace dans la méditation. On posera à cet effet un cristal d'épidote sur le front ou sur le plexus solaire. Un semblable effet est obtenu en séjournant dans un cercle d'épidote (qui peut être double). La régénération psychique et physique en sera elle aussi sensiblement stimulée. Sinon, la pierre peut être portée un certain temps en collier ou en pendentif, tenue dans la main ou posée directement sur l'endroit à traiter en cas de crise aiguë.

Ill. 73 : Épidote, Afrique du Sud.

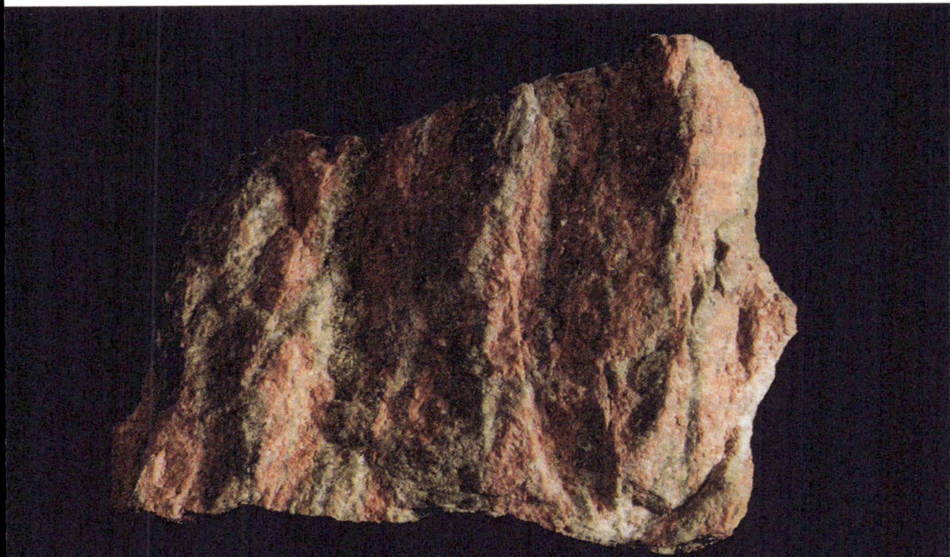

Fer de tigre

Système cristallin : rhomboédrique
Principe de formation : métamorphique
Catégorie de minéraux : oxydes
Couleur : rubané de gris, rouge et jaune
Formule chimique, substances minérales : Fe_2O_3 + SiO_2 + Al,Na,Fe,Mg

Minéralogie

Le fer de tigre se forme par métamorphose de roches ferreuses et quartzeuses. Il présente une structure schisteuse composée de jaspe, d'hématite et d'œil-de-tigre, qui s'est créée sous l'effet des mouvements tectoniques.

Mythologie

Cette pierre ne porte ce nom que depuis quelques années (dénomination commerciale !). Il n'existe donc pas de tradition thérapeutique à son sujet.

Lithothérapie

Sur le plan spirituel, apporte de nouvelles impulsions lorsqu'un changement nécessaire se fait attendre. Permet de reconnaître ce qui, sur le plan spirituel, est achevé depuis longtemps et aide à clore un cycle, au besoin de manière énergique, et à recommencer autre chose.
Sur le plan psychique, donne la persévérance nécessaire pour surmonter les difficultés typiques d'un démarrage. Confère de la force et du dynamisme pour passer tous les obstacles (le « tigre dans votre moteur »). Combat la fatigue et l'épuisement.
Sur le plan mental, aide à trouver des solutions pragmatiques, toutes simples. Clarifie la pensée selon l'idée que « la vérité est dans la simplicité ». Permet ainsi de travailler résolument et rapidement.
Sur le plan physique, accroît la vitalité, en accélérant l'assimilation du fer, la formation des globules rouges et le transport de l'oxygène dans le sang. Comble toute carence en fer.

Application

Le fer de tigre agit très vite s'il est porté en contact avec la peau. Dans la poche, on peut toujours le prendre en main quand on a besoin de force.

Ill. 74 : Fer de Tigre, Australie.

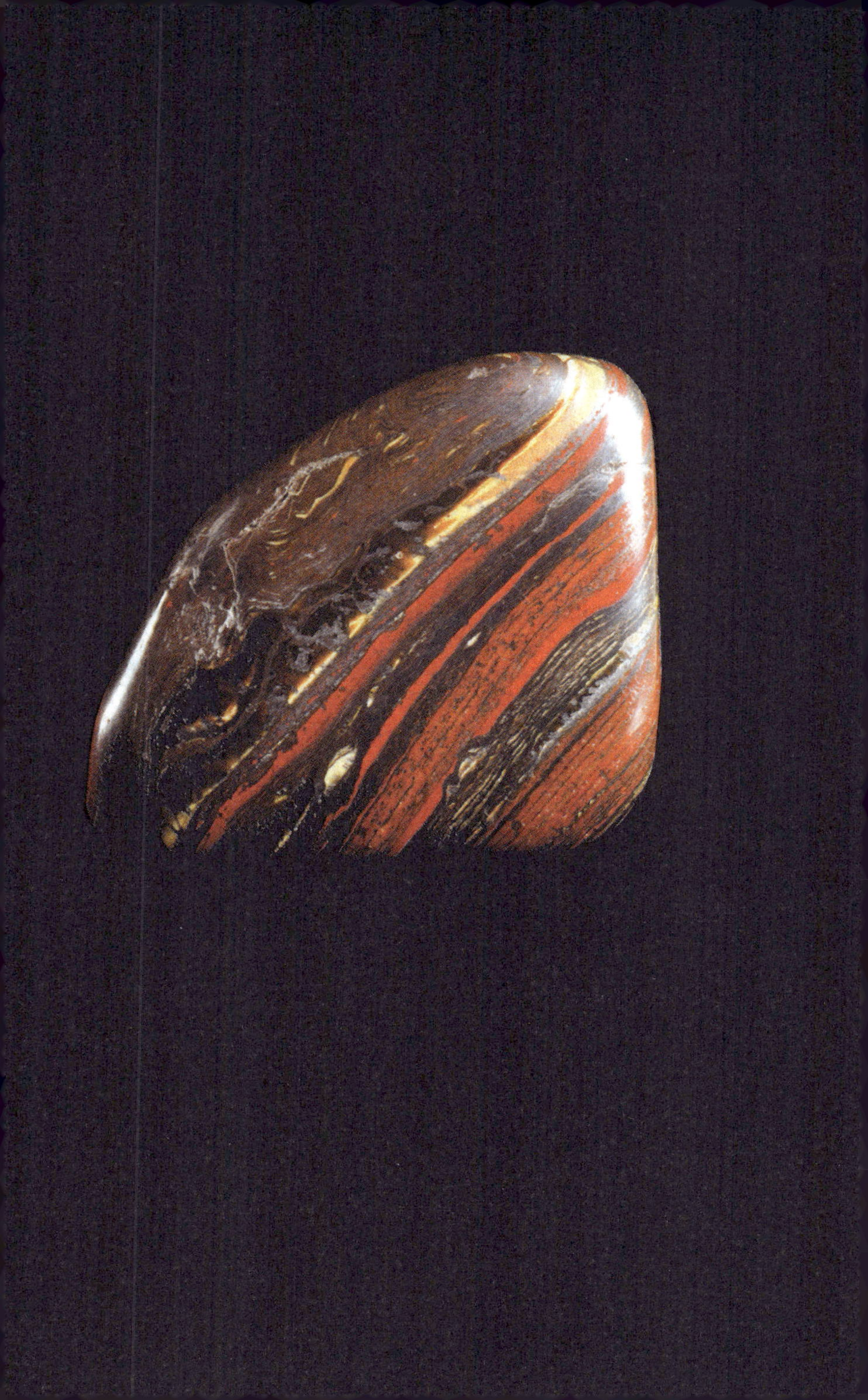

Fluorine

Système cristallin : cubique
Principe de formation : magmatique
Classe minéralogique : halogénures
Couleur : clair, jaune, vert, bleu, violet
Formule chimique, substances minérales : CaF_2 + (C,Cl,Fe,Ce,Y)

Minéralogie

La formation de la fluorine peut être tout aussi bien magmatique, sédimentaire ou métamorphique. Les plus grands gisements sont toutefois d'origine magmatique. La fluorine s'y forme, mélangée à des roches magmatiques acides, ou alors dans les couloirs et les failles. Elle naît beaucoup plus rarement par sédimentation, quand de l'acide fluorhydrique est libéré sous l'effet des phénomènes d'érosion et de leur action sur les roches calciques.

Mythologie

La fluorine est connue depuis le milieu du XVIIIe siècle en tant que "spath fluor". Auparavant, elle n'était pas considérée comme un minéral spécifique mais simplement comme un spath, désignation générique pour tous les minéraux feuilletés et cassants. Comme le verre et les quartz colorés, la fluorine était autrefois utilisée pour imiter les pierres précieuses. On ne peut donc pas déduire des récits anciens qui mentionnent le spath fluor s'il s'agissait d'un faux rubis, d'une fausse topaze, d'une fausse émeraude ou effectivement de fluorine, de quartz ou de verre. Il est tout aussi difficile de retrouver la trace d'une tradition sûre de l'utilisation de la fluorine à des fins thérapeutiques.

Lithothérapie

Sur le plan spirituel, active "l'esprit libre", qui veut déterminer et organiser seul sa vie. Rend conscient de ce qui nous détermine de l'extérieur et aide à se défaire au plus vite de ces influences indésirables. La fluorine peut déclencher des réactions radicales, sans compromis, lorsque la personne se heurte à une injustice ou à des structures oppressantes. Nous aide aussi à structurer notre existence et à inventer des systèmes à la fois stables et dynamiques. En général, la fluorine rend créatif et inventif, toujours sur la base de la "liberté de décision".

Ill. 75 : Fluorine, Forêt Noire ;
fluorine, États-Unis.

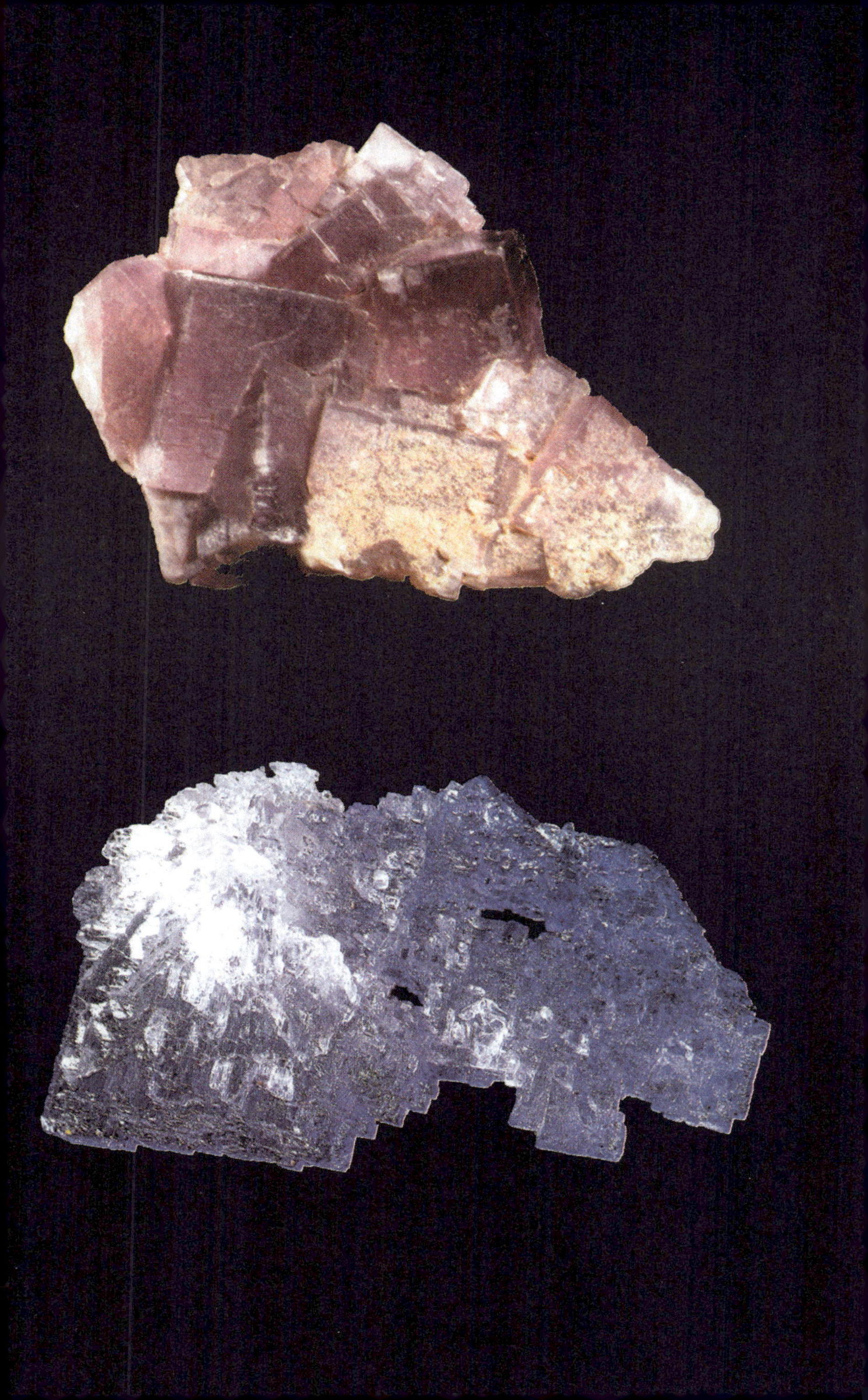

Sur le plan psychique, rend conscient des sentiments réprimés, n'en renforce cependant pas l'expression mais aide à les "laisser se manifester" très progressivement. Ouvre la porte au subconscient, mais en général il faut un déclencheur extérieur pour reconnaître toute la profondeur de sentiment soudainement atteinte. Globalement, la fluorine stabilise les émotions, donne confiance en soi et dissipe la confusion.
Sur le plan mental, aide à se défaire d'attitudes ancrées, d'idées fixes, d'une "pensée carrée", d'un esprit étroit et de modèles de pensée et de comportement bornés. Permet en outre de faire de l'ordre et de traiter rapidement les informations reçues. Apporte donc une aide excellente dans les situations d'apprentissage, en facilitant les liens transversaux à un savoir existant et en rendant conscient tout ce qui n'a pas encore été compris conceptuellement. Favorise une compréhension et une pensée très rapides.
Sur le plan physique, stimule la régénération de la peau et des muqueuses, en particulier dans les voies respiratoires et les poumons, et aide en cas de tumeurs et de plaies purulentes. Fortifie les os et les dents, atténue les difformités et agit contre les vices d'attitude. Rend le corps mobile, diminue la raideur et les troubles articulaires, même en cas d'arthrite (inflammation des articulations). L'activité du système nerveux, en particulier du cerveau, est favorisée, les allergies d'origine psychique sont atténuées.

Application
L'effet spirituel de la fluorine est le plus vif dans la méditation avec une pierre chinoise rubanée (expression de la créativité) ou avec des fluorines octaédriques (expression de l'ordre). Pour améliorer le sens de l'organisation, il suffit de placer des groupes ou des octaèdres de fluorine autour de soi, par exemple sur le bureau, ce qui aide à mieux apprendre. La fluorine peut aussi être portée ou posée directement contre le corps.

Ill. 76 : Octaèdres de fluorine, États-Unis.

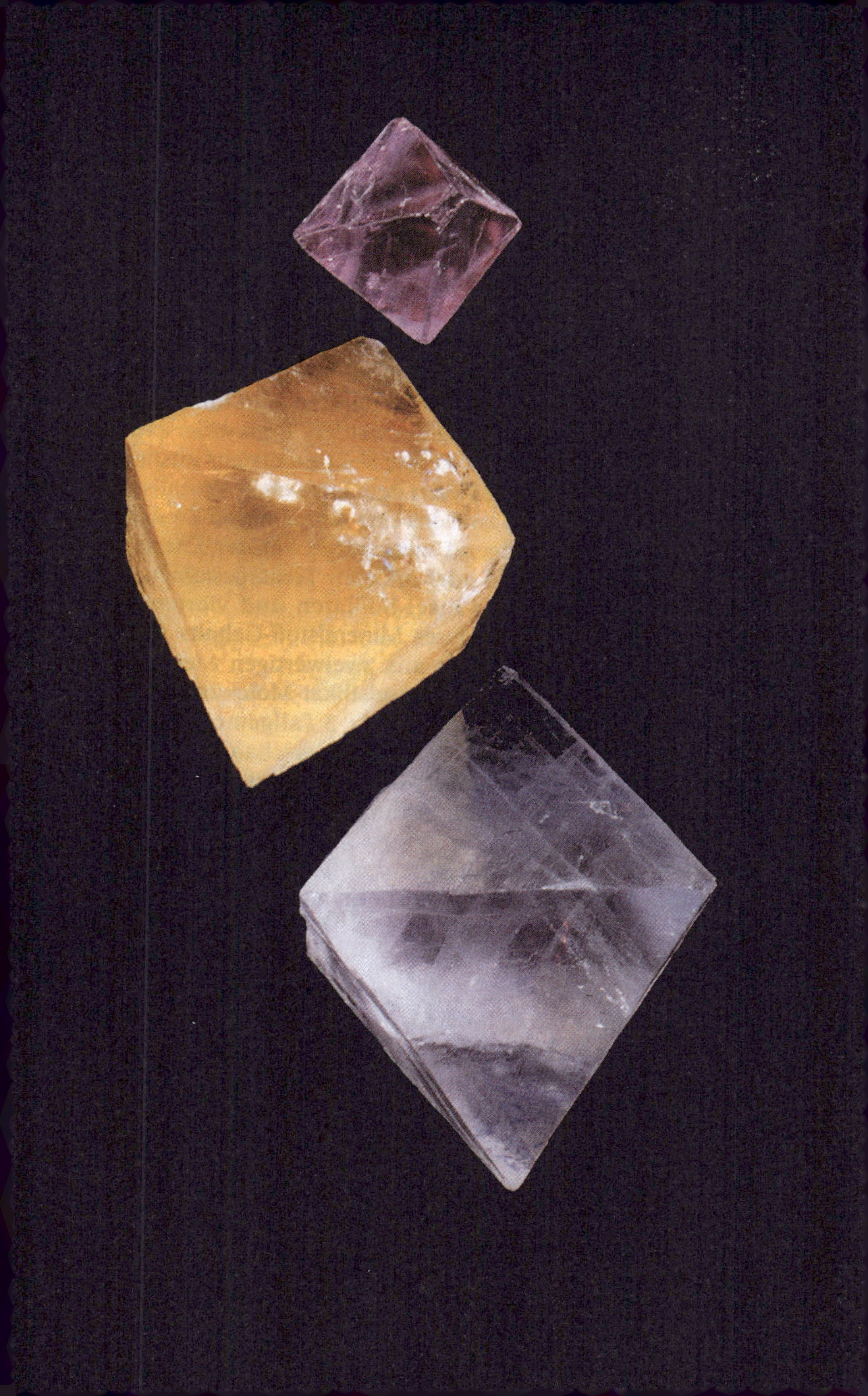

Grenat

Système cristallin : cubique
Principe de formation : métamorphique
Classe minéralogique : nésosilicates
Couleur : rouge, rose, orange, jaune, vert, brun à noir
Formule chimique, substances minérales : $Mé^{2+}{}_3Mé^{3+}{}_2(SiO_4)_3$ + Al,Ca,Fe,Mg,Mn,Ti

Minéralogie

Le grenat est en fait une Classe minéralogique qui recouvre différentes pierres. Celles-ci sont si dissemblables dans leur composition minérales que certains minéralogistes voient dans chaque variété des minéraux absolument distincts. Quatre faits s'opposent toutefois à ce point de vue : d'abord, tous les grenats sans exception possèdent la même structure cristalline cubique. Deuxièmement, leur formation est très semblable. Dans la grande majorité des cas, elle est d'origine métamorphique et accompagne la formation de schistes cristallins ou d'autres roches métamorphiques. Troisièmement, tous appartiennent à la famille des nésosilicates et quatrièmement, même la diversité de leurs composants minéraux obéit à des règles strictes. Chaque grenat se compose d'ions métalliques bivalents, d'ions métalliques trivalents et de molécules de nésosilicates dans un rapport toujours identique : 3 – 2 – 3 (Formule générale : $Mé^{2+}{}_3Mé^{3+}{}_2(SiO_4)_3$). Autant d'éléments en commun justifient que l'on y voie une certaine parenté. Seuls les grenats suivants sont actuellement connus et utilisés pour leurs vertus thérapeutiques :

Variété	**Formule, substances minérales**	**Couleur**
Almandin	$Fe_3Al_2(SiO_4)_3$ + Ca,Mg,Mn,Ti	rouge, brun à noir
Andradite	$Ca_3Fe_2(SiO_4)_3$ + Al	kaki, brun, noirâtre
Grossulaire	$Ca_3Al_2(SiO_4)_3$ + Fe, Mn,	gris, vert à rose
Hessonite	$Ca_3(Al,Fe)_2(SiO_4)_3$	rouge, jaune, orange, brun
Mélanite	$(Ca,Na)_3(Fe,Ti)_2(SiO_4)_3$	noir
Pyrope	$Mg_3Al_2(SiO_4)_3$ + Fe,Ti	rouge foncé
Rhodolite	$(Mg,Fe)_3Al_2(SiO_4)_3$ + Ti	rouge foncé à rouge violet
Spessartine	$Mn_3Al_2(SiO_4)_3$ + Fe	jaune, brun rouge, brun
Ouwarovite	$Ca_3Cr_2(SiO_4)_3$	vert émeraude

Ill. 77 : Almandin dans schistes, Autriche ; Andradite, États-Unis ; Andradite arc-en-ciel, Mexique.

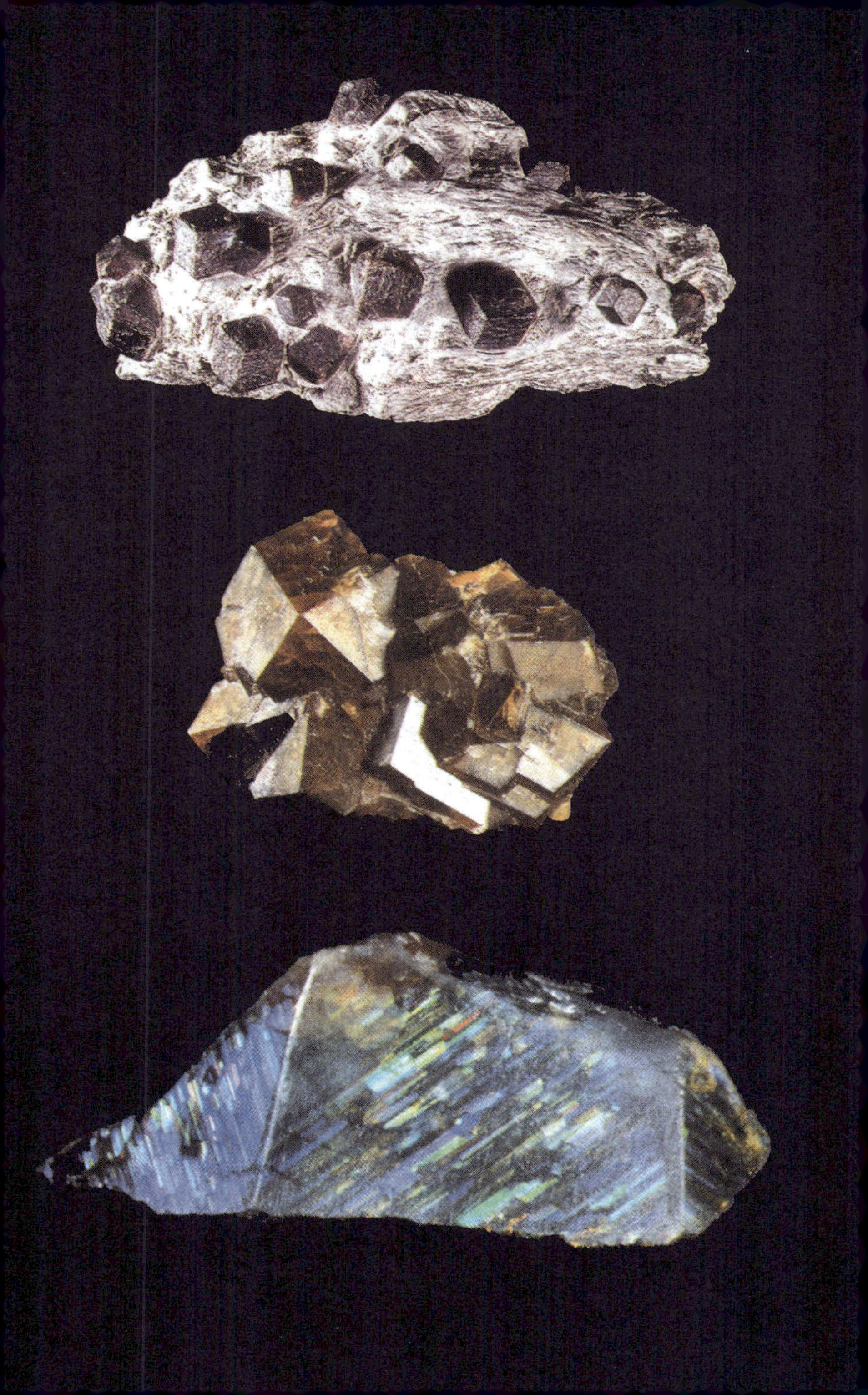

Mythologie
Le grenat correspond à l'escarboucle du Moyen Âge. Il est la pierre dont la légende dit qu'elle brille dans l'obscurité. Mais le Moyen Âge l'entendait déjà au sens spirituel : l'escarboucle éclaire l'âme obscurcie et apporte la lumière et l'espoir quand (le chemin de) la vie semble sans issue. C'était la pierre du héros, qui devait faire face à des tâches et à des épreuves difficiles pour prouver son courage. Cette propriété reflétait le fait que le grenat brut paraît souvent très insignifiant et qu'il doit être poli ou taillé pour révéler sa couleur intérieure et son feu. De même, les difficultés de la vie étaient considérées comme un "processus de polissage" pour l'esprit, qui ennoblit le caractère. Les guerriers du Moyen Âge faisaient sertir des grenats dans leurs boucliers et les pommeaux de leurs épées pour se protéger des blessures. Et des amulettes de grenat on disait qu'elles portaient bonheur, richesse et bénédiction.

Lithothérapie
Le grenat en général :
Sur le plan spirituel, aide dans les situations désespérées. Est la pierre par excellence pour les situations de crise, quand la conception qu'on avait de la vie s'effondre ou que les circonstances de la vie deviennent extrêmement difficiles. À de fait toujours été à la mode en période de crise (par exemple après la Première et la Deuxième Guerre mondiale). Aide aussi dans les situations extrêmes à régler les affaires nécessaires du quotidien et à se dépasser constamment. Renforce la flamme intérieure, le désir de se réaliser. Favorise la dynamique fondamentale pour la survie commune, c'est-à-dire l'entraide. Aide à voir au-delà de son horizon personnel et à s'engager pour le bien de la communauté.
Sur le plan psychique, accroît la confiance en soi, la volonté et la joie de vivre. Donne du courage, de l'espoir et de l'assurance. Les obstacles se transforment en défis qu'il s'agit de maîtriser. Dans les situations difficiles, le grenat fait apparaître une persévérance qui surprend même celui qui en devient le porteur. Élimine les inhibitions et les tabous inutiles, confère une sexualité active et équilibrée et aide aussi dans les problèmes d'impuissance.
Sur le plan mental, aide à se défaire d'idées, de représentations et d'accords obsolètes et à recommencer une nouvelle vie. Défait les modèles de comportement et les habitudes qui entravent l'exercice d'une vie libre. Apporte une foule d'idées

Ill. 78 : Grossulaire, Russie ; Grossulaire, Mexique ; Hessonite, Italie ; Pyrope, Alaska.

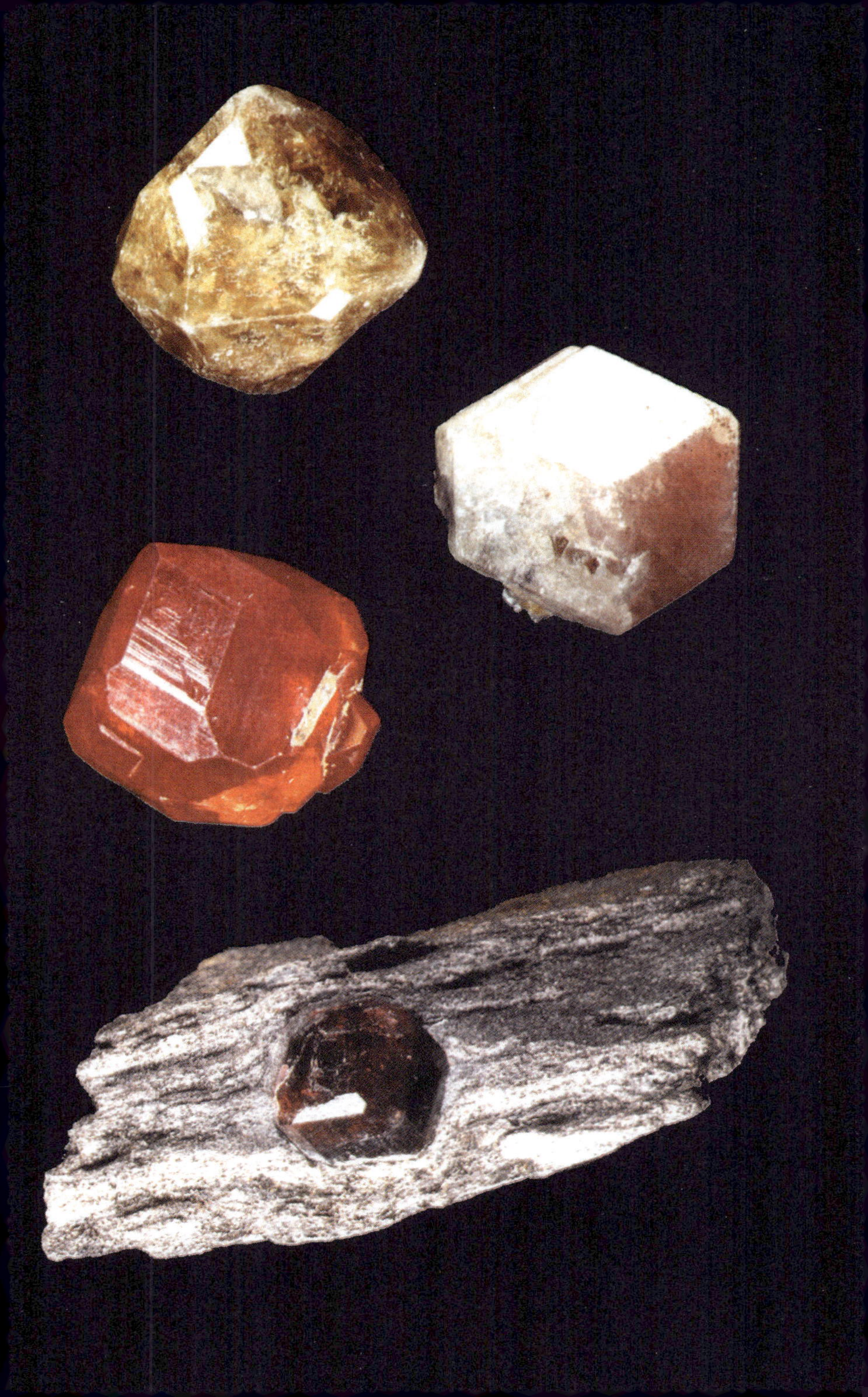

nouvelles ainsi que le dynamisme nécessaire pour les réaliser en dépit des résistances, des inimitiés et des sabotages volontaires.
Sur le plan physique, stimule les forces de régénération du corps. Élimine les blocages énergétiques, active le métabolisme, harmonise la composition de nos fluides organiques, notamment du sang. Stabilise la circulation, renforce le système immunitaire, facilite l'absorption des substances nutritives dans l'intestin et accélère la guérison des plaies internes et externes.

Application
Le grenat peut être porté en collier (n'existe que pour de rares variétés), en pendentif, dans la main ou sous forme de pierre brute. Le contact direct avec la peau est important. Pour certaines applications, nous recommandons des variétés spécifiques :

Almandin	allant, force de travail, pouvoir de représentation, absorption du fer dans l'intestin, guérison des blessures
Andradite	dynamisme, souplesse, pensées créatives, stimulation du foie, formation du sang
Grossulaire	détente, renforcement de la fonction rénale, régénération de la peau et des muqueuses, rhumatismes et arthrite
Hessonite	respect de soi, croissance spirituelle, régulation de la production hormonale
Mélanite	franchise, résistance, renforcement de la colonne vertébrale et des os
Pyrope	courage, qualité de vie, charisme, amélioration de la circulation et de la qualité du sang
Rhodolite	entrain, cordialité, confiance, sexualité saine, stimulation du métabolisme
Spessartine	serviabilité, fortifiant du cœur, anti-dépressif, effet contre les cauchemars et les problèmes sexuels
Ouwarovite	individualité, enthousiasme, détoxication, anti-inflammatoire,

Ill. 79 : Mélanite, États-Unis ;
Spessartine, Madagascar ;
Ouwarovite, Russie.

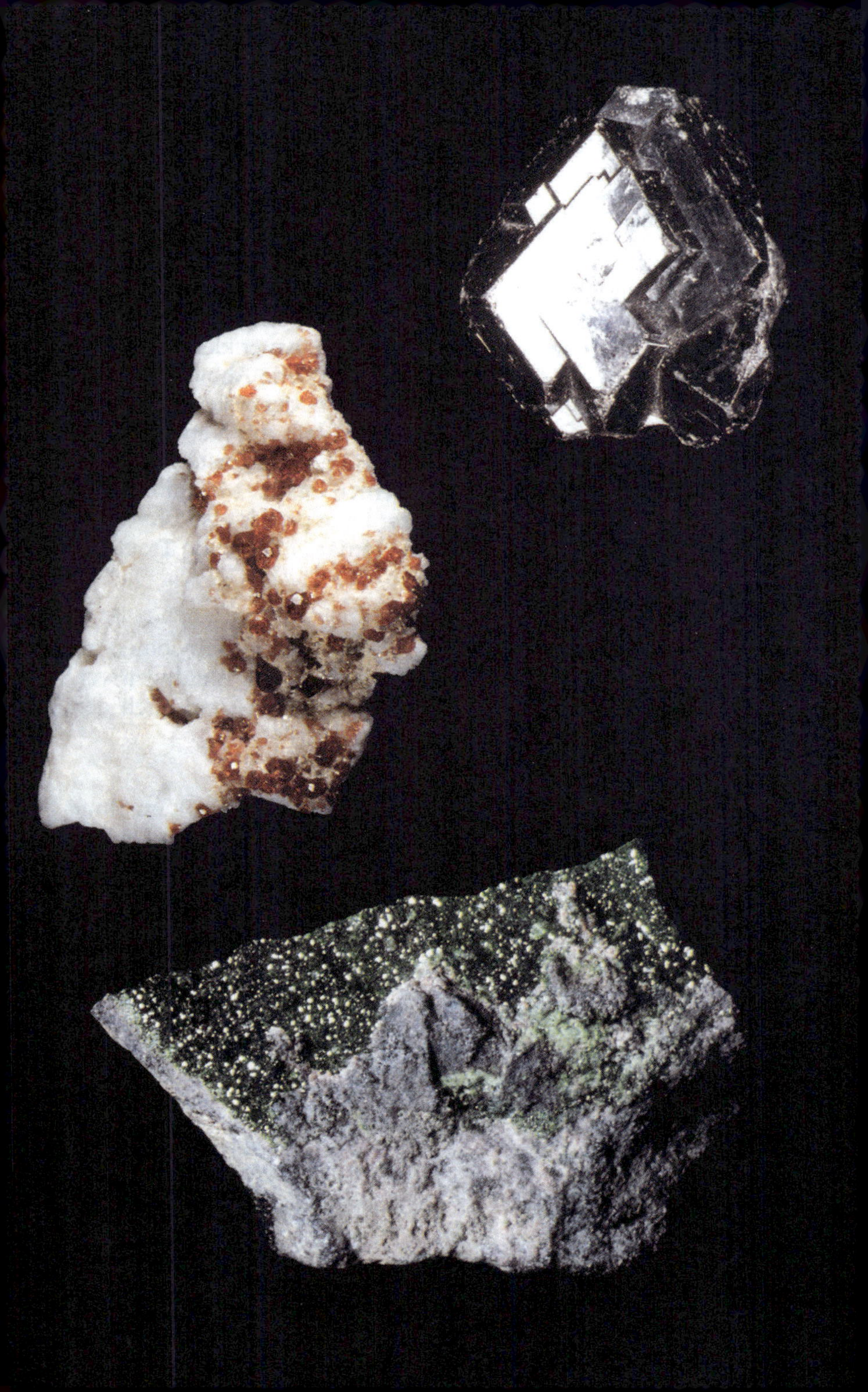

Héliotrope

Système cristallin : rhomboédrique
Principe de formation : sédimentaire
Classe minéralogique : oxydes, groupe des quartz
Couleur : vert avec inclusions rouges et jaunes
Formule chimique, substances minérales : SiO_2 + Al,Fe,Mg,OH,Si

Minéralogie

L'héliotrope constitue le maillon intermédiaire entre deux familles de quartz, celle des calcédoines et celle des jaspes. À la base, l'héliotrope est une calcédoine teintée de vert par du silicate de fer (parenté avec l'agate mousse) mais comme le jaspe, il contient aussi de petits cristaux granuleux de quartz.

Mythologie

Héliotrope signifie en grec pierre "du solstice", ce qui signale son fort pouvoir thérapeutique, documenté depuis l'Antiquité. Des écrits médiévaux qui le mentionnent sous le nom de jaspe ou jaspe sanguin le conseillent pour la guérison d'infections, d'inflammations et d'empoisonnements.

Lithothérapie

Sur le plan spirituel, aide à se protéger, à marquer ses limites et à repousser les influences indésirables.
Sur le plan psychique, calme l'irritation, l'agressivité et l'impatience, et revitalise en cas d'épuisement et de fatigue. Stimule l'activité onirique.
Sur le plan mental, aide à vite se régler sur une situation imprévue et à conserver le contrôle en toutes circonstances.
Sur le plan physique, est la meilleure pierre pour renforcer l'immunité en cas d'infection aiguë. Active l'écoulement de la lymphe et le métabolisme, résorbe les abcès, détoxique et neutralise les excès d'acidité.

Application

Pour renforcer l'immunité, il est conseillé de poser l'héliotrope sur le thymus, au-dessus du cœur, dès que l'infection est constatée. Pour d'autres usages, il peut être porté contre le corps.

Ill. 80 : Héliotrope, Inde.

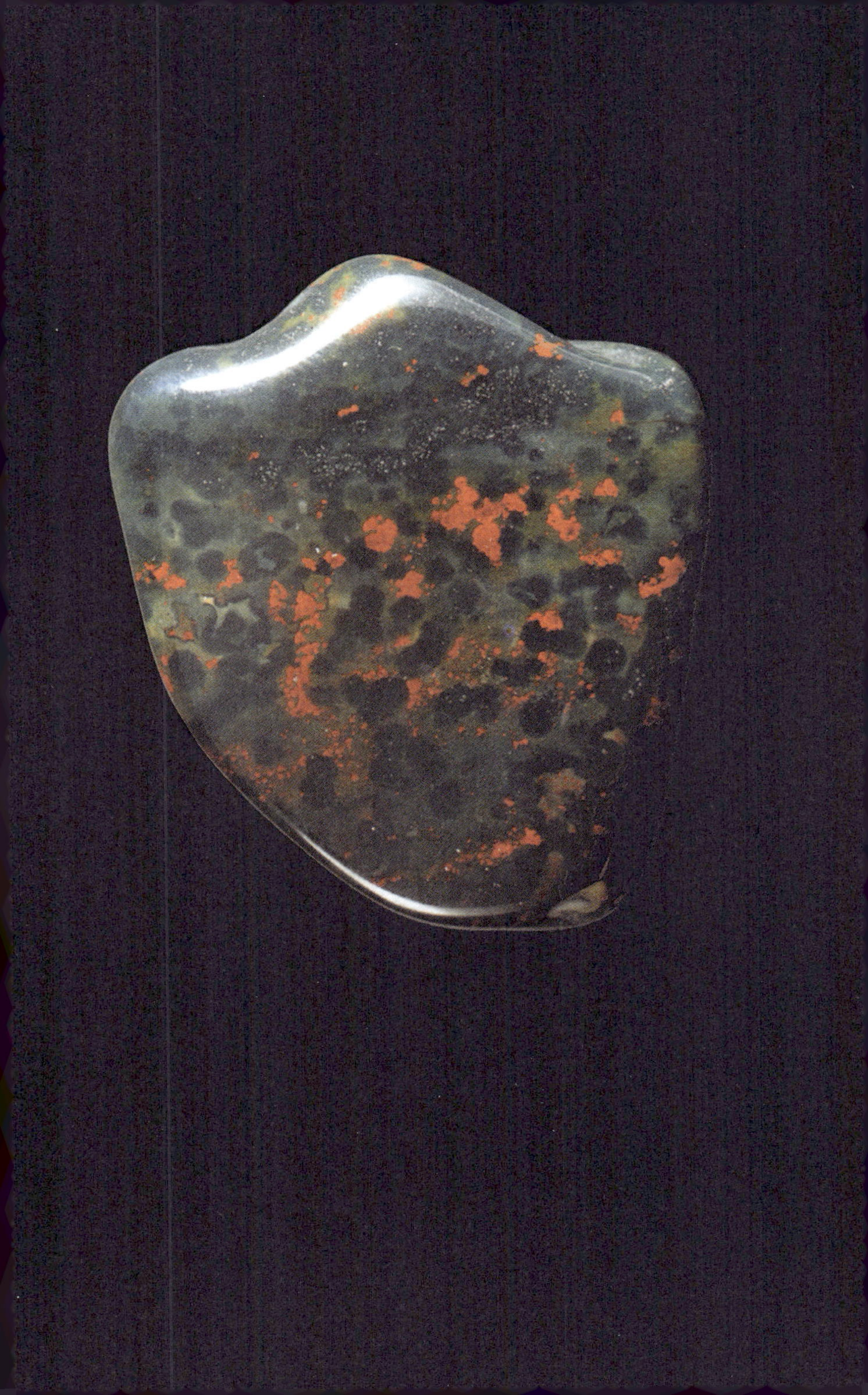

Hématite

Système cristallin : rhomboédrique
Principe de formation : magmatique ou métamorphique
Classe minéralogique : oxydes
Couleur : gris métallisé, poudre rouge
Formule chimique, substances minérales : Fe_2O_3 + Mg,Ti + (Al,Cr,Mn,Si,H_2O)

Minéralogie
L'hématite peut se former selon les manières les plus diverses. Lorsqu'elle est d'origine magmatique, elle se constitue à partir de solutions hydrothermales et croît en forme de petits cristaux ou de reins (voir illustration) ou de "tête de verre rouge". Lorsqu'elle est produite par sédimentation, elle forme dans la zone d'oxydation des gisements de fer des croûtes rouges finement disséminées, dues à l'érosion. Enfin, les processus métamorphiques peuvent donner lieu à des gîtes massifs d'hématite par dessiccation de sédiments de limonite. Dans le commerce, on trouve avant tout la tête de verre rouge, plus rarement la forme cristalline et en troisième lieu la pierre polie au tambour, ainsi que des colliers et des bijoux.

Mythologie
L'hématite servait déjà dans l'Égypte ancienne et en Mésopotamie à favoriser la formation du sang et à arrêter les hémorragies. Pour cette raison, elle fut appelée pierre de sang au Moyen Âge.

Lithothérapie
Sur le plan spirituel, donne la capacité de survivre au sens d'un développement permanent vers de meilleures conditions de vie.
Sur le plan psychique, renforce la volonté et rend conscient des désirs non satisfaits. Apporte vitalité et dynamisme dans la vie.
Sur le plan mental, dirige notre attention sur nos besoins élémentaires et fondamentaux ainsi que sur le bien-être du corps. Aide, en cas de nécessité, à se battre pour leur satisfaction.
Sur le plan physique, stimule l'absorption du fer dans l'intestin grêle et la formation de globules rouges. Améliore de ce fait l'absorption d'oxygène et stabilise la santé.

Application
La meilleure façon d'utiliser l'hématite est de la porter ou de la poser en contact avec la peau. Attention en cas d'inflammations. Elle les active !

Ill. 81 : Hématite, Grande-Bretagne.

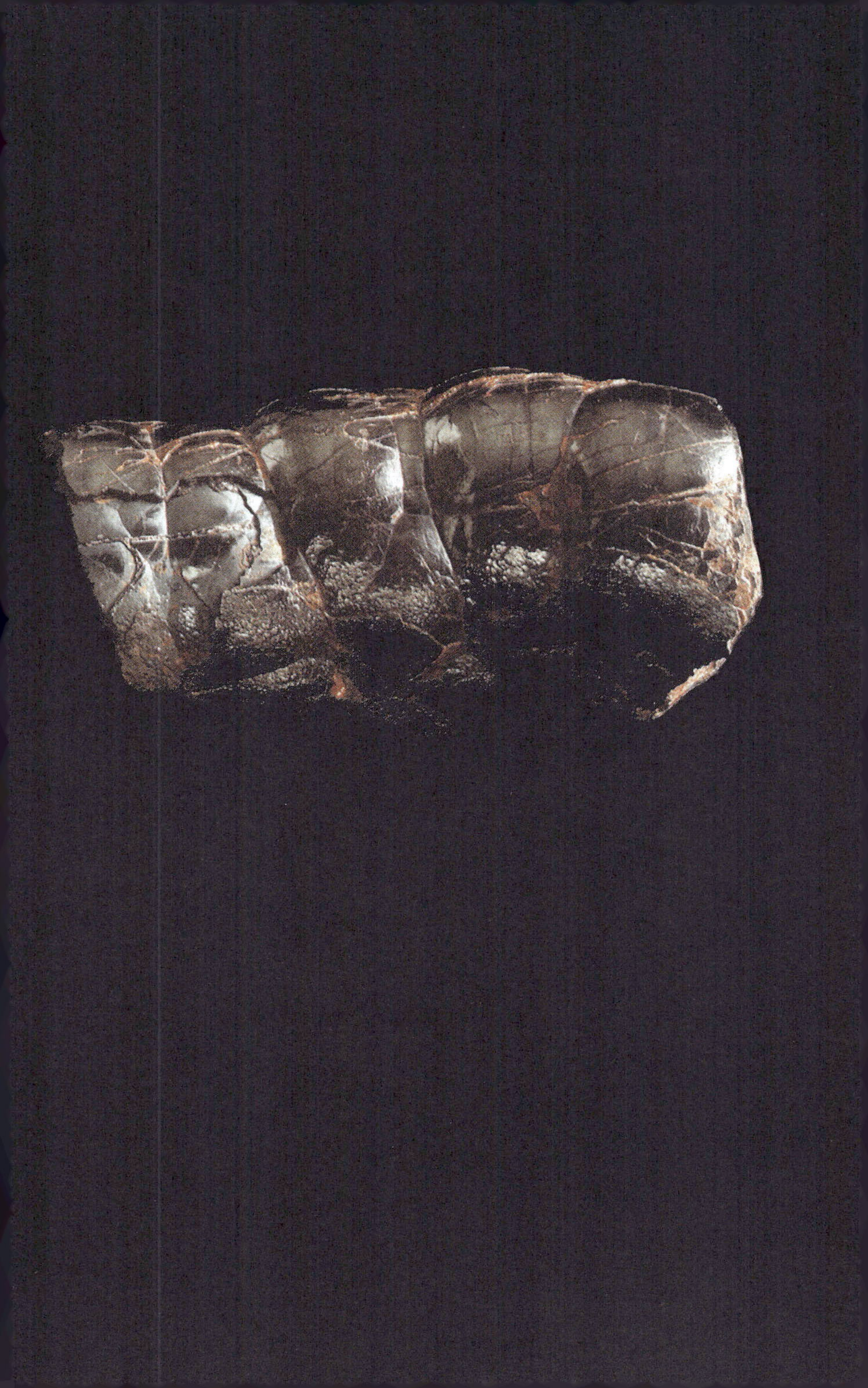

Jade

Système cristallin : monoclinique
Principe de formation : métamorphique
Classe minéralogique : inosilicates
Couleur : blanchâtre, vert (jadéite), lilas, violet (jade lavande)
Formule chimique, substances minérales : $NaAl[Si_2O_6]$ + Ca,Fe,Mg,Mn

Minéralogie

Le mot jade englobe la jadéite et la néphrite, deux minéraux très proches de par leur apparence et leurs propriétés. Aujourd'hui, on appelle "jade" les minéraux qui contiennent essentiellement de la jadéite et néphrite ceux qui contiennent essentiellement de cette dernière pierre. La jadéite est très rare. Elle se forme par métamorphose des roches basiques. Des inclusions de manganèse forment le jade lavande, encore plus rare.

Mythologie

En Extrême-Orient, le jade était depuis des millénaires un porte-bonheur. On en faisait des amulettes et les anciennes civilisations d'Amérique et d'Asie l'utilisaient pour soigner les reins.

Lithothérapie

Sur le plan spirituel, aide à se réaliser. Permet de se voir comme un être spirituel et à organiser sa vie sur un mode spontané et ludique. Le jade lavande apporte la paix intérieure.
Sur le plan psychique, anime les images intérieures et les rêves et réveille le savoir intérieur enfoui. Pierre équilibrante, active les nonchalants et calme l'irritation. Le jade lavande aide à définir ses limites.
Sur le plan mental, stimule les idées et le besoin d'action. Les moments de repos physique sont mis à profit pour l'activité de l'esprit. Les décisions sont appliquées sans hésitation.
Sur le plan physique, stimule la fonction rénale et rétablit ainsi les équilibres acides-bases et les proportions d'eau et de sels dans le corps. Stimule le système nerveux et les capsules surrénales, ce qui rend très réactif.

Application

Le jade peut être porté ou posé contre le corps. Pour l'activité onirique, on le posera de préférence le soir sur le front.

Ill. 82 : Jadéite, Chine ;
jade lavande, Turquie.

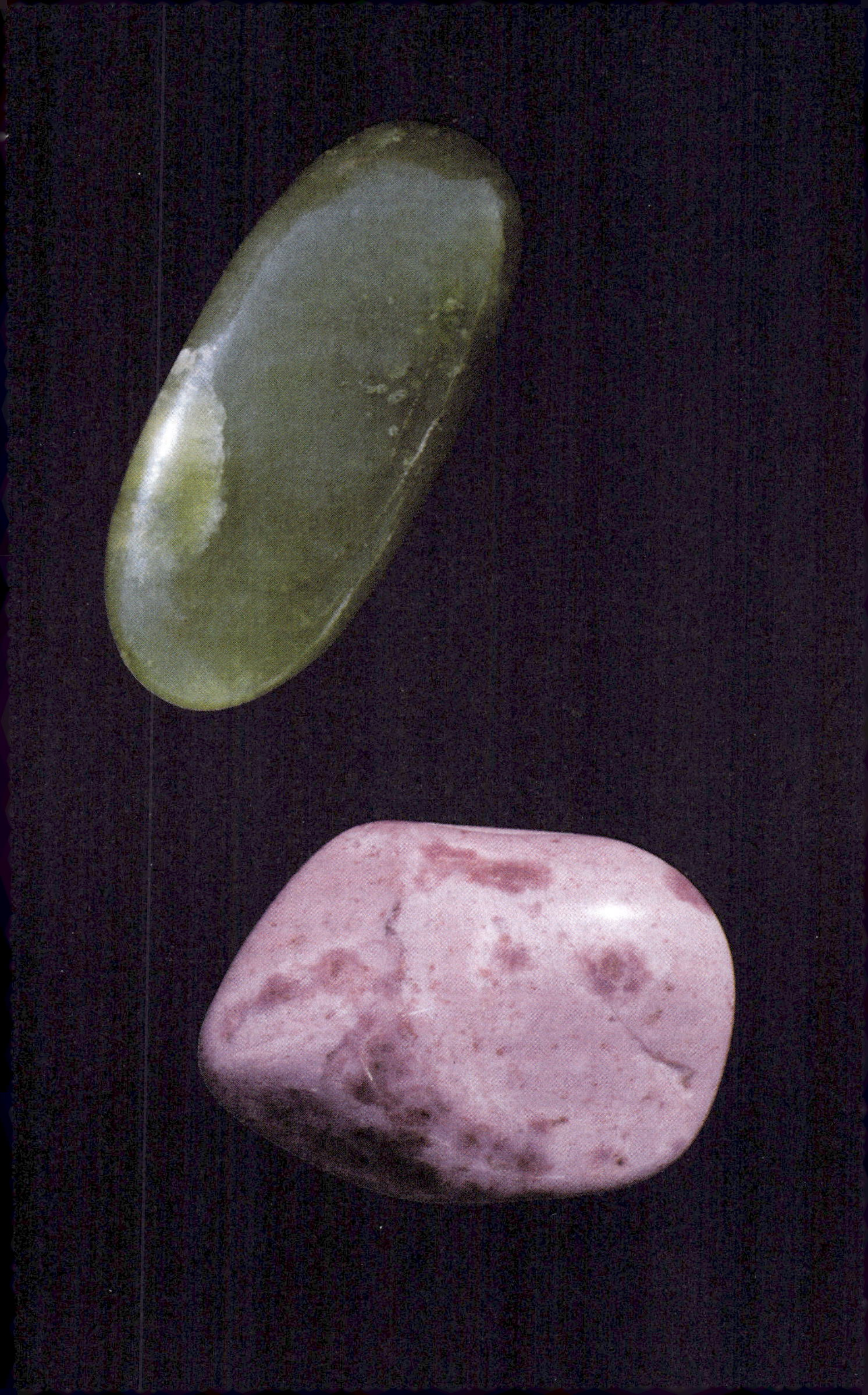

Jaspe

Système cristallin : rhomboédrique
Principe de formation : sédimentaire
Classe minéralogique : oxydes, groupe des quartz
Couleur : brun, rouge, jaune, sable, vert
Formule chimique, substances minérales : SiO_2 + Fe,O,OH,Si

Minéralogie

Le jaspe est un quartz à grain fin contenant de nombreux corps étrangers. Il se forme par sédimentation, la solution initiale d'acide silicique traversant des roches argileuses ou sableuses ou comprenant de grandes quantités de particules en suspension. Lorsque l'acide silicique se solidifie pour donner du quartz, les particules argileuses, sablonneuses ou finement dispersées restent incluses dans le jaspe en formation et lui confèrent sa teinte opaque et son dessin. Comme il peut se former pratiquement partout, on trouve aujourd'hui différents genres de jaspe, dont les dessins ont reçu les noms les plus fantaisistes. Si l'on veut effectivement discerner entre différents jaspes, le seul repère valable est celui de ses trois couleurs fondamentales : le rouge, le jaune et le vert.

Variété	**Formule, substances minérales**	**Couleur**
Jaspe jaune	SiO_2 + Fe,O,OH	jaune, sable, brun
Jaspe vert	SiO_2 + Fe,Si	vert clair à foncé
Jaspe rouge	SiO_2 + Fe,O	rouge brique à brun rouge

Le jaspe jaune est disponible dans le commerce sous cette dénomination. Dans cette catégorie, on trouve également le "jaspe paysage" couleur sable et le "jaspe de Turitella" brun qui contient des coquilles d'escargot fossilisées. Le jaspe jaune tire sa couleur de l'oxyde de fer, le fer étant principalement présent sous sa forme bivalente (Fe^{2+}). Le jaspe vert se vend sous ce nom et au sens large, l'héliotrope peut en faire partie (voir cette pierre). La couleur verte est donnée par des liaisons de silicate de fer (chlorite, etc.).
Le jaspe rouge est encore dénommé "silex". Le jaspe brèche rouge en fait partie. La couleur est due à un oxyde de fer dont l'atome de fer est généralement trivalent (Fe^{3+}).

Ill. 83 :
Jaspe paysage, Afrique du Sud ; jaspe jaune, Afrique du Sud ; jaspe brèche (rouge), Afrique du Sud.

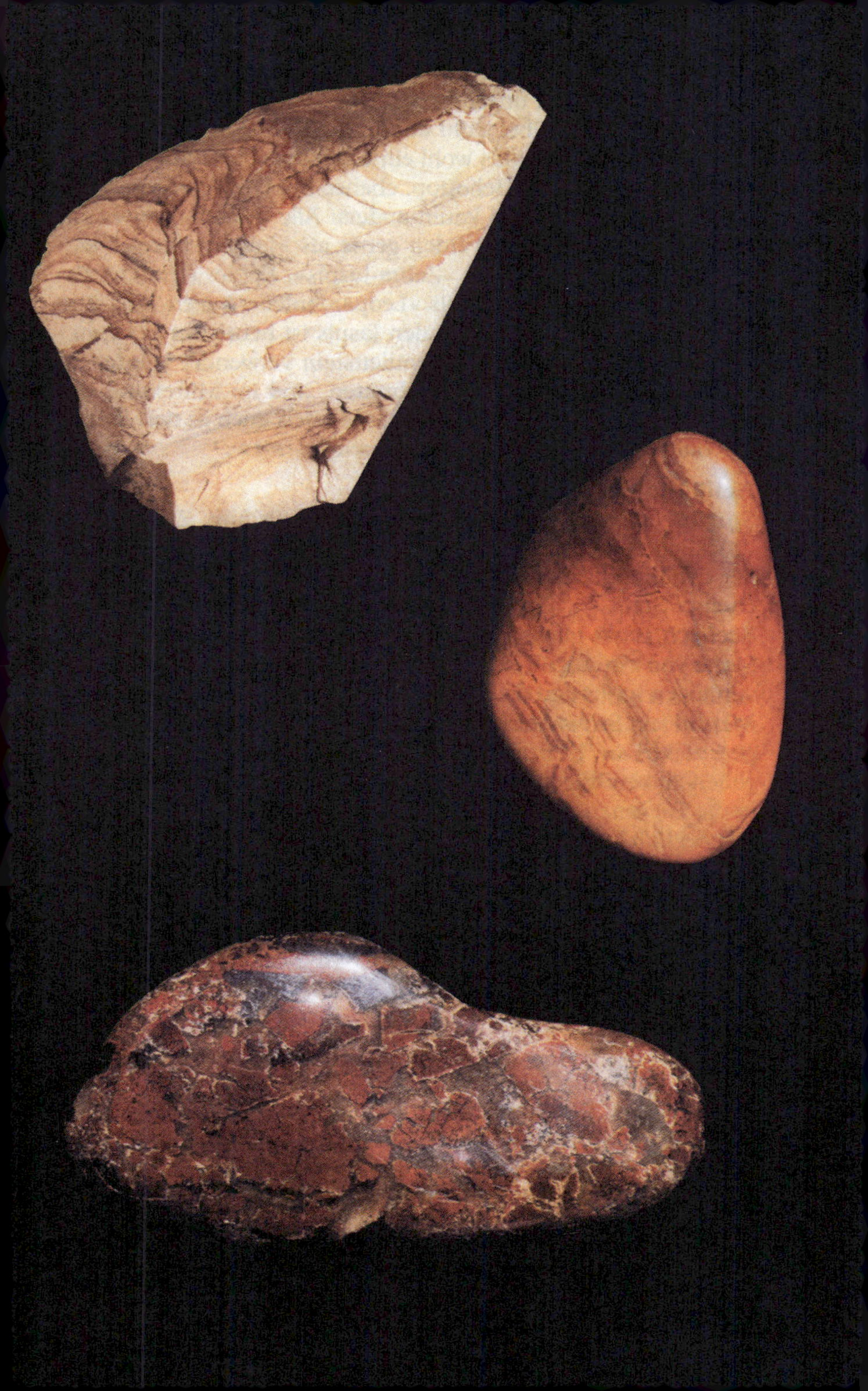

Mythologie
Le mot "jaspe" vient de l'Orient et signifiait la même chose, dans l'Antiquité, que notre mot "quartz". Ainsi, le jaspe clair de la Bible était sans doute du cristal de roche, le jaspe vert transparent de Pline une chrysoprase et le "jaspe" d'Orphée ou de Hildegarde de Bingen, sans doute un héliotrope. Aujourd'hui, il n'en va guère autrement : toutes les pierres colorées, difficiles à identifier, sont volontiers appelées "jaspe". Ainsi en est-il de la serpentine "œil d'argent" appelée "jaspe zébré", de l'épidote (unakite) appelée "jaspe-fleur", de la rhyolite dénommée "jaspe léopard, jaspe œil et jaspe forêt de pluie". Du vrai jaspe, on sait seulement aujourd'hui qu'il servait d'amulette dans l'Égypte ancienne – on y sculptait des scarabées – et au Moyen Âge, il était la pierre des guerriers : d'après la légende, il était enchâssé dans le pommeau de Balmung, l'épée de Siegfried.

Lithothérapie
Sur le plan spirituel, favorise une nature guerrière. Aide à poursuivre ses objectifs avec fermeté et à les atteindre. Le jaspe rouge est le plus dynamique à cet effet, le jaune le plus calme et le vert le plus équilibré.
Sur le plan psychique, renforce le courage, l'acceptation du conflit, l'agressivité (au sens de savoir s'attaquer à un problème, à une affaire), la volonté (rouge), la persévérance (jaune), et la capacité à se protéger (vert).
Sur le plan mental, stimule la franchise et l'honnêteté (y compris vis-à-vis de soi). Donne le courage d'accomplir des tâches même désagréables. Stimule l'imagination et aide à mettre les idées en pratique.
Sur le plan physique, active la circulation et les flux d'énergie (rouge), renforce le système immunitaire (jaune). Vert, il est détoxiquant et anti-inflammatoire. Aide en cas d'affection des organes génitaux, ainsi que de troubles digestifs et intestinaux. Le jaspe, en particulier celui de Turitella, accroît la résistance contre la pollution de l'environnement (saleté, toxines, rayonnement).

Application
Le jaspe est à porter ou à poser en contact avec la peau.

Ill. 84 : Jaspe rouge, Afrique du Sud ; jaspe vert, Inde ; jaspe de Turitella, Wyoming, États-Unis.

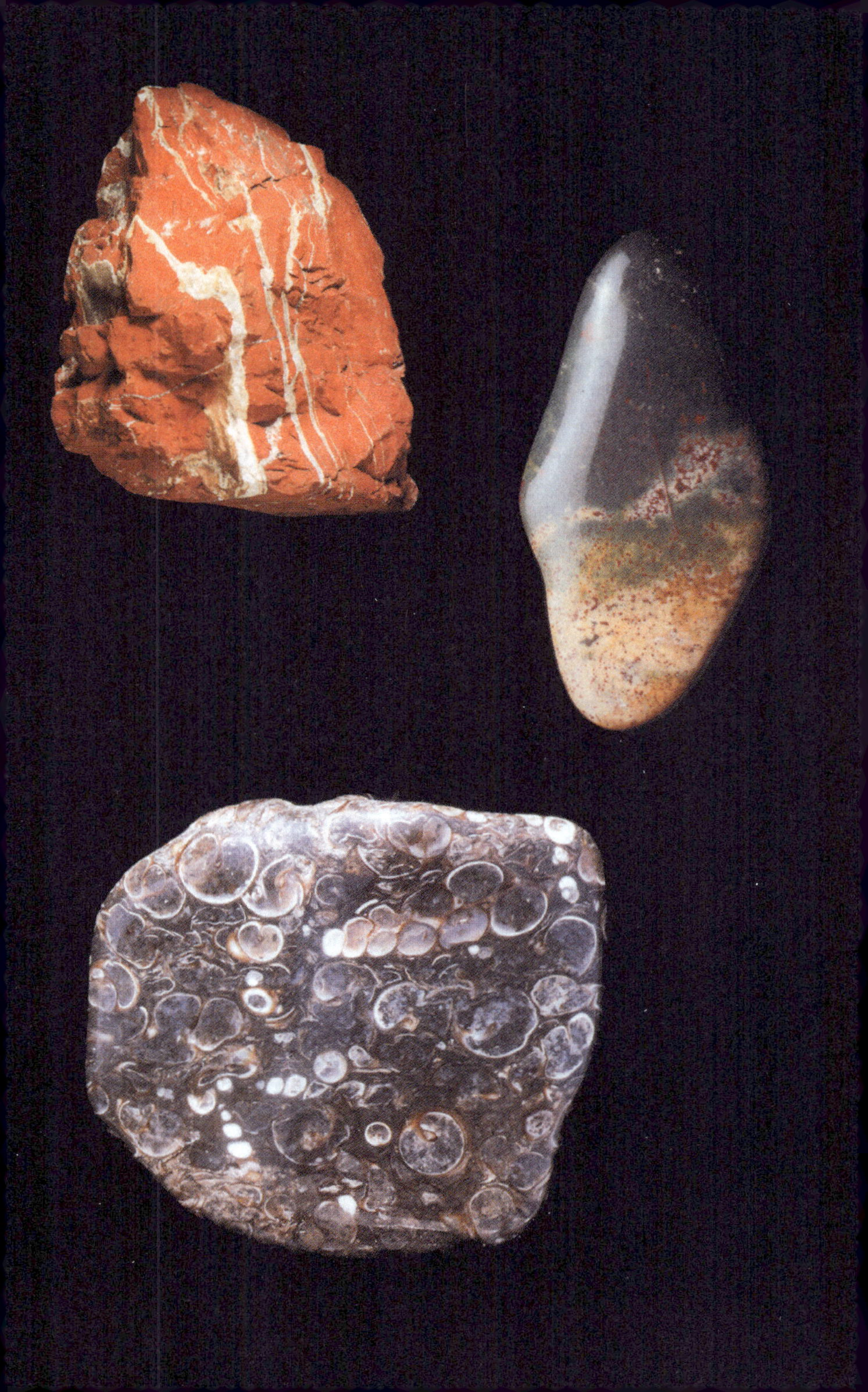

Kunzite

Système cristallin : monoclinique
Principe de formation : magmatique
Classe minéralogique : inosilicates, famille des spodumènes
Couleur : rose à rose violet
Formule chimique, substances minérales : $Li,Al[Si_2O_6]$ + Ca,Mg,Mn,Na

Minéralogie

La kunzite est une variété de spodumène. Elle se forme dans les pegmatites, uniquement à partir de solutions magmatiques acides contenant du lithium.

Mythologie

La kunzite fut seulement découverte en 1902, en Californie, puis décrite par le gemmologiste G.F. Kunz et nommée d'après lui. On ne connaît pas de texte ancien à son sujet.

Lithothérapie

Sur le plan spirituel, favorise le dévouement et l'humilité. Egalement le dévouement à une tâche qui sera accomplie avec toute la force disponible. Apprend à se plier sans devenir infidèle à soi-même et favorise la serviabilité.
Sur le plan psychique, supprime les résistances. Rend capable de céder, de comprendre les besoins des autres. Stimule la mémoire, améliore l'humeur et combat la dépression.
Sur le plan mental, aide à accepter une critique constructive. favorise la réflexion sur soi ainsi que la tolérance envers soi-même et les autres. Allie la logique à l'inspiration et à l'intuition.
Sur le plan physique, atténue les douleurs nerveuses, notamment d'un nerf coincé, la sciatique, les névralgies, et même l'épilepsie et aide en cas d'affaiblissement des organes sensoriels et nerveux. Supprime les tensions au niveau du cœur et agit en cas d'affections articulaires.

Application

La kunzite se porte de préférence en contact direct avec le corps et devrait être posée directement sur l'endroit concerné dans des cas aigus comme l'apparition de douleurs.

Ill. 85 : Kunzite, Pakistan.

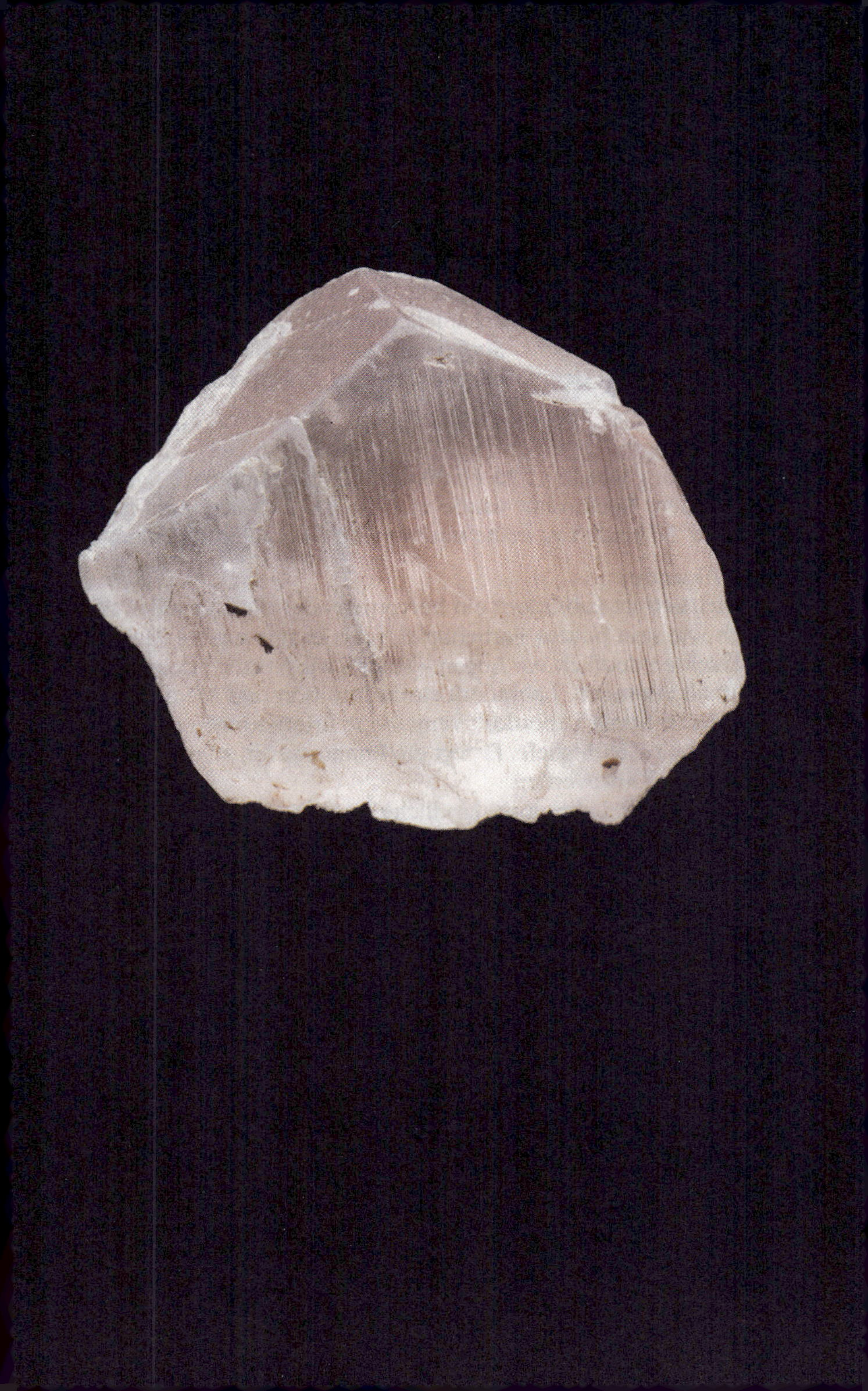

Labradorite, spectrolite

Système cristallin : triclinique
Principe de formation : magmatique
Classe minéralogique : tectosilicates, famille des feldspaths
Couleur : gris, vert, noir (spectrolite) avec iridescente
Formule chimique, substances minérales : $Na[AlSi_3O_8/Al_2Si_2O_8]$ + Ba,Fe,K,Mn,P,Sr,Ti + (Cu,Ga,Nb,Ni,Pb,Zn,Zr)

Minéralogie

La labradorite est un feldspath (plagioclase) qui se forme dans les pegmatites et les roches ignées basiques. Elle doit ses couleurs irisées à sa structure en fines lamelles qui réfléchit la lumière incidente. La spectrolite est une labradorite finnoise noire présentant le jeu de couleurs le plus magnifique que la labradorite peut offrir.

Mythologie

La labradorite a été trouvée pour la première fois sur la presqu'île du Labrador. La spectrolite a été découverte au XXe siècle en Finlande. On ne connaît pas de tradition ancienne pour l'une ou l'autre pierre.

Lithothérapie

Sur le plan spirituel, est un excellent anéantisseur d'illusions. De même qu'elle nous présente tout son spectre de couleurs arc-en-ciel, elle déploie clairement sous nos yeux tous nos objectifs et nos intentions, de sorte que nous en reconnaissons souvent la véritable teneur. Renforce l'intuition et la médiumnité.
Sur le plan psychique, fait remonter des souvenirs oubliés et procure une profondeur de sentiment. Stimule l'imagination, rend contemplatif et introverti.
Sur le plan mental, aide à développer un enthousiasme d'enfant et une multitude d'idées. Confère une créativité vivante quoique parfois un peu décousue.
Sur le plan physique, atténue la sensation du froid, les refroidissements, les troubles rhumatismaux et la goutte. Abaisse la tension et apaise.

Application

La labradorite déploie le mieux ses effets spirituels dans la méditation. Agit sur le corps si on la porte avec soi.

Ill. 86 : Labradorite, Madagascar ; Spectrolite, Finlande.

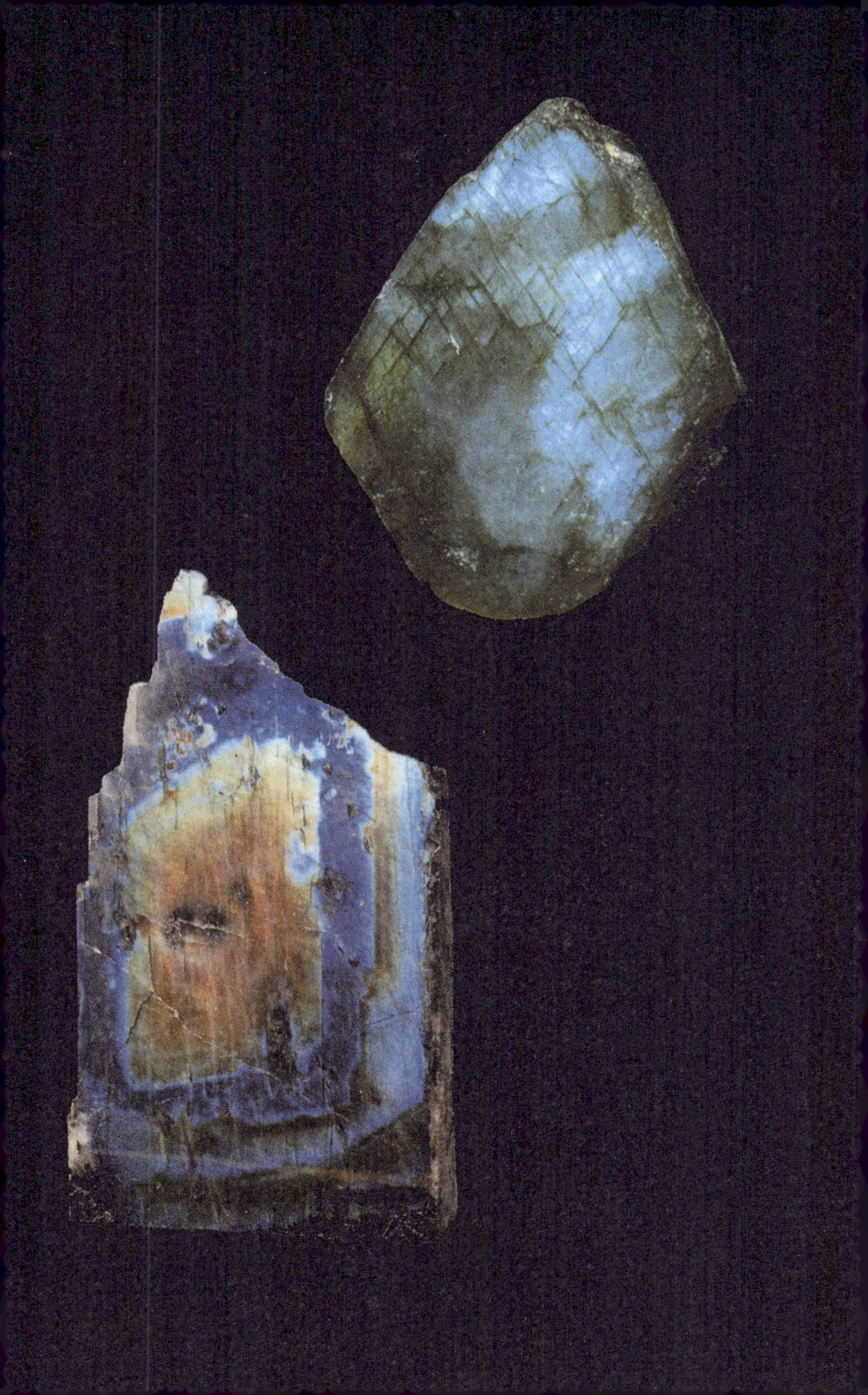

Lapis-lazuli

Système cristallin : cubique
Principe de formation : métamorphique
Classe minéralogique : tectosilicates
Couleur : bleu azur
Formule chimique, substances minérales : $(Na,Ca)_8[(SO_4/S/Cl)_2/(AlSiO_4)_6]$ + Fe

Minéralogie

Le lapis-lazuli se forme lors de la métamorphose du calcaire en marbre. La présence de fer crée aussi des inclusions de pyrite couleur or.

Mythologie

Le mot lapis-lazuli vient du persan (pierre d'azur) et signifie pierre bleue. Mais ce nom fut aussi donné à d'autres pierres bleues. C'est pourquoi on n'est sûr de son emploi qu'en Mésopotamie et en Égypte, où il était la "pierre des souverains" et fut utilisé à des fins cultuelles.

Lithothérapie

Sur le plan spirituel, apporte la sagesse, l'honnêteté et révèle la propre vérité intérieure. Aide à être celui que l'on est et libère du compromis et de la réserve. Avec le lapis-lazuli, on devient "souverain dans son propre royaume (spirituel)". Est également considéré comme la pierre de l'amitié.
Sur le plan psychique, accroît la conscience de notre propre valeur, la dignité, l'honnêteté et la franchise. Rend liant et aide à communiquer ses sentiments et son ressenti, au besoin avec véhémence.
Sur le plan mental, aide à regarder la vérité en face quand elle nous est présentée, à l'accepter, et à exprimer ouvertement son opinion. Aide à maîtriser les conflits.
Sur le plan physique, soigne les troubles de la tête, de la gorge, du larynx et des cordes vocales, surtout lorsqu'ils sont dus à une attitude de retenue ou à une colère réprimée. Abaisse la tension, régule le fonctionnement de la thyroïde et rallonge le cycle menstruel.

Application

Le lapis-lazuli peut être posé sur le front pour la méditation ou si possible porté au cou.

*Ill. 87 : Cristal de lapis-lazuli, Afghanistan ;
Lapis-lazuli avec pyrite, Afghanistan.*

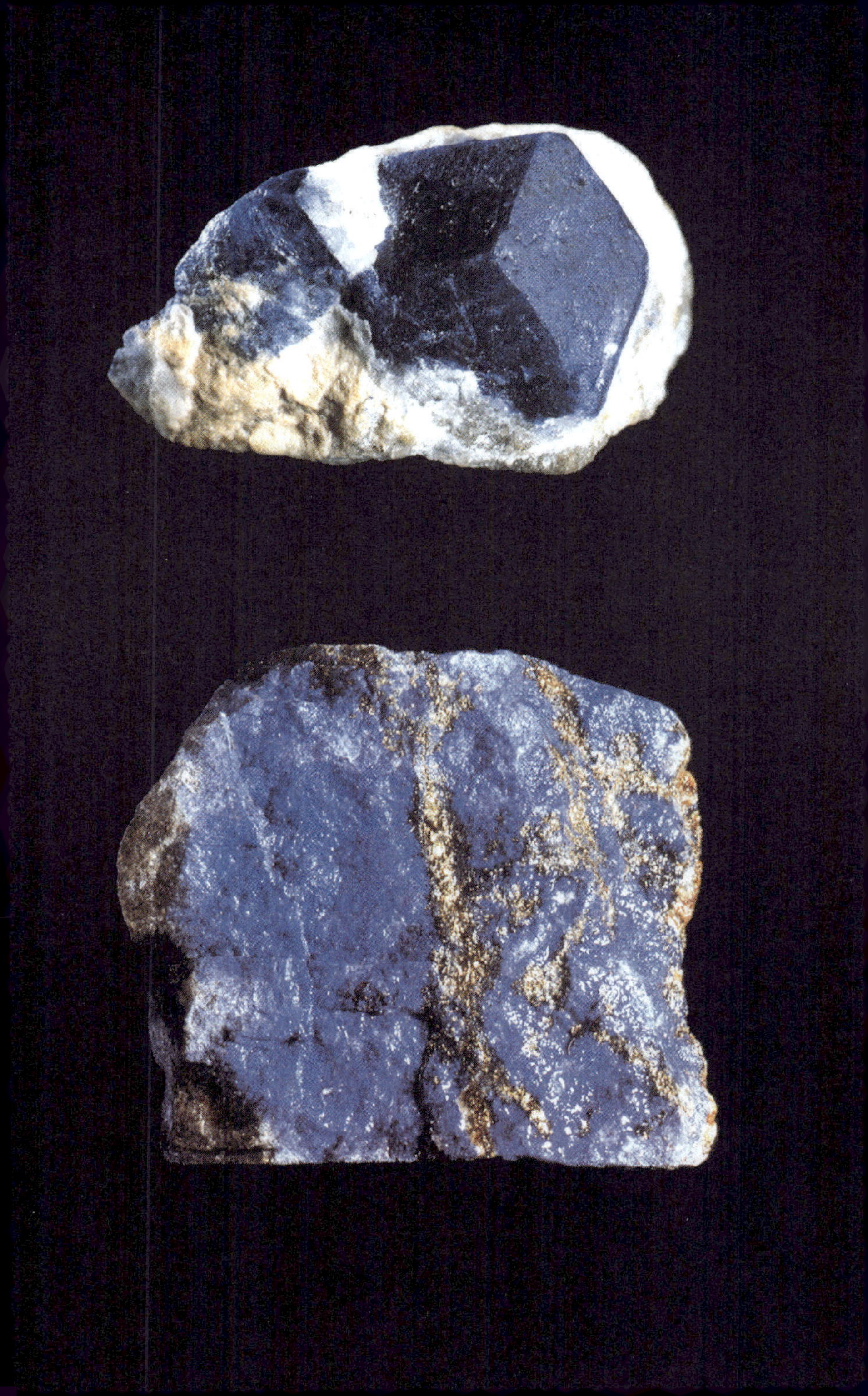

Larimar

Système cristallin : triclinique
Principe de formation : magmatique
Classe minéralogique : inosilicates
Couleur : blanc, bleu clair
Formule chimique, substances minérales : $NaCa_2[OH/Si_3O_8]$ + Fe,Mn

Minéralogie

Le larimar est une pectolite bleue, de formation hydrothermale, que l'on trouve dans les failles des roches volcaniques basiques.

Mythologie

Le larimar n'est connu que depuis quelques années. Même dans son pays d'origine, la République dominicaine, on ne trouve pas d'indications sur des emplois plus anciens à des fins thérapeutiques.

Lithothérapie

Sur le plan spirituel, incite à prendre sa vie en main. Dégage des attitudes de sacrifice et des philosophies de la souffrance. Rend conscient de l'étendue possible de l'activité spirituelle personnelle et du fait que l'esprit n'a que les limites qu'il croit avoir.
Sur le plan psychique, aide à faire disparaître la peur, la souffrance et les émotions excessives. Apporte le calme intérieur et aide à rester serein dans des conditions extérieures dramatiques.
Sur le plan mental, facilite la réflexion constructive et incite à agir avec créativité. Aide à ne pas manipuler inutilement les faits et les événements mais à laisser les choses se faire.
Sur le plan physique, stimule notre force individuelle en renforçant en nous la certitude de pouvoir décider nous-mêmes de notre santé ou de notre maladie. Dissout les blocages d'énergie en général, et plus particulièrement dans la région de la poitrine, de la gorge et de la tête. Favorise l'activité cérébrale.

Application

Le larimar peut être utilisé pour la méditation s'il est posé sur le plexus solaire, la poitrine ou le front, mais également en cercle de pierres, ou seul. Il défait les blocages dans les régions du corps sur lesquelles il est posé en contact direct.

Ill. 88 : Larimar, République dominicaine.

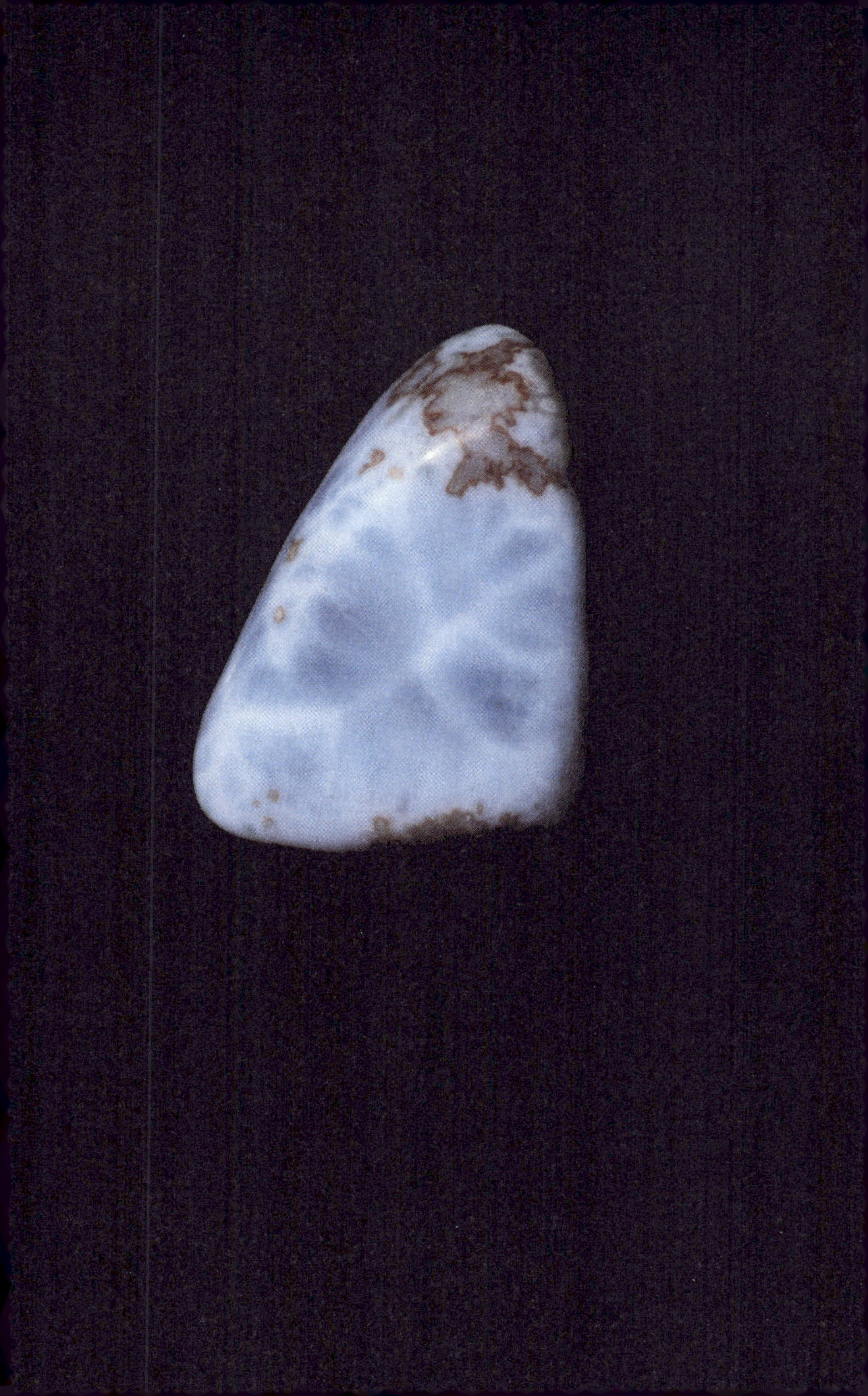

Lentille de biotite

Système cristallin : monoclinique
Principe de formation : métamorphique
Classe minéralogique : phyllosilicates, famille des micas
Couleur : noir, gris, brun
Formule chimique, substances minérales : $K(Mg,Fe)_3[(OH,F)_2/AlSi_3O_{10}]$ +Mn,Na

Minéralogie
Les lentilles de biotite sont des agrégats métamorphiques de mica produits lors de la formation des montagnes du nord du Portugal. Avec la chaleur de l'été, ces agrégats se gonflent en forme de lentilles, font éclater la roche d'où jaillit "d'elle-même" la biotite.

Mythologie
En raison de leur mode de formation et de leur utilisation dans les accouchements, les lentilles de biotite sont également appelées les "pierres de l'enfantement" dans leur région d'origine. Au Portugal, on leur reconnaît également une valeur protectrice.

Lithothérapie
Sur le plan spirituel, nous aident à nous réaliser nous-mêmes. Permettent souplesse et adaptation, tant que nous ne devenons pas infidèles à ce que nous sommes.
Sur le plan psychique, protègent des influences extérieures. Nous aident à nous libérer des étiquettes et des exigences qui nous sont accolées et imposées par les autres, lorsque celles-ci contredisent nos convictions profondes.
Sur le plan mental, les lentilles de biotite renforcent notre capacité à prendre des décisions claires. Stimulent la créativité et l'intuition et nous aident à mettre nos résolutions et nos idées plus vite et plus facilement à exécution.
Sur le plan physique, facilitent l'accouchement. Accélèrent la délivrance, parce qu'elles déclenchent les contractions et ramollissent le col de l'utérus. Aident en outre le corps à se débarrasser de ses toxines et combattent la constipation, les troubles rénaux, l'hyperacidité, la sciatique, les rhumatismes et la goutte.

Application
Les lentilles de biotite se portent de préférence contre le corps. Pour déclencher ou faciliter les contractions, on les posera ou les maintiendra sur le pubis.

Ill. 81 : Lentille de biotite (pierre de l'enfantement), Portugal.

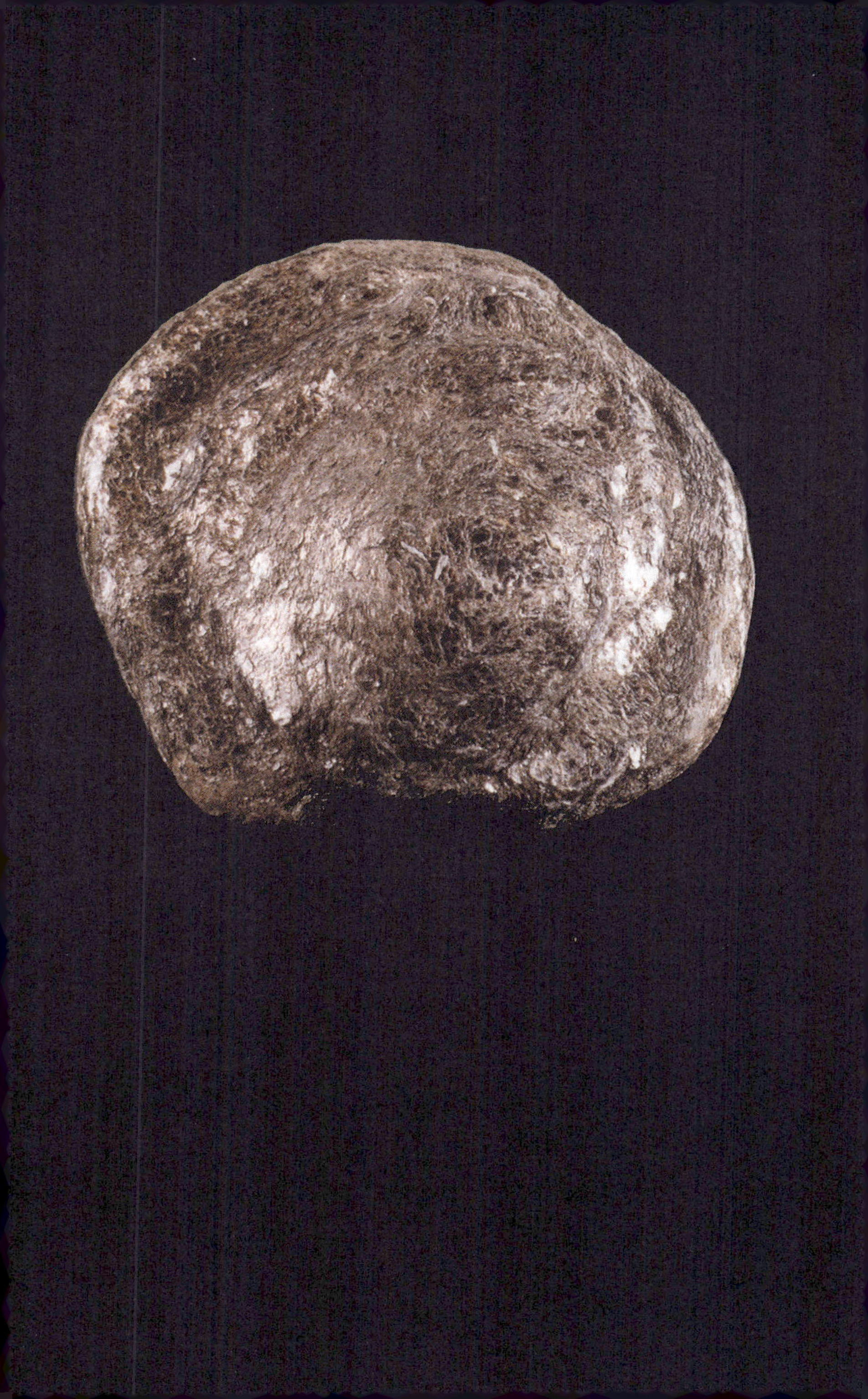

Lépidolite

Système cristallin : monoclinique
Principe de formation : magmatique
Classe minéralogique : phyllosilicates, groupe des micas
Couleur : rose à rose violet
Formule chimique, substances minérales : $KLi_2Al[OH,F)_2/Si_4O_{10}]$ + Ca,Fe,Mg,Mn

Minéralogie

La lépidolite est un mica contenant du lithium. De formation magmatique, il naît dans les pegmatites ou les hyalomictes (granites transformés par pneumatolyse).

Mythologie

La lépidolite a été découverte au XVIIIe siècle et fut d'abord baptisée par l'abbé Poda du nom de lilalite, qui évoque sa couleur mais aussi le mot indien "lila" signifiant "jeu". Peu sérieux aux yeux des scientifiques, le nom fut changé par la suite en "lépidolite" ("pierre à écailles") par le minéralogiste M. H. Klaproth.

Lithothérapie

Sur le plan spirituel, favorise l'autonomie. Aide à se fixer des objectifs et à les réaliser sans aide extérieure. Permet aux processus de se dérouler dans le calme et la discrétion.
Sur le plan psychique, protège contre les influences extérieures et aide à préserver son identité dans une foule. Apporte le calme et la paix intérieure. Agit contre les troubles du sommeil.
Sur le plan mental, favorise l'évaluation objective et les décisions justes. Aide à se concentrer sur l'essentiel, à rester fidèle à ses intentions et à éviter les distractions.
Sur le plan physique, aide en cas de douleurs nerveuses, de sciatique, de névralgies et de troubles articulaires. Détoxique et stimule les processus de purification de la peau et des tissus conjonctifs.

Application

La lépidolite peut être portée contre le corps ou posée directement sur les parties douloureuses. Pour les effets spirituels et les troubles du sommeil, il suffit de la placer sous l'oreiller.

Ill. 90 : Lépidolite, États-Unis.

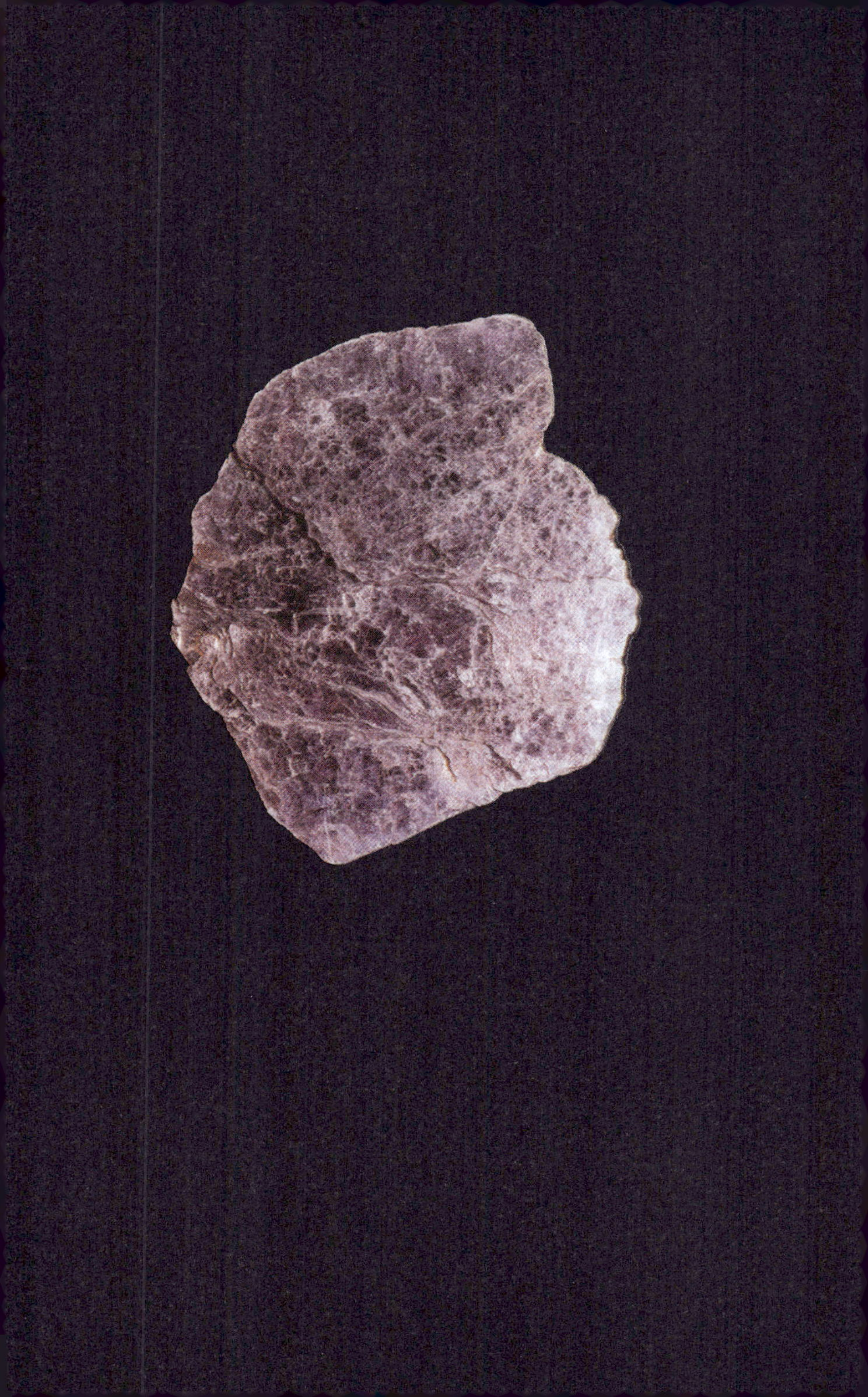

Magnésite

Système cristallin : rhomboédrique
Principe de formation : sédimentaire, rarement magmatique
Classe minéralogique : carbonates
Couleur : blanc, gris, jaune, brun, souvent marbré
Formule chimique, substances minérales : $MgCO_3$ + Ca,Fe,Mn

Minéralogie

La magnésite est principalement une roche sédimentaire qui résulte de l'action des agents atmosphériques sur des roches contenant du magnésium. La formation de cristaux à partir de solutions hydrothermales est plus rare.

Mythologie

La magnésite a été découverte au XVIIIe siècle. Elle fut d'abord appelée "pure terre à talc" parce que le magnésium qu'elle contient n'était pas encore connu chimiquement. Une fois que l'on a su identifier le magnésium, la pierre fut appelée magnésite. Il n'existe pas de récit ancien sur ses effets.

Lithothérapie

Sur le plan spirituel, favorise une attitude positive dans la vie. Aide à s'accepter et à s'aimer.
Sur le plan psychique, apaise et détend, aide contre la nervosité, la peur et l'irritation. Permet de supporter davantage sur le plan psychique et rend patient.
Sur le plan mental, favorise la capacité à écouter, tout en se mettant en retrait.
Sur le plan physique, est la pierre la plus importante pour remédier à une carence en magnésium. Détoxique, agit comme antispasmodique et relaxant musculaire, aide en cas de migraine et de mal de tête, traite les crampes vasculaires, gastriques et intestinales ainsi que les coliques hépatiques. Ralentit la coagulation du sang, active le métabolisme des graisses et la décomposition du cholestérol, prévient ainsi la calcification des artères et des tissus et élargit les vaisseaux coronaires. Aide à prévenir les infarctus.

Application

Devrait être portée au contact de la peau ou bue sous forme d'élixir.

Ill. 91 : Magnésite, Zimbabwe ; Malachite, Zaïre.

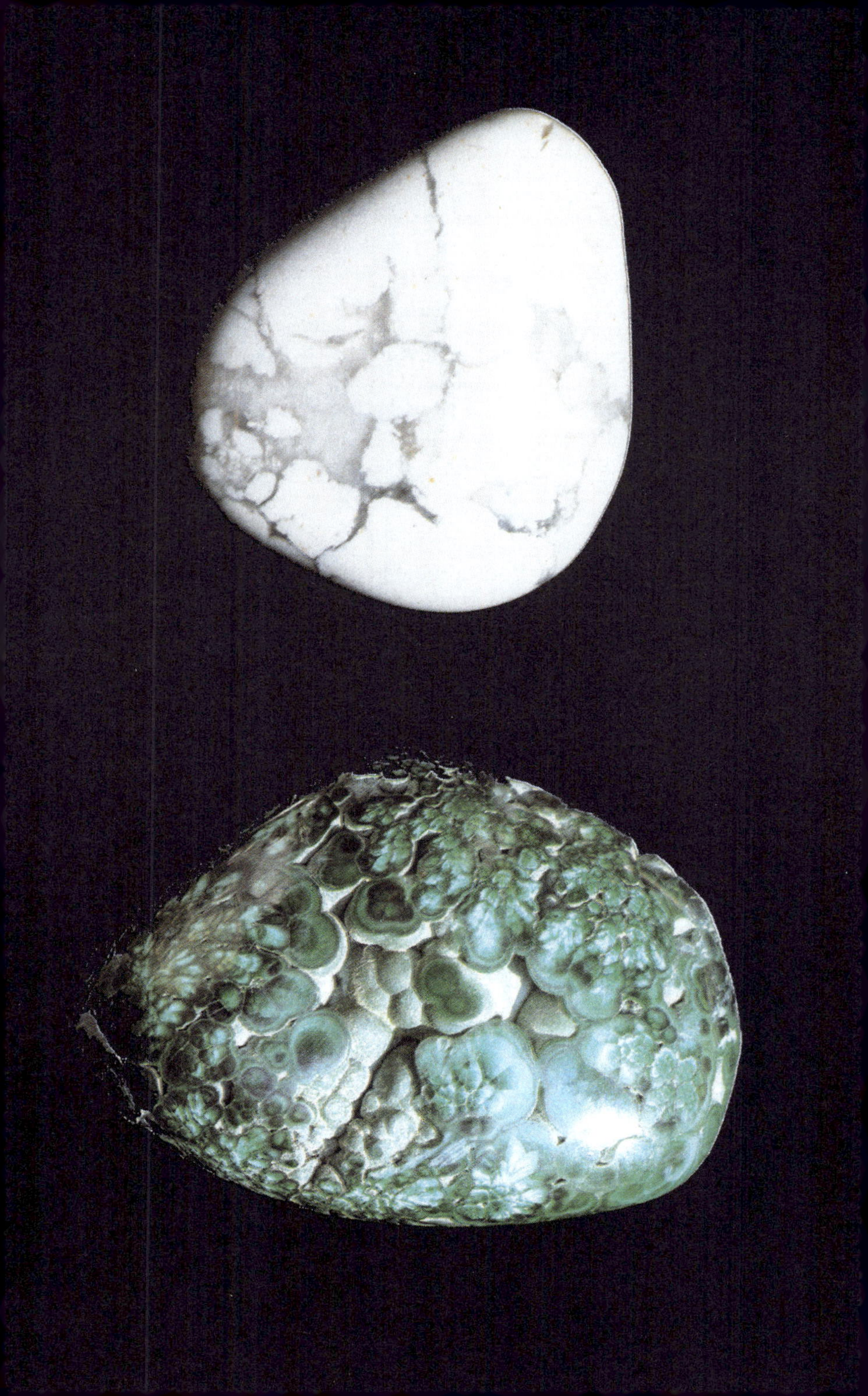

Malachite

Système cristallin : monoclinique
Principe de formation : sédimentaire
Classe minéralogique : carbonates
Couleur : vert clair à foncé, rubané ou marbré
Formule chimique, substances minérales : $Cu_2[(OH)_2/CO_3] + H_20 + (Ca,Fe)$

Minéralogie

De formation sédimentaire, la malachite naît dans les zones d'oxydation des gisements de cuivre sous l'action d'eaux de surface contenant de l'acide carbonique. Celui-ci extrait le cuivre présent dans la roche et se lie à lui pour former un carbonate de cuivre basique et aquifère. La malachite est proche de l'azurite, mais sa teneur en eau est supérieure.

Mythologie

La malachite est l'une des pierres les plus entourées de légendes. Dans l'Oural, elle était consacrée à la maîtresse de la montagne de cuivre, incarnation de Vénus, dont les faveurs très variables portaient tantôt chance, tantôt malchance aux extracteurs de malachite. Personne ne savait s'il devait accepter les cadeaux de la déesse, car ils rendaient certains malheureux alors que d'autres qui les refusaient menaient une vie satisfaisante (sans doute une allusion à la justice de la Création, qui vise toujours à rétablir un équilibre). De tous temps, la malachite a été une pierre féminine, consacrée dans toutes les cultures à une déesse : en Égypte à Hathor, dans l'Antiquité à Aphrodite/Vénus, en Europe à Freya. La malachite symbolisait ainsi la séduction, la sensualité, la beauté, la curiosité, l'esthétique et les arts des muses. Considérée comme la pierre du paradis, il ne fallait pas y toucher sur terre. On lui prête encore aujourd'hui des forces lucifériennes. Depuis le Moyen Âge, on sait que la malachite atténue les douleurs des règles et facilite l'accouchement. Pour cette raison la langue populaire allemande l'appelle jusqu'à nos jours la pierre des sages-femmes.

Lithothérapie

Sur le plan spirituel, favorise le sens de l'esthétique, de la sensualité, de la beauté, de l'amitié et de la justice. Aide à se mettre dans la peau des autres, au point d'éprouver leur vécu, leurs pensées et leur ressenti. La malachite enlève toute crainte et avive la soif de connaissance. Rend la vie plus intense, plus aventureuse. Inspiré par la malachite, on aime le risque et s'abandonne volontiers à la chance. La malachite rend conscient. Les

besoins et les idéaux deviennent visibles. Mais c'est à nous de les mettre en pratique.
Sur le plan psychique, stimule les images intérieures. Les représentations et les souvenirs deviennent vivants et plastiques. Les sentiments refoulés remontent instantanément à la lumière. Supprime les inhibitions et favorise l'expression des sentiments. Les humeurs sont vécues avec intensité et abandonnées aussi vite qu'elles sont apparues. D'anciens rêves et traumatismes peuvent faire surface et disparaître lorsqu'on est en mesure de leur faire face. – Là réside l'un des points faibles de la malachite. Elle rend conscient de beaucoup de choses mais n'aide guère à modifier ce qu'on a constaté.
Sur le plan mental, améliore la compréhension des concepts difficiles. Rend capable de saisir plus rapidement une information parce que la faculté de représentation devient plus grande et peut être utilisée plus consciemment. Les pensées coulent très rapidement, même les décisions sont prises sans beaucoup de réflexion. La malachite accroît le don d'observation. Les détails sont perçus beaucoup plus rapidement et compris dans leur signification, ce qui augmente la capacité et le plaisir de la critique et de la discussion.
Sur le plan physique, est antispasmodique. Agit contre les troubles des menstruations, facilite l'accouchement, aide au développement des organes sexuels féminins et en guérit les affections. Agit aussi en cas de difficultés sexuelles, surtout si elles sont dues à des expériences passées difficiles. Favorise l'activité du foie, détoxique, atténue les rhumatismes et facilite la désacidification des tissus. Stimule l'activité nerveuse et cérébrale..

Application
Pour bénéficier des effets de la malachite, il suffit de la porter ou de la poser directement sur le corps. L'élixir de malachite agit très fortement et devrait être pris en faibles doses au début.

Marbre

Système cristallin : rhomboédrique
Principe de formation : métamorphique
Classe minéralogique : carbonates
Couleur : blanc, jaune, brun, marbré de noir
Formule chimique, substances minérales : $CaCO_3$ + Fe,Mn

Minéralogie

Le marbre est une roche métamorphique, dite "monominérale", parce qu'exclusivement composée de calcite. Naît de la transformation du calcaire dans des conditions de pression et de chaleur élevées. Les minuscules cristaux de calcaire sont, après métamorphose, assemblés en des cristaux plus grands, ce qui donne au marbre sa transparence et son aspect grenu typique. Au sens large, on appelle souvent marbres des pierres calcaires qui n'ont subi que partiellement la transformation métamorphique.

Mythologie

Le marbre (du grec "*marmaros*" = pierre blanche) était dans l'Antiquité une dénomination générique pour désigner des "pierres remarquables qui attirent par leurs taches et leurs dessins" (citation Isidor). C'est pourquoi on sait peu de chose sur ce qu'on appelle aujourd'hui le marbre. Les récits parlent de sa capacité à transformer le malheur en joie et indiquent que cette pierre était un symbole de richesse, de splendeur et de magnificence.

Lithothérapie

Sur le plan spirituel, permet la transformation de situations malheureuses. Donne un nouveau dynamisme pour aider à changer des choses auxquelles on croyait devoir se résigner.
Sur le plan psychique, fait apparaître des éléments réprimés et aide à se libérer de toute agitation psychique.
Sur le plan mental, ouvre de nouvelles perspectives et aide à trouver des solutions créatives dans une situation à laquelle on s'était auparavant résigné.
Sur le plan physique, améliore l'assimilation du calcium par l'organisme. Sur ce point, son effet est identique à celui de la calcite.

Application

Le marbre est déjà actif pour la construction de notre corps. Mais nous l'éprouvons plus consciemment en le portant un certain temps contre le corps.

Ill. 92 : Marbre, Suisse.

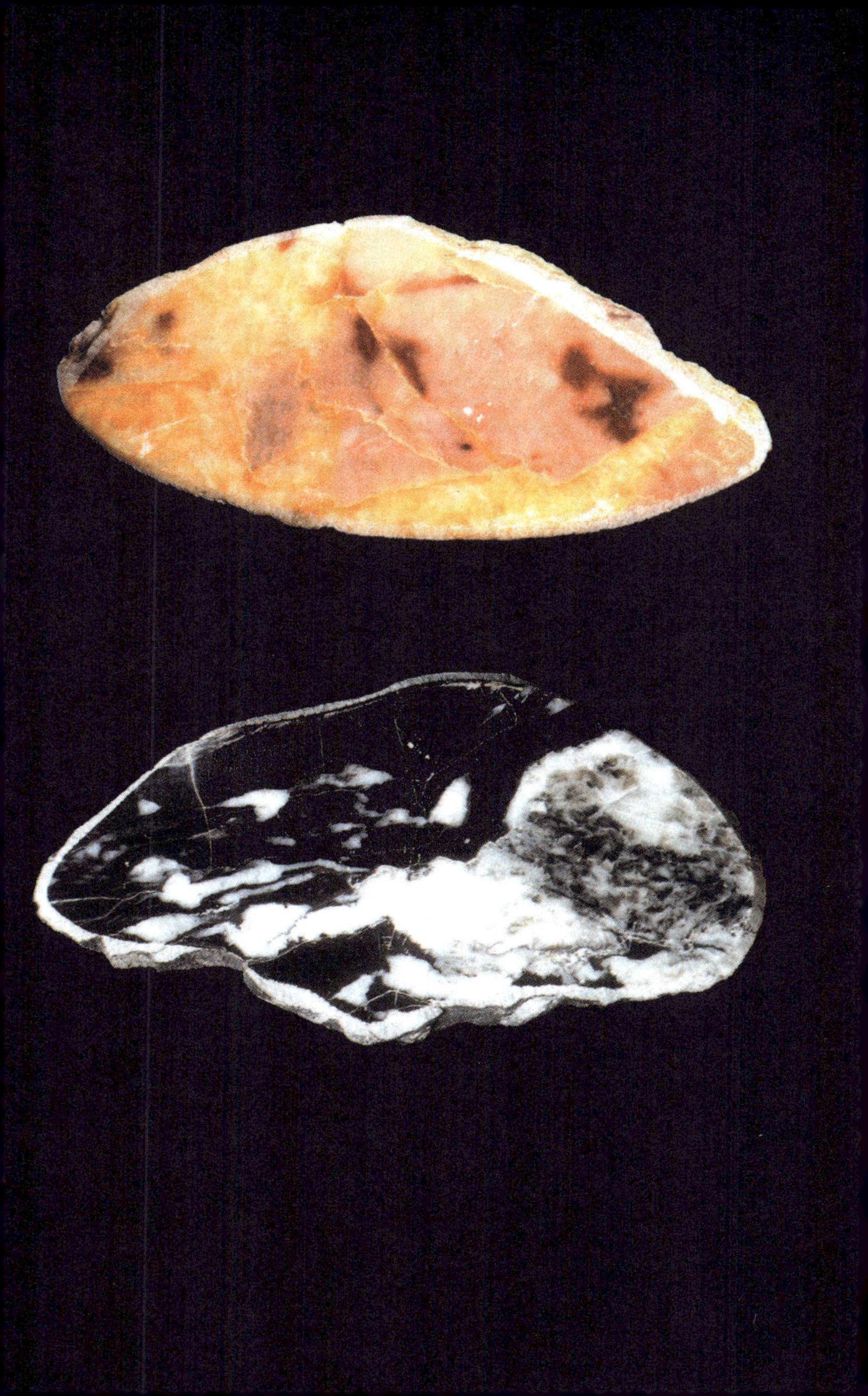

Moldavite

Système cristallin : amorphe
Principe de formation : métamorphique
Classe minéralogique : oxydes
Couleur : vert bouteille
Formule chimique, substances minérales : SiO_2 + Al,Ca,Fe,K,Na

Minéralogie

La moldavite s'est formée il y a environ 15 millions d'années par l'impact d'un météorite géant dans la région du Ries, près de la ville de Nördlingen (Bavière). Les roches fondues par la chaleur de l'impact se sont éparpillées dans l'air jusqu'à une distance de 400 km. Refroidies en vol, elles sont retombées à terre autour de la rivière Vltava (*Moldau* en allemand). On trouve la moldavite sur ses berges. La rivière lui a donné son nom.

Mythologie

Des trouvailles de l'âge de pierre témoignent déjà de l'utilisation de la moldavite comme amulette. Elle a conservé, à travers les âges, sa réputation de pierre magique qui porte chance, rend fertile, et réalise les vœux.

Lithothérapie

Sur le plan spirituel, ouvre à des dimensions spirituelles incommensurables. Donne une largeur de vue illimitée, favorise la clairvoyance, permet de pressentir la véritable grandeur de l'être humain.
Sur le plan psychique, fait remonter des souvenirs et des images de rêves qui nous laissent entrevoir le sens et la mission de notre vie. Renforce les facultés d'empathie.
Sur le plan mental, libère d'un attachement matériel fort ainsi que des soucis d'argent et d'avenir. Confère des idées spontanées et originales et donne la solution des problèmes.
Sur le plan physique, soutient les processus de guérison en rendant conscient de la cause de la maladie et du gain qu'elle apporte.

Application

Son effet est le plus fort quand elle est posée sur le front ("troisième œil"). Mais en général il suffit de la porter sur soi.

Ill. 93 : Moldavite, Rép. tchèque.

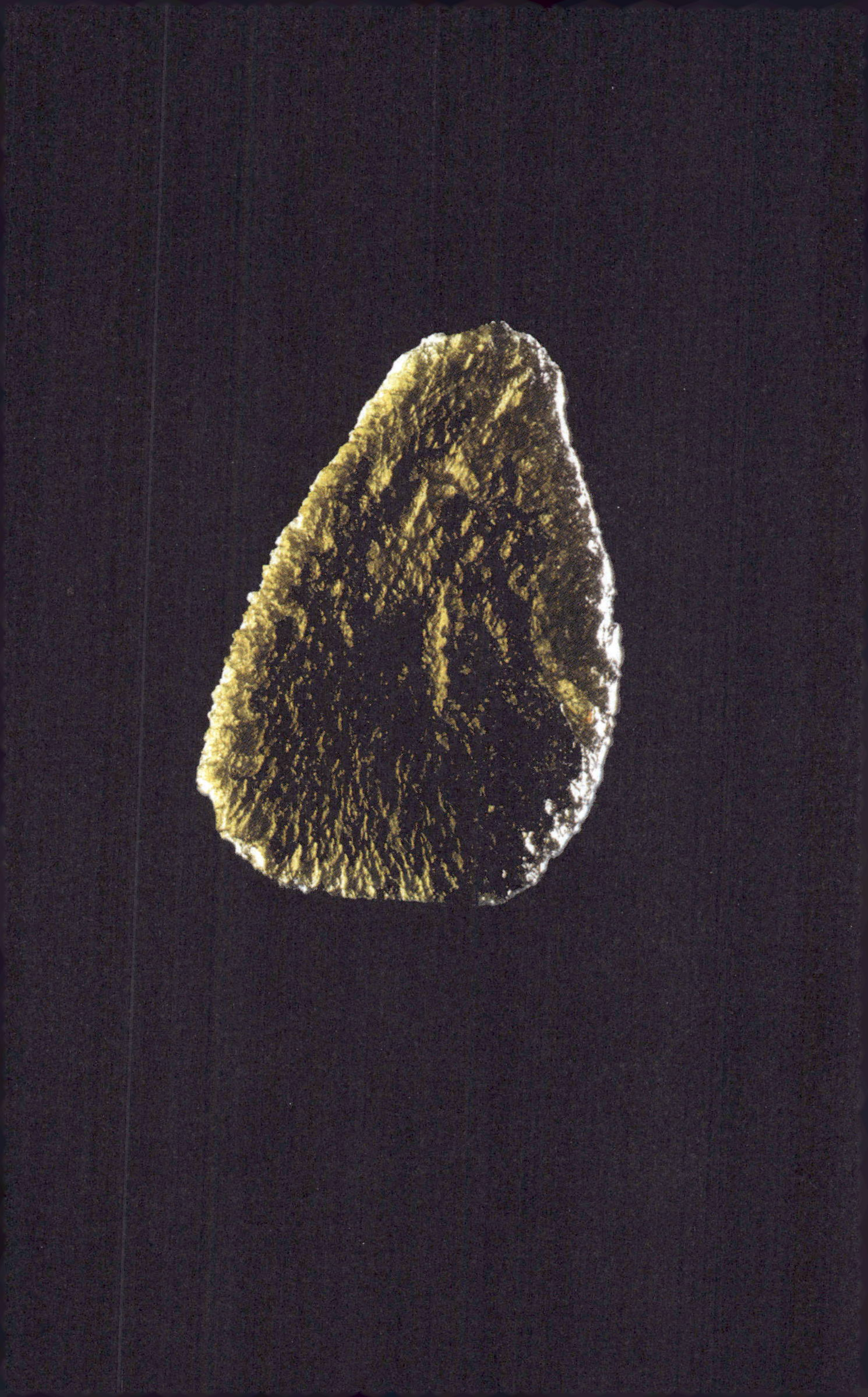

Mookaïte

Système cristallin : rhomboédrique
Principe de formation : sédimentaire
Classe minéralogique : oxydes, groupe des quartz
Couleur : rouge, jaune, beige marbré
Formule chimique, substances minérales : SiO_2 + Fe,O,OH

Minéralogie
La mookaïte est un jaspe australien qui se compose de jaspes jaunes et rouges aux teintes claires. Il se forme par sédimentation dans les zones d'érosion ou dans les failles qu'il remplit.

Mythologie
La mookaïte était et est toujours en Australie une pierre thérapeutique qui donne de la force. Elle ne faisait pas partie des pierres taboues, dont aucun Blanc n'a encore pu connaître l'usage cultuel, mais était une pierre de la "vie quotidienne", au pouvoir régénérateur, utilisée pour guérir les blessures.

Lithothérapie
Sur le plan spirituel, favorise le désir de changement et d'expériences nouvelles. Aide à trouver un équilibre harmonieux entre les activités extérieures et le travail intérieur sur les impressions laissées par les premières.
Sur le plan psychique, apporte à la fois un profond calme intérieur et un désir d'aventure. Aide à se rendre compte que la méditation peut se faire en même temps que toute autre activité.
Sur le plan mental, rend mobile et souple. Aide toujours à voir plusieurs possibilités à la fois et à faire néanmoins le bon choix.
Sur le plan physique, stabilise la santé. Renforce le système immunitaire et stimule la purification du sang dans le foie et la rate. Favorise la guérison des blessures et résorbe les abcès.

Application
La mookaïte doit être portée un certain temps contre le corps parce que son effet ne s'accroît que lentement.

Ill. 94 : Mookaïte, Australie.

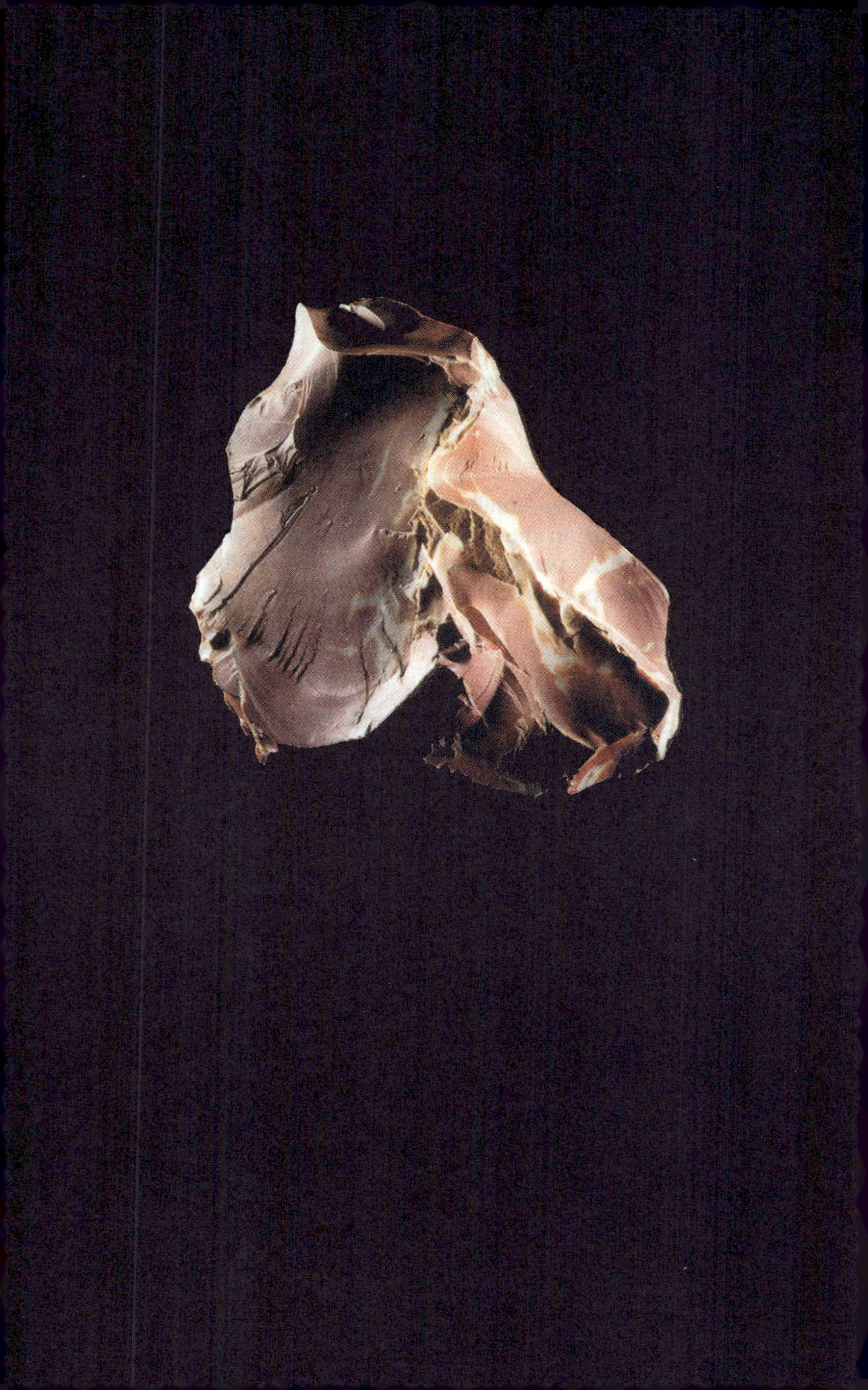

Morganite

Système cristallin : hexagonal
Principe de formation : magmatique
Classe minéralogique : cyclosilicates, famille des béryls
Couleur : rose
Formule chimique, substances minérales : $Be_3Al_2(Si_6O_{18})$ + K,Li,Na + (Cu,Mn,Ni)

Minéralogie

La morganite est un béryl qui doit sa teinte rose à la présence de lithium et de manganèse. Elle se forme dans les pegmatites lorsque la solution magmatique y est suffisamment riche en béryllium et en lithium.

Mythologie

La découverte de la morganite date seulement du XXe siècle et doit son nom à John Pierpont Morgan, un collectionneur de minéraux, banquier et membre d'une société secrète. Il n'existe donc pas de tradition ancienne connue sur ses effets.

Lithothérapie

Sur le plan spirituel, aide à reconnaître les attitudes d'auto-suffisance, de fanatisme, l'étroitesse d'esprit et l'habitude de fuire pour ce qu'elles sont et à se consacrer à une vie plus contemplative. La morganite éveille l'amour pour la vie elle-même et par conséquent aussi pour tout ce qui vit.
Sur le plan psychique, aide à supprimer le stress et l'obligation de réussite. Rend de nouveau conscient des besoins de l'âme négligés et aide à percevoir des sentiments et à les vivre.
Sur le plan mental, réduit l'ambition, et aide à prendre plaisir aux activités de l'esprit qui ne visent pas l'obtention d'un gain ou d'un succès. Permet l'oisiveté.
Sur le plan physique, atténue les affections liées au stress telles que les maladies cardiaques et des nerfs, les troubles de l'équilibre et l'impuissance.

Application

La morganite peut être posée sur le cœur pour la méditation. Les symptômes du stress sont vite atténués par un séjour dans un cercle de morganites, suivi d'un port prolongé de la pierre en contact direct avec le corps.

Ill. 95 : Morganite, Brésil ;
Néphrite, Russie.

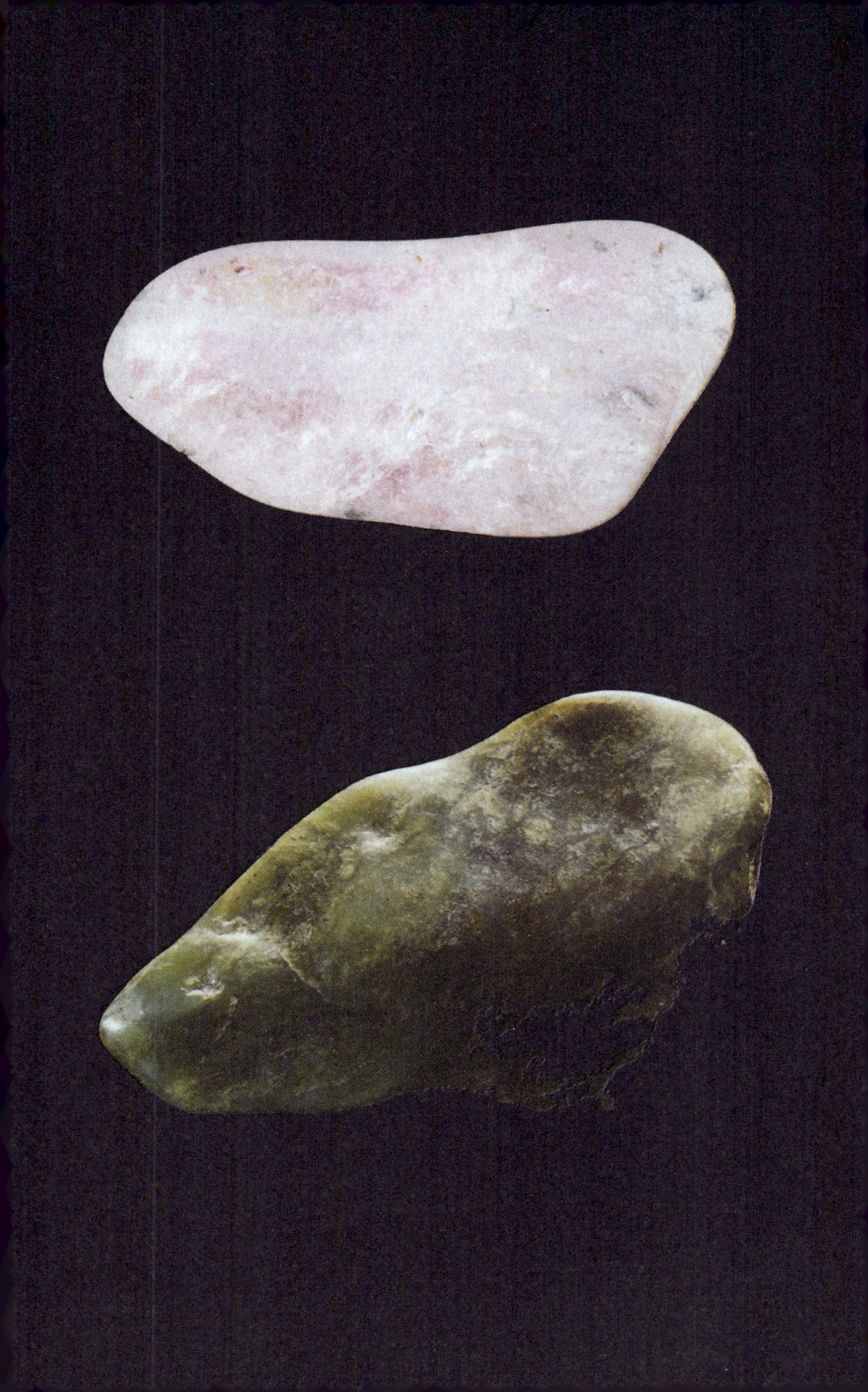

Néphrite

Système cristallin : monoclinique
Principe de formation : métamorphique
Classe minéralogique : inosilicates, famille de l'actinolite
Couleur : vert
Formule chimique, substances minérales : $Ca_2(Mg,Fe)_3(Si_8O_{22})(OH,F)_4$ + OH,F

Minéralogie

La néphrite est une variété cryptocristalline de l'actinolite, et se compose d'agrégats denses de cristaux fibreux. Elle se forme par métamorphose en même temps que les schistes d'actinolite.

Mythologie

Le nom néphrite vient du grec "*nephron*" = rein.
La pierre était déjà connue dans l'Antiquité ainsi que des cultures primitives d'Amérique et de Nouvelle-Zélande pour ses effets sur les reins. Également utilisée en amulette, elle servait aussi à représenter des divinités.

Lithothérapie

Sur le plan spirituel, fait partie des pierres qui protègent contre les agressions spirituelles. Rend insensible aux pressions et aide ainsi à conserver son identité.
Sur le plan psychique, donne de l'assurance. Aide à supprimer les tensions et le chagrin et à se décharger d'émotions violentes. À terme, conduit à la paix intérieure et réduit l'agressivité.
Sur le plan mental, favorise la neutralité et la tolérance. Aide à se décider en cas d'irrésolution, supprime les doutes et empêche de ruminer ses pensées. Rend créatif et disposé à l'action.
Sur le plan physique, améliore la fonction rénale, atténue les néphrites, et prévient les dépôts dans les voies urinaires et les calculs des reins. Favorise l'élimination des toxines dans les liquides du corps et les tissus.

Application

La néphrite doit être portée pendant un certain temps contre le corps jusqu'à ce qu'un équilibre intérieur s'établisse. Dans les cas aigus, elle peut être posée directement sur les reins ou fixée à l'aide d'un sparadrap.

Obsidienne

Système cristallin : amorphe
Principe de formation : magmatique
Classe minéralogique : oxydes
Couleur : noir, gris, brun, avec reflets argentés ou multicolores
Formule chimique, substances minérales : $SiO_2 + Fe_2O_3 + H_2O$ + Al,C,Ca,K,Na,Fe

Minéralogie

L'obsidienne est d'origine volcanique et naît du refroidissement extrêmement rapide d'une lave riche en acide silicique. Celle-ci se fige si vite qu'aucune structure cristalline n'a le temps de se former ("choc thermique") et donne naissance à une "masse fondue figée" riche en substances minérales, en eau et en gaz. Pour cette raison, l'obsidienne peut encore être appelée "verre de roche" ou verre "volcanique". La couleur fondamentale de l'obsidienne est noire et généralement opaque. Seule une lave très pauvre en corps étrangers peut donner une obsidienne transparente, ou obsidienne fumée (encore appelée larme d'Apache). Des petites bulles de gaz finement réparties donnent à l'obsidienne un reflet argenté et des petites bulles d'eau un reflet multicolore. On parle alors d'obsidiennes argentée et arc-en-ciel. Si un début de cristallisation a lieu, il se forme de petites inclusions de feldspath blanc et l'on obtient l'obsidienne à flocons de neige. Cette cristallisation peut progresser jusqu'à ce que l'obsidienne se soit entièrement transformée en feldspath. Une forte teneur en fer produit parfois des taches brunes dans ce qu'on appelle l'obsidienne acajou.

Mythologie

L'obsidienne fait partie des objets les plus anciens de la civilisation humaine. Des lames d'obsidienne datant du début de l'âge de pierre ont été trouvées dans les tombes, indiquant leur utilisation à des fins cultuelles. Dans l'Antiquité, l'obsidienne était réputée chasser les démons et au Moyen Âge, elle aidait à pratiquer les actes de magie. Les prêtres aztèques du dieu Tezcatlipoca ("Miroir fumant") utilisaient des miroirs d'obsidienne pour prédire l'avenir. Une tradition très ancienne utilise également l'obsidienne pour guérir les blessures et atténuer la douleur. Cela est intéressant, dans la mesure où cette pierre constitua en même temps la première lame et la première arme de l'humanité. Son nom lui vient d'un Romain dénommé Obsius qui, d'après les récits de Pline, avait trouvé la pierre dans l'actuelle Éthiopie.

Lithothérapie

Sur le plan spirituel, accroît l'intégrité dans la mesure où notre côté ombre est reconnu selon sa véritable nature et redevient partie de nous. Ainsi atteint-on à "l'impeccabilité du guerrier", à l'invulnérabilité de l'esprit et à la liberté. Des aptitudes oubliées nous reviennent et la perception s'affine jusqu'à la clairvoyance.

Sur le plan psychique, dissipe les peurs, les chocs, les blocages et les traumatismes. Vivifie et fait remonter au grand jour des images intérieures enfouies. Donne une profondeur insoupçonnée aux perceptions et au ressenti et aide contre toute forme de possession. Nettoie l'atmosphère d'influences spirituelles négatives et protège contre les attaques d'ordre spirituel.

Sur le plan mental, élargit la conscience et aide à changer les modèles de croyance, de communication et de comportement invétérés. Aiguise les sens et aide l'entendement à comprendre des phénomènes, des expériences et des récits mystérieux.

Sur le plan physique, fait disparaître les douleurs, les tensions, les blocages d'énergie, les constrictions vasculaires et les traumatismes cellulaires dus à des blessures. Les saignements cessent alors plus facilement et la guérison devient plus rapide. L'obsidienne améliore la circulation du sang, même dans des cas extrêmes, par exemple de constriction des vaisseaux dans les jambes des fumeurs, et provoque un réchauffement des membres, notamment en cas d'extrémités chroniquement froides.

Ill. 96 : Obsidienne, Mexique ; obsidienne acajou, Mexique.

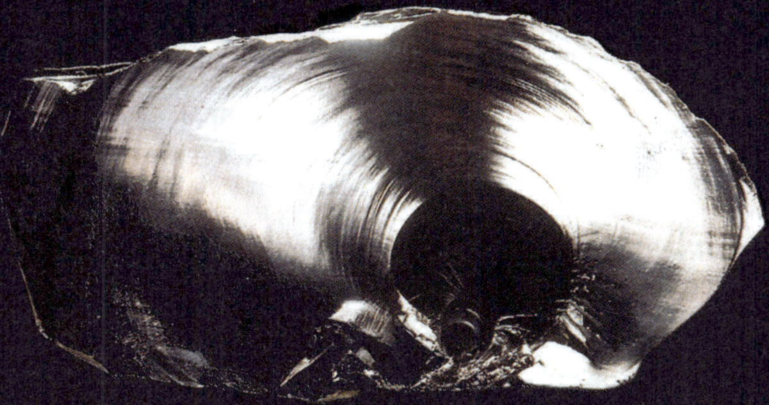

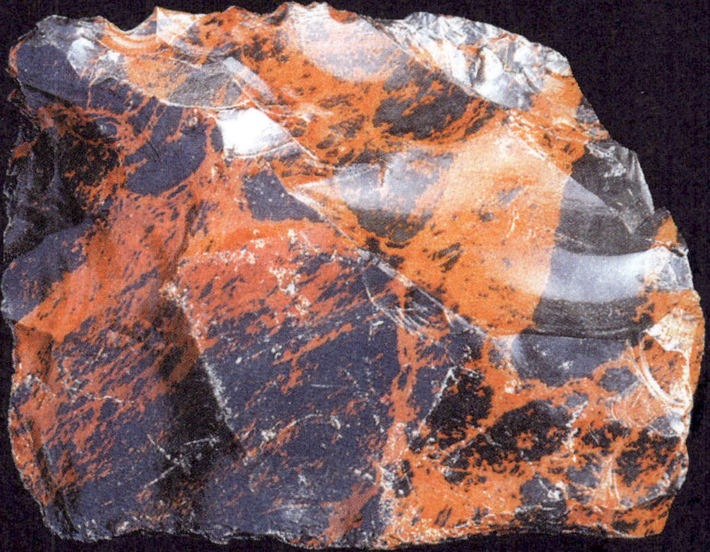

Application

Pour obtenir les effets psychiques et spirituels, il est conseillé de contempler tranquillement une pierre d'obsidienne en forme de miroir ou de boule, mais de toujours terminer la méditation à l'aide d'un cristal de roche pour un éclaircissement de la question à la fin. Les pierres les plus adaptées à la méditation sont les obsidiennes noires, arc-en-ciel et argentées. Une obsidienne fumée posée sur la peau atténue très vite les douleurs. En revanche, la meilleure obsidienne pour activer la circulation est la variété acajou ou à flocons de neige (à porter contre le corps).

Ill. 97 :
Obsidienne argentée, Mexique ; obsidienne arc-en-ciel, Mexique ; obsidienne à flocons de neige, Etats-Unis.

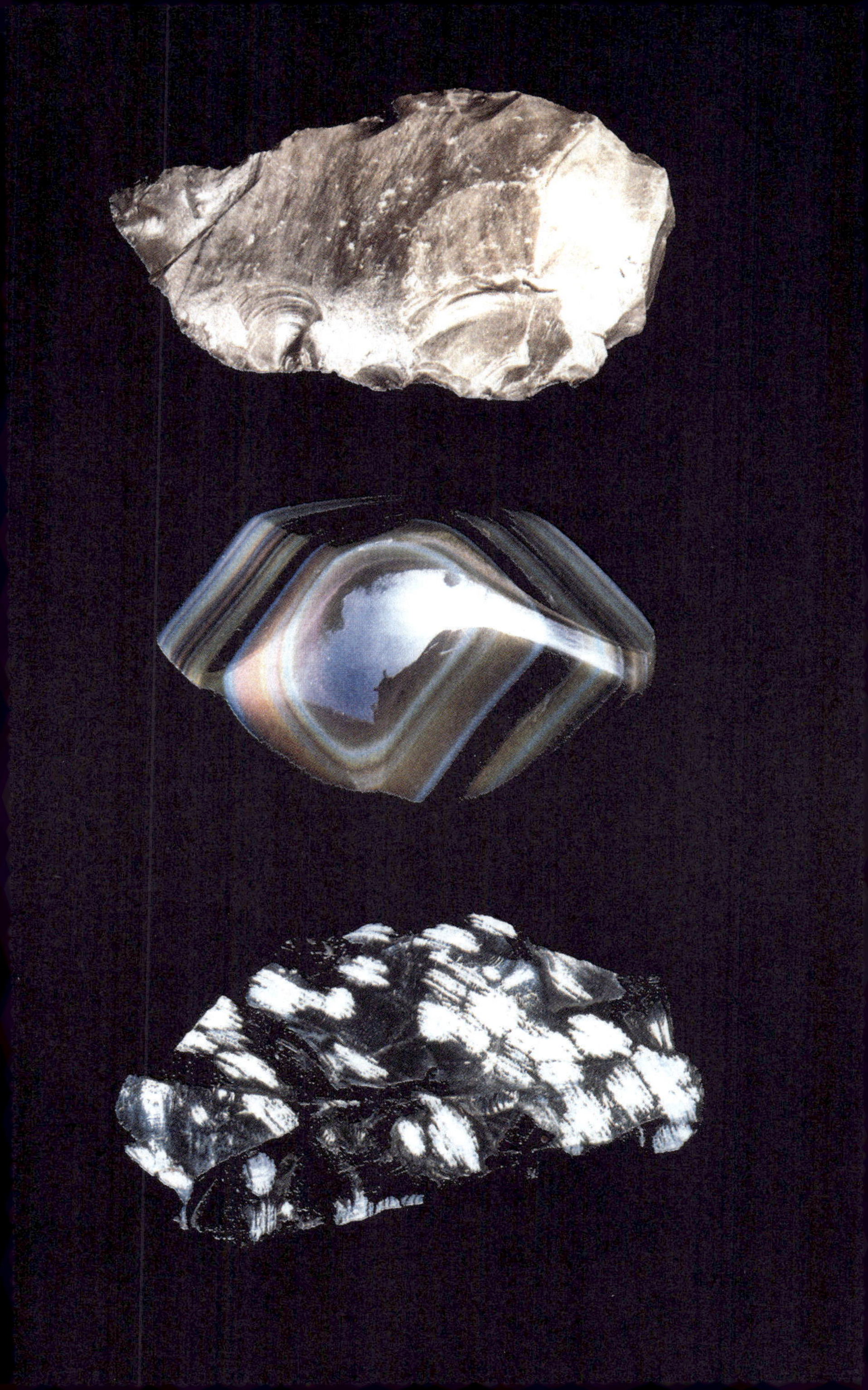

Œil-de-faucon

Système cristallin : rhomboédrique
Principe de formation : magmatique
Classe minéralogique : oxydes, groupe des quartz
Couleur : noir bleu
Formule chimique, substances minérales : SiO_2 + $Na_2(Mg,Fe,Al)_5(OH/Si_4O_{11})_2$ + P

Minéralogie

D'origine hydrothermale et métasomatique, l'œil-de-faucon se forme par silicification de la crocidolite (fibres d'amiante bleu noir). Dans ce processus, les cristaux fibreux de la crocidolite sont fermement emprisonnés dans le quartz.

Mythologie

L'éclat soyeux produit par les fibres d'amiante dans le quartz taillé en cabochon oriente la lumière d'une manière qui fait penser à un œil. D'où le nom de la pierre et l'ancienne croyance dans le pouvoir guérisseur et protecteur de l'œil-de-faucon. Au Moyen Âge déjà, cette pierre était portée en amulette contre les sorts jetés par les sorcières, les démons et le mauvais œil.

Lithothérapie

Sur le plan spirituel, aide à situer les événements quotidiens apparemment dus au hasard dans un contexte plus large. Permet de comprendre le plan de notre vie personnelle.
Sur le plan psychique, permet de se distancier de ses sentiments et de ses ressentis et aide ainsi à être moins influencé par des variations d'humeur.
Sur le plan mental, donne une meilleure vue d'ensemble dans des situations compliquées et aide aussi lorsqu'il y a une difficulté à prendre des décisions.
Sur le plan physique, atténue la douleur, inhibe le flux des énergies dans le corps, agit de ce fait contre la nervosité et les tremblements ainsi qu'en cas d'hyperfonctionnement des glandes hormonales.

Application

Comme l'œil-de-faucon freine le flux des énergies dans le corps, il ne devrait jamais être porté plus d'une semaine d'affilée. Pour les effets psychiques et spirituels, on préférera l'utiliser dans la méditation.

Ill. 98 : Œil-de-faucon, Afrique du Sud.

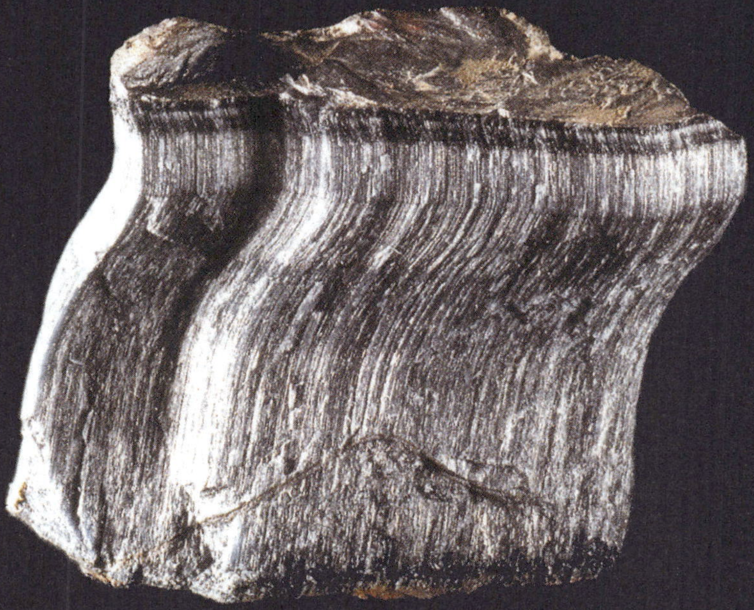

Œil-de-tigre

Système cristallin : rhomboédrique
Principe de formation : sédimentaire
Catégorie de minéraux : oxydes, groupe des quartz
Couleur : brun or
Formule chimique, substances minérales : SiO_2 + FeOOH

Minéralogie

L'œil-de-tigre naît de l'œil-de-faucon par oxydation des fibres initiales de dolite et leur transformation en limonite. L'œil-de-tigre se compose donc de fibres de limonite incluses dans du quartz.

Mythologie

L'éclat satiné produit par les fibres de limonite se transforme par la taille en cabochon en une chatoyance qui évoque un œil, d'où le nom de la pierre. C'est sur cet effet que se fonde la croyance ancienne selon laquelle l'œil-de-tigre soignerait les yeux et aurait un pouvoir protecteur. Au Moyen Âge, on l'utilisait déjà en amulette contre les ensorcellements, les démons et le mauvais œil.

Lithothérapie

Sur le plan spirituel, aide à supporter les phases difficiles de la vie sans perdre courage, à conserver une lueur d'espoir en Dieu quand tout est sombre alentour.
Sur le plan psychique, permet de garder ses distances par rapport aux impressions qui nous assaillent de l'extérieur et d'être moins influencé par les ambiances et les situations de stress.
Sur le plan mental, aide à percer les situations mêmes confuses et compliquées et est ainsi un soutient en cas de doute et de difficultés à décider.
Sur le plan physique, atténue la douleur. Inhibe la circulation des énergies dans le corps. Calme des nerfs surexcités et remédie à un hyperfonctionnement des capsules surrénales.

Application

Comme l'œil-de-tigre inhibe la circulation des énergies dans le corps, il ne faudrait jamais le porter plus d'une semaine d'affilée. Pour les effets psychiques et spirituels, on préférera l'utiliser dans la méditation.

Ill. 99 : Œil-de-tigre, Afrique du Sud.

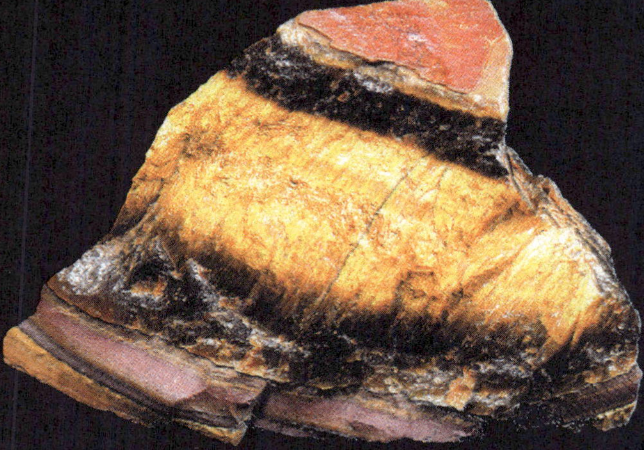

Onyx

Système cristallin : rhomboédrique
Principe de formation : magmatique
Classe minéralogique : oxydes, groupe des quartz
Couleur : noir
Formule chimique, substances minérales : SiO_2 + C,Fe

Minéralogie

L'onyx est une calcédoine teintée de noir par des inclusions de fer et de manganèse. Il naît par voie hydrothermale ou hydrique (à partir de solutions plus froides) dans les cavités rocheuses.

Mythologie

Au Moyen Âge, l'onyx était considéré comme une source de malheur, apportant tristesse, peur et hallucinations pendant le sommeil, source aussi de querelle et de discorde. Aujourd'hui, encore, elle a la mauvaise réputation d'être la "pierre des égoïstes".

Lithothérapie

Sur le plan spirituel, aide à se réaliser soi-même, à suivre incessamment ses objectifs, et convient donc particulièrement à des personnes qui se laissent trop facilement influencer.
Sur le plan psychique, renforce la conscience de soi et le sens des responsabilités. Favorise un égoïsme sain et la disposition à accepter le conflit.
Sur le plan mental, aide à aller jusqu'au bout de ce que l'on veut, stimule la pensée analytique et la logique, améliore le pouvoir de concentration et aide à argumenter avec conviction et assurance. Rend objectif et réaliste, et nous permet de mieux contrôler nos actes.
Sur le plan physique, aiguise l'ouïe et guérit les affections de l'oreille intérieure. Améliore le fonctionnement des nerfs sensoriels et moteurs, aide en cas de vue faible et renforce le système immunitaire contre les risques d'infection.

Application

L'onyx doit se porter un certain temps parce que son effet ne se déploie que lentement.

Ill. 100 : Onyx, Brésil.

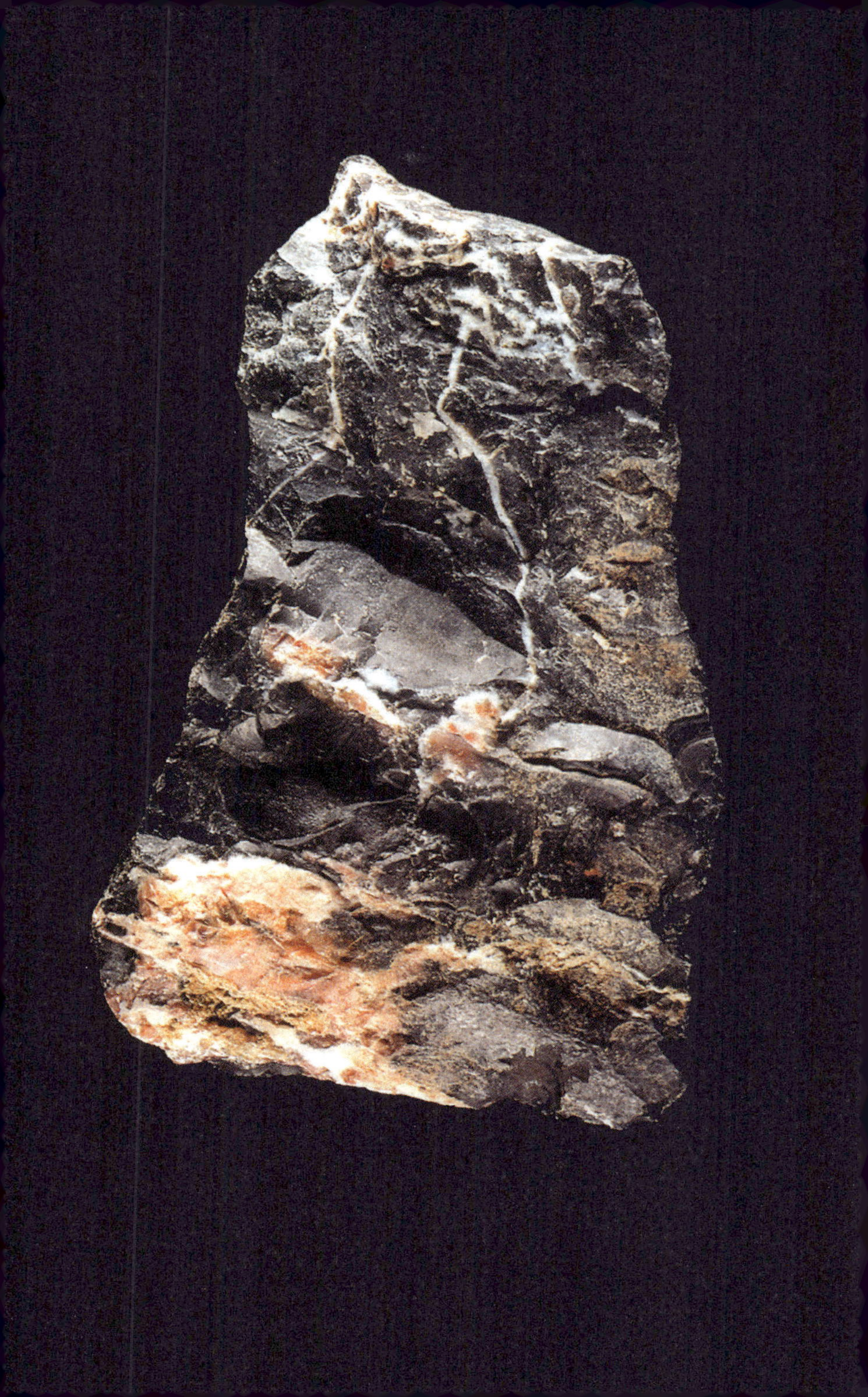

Opale

Système cristallin : amorphe
Principe de formation : sédimentaire
Classe minéralogique : oxydes
Couleur : irisation de toutes les couleurs
Formule chimique, substances minérales : SiO_2 + H_2O + C,Ca,Fe,Mg

Minéralogie

L'opale est de formation sédimentaire et résulte de la solidification d'un gel de silice par dessiccation Les gouttelettes d'acide silicique comprises dans le gel donnent naissance à des billes de dioxyde de silicium entre lesquelles il peut subsister jusqu'à 20 % d'eau et de gaz. La réfraction de la lumière sur ces petites billes donne à l'opale sa teinte irisée. Lorsque la couleur de fond est bleutée (Ca + Fe), on l'appelle opale Boulder, si elle est blanche (Ca + Mg), on parle d'opale laiteuse et si elle est noire (C + Fe) d'opale noire.

Mythologie

L'opale est autant connue pour porter chance que malchance. Dans la mythologie grecque, elle provient des larmes de bonheur versées par Zeus après sa victoire sur les Titans, en Inde elle est la déesse de l'arc-en-ciel, pétrifiée dans sa fuite devant des dieux importuns.

Lithothérapie

Sur le plan spirituel, donne du plaisir à la vie terrestre. Dirige notre attention sur les côtés pittoresques de la vie, et favorise ainsi le désir de changement et de distraction.
Sur le plan psychique, renforce le désir, l'érotisme et la sexualité. Rend émotif, séduisant, original, pétulant, et favorise l'optïmisme.
Sur le plan mental, rend l'esprit léger, et parfois un peu insouciant. Favorise la spontanéité, la poésie et l'intérêt pour les arts.
Sur le plan physique, renforce globalement la santé par la plus grande volonté de vivre qu'elle confère.

Application

L'opale agit quand on la porte, la pose (sur la région du cœur) ou la contemple pendant la méditation.

Ill. 101 : Opale Boulder, Australie ; opale laiteuse, Mexique ; opale noire, Australie.

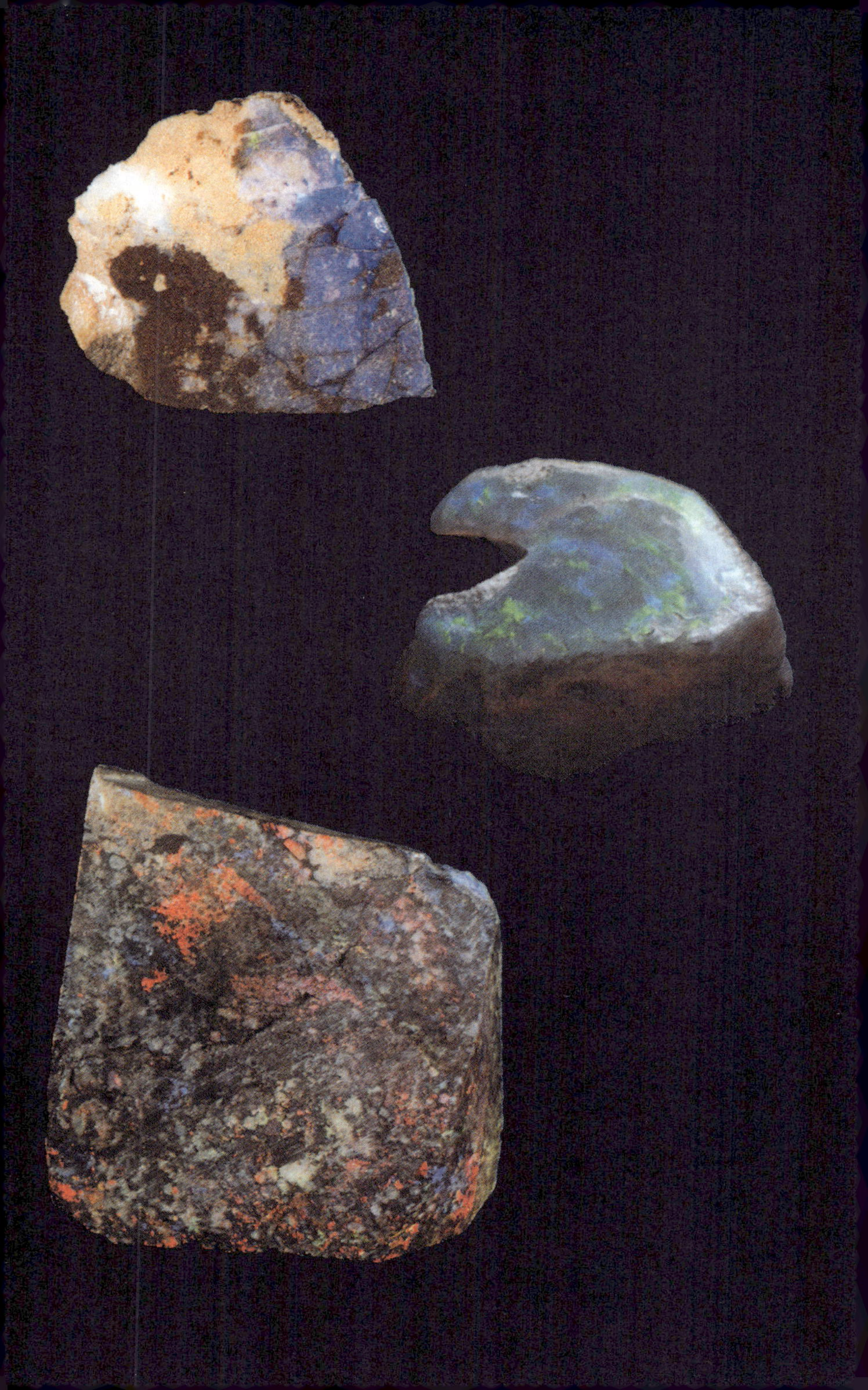

Opale, chrysopale

Système cristallin : amorphe
Principe de formation : sédimentaire
Classe minéralogique : oxydes
Couleur : vert, bleu vert
Formule chimique, substances minérales : $SiO_2 + H_2O + Cu$

Minéralogie

La chrysopale est de formation sédimentaire et provient d'un gel de silice cuprifère qui se solidifie par dessiccation. Lorsque la teneur en cuivre est plus élevée, la chrysopale peut se transformer continûment en chrysocolle.

Mythologie

La chrysopale est considérée comme la pierre de la mer, des vastes espaces et de la nostalgie de la patrie (spirituelle). En Amérique du sud, elle est encore une pierre magique pour les affaires de cœur.

Lithothérapie

Sur le plan spirituel, rend réceptif à des impressions nouvelles. Encourage l'ouverture aux autres et favorise la vie en commun. Donne la faculté de s'enthousiasmer.
Sur le plan psychique, libère les sentiments. Aide à laisser libre cours à la tristesse réprimée et à pleurer tout son saoul. Confère une humeur plus sereine et un sentiment agréable, à la fois d'excitation et de mélancolie face à la vie. Aide à lutter contre le découragement et aiguillonne une curiosité enfantine qui voit dans le monde entier un terrain d'aventure.
Sur le plan mental, invite à voir le monde d'un regard étonné et à contempler le miracle de la vie.
Sur le plan physique, favorise la régénération du foie, détoxique et abaisse la fièvre. Libère cœur et poitrine des sensations d'oppression.

Application

La chrysopale se porte ou se pose sur le corps dans la région du cœur et peut être contemplée pendant la méditation ou disposée en cercle de pierres.

Ill. 102 : Chrysopale, Pérou.

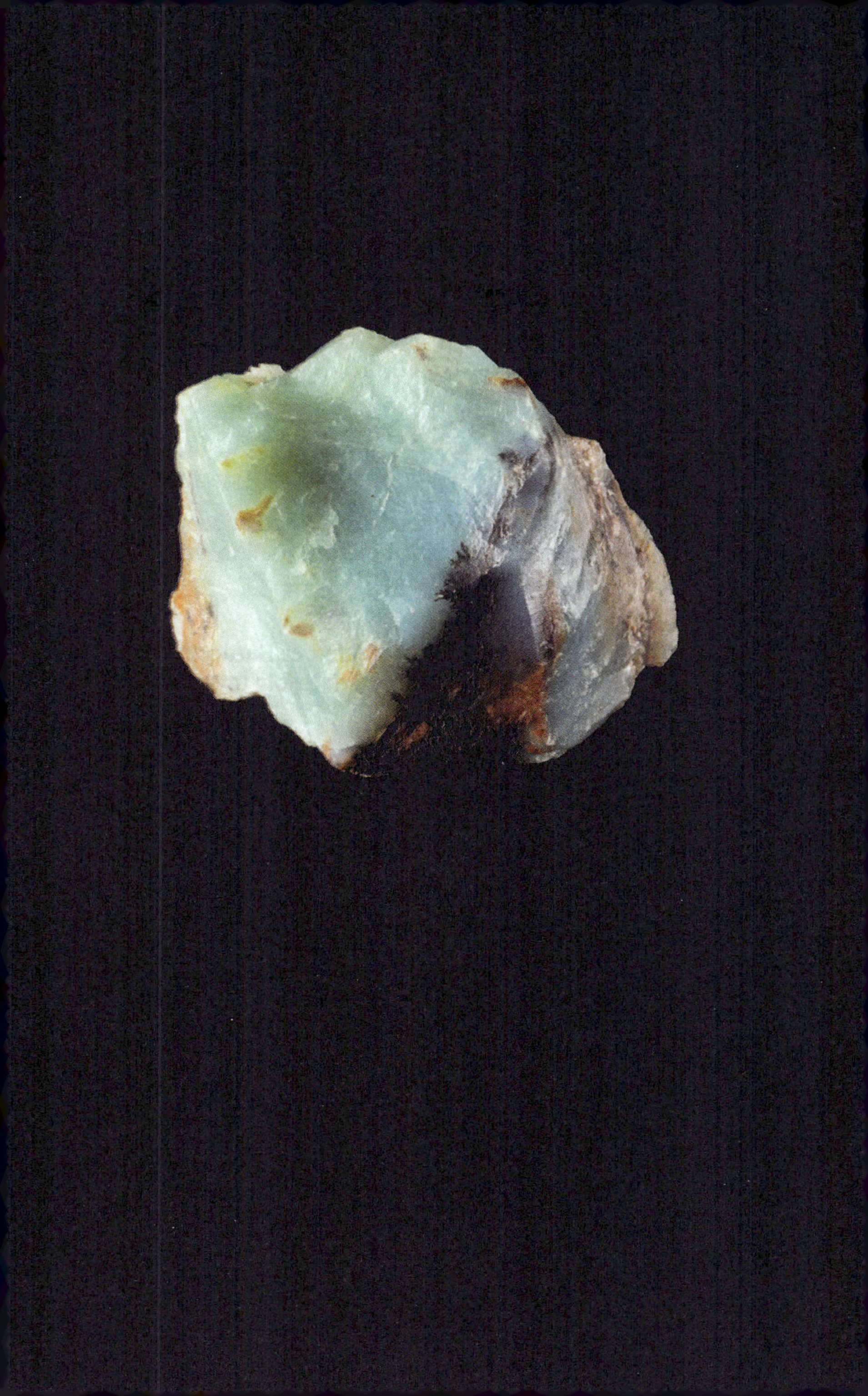

Opale de feu

Système cristallin : amorphe
Principe de formation : magmatique
Classe minéralogique : oxydes
Couleur : rouge, orange, jaune
Formule chimique, substances minérales : $SO_2 + H_2O + Fe$

Minéralogie

De formation magmatique, l'opale de feu naît de la solidification de gels magmatiques d'acide silicique dans des régions volcaniques à sources chaudes et à geysers. Le fer lui donne sa couleur.

Mythologie

L'opale de feu est une pierre de Mars. Elle est attribuée aux explorateurs et aux conquérants, car elle est censée assurer à celui qui la porte la réussite et la victoire face à tous les dangers.

Lithothérapie

Sur le plan spirituel, donne de la dynamique, des initiatives et de nouvelles idées. Réveille le feu intérieur, aide à faire beaucoup en peu de temps et à enthousiasmer vite autrui. Donne un caractère spontané et impulsif.
Sur le plan psychique, rend vivant, ouvert et prêt à prendre des risques. Réveille, stimule, rend gai, donne de l'enthousiasme, de la joie de vivre, et fait de la sexualité un plaisir. Rend parfois un peu explosif : les émotions accumulées se déchargent alors immédiatement.
Sur le plan mental, aide à démarrer. Arrache à de trop longues réflexions, permet de saisir vite la réalité et incite à agir. Avec l'opale de feu, la pensée se laisse beaucoup influencer par les émotions et est dynamisée par les défis.
Sur le plan physique, supprime tous les symptômes d'un manque d'énergie. Stimule les organes sexuels et active les glandes surrénales (production d'adrénaline).

Application

L'opale de feu agit fortement lorsqu'on la pose sur le bord inférieur du pubis ou qu'on la porte dans la poche du pantalon. Pour méditer, le mieux est de la contempler (aussi calmement que possible...).

Ill. 103 : Opale de feu, Mexique.

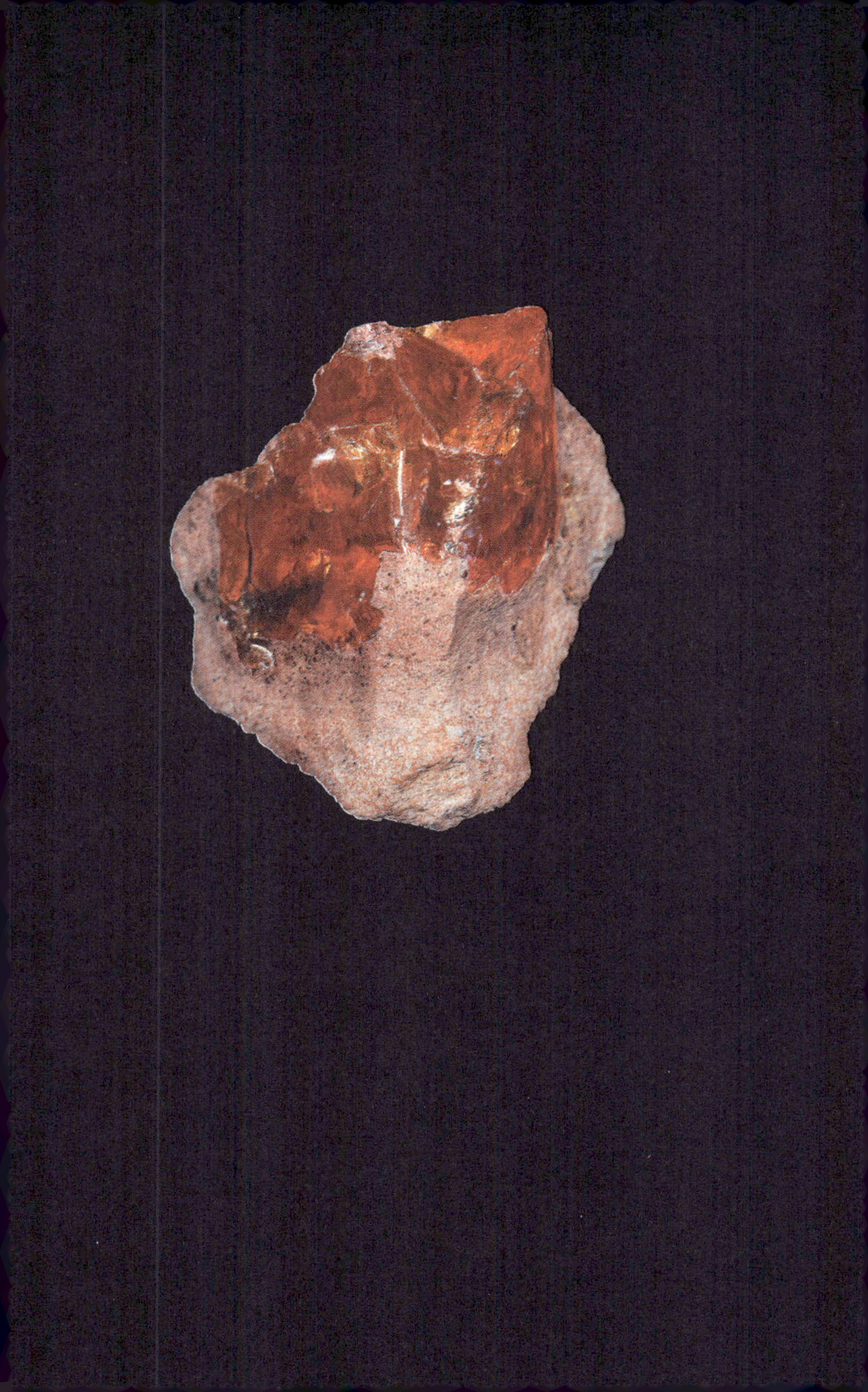

Opale rose

Système cristallin : amorphe
Principe de formation : sédimentaire
Classe minéralogique : oxydes
Couleur : rose
Formule chimique, substances minérales : $SiO_2 + H_2O + Mn$

Minéralogie

L'opale rose est de formation sédimentaire et provient d'un gel de silice contenant du manganèse qui s'est solidifié par dessiccation. On la trouve dans la zone d'oxydation des gisements de manganèse.

Mythologie

L'opale rose n'est disponible que depuis quelques années en Europe. Malheureusement, il n'existe pas d'information ancienne sur son utilisation à des fins thérapeutiques.

Lithothérapie

Sur le plan spirituel, favorise l'hospitalité et l'engagement dans des communautés d'idées. Aide à se soumettre à un idéal supérieur et à agir de manière désintéressée.
Sur le plan psychique, rend libre de préventions et insouciant. Remédie à l'abattement, chasse les soucis, rend cordial envers le prochain. Aide à se montrer ouvertement tel qu'on est, sans timidité, honte, ni inhibitions. Permet de mieux jouir de la sexualité.
Sur le plan mental, favorise une réflexion rêveuse dans laquelle s'entretissent, à partir d'un mélange de souvenirs et de désirs, des idées et des concepts nouveaux.
Sur le plan physique, atténue les troubles cardiaques. Aide surtout en cas de névrose du cœur, c'est-à-dire de symptômes qui n'apparaissent que si l'on craint pour le cœur, en l'absence de toute trace physique d'une pathologie.

Application

L'opale rose doit se porter ou se poser sur la région du cœur. Elle peut aussi être contemplée pendant la méditation ou disposée en cercle de pierres.

Ill. 104 : Opale rose, Pérou.

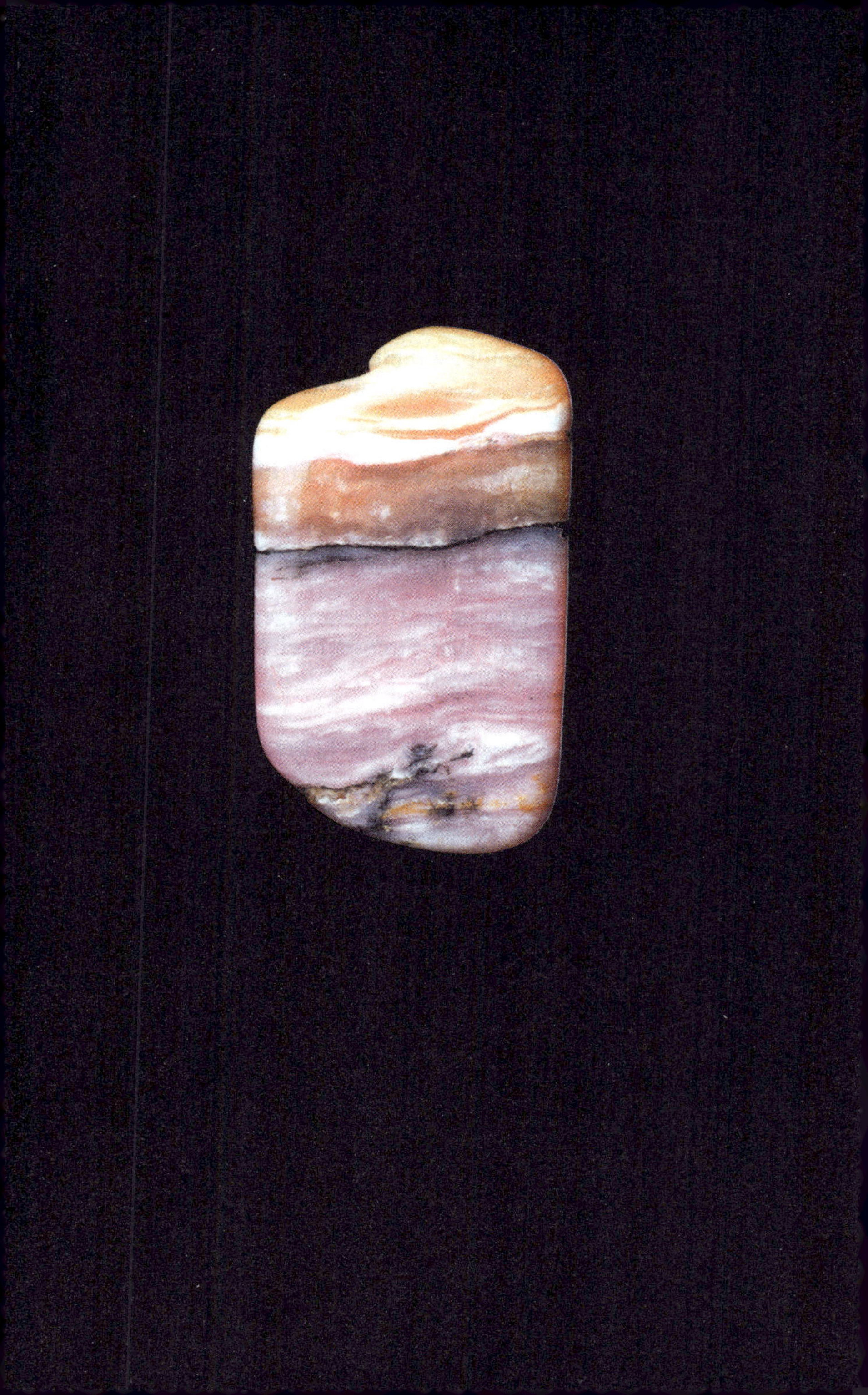

Opale verte

Système cristallin : amorphe
Principe de formation : sédimentaire
Classe minéralogique : oxydes
Couleur : vert
Formule chimique, substances minérales : $SiO_2 + H_2O + Fe,Ni$

Minéralogie
L'opale verte se forme à partir d'un gel de silice contenant du fer et du nickel, qui se solidifie par dessiccation Elle est rarement pure mais contient du quartz en grandes proportions. Parfois, l'opale verte est assimilée à de l'opalite (roche contenant de l'opale).

Mythologie
L'opale verte vient du Mexique et n'est disponible en Europe que depuis quelques années. Il n'existe malheureusement pas d'information sur une utilisation traditionnelle de l'opale verte à des fins thérapeutiques.

Lithothérapie
Sur le plan spirituel, aide à trouver de nouvelles perspectives dans la vie. Permet de voir le sens de nos tâches quotidiennes ou de leur en donner un.
Sur le plan psychique, favorise le repos et la régénération des forces après une activité mentale épuisante. Libère de la peur et de la culpabilité et permet un sommeil paisible.
Sur le plan mental, aide quand on ne sait plus comment s'orienter. Favorise la capacité à sélectionner et à filtrer intuitivement l'information pour en retenir les faits les plus importants.
Sur le plan physique, est fortement détoxiquante. Active les liquides corporels, le foie et les reins ainsi que les fonctions des glandes sexuelles (ovaires et testicules).

Application
L'opale verte se porte de préférence contre le corps ou se pose sur le foie. Son effet libérateur et reposant se fait très vite sentir dans la contemplation méditative. L'effet d'un séjour dans un cercle d'opales vertes est très fort.

Ill. 105 : Opale verte, Mexique.

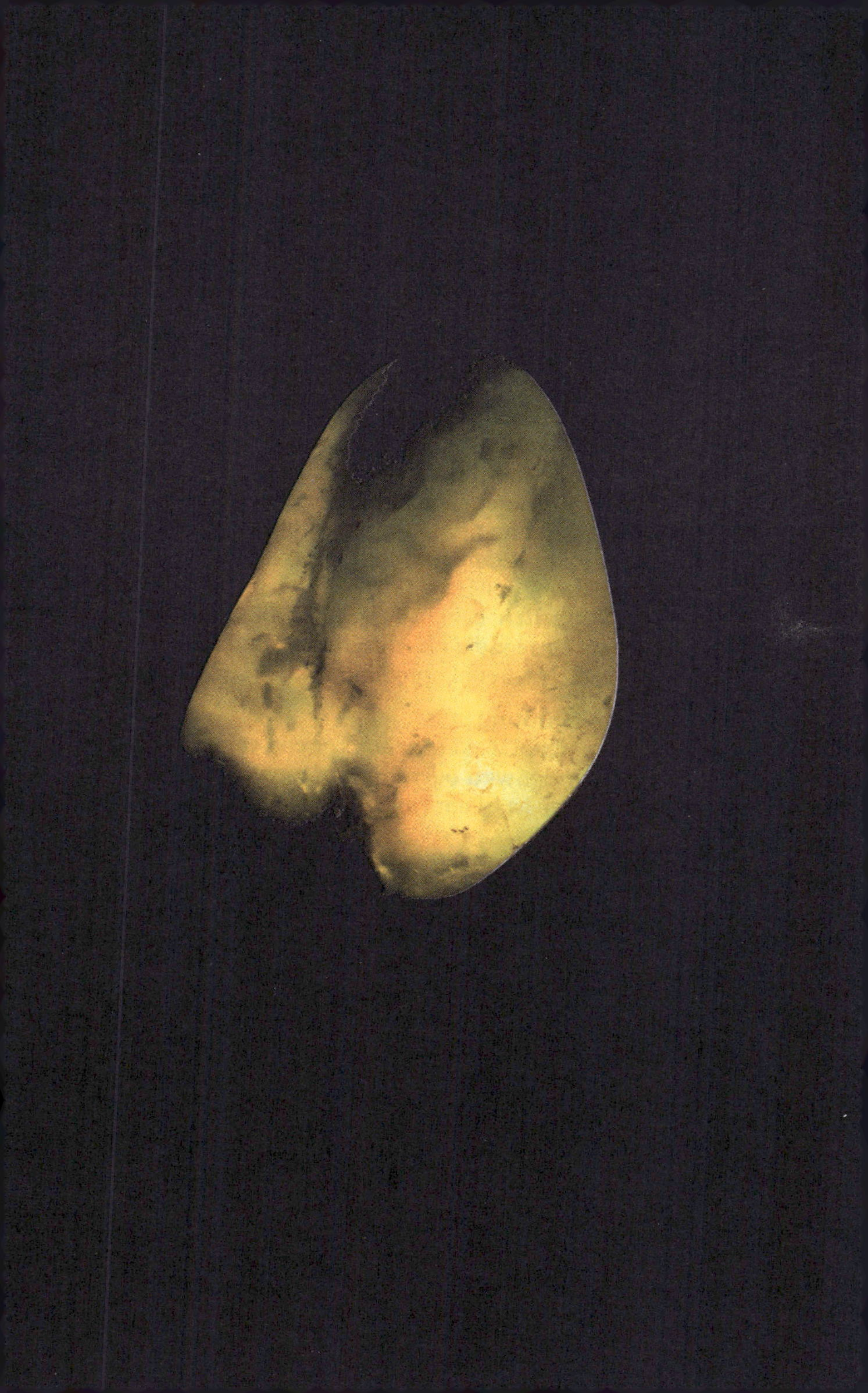

Péridot, olivine, "chrysolite"

Système cristallin : rhombique
Principe de formation : magmatique
Classe minéralogique : nésosilicates
Couleur : incolore, vert bouteille, vert olive, vert-jaune
Formule chimique, substances minérales : $(Mg,Fe)_2[SiO_4]$ + Al,Ca,Mn,Ni,Co,Cr,Ti

Minéralogie

Le péridot est de formation magmatique et naît dans les roches abyssales provenant d'un magma ultrabasique. Il est souvent entraîné par le magma montant et expulsé lors des éruptions volcaniques. On le trouve incrusté dans les roches volcaniques sous forme de « bombe d'olivine ».

Mythologie

Le péridot était déjà utilisé au IIe millénaire avant Jésus-Christ en Égypte comme pierre de joaillerie et pierre thérapeutique. Dans les écrits anciens, par exemple l'Ancien Testament, il est souvent mentionné sous le nom de topaze : la "topaze" du bouclier du grand prêtre est sans doute un péridot. Au Moyen Âge, on l'employait pour repousser les mauvais esprits et attirer la sagesse et l'amitié.

Lithothérapie

Sur le plan spirituel, aide à se défaire de l'influence d'autrui, à vivre sa propre vie et à gagner en sagesse à travers de riches et nombreuses expériences.
Sur le plan psychique, délivre du poids des reproches à soi-même, de la mauvaise conscience et des sentiments de culpabilité. Aide à décharger le ressentiment accumulé et la colère.
Sur le plan mental, nous aide à reconnaître nos fautes et à pardonner. Nous rend conscient de nos manquements et incite à réparer les dommages causés.
Sur le plan physique, exerce une forte action détoxiquante, stimule le foie et la bile, active le métabolisme et aide en cas de problèmes cutanés, notamment de verrues.

Application

Le péridot se porte de préférence en contact avec la peau ou se pose sur le foie.

Ill. 106 : Péridot ("chrysolite"), États-Unis ; péridot (olivine), Lanzarote.

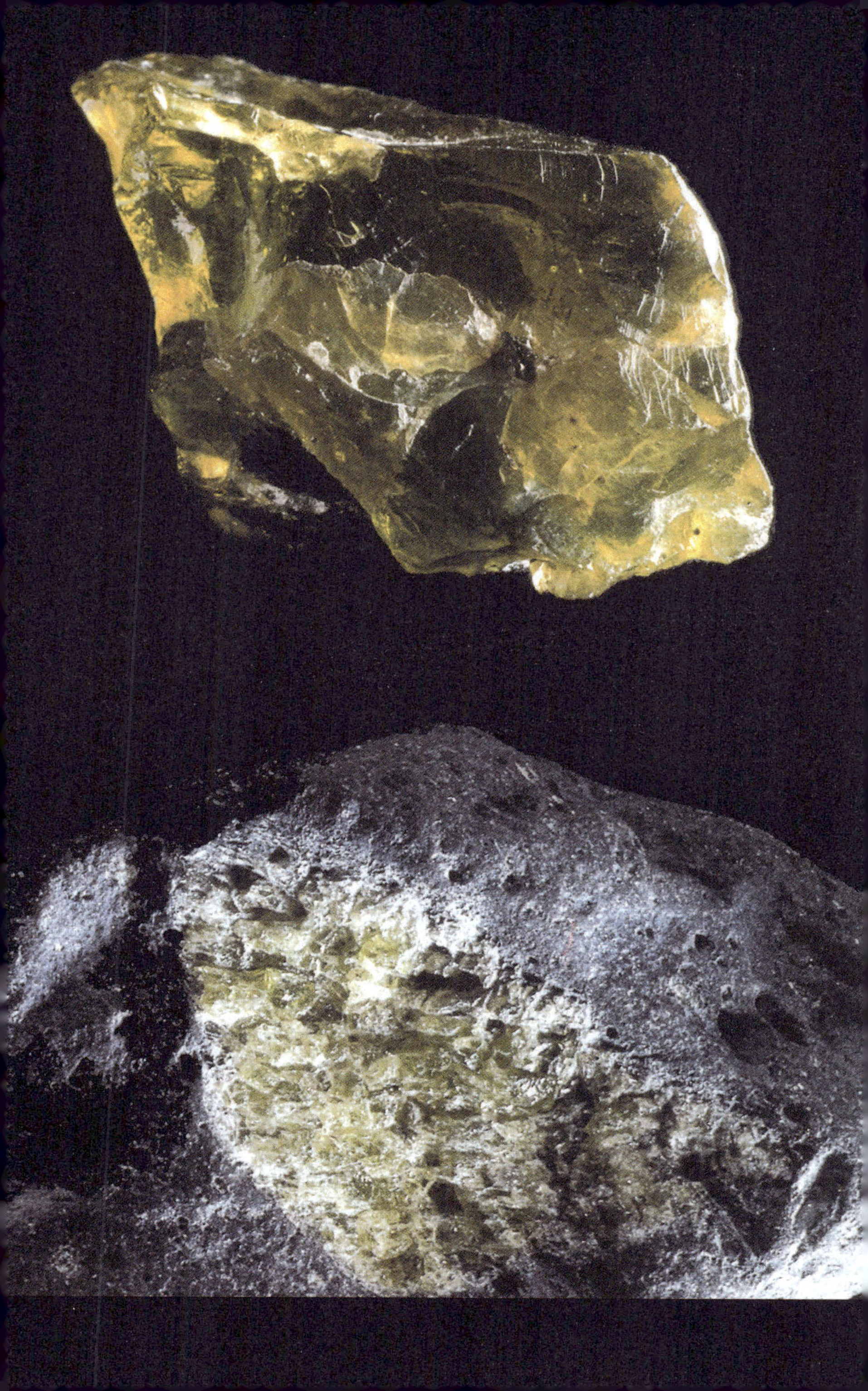

Pierre de lune

Système cristallin : monoclinique
Principe de formation : magmatique
Classe minéralogique : tectosilicates, famille des feldspaths
Couleur : blanc, brunâtre, bleuâtre avec chatoiements clairs ou bleuâtres
Formule chimique, substances minérales : $K[AlSi_3O_8]$ + Na,Fe,Ba

Minéralogie

La pierre de lune est un feldspath potassique (orthoclase), dont la structure interne en lamelles est réfringente, ce qui donne une lueur ondulante blanche à bleutée dans la pierre polie.

Mythologie

Comme son nom l'indique, la pierre de lune est attribuée à la lune et est traditionnellement considérée comme une pierre de l'intuition, des sentiments, du cœur et de la fécondité. Elle était utilisée en Extrême-Orient, en Orient ainsi qu'en Europe comme porte-bonheur et pierre d'amour.

Lithothérapie

Sur le plan spirituel, accroît le pouvoir médiumnique et la clairvoyance. Favorise la lucidité dans les rêves, surtout à la pleine lune.
Sur le plan psychique, affine la perception (inconsciente) de la lumière et accroît ainsi l'intuition. Donne de la profondeur aux sentiments, améliore le souvenir des rêves et atténue le somnambulisme.
Sur le plan mental, nous ouvre aux impulsions soudaines et irrationnelles. Favorise d'un côté les "heureux hasards" mais n'empêche pas de tomber dans l'illusion.
Sur le plan physique, stimule l'activité de l'hypophyse et du fait de la sensibilité à la lumière de cette glande, harmonise les cycles hormonaux internes avec les rythmes de la nature. Favorise de cette façon la fécondité féminine et se montre efficace en cas de troubles des menstruations, après l'accouchement et à la ménopause.

Application

Pour un effet spirituel, poser de préférence la pierre de lune sur le front et pour un effet psychique, sur le cœur. Pour d'autres applications, il suffit de porter la pierre.

Ill. 107 : Pierre de lune, Inde.

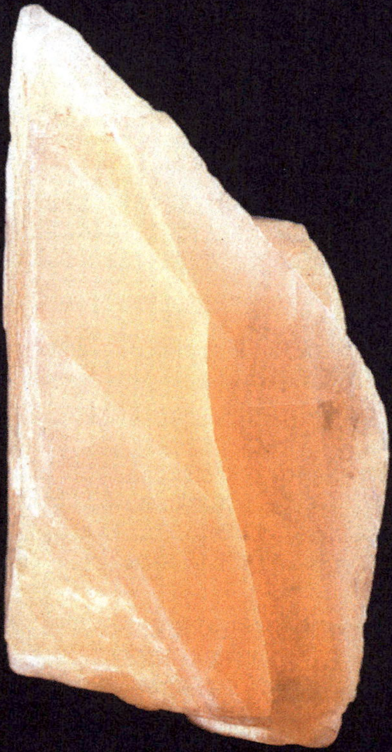

Pierre de soleil

Système cristallin : triclinique
Principe de formation : magmatique
Catégorie de minéraux : tectosilicates, famille des feldspaths
Couleur : effet Schiller orange-brun
Formule chimique, substances minérales : $Na[AlSi_3O_8]Ca[Al_2Si_2O_8]$ + Fe ou Cu

Minéralogie
La pierre de soleil est un feldspath à effet Schiller (jeux de couleurs) brun-rouge comportant des inclusions de plaquettes d'hématite microscopiques (p. de soleil – oligoclase) ou de minuscules grains de cuivre (p. soleil – labradorite). D'origine essentiellement magmatique, elle se forme surtout dans des plutonites acides et plus rarement par métamorphose dans du gneiss. La dénomination minéralogique de la pierre de soleil est "feldspath aventuriné". Mais ce nom prête malheureusement à confusion, la pierre de soleil étant alors prise pour un quartz aventuriné vert (voir "Aventurine").

Mythologie
Comme son nom l'indique, la pierre de soleil est attribuée au Soleil. Il n'existe cependant pas de récits anciens sur ses effets thérapeutiques

Lithothérapie
Sur le plan spirituel, aide à découvrir le noyau de l'être en soi et à le faire vivre. Nous permet de nous affirmer positivement et de laisser rayonner nos propres forces et nos côtés soleil. Avec la pierre de soleil, on peut de nouveau croire dans le bonheur et les "bonnes divinités".
Sur le plan psychique, apporte la joie de vivre. Donne de la bonne humeur, combat la dépression et aide à faire disparaître le sentiment d'être défavorisé ou défaillant, ainsi que les images d'un "monde mauvais". Renforce le sentiment de notre propre valeur et la confiance en soi.
Sur le plan mental, favorise l'optimisme et le besoin d'agir. Aide à régler le filtre de nos perceptions sur des événements positifs et ouvre de nouvelles perspectives aux pessimistes les plus invétérés.
Sur le plan physique, stimule les forces d'autoguérison et le système neurovégétatif. Assure une coopération harmonieuse de tous les organes.

Application
La pierre de soleil peut être portée en collier, en pendentif, dans le creux de la main ou utilisée pour la méditation.

Ill. 108 : Pierre de soleil, Norvège.

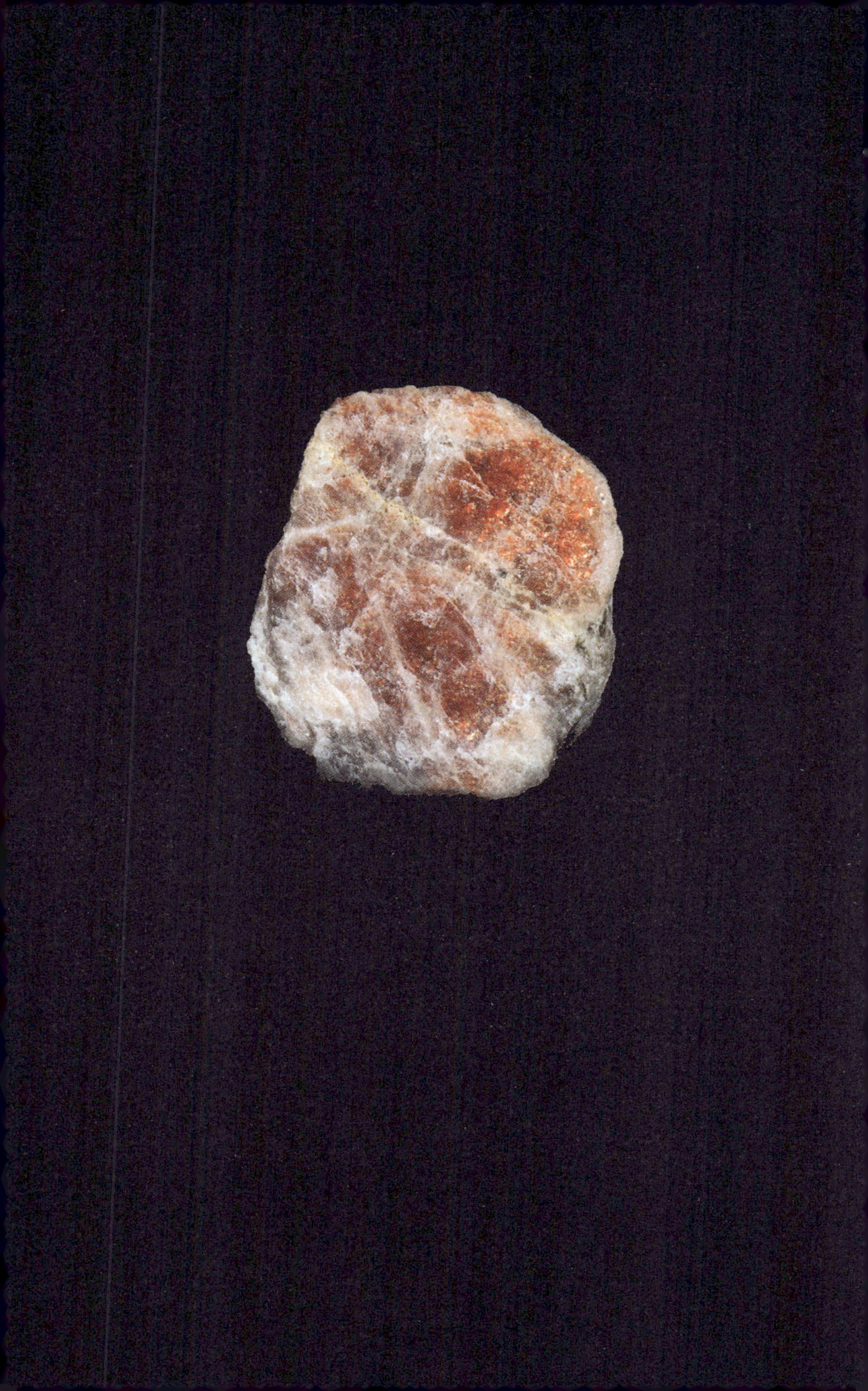

Piétersite

Système cristallin : rhomboédrique
Principe de formation : sédimentaire
Catégorie de minéraux : oxydes, groupe des quartz
Couleur : tacheté bleu noir et brun
Formule chimique, substances minérales : $SiO_2 + Na_2(Mg,Fe,Al)_5(OH/Si_4O_{11})_2$

Minéralogie
La piétersite est une brèche ouverte dans de l'œil-de-faucon et de l'œil-de-tigre et colmatée par du quartz, ce qui lui donne un motif tacheté en fibres de crocidolite.

Mythologie
La piétersite est une découverte récente, dans le désert de Namibie, et porte le nom de son auteur, Sid Pieters. Dans l'école de lithothérapie de Jane Ann Dow au Nouveau-Mexique, on l'appelle aussi pierre de tempête, car elle apporte son aide dans des périodes chaotiques.

Lithothérapie
Sur le plan spirituel, aide à garder la maîtrise dans des périodes de changements (personnels ou collectifs) rapides et turbulents et à créer un nouvel ordre à partir du chaos. Permet de se dégager des habitudes ancrées et apporte de la clarté dans la confusion.
Sur le plan psychique, aide à maîtriser les images non élucidées et les conflits intérieurs et dissipe les sentiments désagréables qui leur sont liés. Permet de garder ses distances quand il le faut sans devenir indifférent.
Sur le plan mental, aide à digérer plus vite les impressions et à garder ainsi l'esprit réceptif. Permet de rester concentré et recueilli au milieu des distractions et des oscillations extérieures.
Sur le plan physique, soigne les maladies dues à la confusion ou à un besoin de repos non satisfait. Aide en particulier en cas de troubles respiratoires.

Application
Peut se porter ou se poser sur le plexus solaire. Un séjour dans un cercle de piétersites aide fortement à se centrer.

Ill. 109 : Piétersite, Namibie.

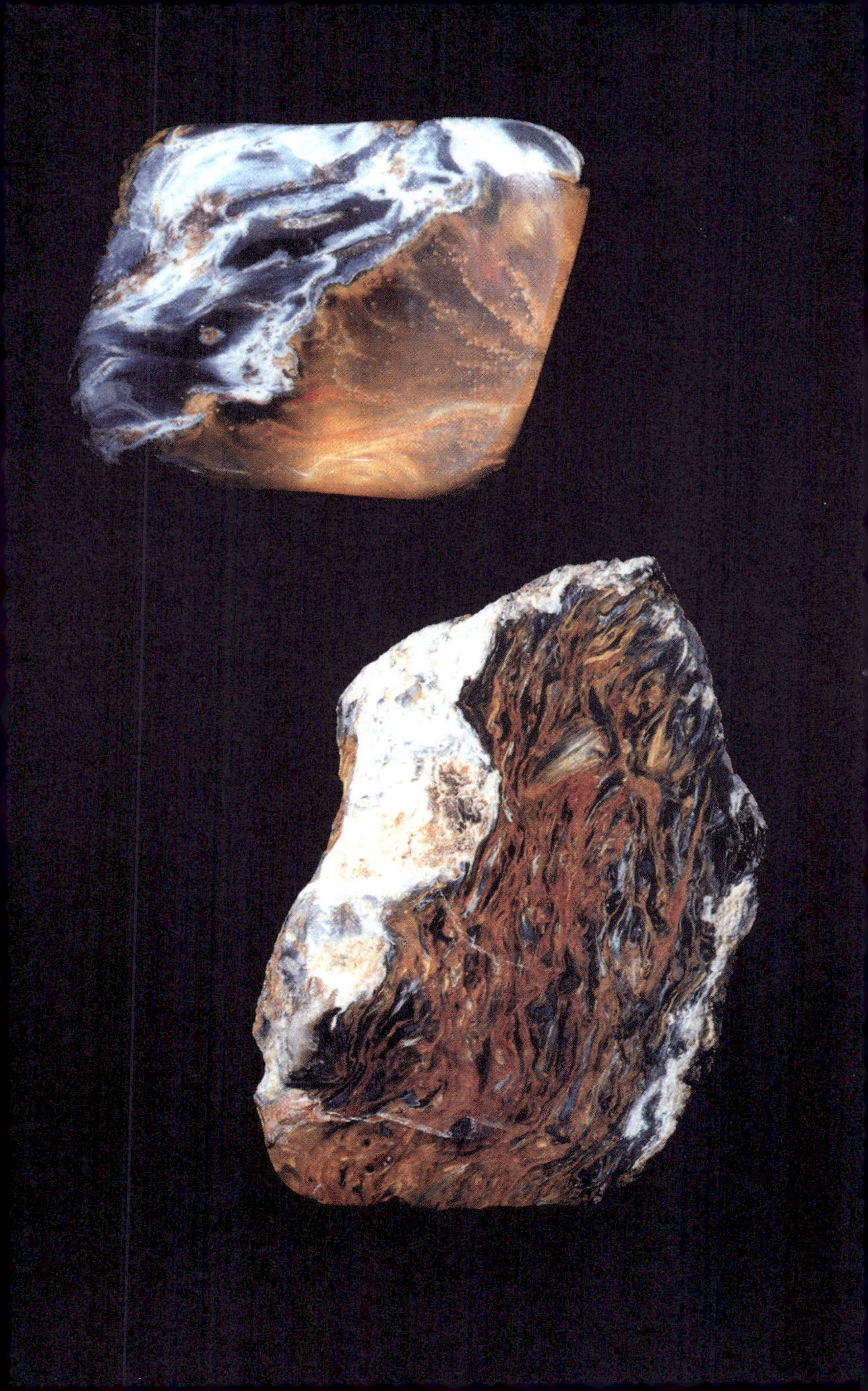

Prase

Système cristallin : rhomboédrique
Principe de formation : magmatique ou métamorphique
Catégorie de minéraux : oxydes, groupe des quartz
Couleur : vert poireau
Formule chimique, substances minérales : $SiO_2 + Ca_2(Mg,Fe)_5[(OH,F)/Si_4O_{11}]_2$

Minéralogie

Le prase est un quartz dont la teinte verte est due aux nombreuses aiguilles d'actinolite qu'il contient. Lorsqu'il se forme par voie hydrothermale, ce qui est rare, il crée des cristaux dont les faces se terminent en pointe. Le plus souvent, cependant, ses formes sont massives et proviennent de la métamorphose de roches quartzeuses ou contenant du silicate de fer.

Mythologie

Le prase est connu depuis l'Antiquité. Pline déjà l'évoque (Ier siècle) sous le nom de « prasius ». Au Moyen Âge, il servait à soigner les yeux, la fièvre et les contusions.

Lithothérapie

Sur le plan spirituel, aide à se maîtriser et à contrôler consciemment sa vie. Donne à celle-ci une qualité calme, simple, pragmatique.
Sur le plan psychique, apaise les états d'âme bouillonnants et les colères. Aide surtout à surmonter les rancœurs et à se réconcilier. Tranquillise.
Sur le plan mental, aide, même en cas de réactions émotionnelles très fortes, à ne pas perdre le contrôle conscient de ses actes.
Sur le plan physique, atténue la douleur, abaisse la fièvre. Réduit les enflures et les contusions, diminue l'effet des rayonnements, par exemple en cas de coup de soleil, d'insolation et de coup de chaleur.

Application

Le prase doit se porter un certain temps parce que son effet ne se déploie que lentement. Pour atténuer les douleurs et les enflures, chauffer auparavant la pierre.

Ill. 110 : Prase, Serifos, Grèce.

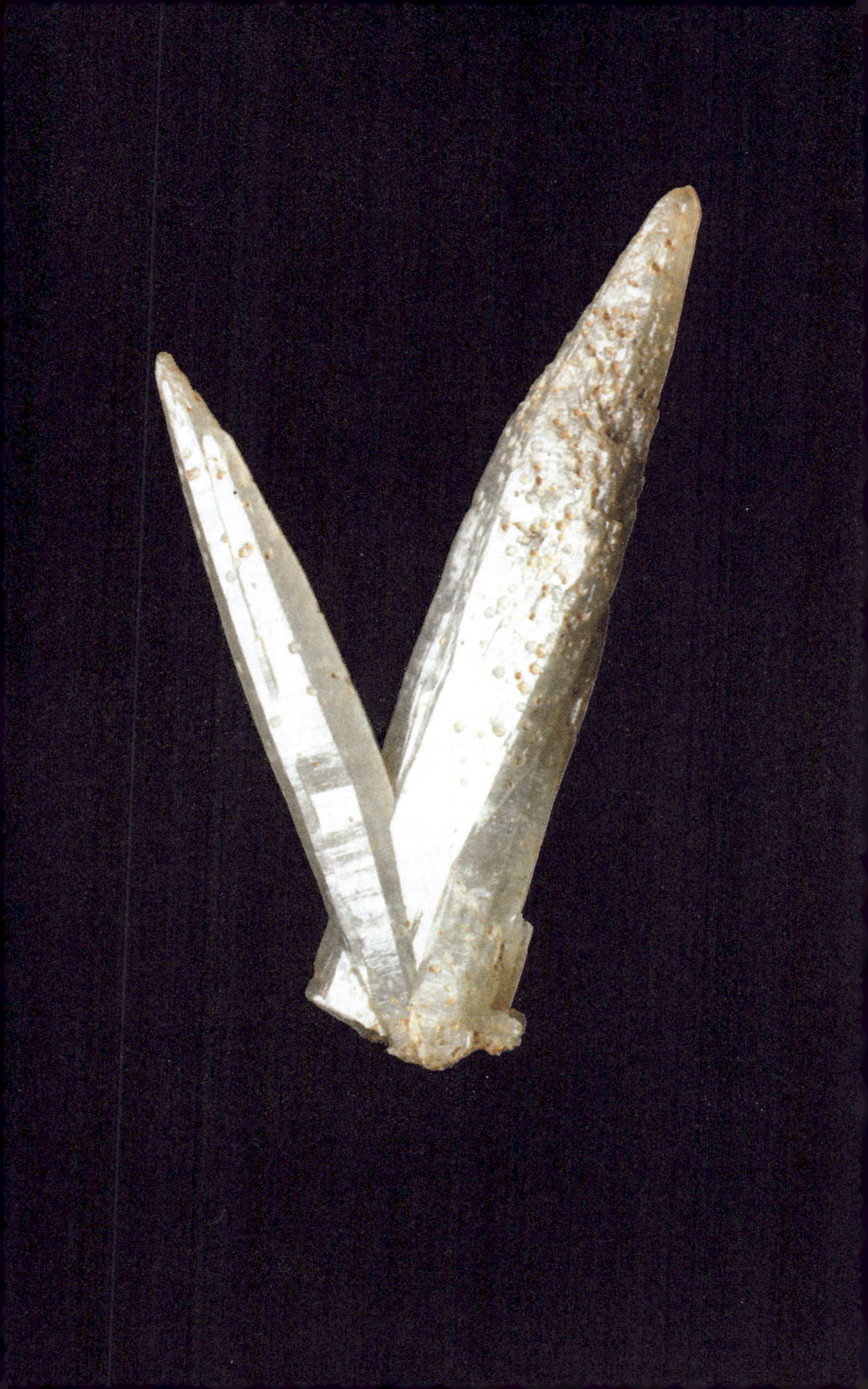

Préhnite

Système cristallin : rhombique
Principe de formation : magmatique
Catégorie de minéraux : sorosilicates
Couleur : verdâtre
Formule chimique, substances minérales : $Ca_2Al[(OH_2)/AlSi_3O_{10}]$

Minéralogie

La formation de la préhnite est hydrothermale et se produit dans des bulles ou des failles de roches basiques, comme les vulcanites et les schistes cristallins.

Mythologie

La préhnite a seulement été découverte à la fin du XVIIIe siècle et fut appelée d'après le colonel Prehn qui a rapporté le minéral du Cap de Bonne Espérance (Afrique du Sud). Il n'existe pas d'information ancienne sur ses propriétés thérapeutiques.

Lithothérapie

Sur le plan spirituel, aide à déconstruire les mécanismes de fuite et de refoulement. Aide aussi à accepter les vérités désagréables, ce qui renforce sensiblement l'identité personnelle.
Sur le plan psychique, aide à faire face aux images et aux souvenirs refoulés et à se libérer des sensations désagréables qui s'y rattachent. La préhnite ne fait remonter que peu de souvenirs mais aide lorsque ceux-ci sont activés et rendus présents par un nouveau vécu.
Sur le plan mental, favorise la compréhension par l'analyse et accélère le traitement des impressions sensorielles. Accroît imperceptiblement et continûment la réceptivité.
Sur le plan physique, active le métabolisme et accélère l'élimination des toxines accumulées dans les graisses. Stimule tous les processus de renouvellement dans le corps.

Application

La préhnite se porte de préférence directement contre le corps, et en tout cas en contact avec la peau. Pour l'élimination des graisses, l'efficacité la plus grande est obtenue lorsque plusieurs préhnites sont posées simultanément sur le foie, le pancréas et la région de l'intestin de grêle.

Ill. 111 : Préhnite, Inde.

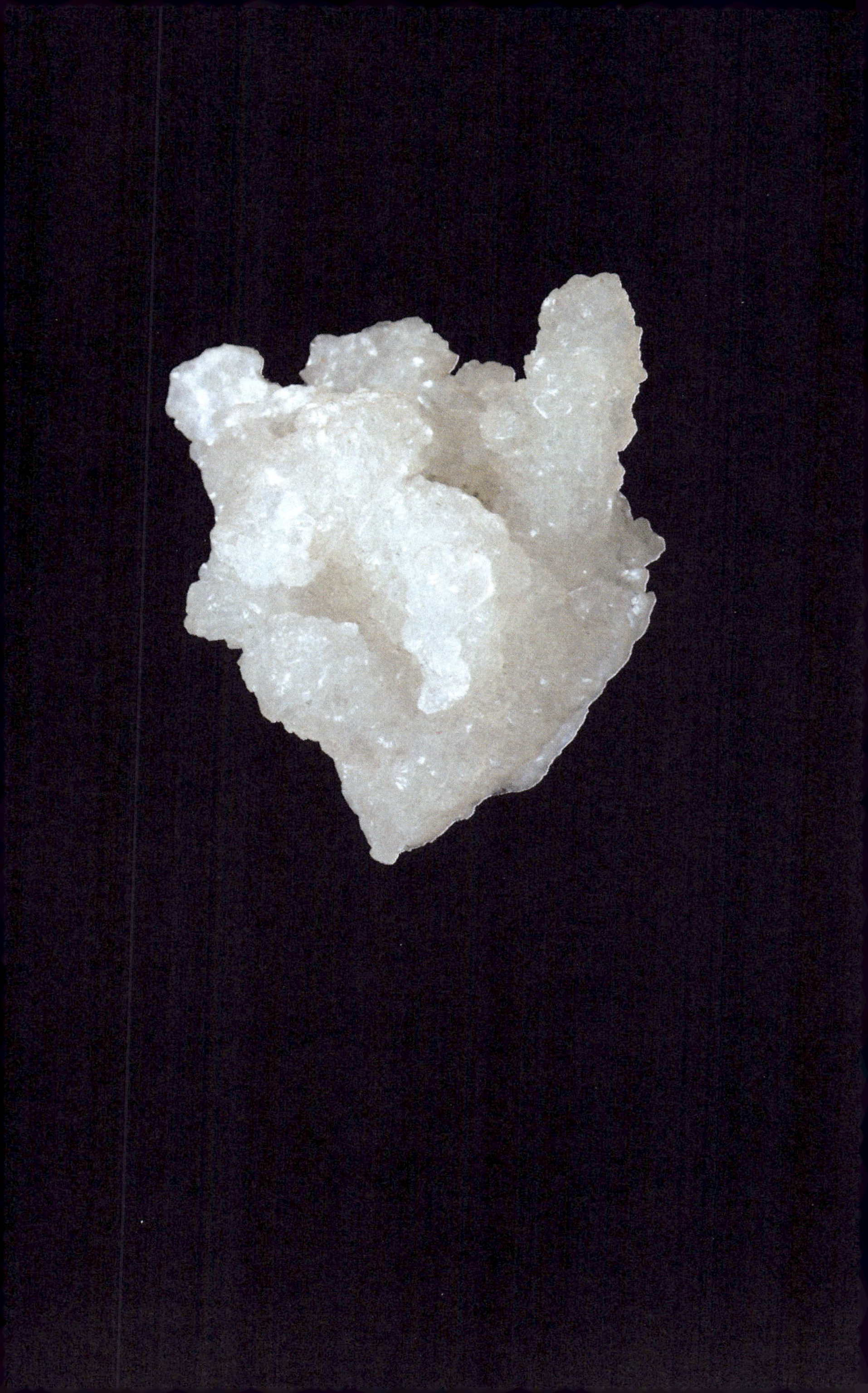

Pyrite

Système cristallin : cubique
Principe de formation : magmatique, sédimentaire ou métamorphique
Catégorie de minéraux : sulfures
Couleur : métallique et doré
Formule chimique, substances minérales : FeS_2 + Co,Ni,Sb + (Cu,Au,Ag,Zn)

Minéralogie

Les petits groupes de pyrites, aux cristaux bien formés, sont principalement de formation hydrothermale. Les pyrites difformes ou rondes ainsi que les cubes exacts d'Espagne se sont formés par sédimentation dans de l'argile ou du charbon. Enfin, les célèbres soleils de pyrite se forment par métamorphose de tels sédiments.

Mythologie

Le nom signifie « pierre de feu », parce que la pyrite jette des étincelles lorsqu'elle est frappée. Pour cette raison, elle servait dès l'âge de pierre à faire du feu. Comme « le feu l'habite », on lui prêtait un pouvoir magique, on en faisait des amulettes et on utilisait ses propriétés « réchauffantes » pour soigner.

Lithothérapie

Sur le plan spirituel, favorise la connaissance de soi. Nous confronte à notre caractère et en révèle autant les aspects sombres que lumineux.
Sur le plan psychique, met en lumière les secrets et les souvenirs maintenus cachés et conduit ainsi à plus d'ouverture et d'honnêteté.
Sur le plan mental, fait comprendre la cause de certaines situations dans la vie et de certaines maladies, ce qui rend les changements nécessaires possibles.
Sur le plan physique, jette de la clarté sur des symptômes confus. Met en évidence les symptômes premiers de la maladie. Les soleils de pyrite atténuent la douleur.

Application

La pyrite ne doit pas rester longtemps directement en contact avec la peau, sinon il se produit un dépôt de sulfure de fer noir (surtout en présence de sueur). Ce dépôt irrite la peau et macule les vêtements. Il vaut mieux utiliser la pierre pour la méditation ou la placer en un endroit où elle peut être regardée souvent.

Ill. 112 : Pyrite, Pérou ; cube de pyrite, Espagne.

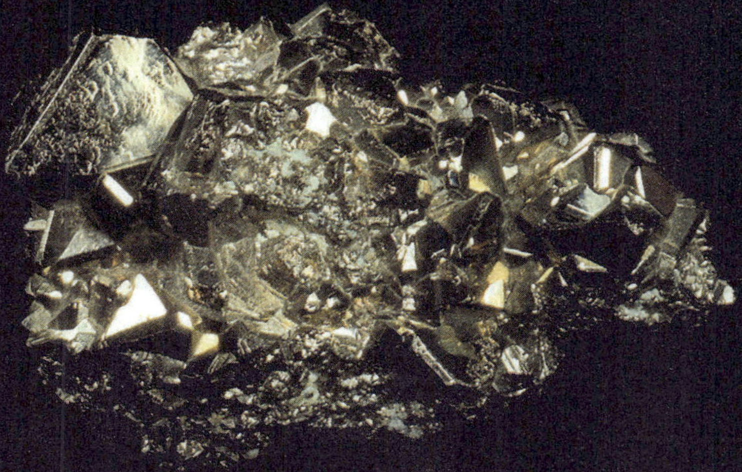
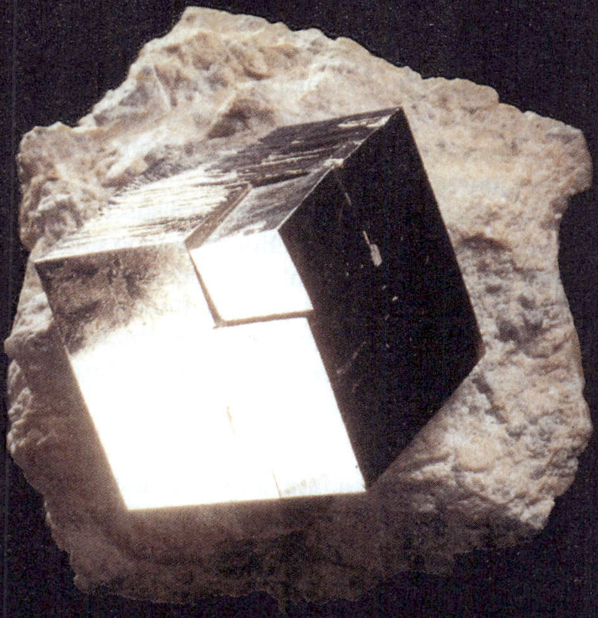

Quartz fumé

Système cristallin : rhomboédrique
Principe de formation : magmatique
Catégorie de minéraux : oxydes, groupe des quartz
Couleur : brun clair à foncé
Formule chimique, substances minérales : SiO_2 + Al,Li,Na

Minéralogie

Le quartz fumé se forme principalement dans les pegmatites ou par voie hydrothermale dans les géodes et sur les failles. Sa couleur brune lui est donnée par l'aluminium et le lithium ainsi que par l'effet de rayonnements radioactifs.

Mythologie

Le quartz fumé est considéré dans les pays alpins comme une pierre qui protège contre le malheur, d'où l'usage encore répandu de tailler des croix dans cette pierre. Les soldats, notamment, en portaient pendant la guerre.

Lithothérapie

Sur le plan spirituel, accroît le poids des charges que l'on est capable de porter. Aide à mieux supporter la peine et l'effort, à mieux traverser des périodes difficiles, et à accomplir le travail qui s'impose.
Sur le plan psychique, détend. « Pierre classique de l'anti-stress », fait perdre à la longue la tendance à « se laisser stresser » et rend plus résistant aux facteurs de stress.
Sur le plan mental, favorise une réflexion objective, réaliste et pragmatique. Améliore la concentration, aide à résoudre les contradictions et permet de distinguer les sentiments des pensées.
Sur le plan physique, atténue la douleur et dissout les crampes. Agit en particulier sur le mal de dos. Renforce les nerfs, protège des rayonnements et diminue les dommages causés par les rayons.

Application

Pour donner de la force, le quartz fumé devrait se porter un certain temps en collier ou en pendentif. Dans les situations de stress, il est utile de tenir dans une main deux pierres polies au tonneau ou deux cristaux. Pour la suppression de la douleur, le quartz fumé peut être posé directement sur la zone douloureuse.

Ill. 113 : Quartz fumé, Suisse ; cristal de morion, Suisse.

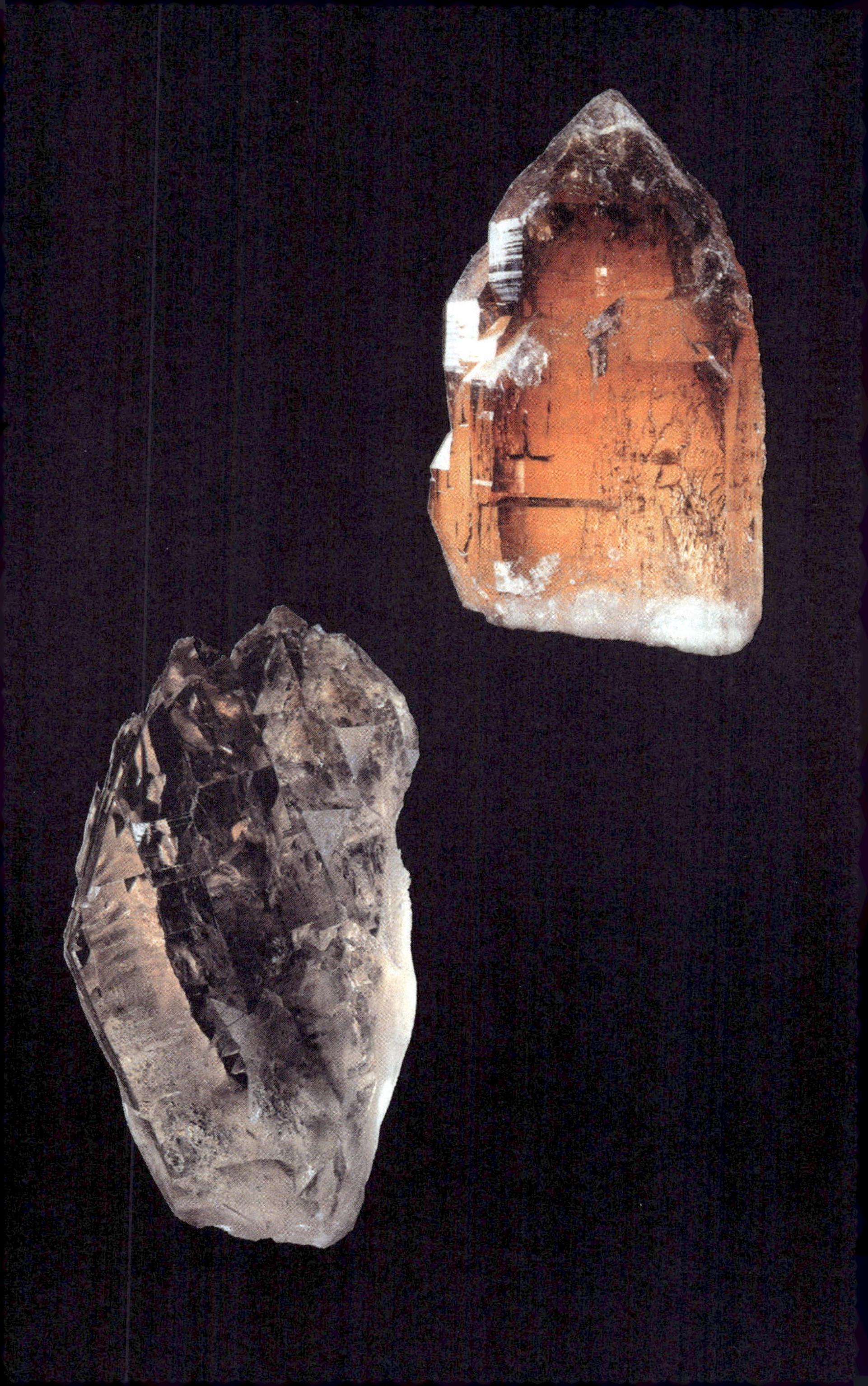

Quartz rose

Système cristallin : rhomboédrique
Principe de formation : magmatique
Catégorie de minéraux : oxydes, groupe des quartz
Couleur : rose
Formule chimique, substances minérales : SiO_2 + Na,Al,Fe,Ti + (Ca,Mg,Mn)

Minéralogie

Le quartz rose est une roche de formation ignée qui naît dans de jeunes pegmatites et produit des ensembles massifs. Il est rare que des groupes de cristaux naissent par voie hydrothermale. Un astérisme (effet d'étoile) peut apparaître en présence de rutile (TiO_2) incrusté et orienté. La taille en cabochon le met en évidence.

Mythologie

Depuis des siècles, le quartz rose est considéré comme une pierre qui favorise la fécondité. Il était utilisé pour guérir les troubles cardiaques et les maladies de la femme, mais aussi pour la magie d'amour, c'est-à-dire pour les « affaires de cœur », au sens figuré.

Lithothérapie

Sur le plan spirituel, rend doux mais déterminé. Il ne s'agit absolument pas de docilité mais d'une conscience qui a compris que « ce qui est doux et tendre l'emporte sur ce qui est dur et fort »). Le quartz rose favorise la serviabilité, l'ouverture aux autres et à la vie, et le désir d'un environnement bienfaisant.
Sur le plan psychique, améliore la sensibilité, l'empathie et parfois aussi la susceptibilité. Accroît l'amour de soi, la force du cœur, le romantisme et la capacité d'aimer.
Sur le plan mental, libère des soucis, accroît le discernement (sympathie/antipathie), et dirige l'attention vers la réalisation des besoins élémentaires.
Sur le plan physique, active l'irrigation des tissus, renforce le cœur et les organes sexuels, aide en cas de problèmes sexuels et favorise la fécondité.

Application

Déjà à l'état brut, le quartz rose agit sur son environnement proche. Il peut être utilisé de toutes les manières connues.

Ill. 114 : Quartz rose, Brésil.

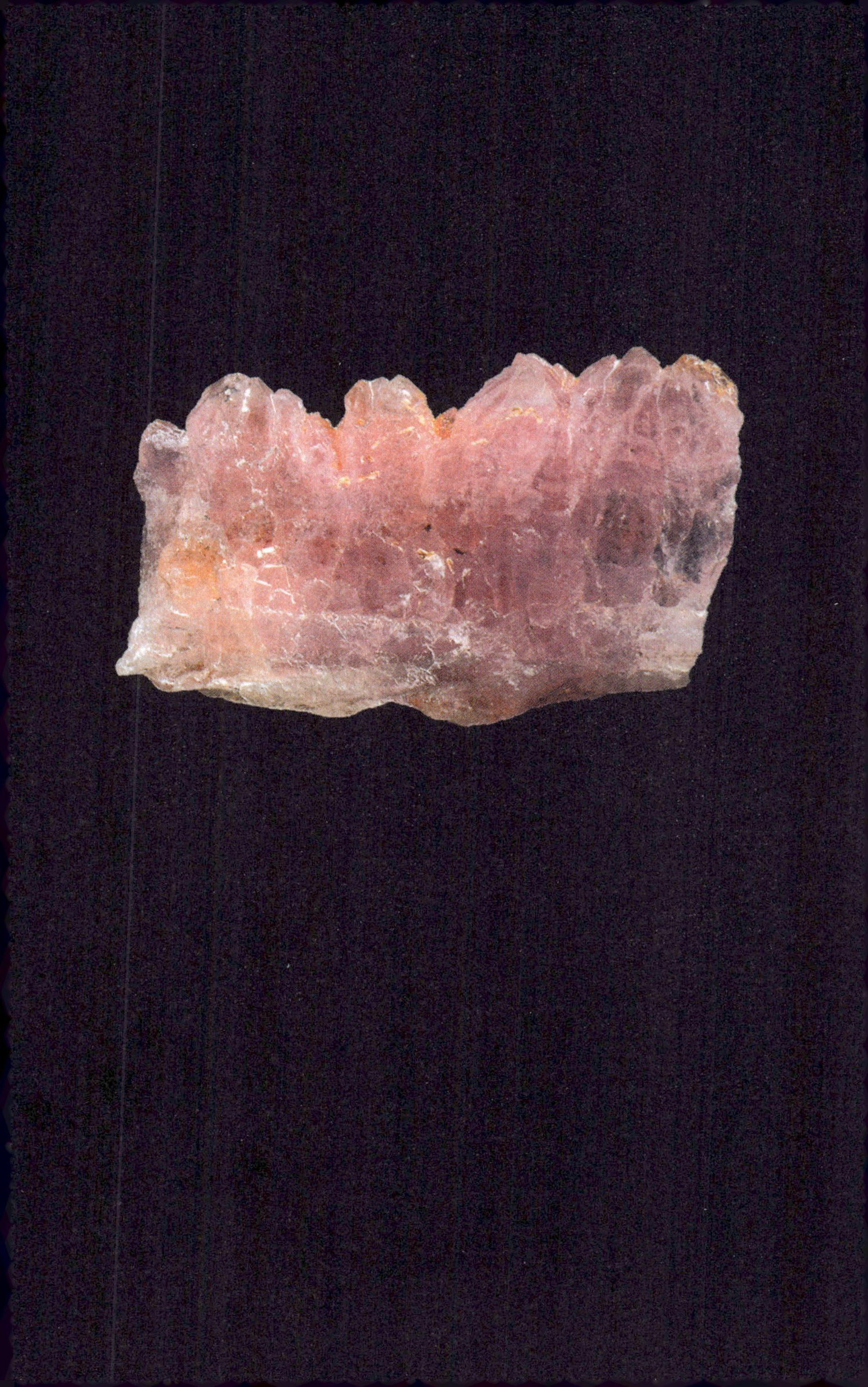

Quartz rutilé

Système cristallin : rhomboédrique/quadratique
Principe de formation : magmatique
Catégorie de minéraux : oxydes, groupe des quartz
Couleur : clair, brun avec fibres rouge cuivre ou dorées
Formule chimique, substances minérales : $SiO_2 + TiO_2$

Minéralogie

Le quartz rutilé se compose de cristaux de rutile en forme d'aiguilles, entourés de cristal de roche et de quartz fumé. Il apparaît dans les pegmatites lorsqu'il est de formation magmatique ou sur les failles lorsqu'il se forme par voie hydrothermale.

Mythologie

Depuis les temps anciens, le quartz rutilé est appelé cheveu de Vénus ou sagénite. On le considérait comme de la lumière du soleil emprisonnée et il était réputé agir en cas d'humeur assombrie et de toux.

Lithothérapie

Sur le plan spirituel, donne un nouvel espoir, rend franc et indépendant, et confère de la grandeur d'esprit. Aide à se défendre en cas de besoin, sans perdre de vue son objectif.
Sur le plan psychique, améliore l'humeur, est antidépresseur. Dissipe les peurs cachées, inavouées, et libère des inhibitions. Aide aussi en cas de problèmes sexuels comme l'impuissance ou l'éjaculation précoce, dus à une tension trop forte.
Sur le plan mental, aide à développer de nouveaux modes de vie, à penser large et à ne pas constamment brider son pouvoir visionnaire par de soi-disant contraintes matérielles.
Sur le plan physique, agit en cas de troubles respiratoires, et notamment de bronchite chronique. Active les forces de régénération de toutes les cellules et stimule la circulation d'énergie et la croissance du corps. Favorise la droiture.

Application

Le quartz rutilé peut être utilisé pour la méditation et dans le travail avec les cercles de pierres. Il peut également être porté ou posé sur la poitrine ou le plexus solaire.

Ill. 115 : Quartz rutilé, Brésil.

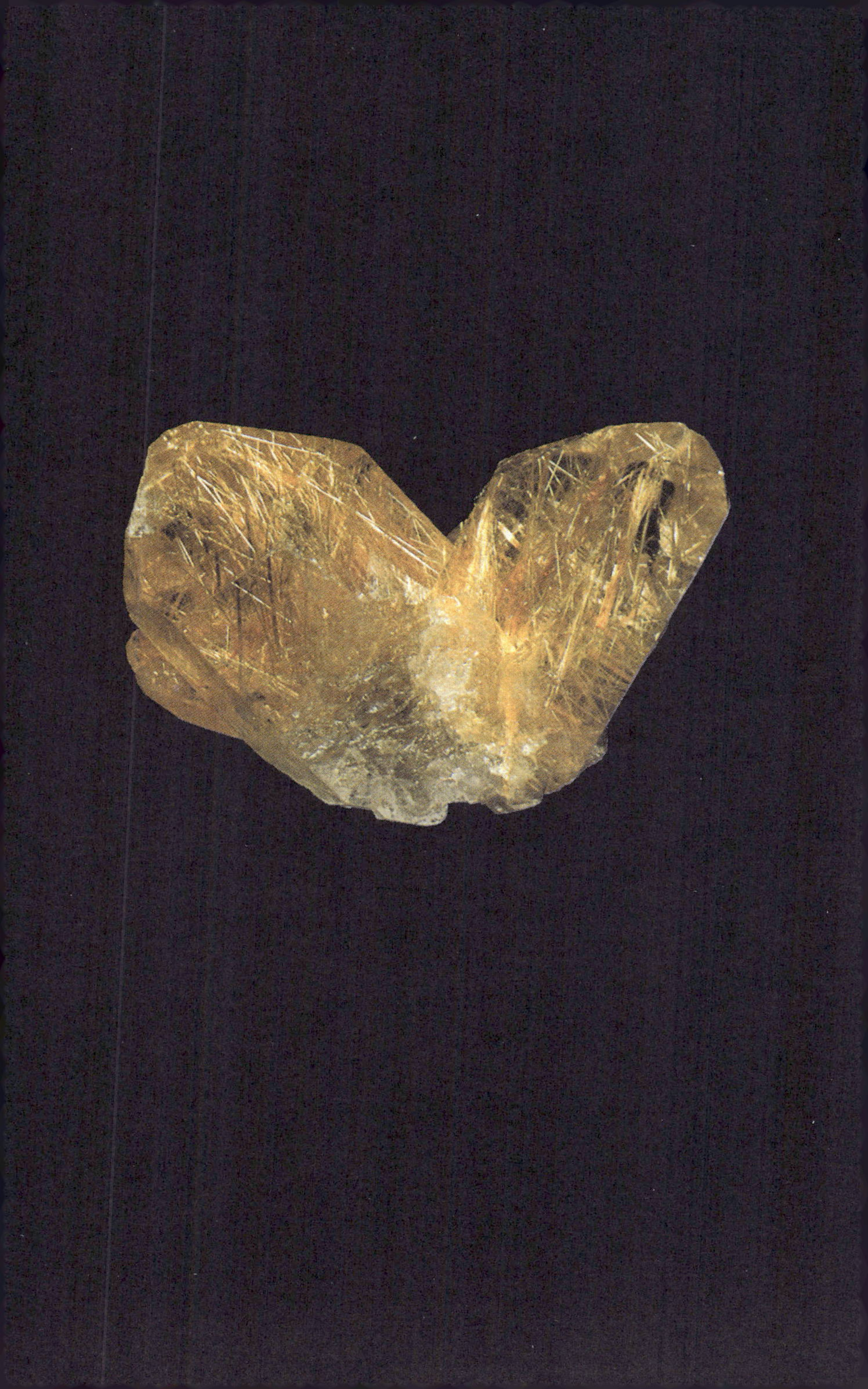

Rhodochrosite

Système cristallin : rhomboédrique
Principe de formation : sédimentaire
Catégorie de minéraux : carbonates
Couleur : rouge framboise à rose
Formule chimique, substances minérales : $MnCO_3$ + Ca,Fe,Zn

Minéralogie

La rhodocrosite se forme par sédimentation dans les gisements de manganèse. Une eau contenant du manganèse ou de l'acide carbonique s'y dépose dans les cavités rocheuses sous forme de stalagmites roses de rhodocrosite ou dans les failles qu'elle remplit.

Mythologie

La rhodochrosite (du grec « rose ») est connue depuis longtemps sous forme de spath de manganèse ou spath framboise mais on ne connaît pas d'utilisation traditionnelle à des fins thérapeutiques.

Lithothérapie

Sur le plan spirituel, confère une attitude positive et enthousiaste dans la vie. Stimule l'amour impersonnel et universel.
Sur le plan psychique, favorise l'activité, la vivacité, l'érotisme et la manifestation spontanée des sentiments. Donne de la bonne humeur, de l'énergie, rend léger et gai.
Sur le plan mental, rend éveillé, dynamique et très actif. Donne des idées, facilite le travail et permet la réussite.
Sur le plan physique, active la circulation, les reins et les glandes sexuelles. Améliore la tension, rend les vaisseaux sanguins élastiques et agit ainsi contre la migraine.

Application

En cas de crise de migraine, poser la rhodochrosite sur le bulbe rachidien, au point sensible à la pression, juste sous l'occiput, là où la moelle épinière rejoint le cerveau à travers l'ouverture du crâne. Pour les autres applications, il suffit de porter la pierre directement contre le corps.

Ill. 116 : Rhodochrosite, Argentine ; rhodonite, États-Unis.

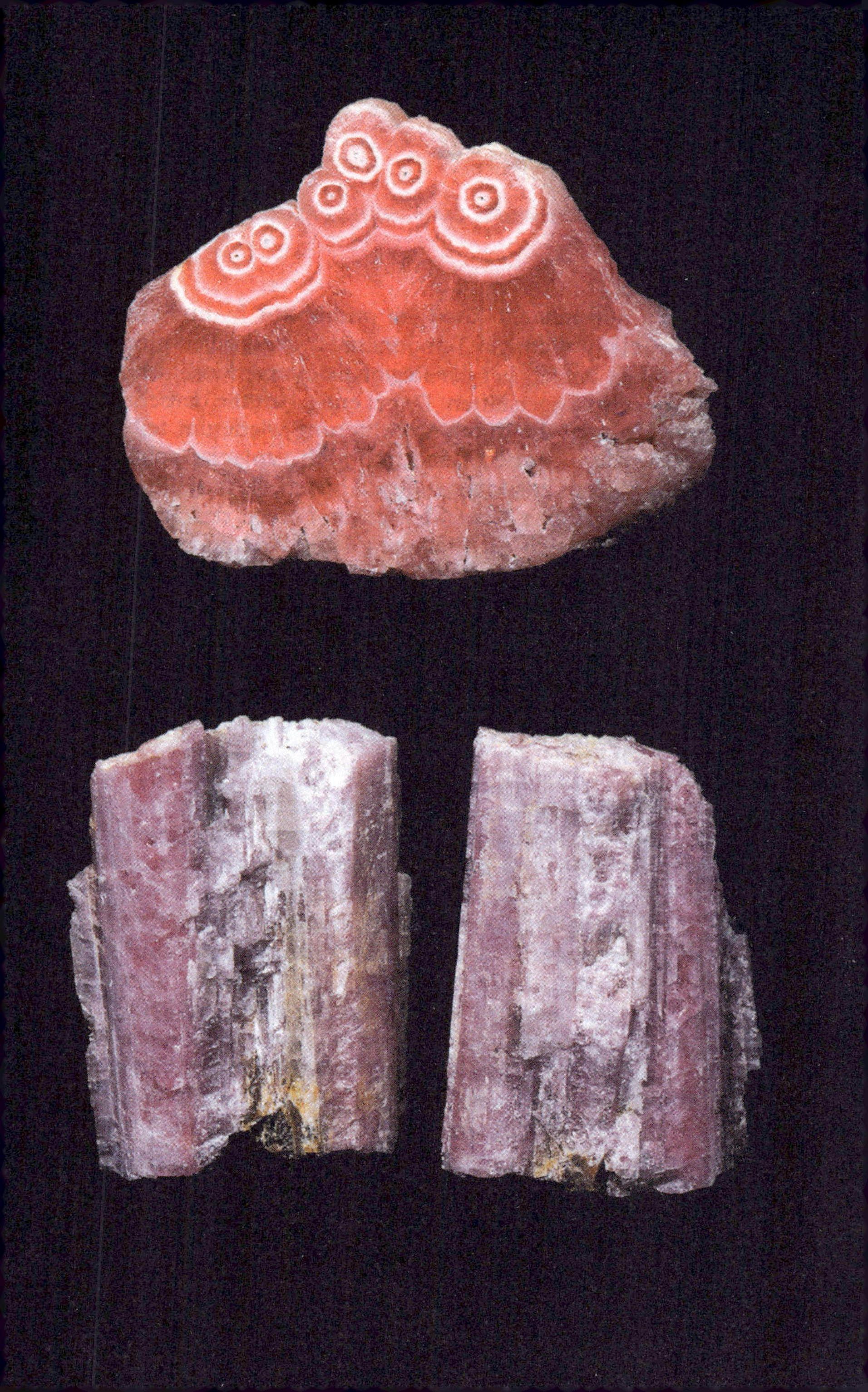

Rhodonite

Système cristallin : triclinique
Principe de formation : métamorphique
Catégorie de minéraux : inosilicates
Couleur : rose
Formule chimique, substances minérales : $CaMn_4[Si_5O_{15}]$ + Al,Ca,Fe,Li,K,Na

Minéralogie

Lorsqu'elle est d'origine magmatique, la rhodonite naît de solutions hydrothermales à températures relativement faibles. Mais ce cas est rare. La plupart du temps, elle se forme par métamorphose régionale à partir de gisements sédimentaires de manganèse en donnant des masses roses qui peuvent de nouveau s'oxyder en partie sous l'effet des intempéries, ce qui donne lieu à la formation de taches et de veinures noires typiques du dioxyde de manganèse. Les gisements de rhodonite d'origine métamorphique sont parfois si massifs que les blocs monolithiques de rhodonite peuvent être utilisés par les tailleurs de pierre ou servir à des ouvrages d'architecture.

Mythologie

La rhodonite (du grec « *rhodon* » = rose) est connue depuis environ 200 ans sous ce nom, mais aussi sous celui de silicate de manganèse. Nous n'avons malheureusement trouvé aucune trace ancienne d'un usage thérapeutique.

Lithothérapie

Sur le plan spirituel, aide à pardonner à soi-même et donc à réconcilier des personnes qui se blessent souvent mutuellement. Permet de comprendre que la dispute vient souvent d'un manque d'amour de soi et que les manquements de l'autre qui déclenchent la querelle n'en sont souvent pas la véritable cause. Favorise ainsi la compréhension mutuelle, resserre les liens d'amitié, aide à résoudre les conflits de manière constructive. Invite à apprendre de la vie et confère une maturité spirituelle.
Sur le plan psychique, aide à soigner les « blessures » et les « cicatrices ». Permet de pardonner le mal qui a été infligé et l'injustice commise. Libère des souffrances de l'âme, des colères bouillonnantes et de l'irritation permanente. Aide aussi en cas de blessure renouvelée. Guérit des chocs et agit contre la confusion, la peur et la panique. Pierre des « premiers soins », peut éviter les traumatismes, si elle est utilisée immédiatement.
Sur le plan mental, permet de garder l'esprit clair et de rester conscient même dans les situations extrêmes, en cas de danger,

de menace ou de forte contrainte. Aide à comprendre que la vengeance est avant tout autodestructrice et permet de gérer plus tranquillement les provocations et les vexations en restant posé et réfléchi en toute circonstance. Montre clairement le sens et l'intérêt de chaque expérience, même désagréable, et indique ainsi comment sortir de situations apparemment sans issue.
Sur le plan physique, est la meilleure pierre pour guérir les plaies. De petites blessures, par exemple des coupures légères, guérissent en quelques minutes. Soigne les abcès, évacue les toxines des tissus cellulaires (notamment en cas de piqûres d'insectes) produit des tissus sains pour guérir les blessures sans laisser de cicatrices. Dans une moindre mesure, permet même la disparition de la cicatrice une fois la plaie guérie. Guérit également des blessures internes et exerce un effet régénérateur dans des affections autodestructrices comme les maladies auto-immunes, les ulcères d'estomac, et même la sclérose en plaques. Fortifie le cœur et améliore la circulation ainsi que la fécondité des deux sexes.

Application
Pour guérir des blessures psychiques, il est recommandé de porter la rhodonite pendant un certain temps sur le cœur. Pour obtenir des effets spirituels, psychiques et mentaux, la méditation quotidienne dans un cercle de rhodonites est également très efficace. Pour une petite blessure, presser immédiatement une rhodonite un peu humide sur la plaie pendant cinq à dix minutes. À la place, ou en complément s'il s'agit d'une blessure plus grande, appliquer de l'élixir de rhodonite dilué (environ 10 gouttes dans 0,2 l d'eau). L'élixir aide, notamment en cas d'accident ou de choc, à éviter l'apparition d'un traumatisme. Il peut être utile que le blessé raconte pendant ce temps ce qui s'est passé à quelqu'un qui l'écoute calmement. Le traumatisme est alors surmonté par la parole et la pensée.

Rhyolite

Système cristallin : rhomboédrique (principalement)
Principe de formation : magmatique
Catégorie de minéraux : silicates/oxydes
Couleur : blanc, gris, verdâtre, rougeâtre avec inclusions clairement visibles
Formule chimique, substances minérales : SiO_2 + $(Ca,K,Na)[Al,Si_3O_8]$ / $Ca_2NaK(Mg,Fe)_3(Fe,Al)_2[(O,OH,F)_2/Al_2Si_6O_{22}]$

Minéralogie

La rhyolite est une roche volcanique. Elle se compose majoritairement de quartz, de feldspath et de hornblende. Pour soigner, on emploie surtout de la rhyolite verte à inclusions de calcédoine (« jaspe orbiculaire ») ou la rhyolite couleur de sable à inclusions vitreuses (jaspe « léopard »). L'appellation « jaspe » repose sur la définition « jaspe » = quartz grenu riche en corps étrangers », mais induit un peu en erreur dans le cas présent.

Mythologie

Le mot rhyolite vient du grec « rhyx » = fleuve de lave. Aucune tradition thérapeutique n'est connue.

Lithothérapie

Sur le plan spirituel, présente la caractéristique intéressante de renforcer l'état spirituel existant en le rendant plus net sans pour autant le modifier.
Sur le plan psychique, renforce l'estime de soi et le sens de notre propre valeur. Aide à s'accepter et équilibre les émotions.
Sur le plan mental, aide à maîtriser dans le calme et la concentration les situations éprouvantes de la vie, en toute conscience de notre propre force.
Sur le plan physique, accroît la résistance. De par sa signature, le jaspe « léopard » agit en cas de maladies de la peau, de tissus durcis et de calculs, et le « jaspe orbiculaire » contre la grippe, les refroidissements et les infections.

Application

Un séjour sur des roches à rhyolite est évidemment le plus efficace. Sinon, la rhyolite se porte de préférence contre le corps.

Ill. 117 : Rhyolite (« jaspe orbiculaire »), Australie ; rhyolite (jaspe « léopard »), Mexique.

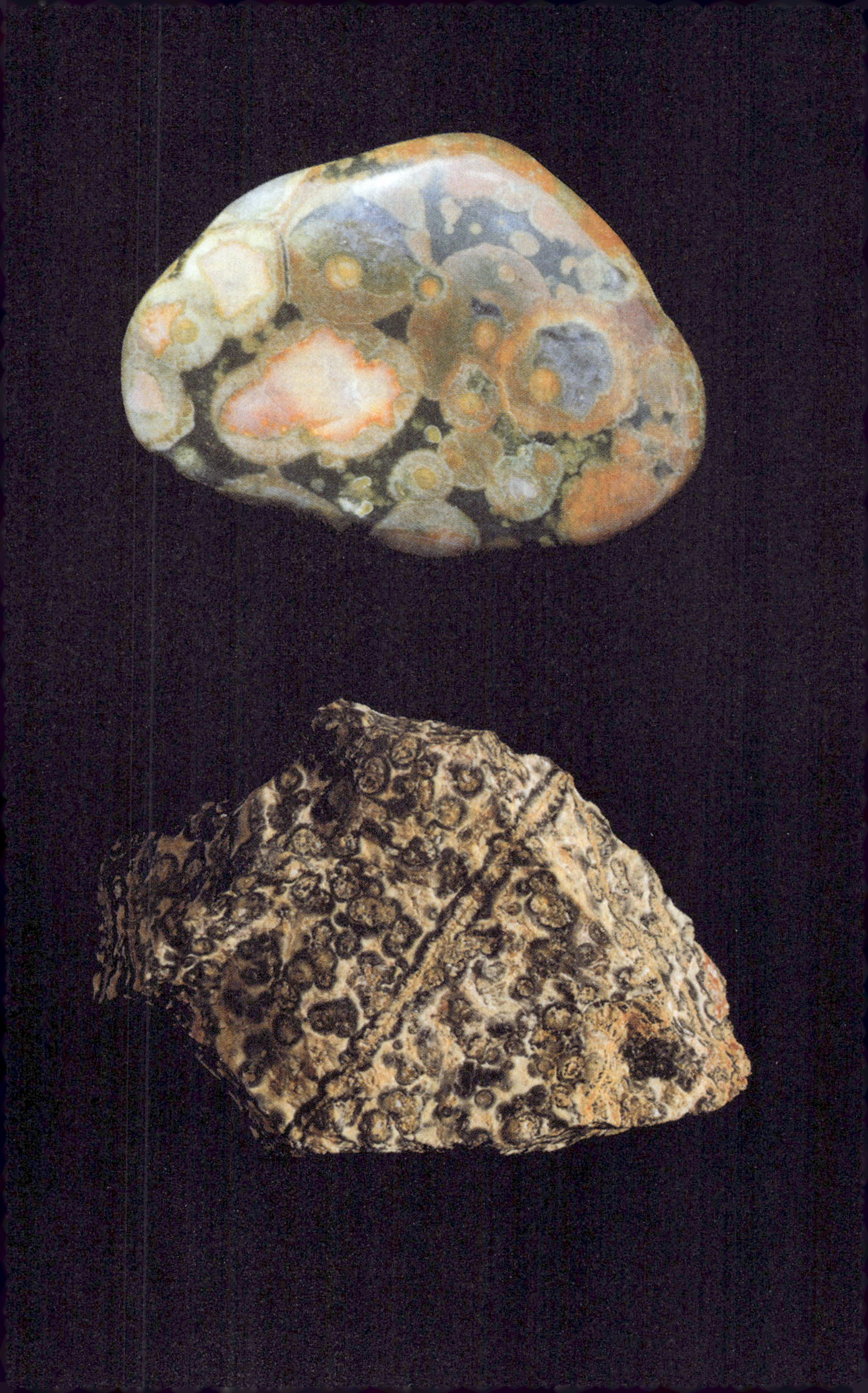

Rubis

Système cristallin : rhomboédrique
Principe de formation : magmatique ou métamorphique
Catégorie de minéraux : oxydes/famille des corindons
Couleur : rouge
Formule chimique, substances minérales : $Al2O_3$ + Cr,Ti

Minéralogie
Le rubis se forme soit à partir du liquide magmatique dans des roches riches en aluminium comme le granite, la syénite ou les pegmatites, soit lors de la métamorphose de roches similaires en gneiss, schistes cristallins ou marbres. Il appartient à la famille des corindons et doit sa couleur rouge à des inclusions de chrome. Des aiguilles de rutile orientées produisent un effet d'astérisme (effet d'étoile).

Mythologie
Le rubis (du latin « *rubeus* » = rouge) était considéré dans toutes les anciennes civilisations d'Europe et d'Inde comme la pierre du soleil. Il représente la force de vie, le feu intérieur, l'amour et la passion.

Lithothérapie
Sur le plan spirituel, donne de l'élan et du mouvement à la vie, le moteur en devenant la passion. Pierre de la joie de vivre, il interdit toute tendance à l'autodestruction.
Sur le plan psychique, apporte de l'intensité et du dynamisme. Vivifie, rajeunit, échauffe, sort des états léthargiques et d'épuisement. Rééquilibre l'hyperactivité. Incite à une sexualité active
Sur le plan mental, incite à s'engager joyeusement dans toutes les tâches sociales. Rend éveillé en pensée et dans l'action, performant, actif, courageux, impulsif et spontané.
Sur le plan physique, active la rate, les capsules surrénales et la circulation. Agit contre les maladies infectieuses, de l'intestin par exemple, et fait monter la fièvre pour la défense du corps.

Application
Le rubis peut être porté contre le corps sous forme de collier, de pendentif ou de pierre à tenir dans la main. Se pose aussi sur le pubis, ce qui met en mouvement des forces « puissantes ».

Ill. 118 : Rubis, Inde.

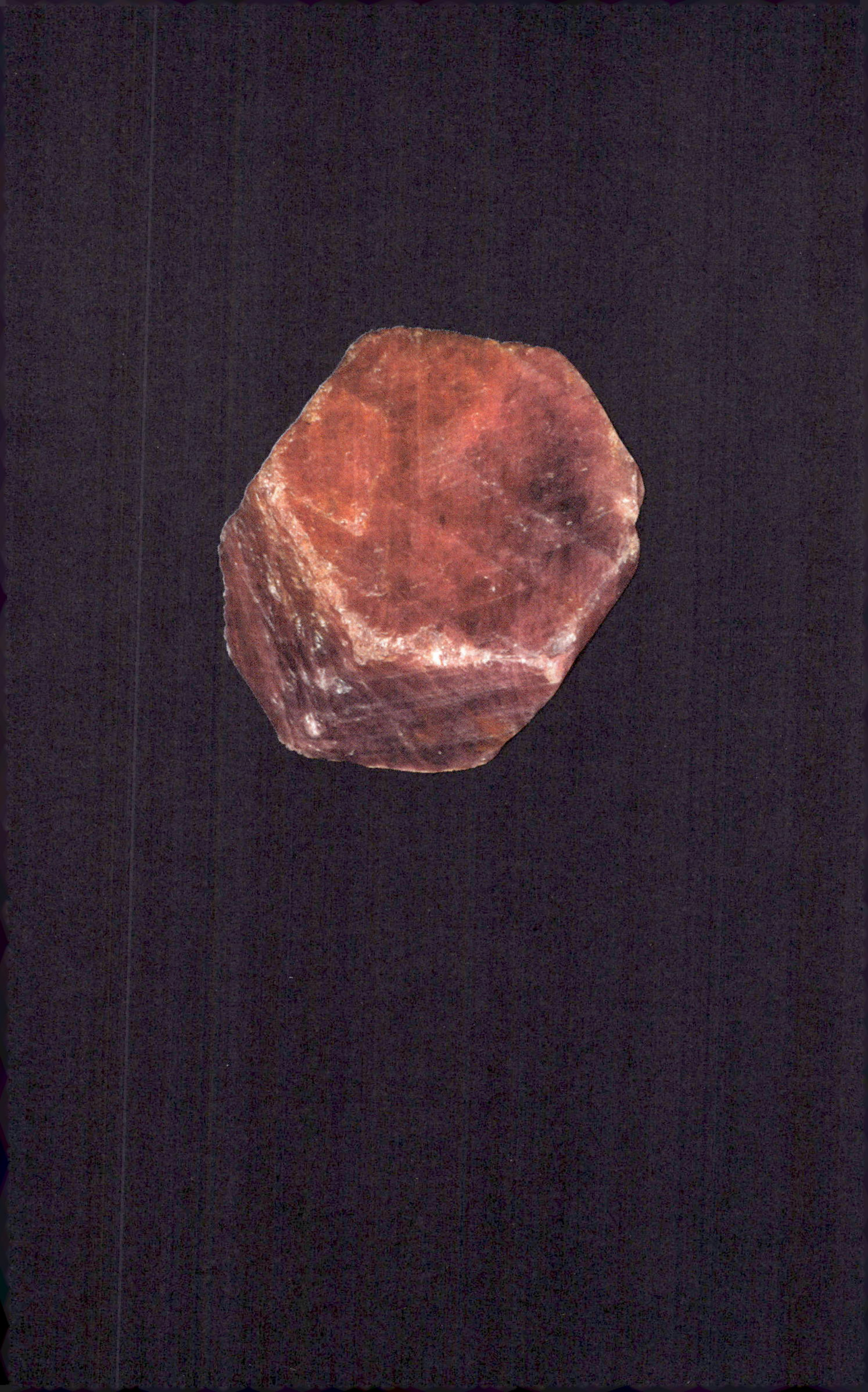

Saphir

Système cristallin : rhomboédrique
Principe de formation : magmatique ou métamorphique
Catégorie de minéraux : oxydes, famille des corindons
Couleur : incolore, jaune, bleu, noir
Formule chimique, substances minérales : Al_2O_3 + Fe,Ti

Minéralogie

Le saphir se forme soit à partir du liquide magmatique dans des roches riches en aluminium comme le granite, la syénite ou les pegmatites, soit lors de la métamorphose de roches similaires en gneiss, schistes cristallins ou marbres. Il appartient à la famille des corindons et doit ses couleurs à la présence de fer et de titane. Des inclusions de rutile orientées produisent un effet d'astérisme (effet d'étoile).

Mythologie

Le saphir (du sanscrit « *sani* » = saturne) était considéré par les anciennes civilisations d'Europe et d'Inde comme la pierre de Saturne. Il représentait le ciel, les monde des anges, la magie, la fidélité et l'amitié.

Lithothérapie

Sur le plan spirituel, confère de la droiture et la capacité à rassembler des forces spirituelles dispersées. Aide à examiner sa propre vie. Tout ce qui ne résiste pas à cet examen est rejeté. Favorise le désir de connaissance et de sagesse.
Sur le plan psychique, exerce une action apaisante. Agit contre la dépression, la maladie psychique et les hallucinations. Renforce la foi et l'amour de la vérité.
Sur le plan mental, favorise l'objectivité, l'esprit critique et la capacité à orienter la pensée. L'intention et la volonté deviennent si clairs que les idées et les pensées se réalisent extrêmement vite.
Sur le plan physique, favorise tous les processus de guérison en aidant l'esprit à décider de guérir. Atténue la douleur, abaisse la fièvre et agit notamment en cas de troubles de l'intestin, du cerveau et des nerfs.

Application

Le saphir peut se porter, se poser sur le ventre ou sur le front, ou s'ingérer sous forme d'élixir.

Ill. 119 : Saphir, Sri Lanka.

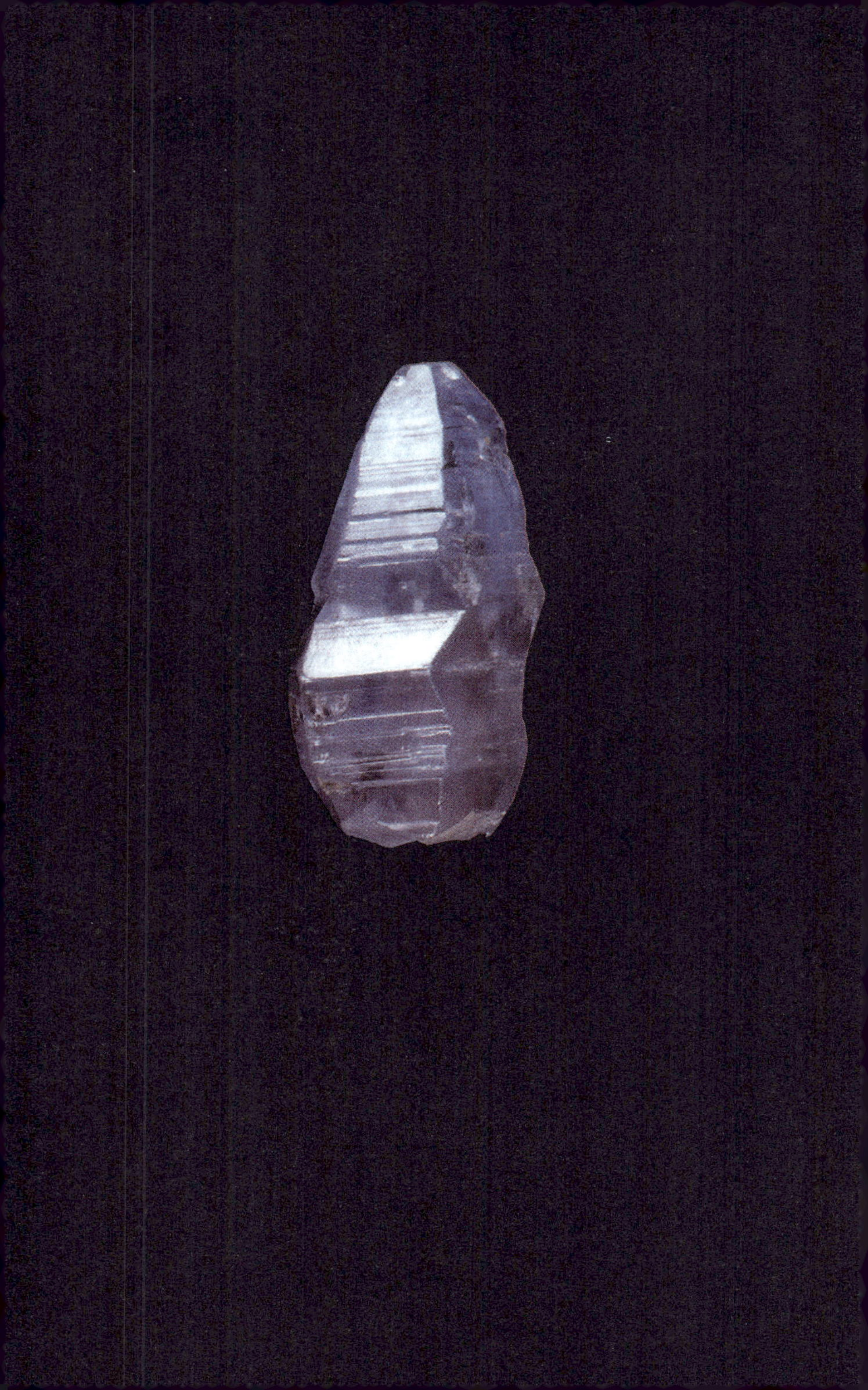

Sardonyx

Système cristallin : rhomboédrique
Principe de formation : magmatique
Catégorie de minéraux : oxydes, famille des quartz
Couleur : rubané de noir, de blanc et de brun rouge
Formule chimique, substances minérales : SiO_2 + C + (Fe,O,OH)

Minéralogie

La sardonyx est une calcédoine teintée de noir, de blanc et parfois d'un brun rouge par des inclusions de fer et de manganèse. De formation hydrothermale, elle naît dans les cavités rocheuses.

Mythologie

La sardonyx est connue depuis l'Antiquité et était considérée jusqu'au Moyen Âge comme la pierre de la plénitude, de la vertu, de l'absence de peur et de l'éloquence. On disait d'elle qu'elle rendait raisonnable et intelligent. Son nom vient de la sardoine (cornaline) brun rouge et de l'onyx qu'elle contient.

Lithothérapie

Sur le plan spirituel, soutient la recherche de sens dans l'existence. Nous aide à nous surmonter, développe un caractère vertueux, rend aimable et serviable.
Sur le plan psychique, confère de la stabilité, de la confiance en soi et de l'assurance. Aide à vaincre la tristesse et donne une joie communicative.
Sur le plan mental, renforce la capacité d'absorption et intensifie la perception. Aide à mieux comprendre le sens de ce qui nous arrive au jour le jour.
Sur le plan physique, aiguise tous les organes sensoriels et leurs perceptions. Active les liquides organiques, le système immunitaire, le métabolisme et l'activité intestinale, ce qui favorise l'assimilation des aliments et l'élimination.

Application

La sardonyx peut être portée en pendentif ou tenue dans la main. Elle agit très fortement sur le plan physique lorsqu'elle est portée sur le ventre.

Ill. 120 : Sardonyx (agate à trois couleurs), Brésil.

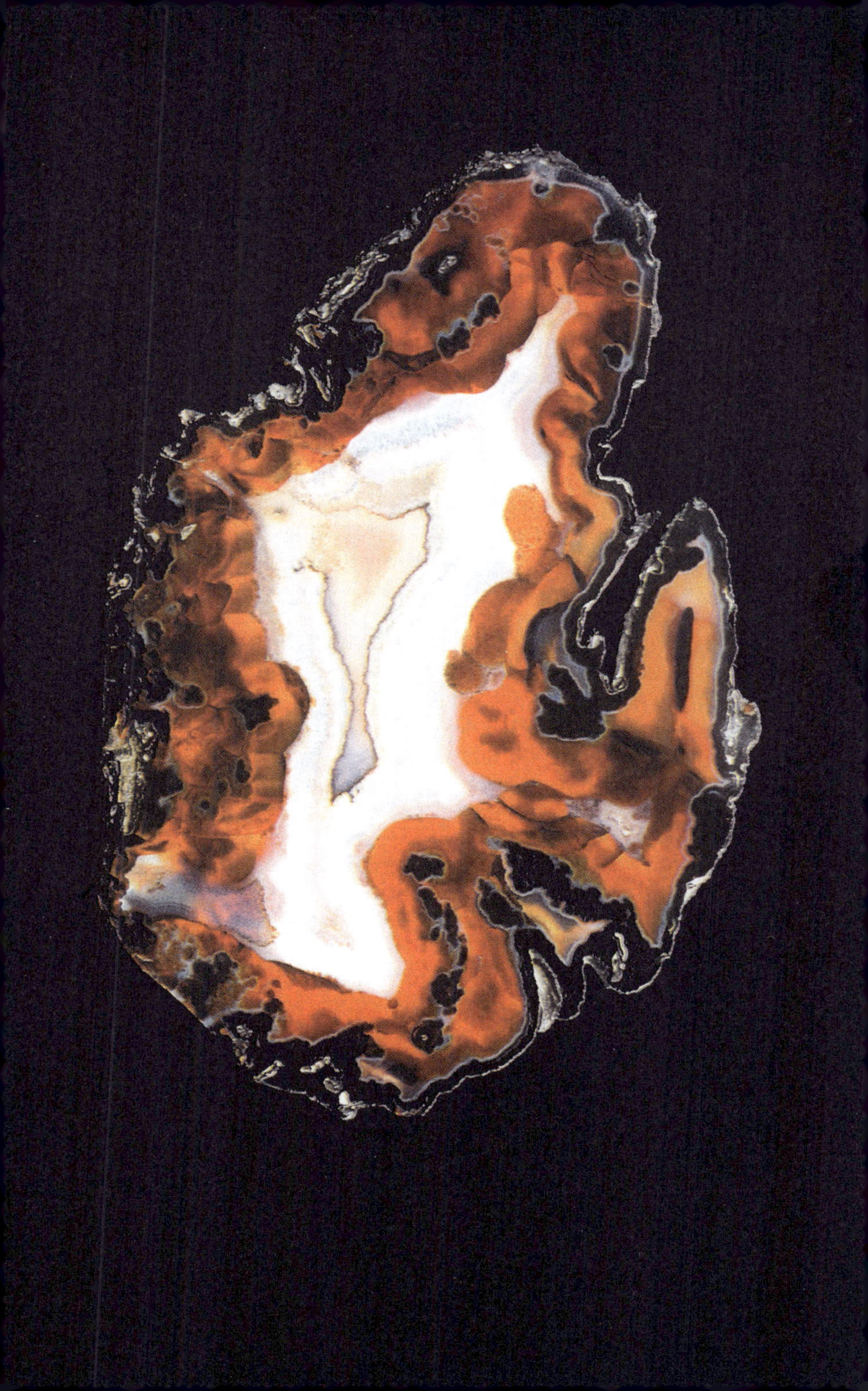

Serpentine

Système cristallin : monoclinique
Principe de formation : métamorphique
Catégorie de minéraux : phyllosilicates
Couleur : vert olive, vert jaune, vert clair, argenté-fibreux
Formule chimique, substances minérales : $Mg_6[(OH)_8/Si_4O_{10}]$ + Al,Cr,Fe,Mn,Ni

Minéralogie

La serpentine résulte de la métamorphose en schistes cristallins de roches ignées basiques comme la peridotite. Sous forme de serpentine feuilletée verte (antigorite) ou de serpentine fibreuse argentée (chrysotile), elle forme de nouvelles roches. Si les deux variétés alternent par bandes, on parle d'« œil d'argent » dans le commerce.

Mythologie

La serpentine (pierre du serpent) doit sans doute son nom à son aspect écaillé qui rappelle une peau de serpent. De l'époque préromaine jusqu'au Moyen Âge, la serpentine était considérée comme une pierre qui protégeait contre la maladie et la sorcellerie. On en taillait des « pierres d'épouvante », amulettes grimaçantes, censées chasser la cause de l'effroi.

Lithothérapie

Sur le plan spirituel, aide à se donner des limites et à trouver la paix intérieure. Excellente pierre pour la méditation.
Sur le plan psychique, équilibre les variations d'humeur, calme la nervosité et le stress et protège contre des effets énergétiques négatifs. Aide les femmes qui ne peuvent pas avoir d'orgasme parce qu'elles sont trop tendues.
Sur le plan mental, invite à trouver des solutions pacifiques aux conflits. Mais le souci d'avoir la paix peut rendre trop enclin au compromis.
Sur le plan physique, aide en cas d'arythmie cardiaque, de troubles rénaux et gastriques ou lorsque la diarrhée alterne constamment avec la constipation. Rééquilibre les excès d'acidité, stimule le métabolisme gastrique, détend les crampes et atténue les douleurs menstruelles.

Application

La serpentine devrait se porter ou se poser directement sur la peau.

Ill. 121 : Œil d'argent, Australie ; serpentine, Autriche.

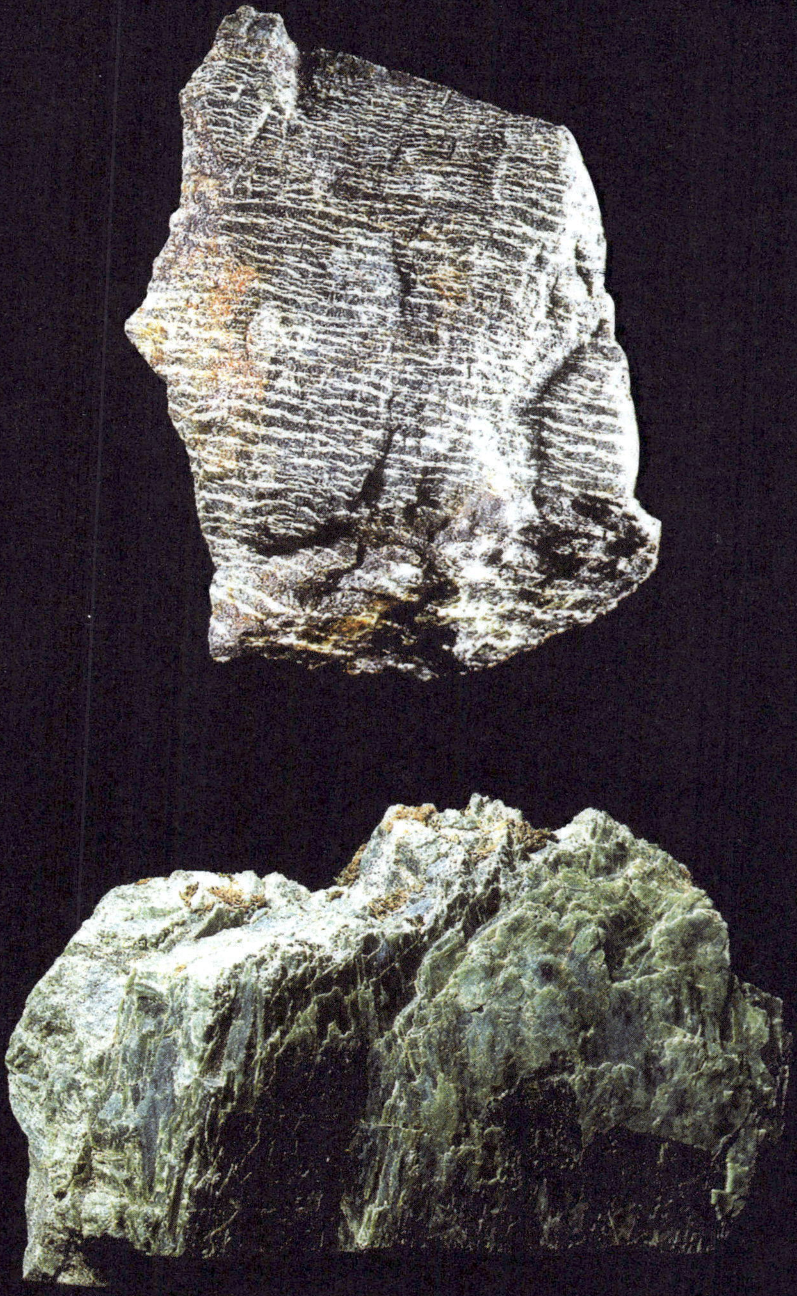

Sodalite

Système cristallin : cubique
Principe de formation : magmatique
Catégorie de minéraux : tectosilicates
Couleur : bleu foncé
Formule chimique, substances minérales : $Na_8[Cl_2/(AlSiO_4)_6]$ + Be,K,Mg

Minéralogie

D'origine magmatique, la sodalite se forme dans les pegmatites pauvres en acide silicique ou dans les vulcanites comme la trachyte.

Mythologie

Sodalite signifie pierre de sodium. Elle est connue depuis environ 200 ans mais aucune tradition thérapeutique n'est rapportée à son sujet.

Lithothérapie

Sur le plan spirituel, favorise l'idéalisme et le désir de vérité. Permet de regarder sans jugement de valeur des parties réprimées en soi et de les accepter de nouveau. Crée les conditions pour vivre la vie qu'on a choisie librement et consciemment. Aide à être fidèle à soi-même.
Sur le plan psychique, donne un sentiment très net de qui on est et crée une forte aversion contre tout ce qui ne correspond pas à cette identité. Aide à éviter les mécanismes et les modèles de comportement inconscients qui entravent notre développement. Dissipe les sentiments de culpabilité et permet d'accepter les sentiments propres et de les vivre.
Sur le plan mental, accroît la conscience, aide à mettre de l'ordre et à exprimer les convictions propres en paroles ou en actes. Incite à se défaire des idées, des dogmes, des règles et des lois qui nous limitent. Renforce l'aspiration à la liberté.
Sur le plan physique, guérit les troubles de la gorge, du larynx et des cordes vocales, notamment les enrouements persistants. Rafraîchit, abaisse la tension et favorise l'absorption de liquides dans le corps.

Application

La sodalite se porte de préférence en collier et en pendentif ou se tient dans la main. Il faut un temps assez long pour obtenir un effet.

Ill. 122 : Sodalite, Brésil.

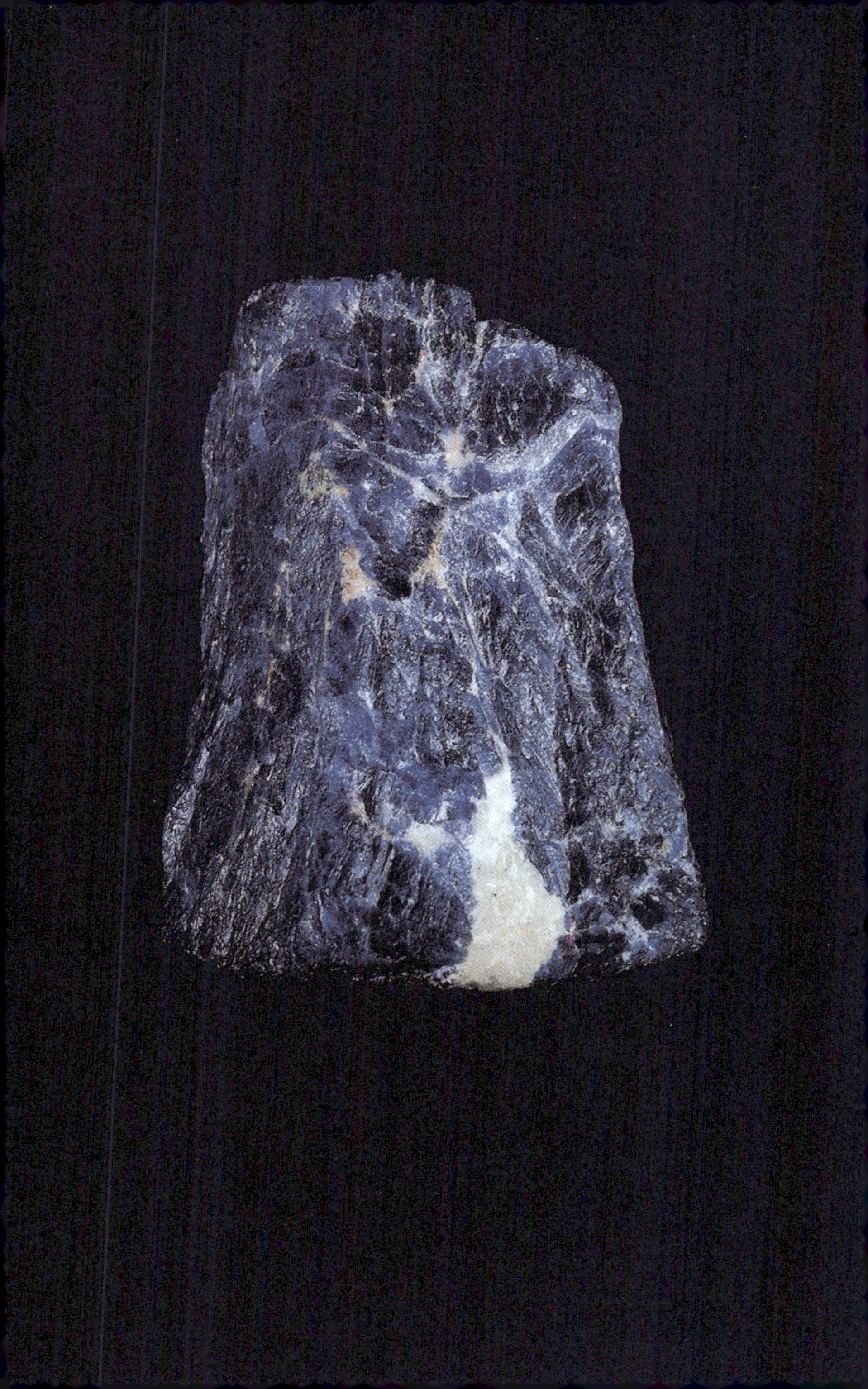

Stibine

Système cristallin : rhombique
Principe de formation : magmatique
Classe minéralogique : sulfures
Couleur : gris
Formule chimique, substances minérales : Sb_2S_3 + Fe,Cu,Pb,Zn + (Co,Ag,Au)

Minéralogie

La stibine naît dans les filons de quartz et d'autres minerais et forme dans ces cavités de beaux cristaux gris argentés tous issus d'un même point.

Mythologie

Dans l'antiquité, la stibine était un remède des organes sexuels, de la gorge et des yeux, et à ce titre était pulvérisée sur les paupières maquillées. Son apparence rayonnante en faisait un symbole du soleil.

Lithothérapie

Sur le plan spirituel, favorise la force créatrice, la créativité et l'esthétique de la forme. Aide à accorder l'intérêt personnel avec des idéaux supérieurs et à remplir ainsi la vie de sens et de bonheur.

Sur le plan psychique, aide à contrôler les sentiments, les habitudes, la recherche de compensations (par exemple quand on mange par frustration) et à se défaire de désirs sexuels excessifs.

Sur le plan mental, favorise une pensée objective et raisonnable et aide à dépasser les idées limitatrices (« Je ne peux pas... ») et les sentiments pesants. Permet de mieux suivre sa voix intérieure.

Sur le plan physique, régule la digestion et atténue les troubles gastriques, notamment les brûlures d'estomac, la nausée et les vomissements. Sert contre les affections cutanées, en cas de peau sèche et crevassées, d'éruptions de toutes sortes, d'eczéma et de démangeaisons permanentes.

Application

La stibine est un métal très fragile. Sur le corps, on peut seulement en poser quelques cristaux avec précaution. Avec cette pierre, nous en recommandons la contemplation méditative.

Ill. 123 : Stibine, Roumanie.

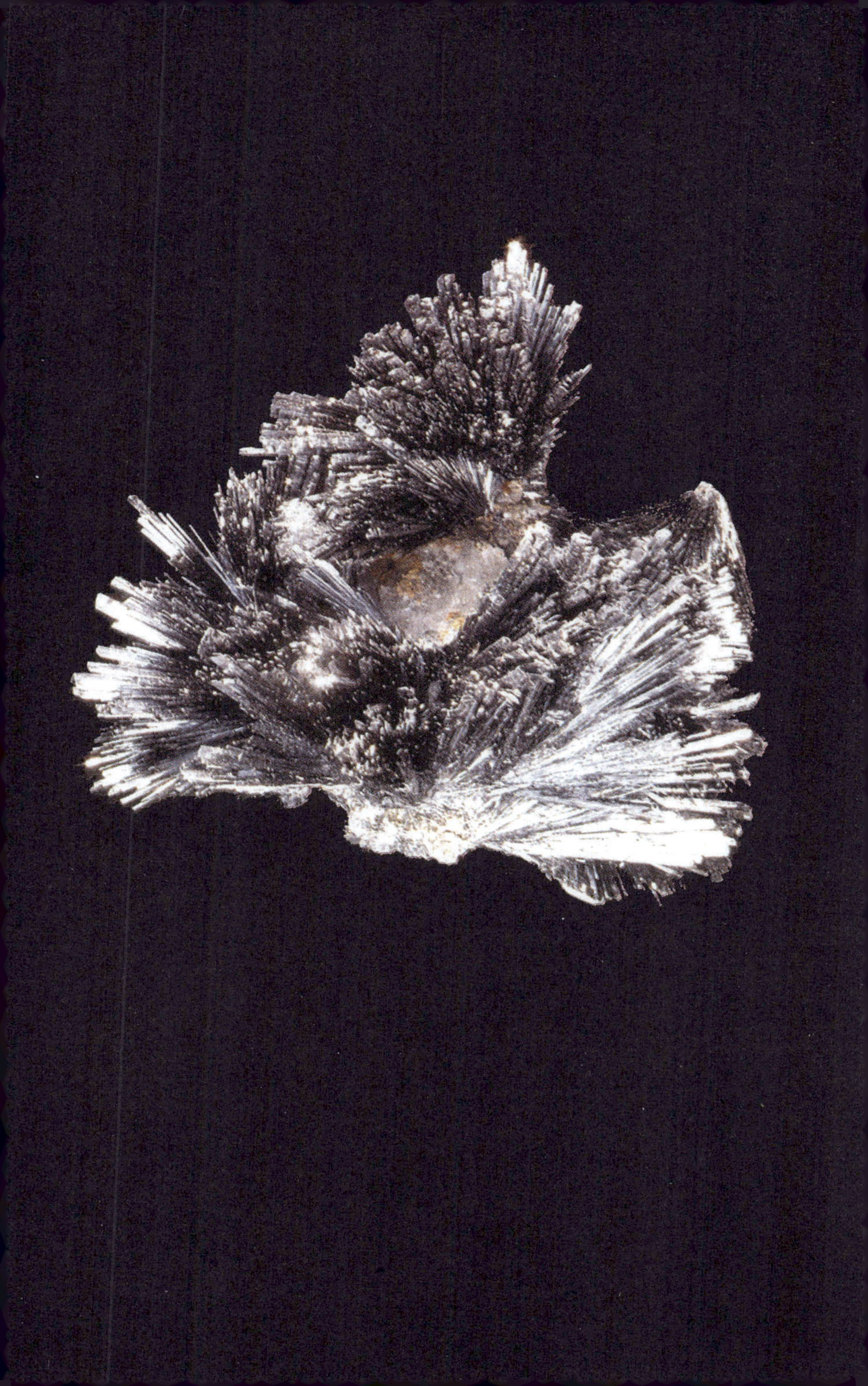

Sugilite

Système cristallin : hexagonal
Principe de formation : magmatique
Catégorie de minéraux : cyclosilicates
Couleur : violet
Formule chimique, substances minérales : $(K,Na)_2/[Fe,Ti)_2(Li,Al)_3[Si_{12}O_{30}]$

Minéralogie

D'origine magmatique, la sugilite se forme dans les pegmatites issus de magmas basiques. Elle est très rare. Jusqu'à présent deux gisements seulement ont été trouvés dans le monde, l'un au Japon et l'autre en Afrique du Sud.

Mythologie

La sugilite a été découverte au Japon en 1944 et appelée d'après son auteur, Dr Kenichi Sugi. Elle ne commença à être connue pour ses propriétés thérapeutiques qu'au début des années 80 mais devint vite la "pierre New Age" , censée symboliser l'ère du Verseau. Elle est encore appelée luvulite ou azel royal.

Lithothérapie

Sur le plan spirituel, nous aide à garder notre point de vue propre et à vivre de manière conséquente, selon notre vérité intérieure, sans nous laisser détourner par la pression ou des promesses.
Sur le plan psychique, aide à faire face aux situations désagréables. Supprime les tensions psychiques, atténue le chagrin et l'affliction, aide contre l'angoisse, la paranoïa et la schizophrénie.
Sur le plan mental, permet de résoudre des conflits sans compromis. Aide à trouver des solutions qui réunissent les partenaires sans désavantager personne.
Sur le plan physique, exerce un effet harmonisant sur les nerfs et le cerveau et atténue les douleurs fortes. Aide en cas d'épilepsie, de dyslexie et de troubles moteurs.

Application

La sugilite devrait être portée contre le corps et posée directement sur les zones douloureuses ou tenue dans la main. L'effet spirituel se fait sentir lorsqu'on médite régulièrement avec une sugilite.

Ill. 124 : Sugilite, Afrique du Sud.

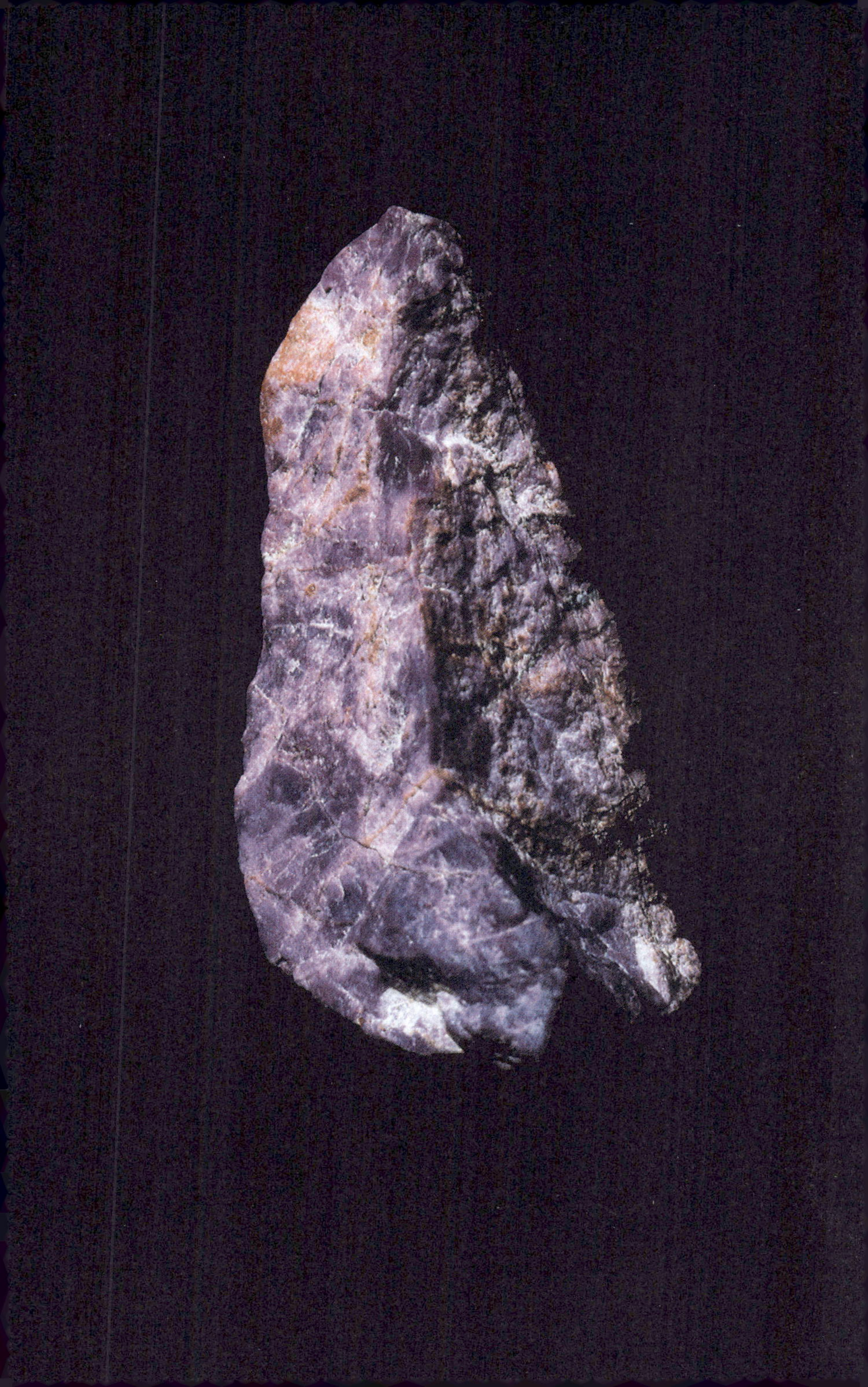

Thulite

Système cristallin : rhombique
Principe de formation : métamorphique
Catégorie de minéraux : sorosilicates, famille des zoïsites
Couleur : rougeâtre, rose
Formule chimique, substances minérales : $(Ca,Mn)_2Al_3[O/OH/SiO_4/Si_2O_7]$ + Mg,Cr

Minéralogie

La thulite résulte de la métamorphose de roches ignées basiques contenant du manganèse, et forme des pierres massives. C'est une zoïsite contenant du manganèse.

Mythologie

C'est sans doute parce qu'elle a été trouvée pour la première fois en Norvège que la thulite tire son nom de l'île légendaire de « Thulé », terre la plus septentrionale du monde dans la tradition germanique. Il n'existe malheureusement pas de tradition thérapeutique connue pour cette pierre.

Lithothérapie

Sur le plan spirituel, active les forces de vie. Donne de la force et du courage pour toutes les entreprises, favorise la créativité, fait des résistances et des défis une source d'inspiration.
Sur le plan psychique, stimule le désir, la sensualité et la sexualité. Aide à jouir pleinement de la vie et à vivre pleinement ses sentiments. Permet d'aimer tout autant la beauté, l'aventure, la mélancolie, le romantisme et les atmosphères qui font frissonner.
Sur le plan mental, renforce la curiosité et l'inventivité. Incite à trouver de nouvelles manières de résoudre les problèmes personnels et collectifs.
Sur le plan physique, accroît la fécondité. Guérit les troubles des ovaires, des testicules et des organes sexuels. Active les mécanismes de régénération, fortifie le système nerveux et empêche les évanouissements lorsque le corps est très faible.

Application

La thulite se porte de préférence contre le corps ou se pose sur le pubis. Un séjour dans un cercle de pierres de thulite est extrêmement intéressant ... (nous n'en dirons pas plus !).

Ill. 125 : Thulite, Norvège.

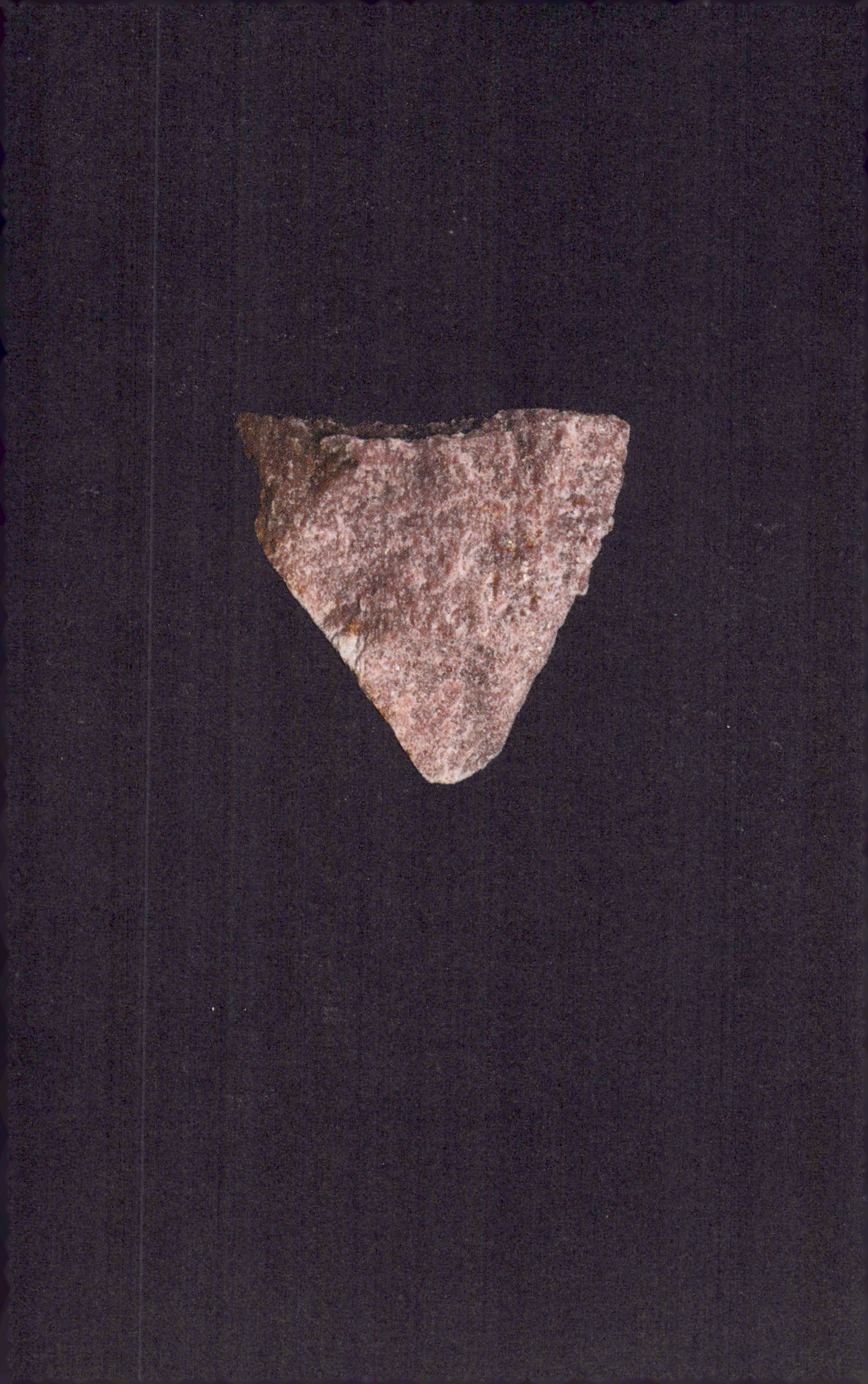

Topaze

Système cristallin : rhombique
Principe de formation : magmatique
Catégorie de minéraux : nésosilicates
Couleur : clair, bleu ciel, brunâtre
Formule chimique, substances minérales : $Al_2[F_2/SiO_4]$ + OH + (Cr,Fe,Mn)

Minéralogie

D'origine magmatique, la topaze est le produit de processus pneumatolytiques qui accompagnent la formation de plutonite acide, et plus rarement de vulcanite. Le chrome colore la topaze en jaune, le fer en bleu et le manganèse en une teinte brunâtre.

Mythologie

Dans les anciennes civilisations d'Europe et de l'Inde, la topaze est unanimement considérée comme la pierre de Jupiter. Elle symbolisait la capacité à contrôler sa vie, la réalisation de soi et la sagesse. Au Mexique, elle servait à déterminer la vérité en cas de conflit.

Lithothérapie

Sur le plan spirituel, nous aide à nous réaliser et à construire notre vie conformément à nos désirs. Permet une percée sur le plan du développement spirituel lorsque celui-ci a été longtemps pénible et laborieux. Fait gagner en sagesse à travers les revers de la vie et du destin.
Sur le plan psychique, fait découvrir toute la richesse de nos images intérieures, de nos facultés et de nos connaissances. Favorise la franchise, l'honnêteté et une vie des sentiments comblée.
Sur le plan mental, rend conscient de l'autorité personnelle qui repose sur de vraies connaissances et sur le vrai savoir acquis, et aide à les mettre intelligemment à profit dans la vie.
Sur le plan physique, fortifie les nerfs et active la circulation d'énergie dans les méridiens. Améliore la digestion et agit même contre l'anorexie. Active le métabolisme et les processus de combustion dans le corps.

Application

La topaze se porte ou s'utilise de deux manières pour la méditation : soit en la contemplant, soit en la posant sur la tête.

Ill. 126 : Topaze, Pakistan.

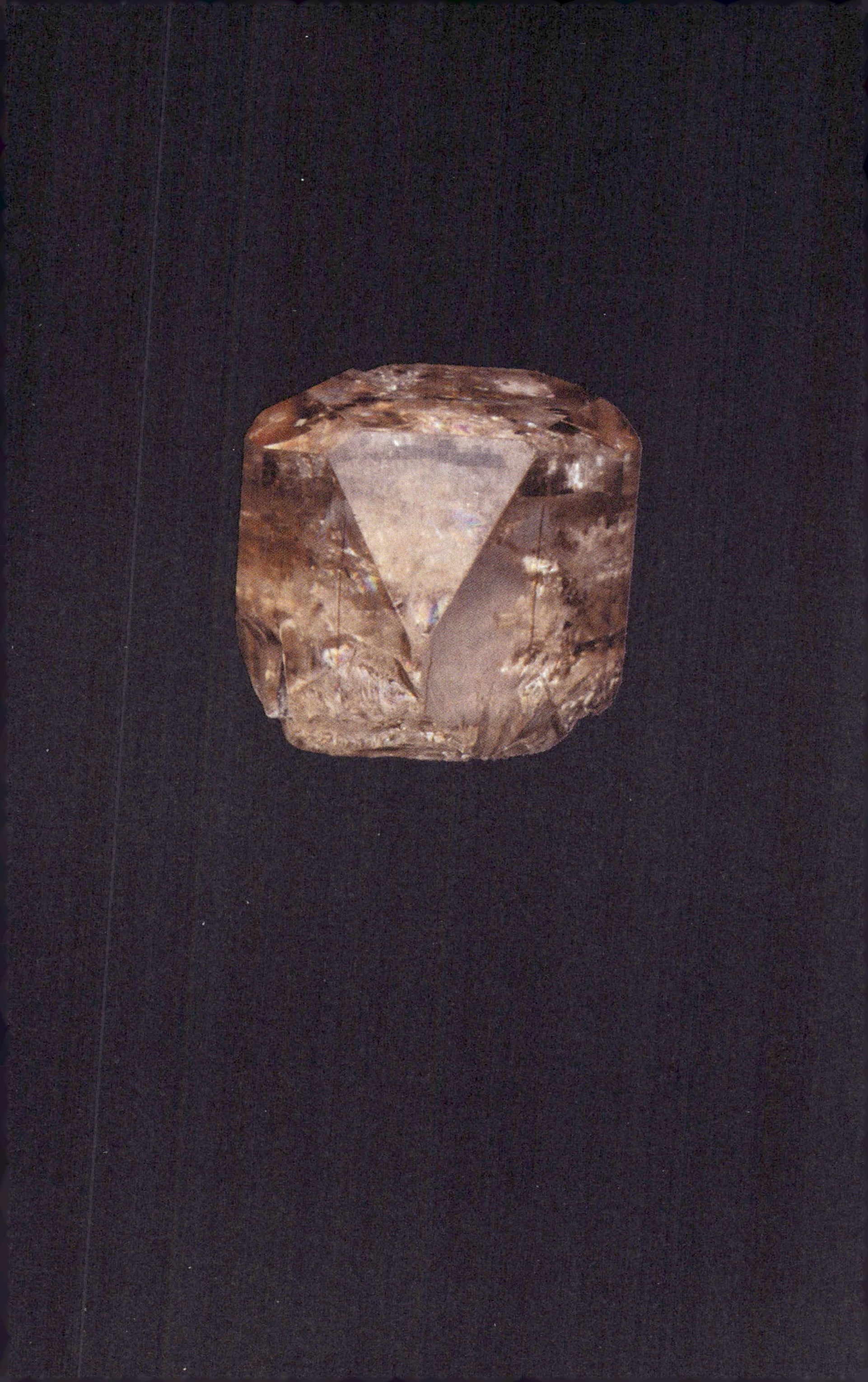

Topaze impériale

Système cristallin : rhombique
Principe de formation : magmatique
Catégorie de minéraux : nésosilicates
Couleur : jaune d'or à rose
Formule chimique, substances minérales : $Al_2[F_2/SiO_4] + P$

Minéralogie

D'origine magmatique, la topaze impériale est le produit de processus pneumatolytiques qui accompagnent la formation de plutonite acide, et plus rarement de vulcanite. Sa couleur jaune d'or lui vient du phosphore.

Mythologie

La topaze impériale est considérée comme la pierre du soleil, ce que justifie la présence lumineuse et pleine de feu du phosphore (du grec « *phosphorus* » = porteur de lumière). La topaze impériale a toujours été une pierre de souverains.

Lithothérapie

Sur le plan spirituel, favorise la réalisation de soi. Aide à mettre les capacités propres en bonne lumière, et accroît l'assurance intérieure qui permet d'en témoigner publiquement. Soutient les efforts pour accéder à la reconnaissance et à la gloire.
Sur le plan psychique, renforce en nous l'assurance et la conscience de notre propre importance. Rend fier et conscient de notre valeur, mais également magnanime et généreux. Donne du charisme.
Sur le plan mental, favorise le développement de grands projets et de grandes idées. Aide à dépasser les limites apparentes sans perdre le sens des réalités.
Sur le plan physique, aide en cas d'épuisement nerveux. Fortifie les nerfs, en accroît l'activité, rend l'ensemble de l'organisme plus apte à réagir. Stimule l'appétit et aide même en cas d'anorexie. Active l'énergie de vie, les processus de combustion dans le corps et tout le métabolisme.

Application

La topaze impériale se porte ou se pose de préférence dans la région du plexus solaire.

Ill. 127 : Topaze impériale, Brésil.

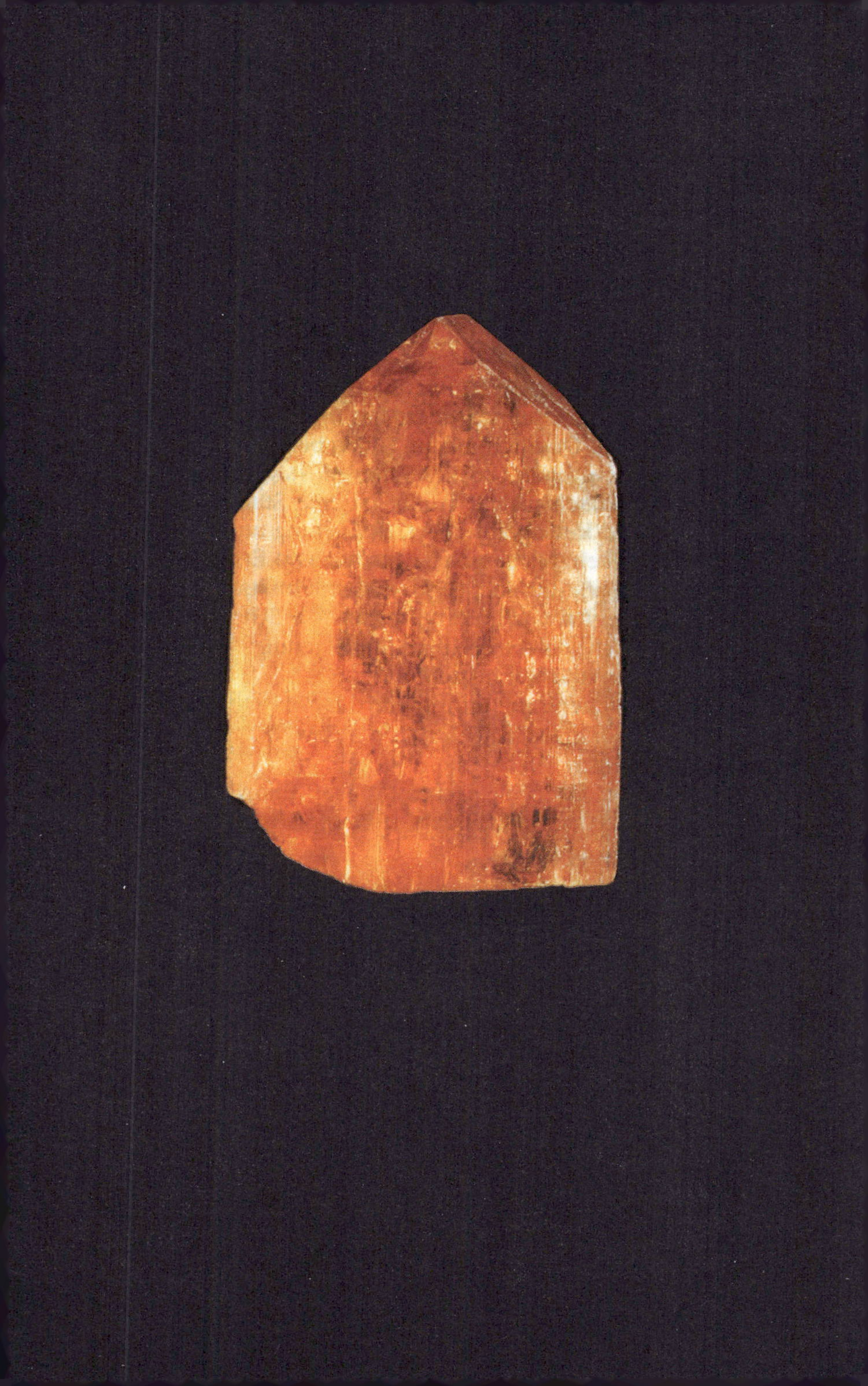

Tourmaline et quartz « tourmaliné »

Système cristallin : rhomboédrique
Principe de formation : magmatique
Catégorie de minéraux : cyclosilicates (+ oxydes)
Couleur : toutes les couleurs dans des combinaisons différentes
Formule chimique, substances minérales : $Mé^{+}Mé^{2+}_{3}Mé^{3+}_{6} + [(OH,F)_4(BO_3)_2Si_6O_{18}]$

Minéralogie

D'origine magmatique, la tourmaline naît dans des plutonites acides, en particulier dans les pegmatites où elle forme de grands cristaux multicolores qui ont pu croître librement. Cependant, par l'action, sur les roches voisines, de gaz borés issus du magma, la tourmaline peut aussi être produite par voie pneumatolytique. Les cristaux sont alors solidement incrustés dans la roche. Bien que pouvant se composer de substances minérales très variées, la tourmaline présente toujours la même structure : les cations se composent d'ions métalliques à une, deux et trois valences dans un rapport de 1 : 3 : 6 et les anions de groupes basiques (hydroxydes ou fluorures), de groupes de borates et d'anneaux de cyclosilicates dans un rapport de 4 : 2 : 1, de sorte que la formule simplifiée de la tourmaline peut s'écrire $Mé^{+}Mé^{2+}_{3}Mé^{3+}_{6} + [(OH,F)_4(BO_3)_2Si_6O_{18}]$. Dans le cadre de cette structure immuable, les métaux se donnent des rendez-vous variés, conférant à la tourmaline une tout aussi grande variété de somptueuses couleurs.
Un classement d'après les différentes compositions en minéraux, qui ne concerne toutefois que les tourmalines monochromes, conduit à dégager sept variétés de tourmaline. Dans le cas de tourmalines polychromes (à plusieurs couleurs), toutes ces distinctions se mélangent de nouveau.

Variété	**Formule, Substances minérales**	**Couleur**
Dravite	$NaMg_3(Al,Fe,Cr)_6[(OH,F)_4(BO_3)_2Si_6O_{18}]$	Brun, jaune, vert, gris
Elbaïte	$Na(Li,Al)_3Al_6[(OH,F)_4(BO_3)_2Si_6O_{18}]$	Ttes les couleurs Y compris incolore
Indigolite	$Na(Fe,Li,Al)_3\ Al_6[(OH,F)_4(BO_3)_2Si_6O_{18}]$	Bleu
Rubellite	$Na(Li,Mn,Al)_3Al_6[(OH,F)_4(BO_3)_2Si_6O_{18}]$	Rouge, rose
Verdélite	$Na(Li,Al)_3Al_6[(OH,F)_4(BO_3)_2Si_6O_{18}]$	Vert
Schörl	$NaFe_3(Al,Fe)_6[(OH,F)_4(BO_3)_2Si_6O_{18}]$	Noir
Uvite	$CaMg_3(Al_5Mg)_6[(OH,F)_4(BO_3)_2Si_6O_{18}]$	Brun clair à foncé

Ill. 128 : Tourmaline, Brésil (à gauche) ; indigolite, Brésil.

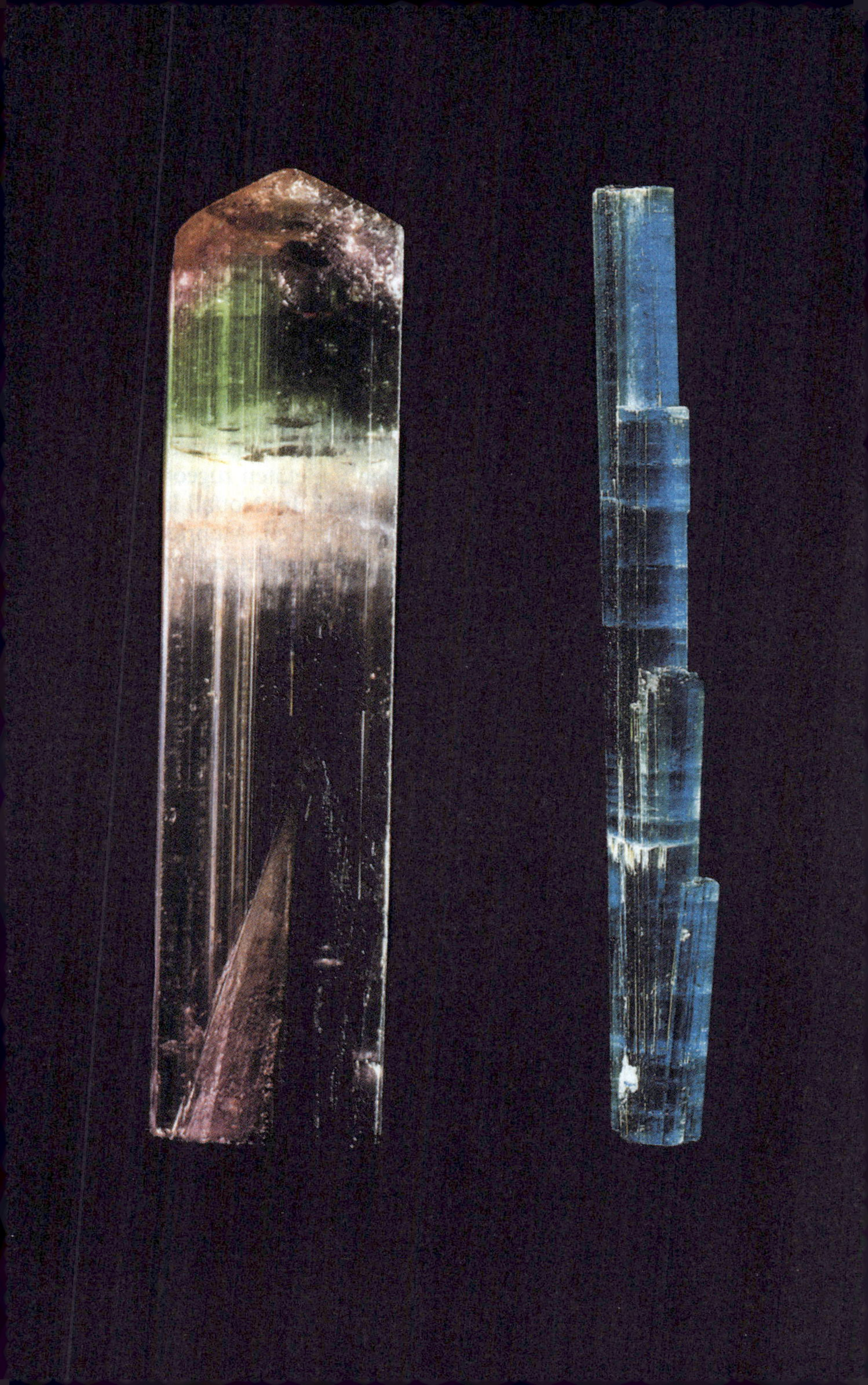

On appelle quartz « tourmaliné » des aiguilles de tourmaline provenant de la variété Schörl, incluses dans du cristal de roche. C'est pourquoi les effets du quartz « tourmaliné » peuvent être considérés comme identiques à ceux de la variété de tourmaline Schörl.

Mythologie

La tourmaline était sans doute déjà connue dans l'Antiquité, mais fut toujours assimilée à différentes pierres précieuses selon la couleur. Ce n'est qu'au XVIIe siècle qu'elle devient un « symbole clair de la sagesse qui résiste à toute injustice du destin... » (Bernardus Caesius). Dans la tradition arabe, la tourmaline est une pierre du soleil, qui fortifie le cœur et le protège des cauchemars.

Lithothérapie

Toutes les tourmalines présentent un vaste éventail d'effets thérapeutiques dû à leur composition très riche. Dans ce qui suit, les différents effets sont chaque fois attribués aux variétés qui les produisent le mieux. Mais en cas de besoin, d'autres variétés peuvent également s'utiliser. Les tourmalines multicolores réunissent les propriétés de chacune de leurs couleurs.

Sur le plan spirituel, *l'elbaïte* multicolore aide à relier l'esprit, l'âme, l'entendement et le corps en une unité harmonieuse. Cette expérience de globalité est source de sagesse et de créativité. *L'indigolite* renforce l'aspiration à la liberté d'esprit. Elle favorise la fidélité, l'éthique et l'amour de la vérité. La *dravite* stimule le sens de la communauté, la serviabilité et l'engagement social. La *verdélite* apporte la joie de vivre et rend reconnaissant pour les miracles de la vie. La *rubellite* rend axé sur le but mais avec suffisamment de souplesse pour en vérifier le bien fondé et rectifier le cap au besoin. Le *schörl* confère neutralité et placidité. La *tourmaline melon d'eau* favorise la compréhension, l'amour et l'amitié.

Sur le plan psychique, *l'elbaïte* multicolore active les images intérieures ainsi que les rêves créatifs nocturnes ou éveillés. *L'indigolite* soulage et dissipe la tristesse et les sentiments bloqués. La *dravite* renforce la capacité à sentir avec l'autre et à identifier ce qui se passe. Cela est utile en cas de problèmes familiaux ou d'inhibitions dans un grand groupe. La *verdélite* rend patient et ouvert. La *rubellite* fait aimer les contacts, donne

Ill. 129 : Dravite, Namibie ;
Tourmaline melon d'eau, Afghanistan.

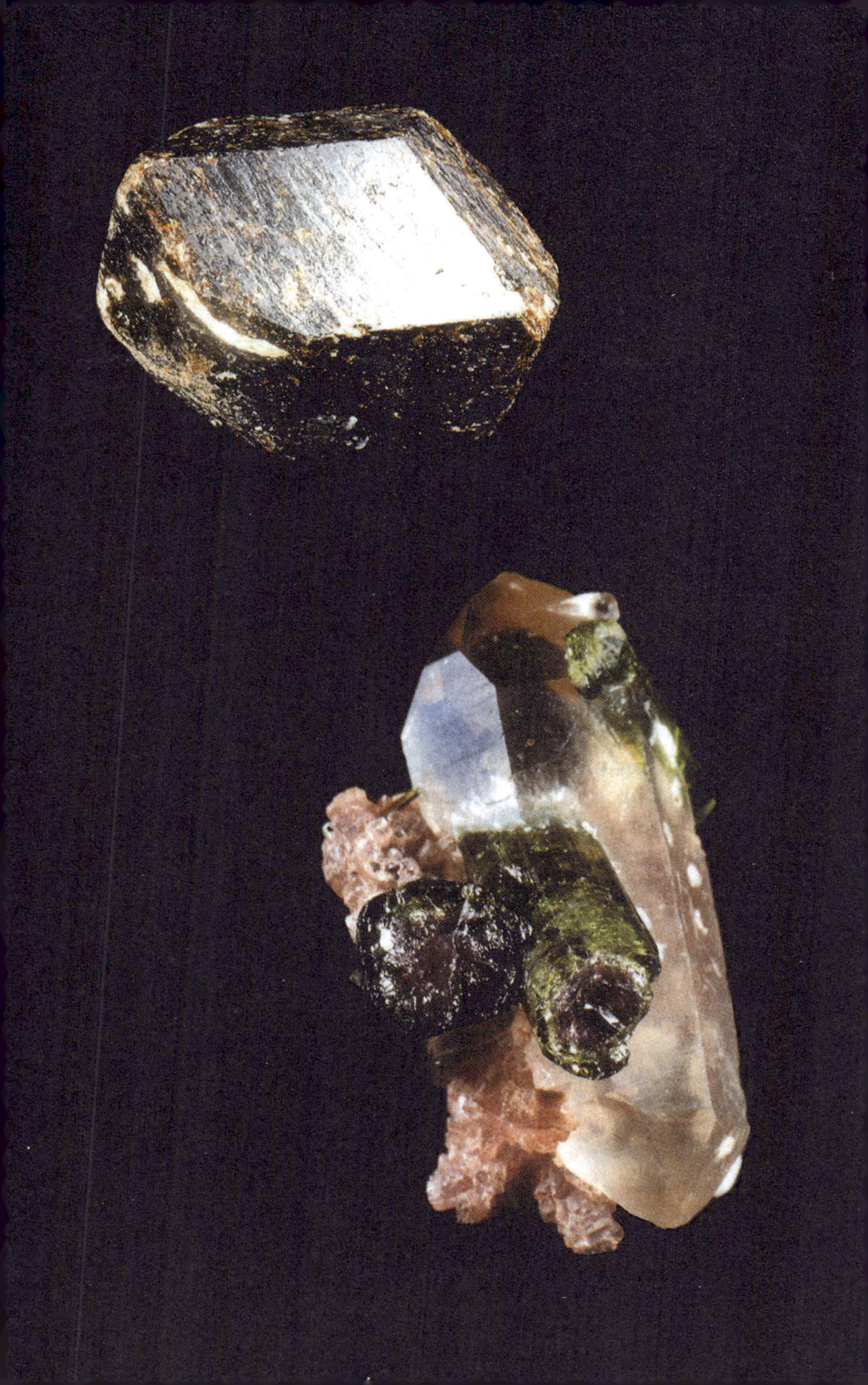

le goût d'entreprendre et rend séduisant. Le *schörl* détourne les tensions, protège des pensées négatives et aide en cas de stress et de charge excessive. La *tourmaline melon d'eau* rend patient, affectueux et tendre. Elle atténue les dépressions et les peurs, aide à se protéger et à trouver en soi la sécurité intérieure.

Sur le plan mental, *l'elbaïte* multicolore favorise la pensée en images, la capacité d'assimilation et l'imagination. *L'indigolite* élargit l'horizon, renforce la tolérance et responsabilise. La *dravite* stimule une créativité simple et imaginative et confère une habileté manuelle. La *verdélite* aide à voir dans chaque situation un grand nombre de solutions possibles parmi lesquelles il est possible de choisir la meilleure (selon sa conscience et ses connaissances). La *rubellite* aide à se donner corps et âme à une tâche. Le *schörl* active les raisonnements clairs et logiques. Il contribue à détecter les erreurs et à analyser. La *tourmaline melon d'eau* aide à exprimer clairement les intentions propres, en s'axant sur le but.

Sur le plan physique, *l'elbaïte* multicolore stimule l'activité des glandes hormonales, le métabolisme et le système immunitaire. *L'indigolite* assure l'équilibre des liquides organiques et active les reins ainsi que la vessie. Elle permet aux brûlures de guérir sans laisser de cicatrices. La *dravite* stimule le pouvoir régénérateur des cellules, des tissus et des organes. Elle agit aussi contre les maladies de la peau et les tensions chroniques. La *verdélite* renforce le cœur et détoxique. Elle favorise l'élimination et aide en cas de constipation ou de diarrhée. La *rubellite* améliore la circulation des énergies et la conductibilité des nerfs. Elle renforce la fonction des organes sexuels et favorise l'irrigation et la purification du sang dans la rate et le foie. Le *schörl* atténue la douleur et oriente l'énergie du corps. Il peut supprimer les dysfonctionnements induits par les cicatrices et neutraliser des rayonnements extérieurs. La *tourmaline melon d'eau* favorise la régénération des nerfs et aide en cas de paralysie et de sclérose en plaques.

Application

La tourmaline peut se porter contre le corps et au besoin se poser sur la région à traiter. Pour stimuler la circulation de l'énergie dans les méridiens, il est conseillé d'orienter la pointe des cristaux dans la direction des flux d'énergie. L'action des élixirs est très forte et très rapide.

Ill. 130 : Schörl, Brésil ;
Quartz « tourmaliné », Brésil.

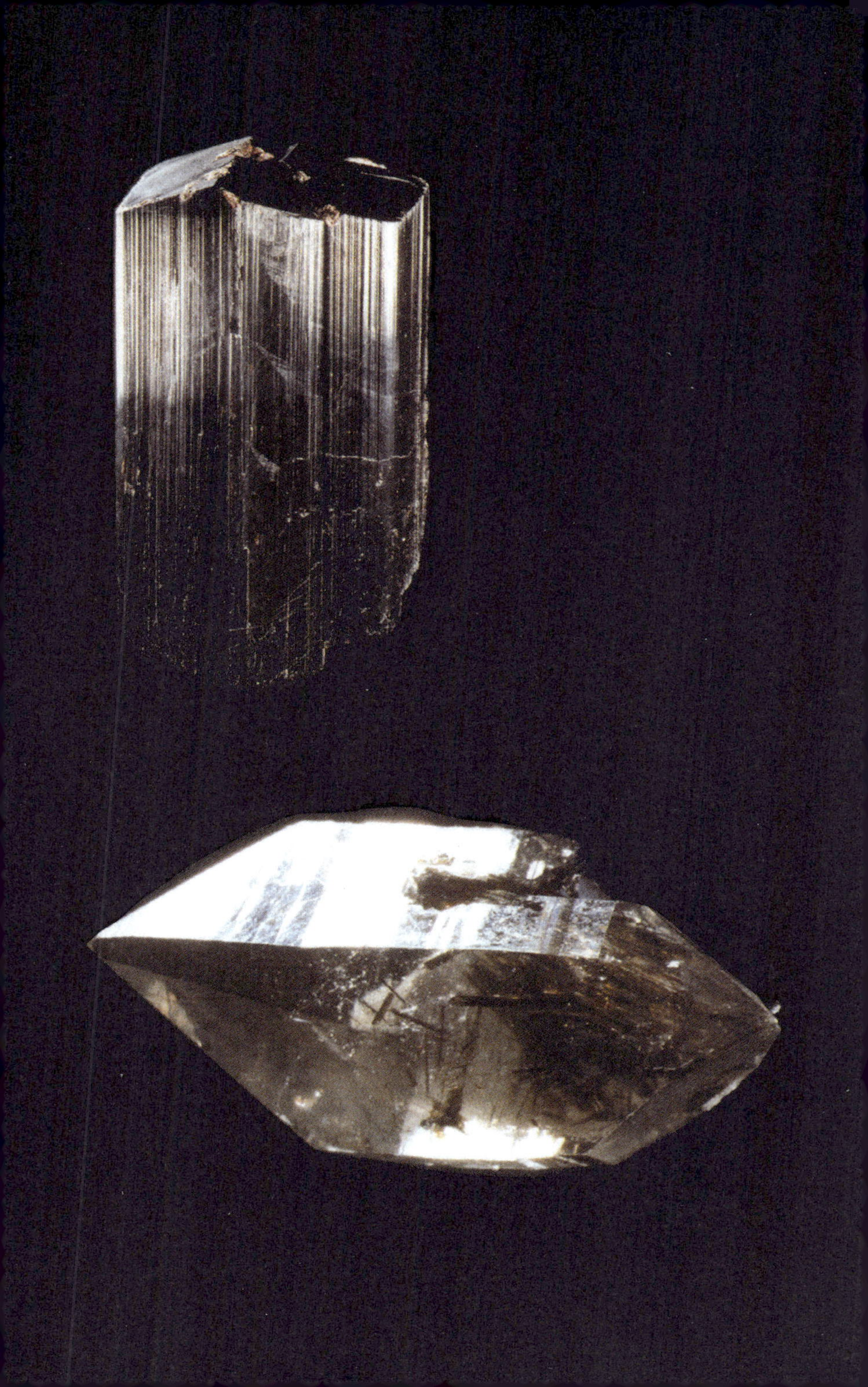

Turquoise

Système cristallin : triclinique
Principe de formation : sédimentaire
Catégorie de minéraux : phosphates
Couleur : vert à turquoise
Formule chimique, substances minérales : $CuAl_6[(OH)_2/PO_4]_4 . 4H_2O + Fe$

Minéralogie

La turquoise se dépose par sédimentation et remplit des failles. Elle se forme sous l'action de solutions cuprifères sur des roches riches en phosphates d'aluminium.

Mythologie

Cette pierre tire son nom de la Turquie où des croisés européens l'ont découverte pour la première. La turquoise a été dans beaucoup de civilisations une pierre qui protégeait contre la magie maléfique. On en portait des amulettes pour gagner en force, en santé et en joie de vivre. D'après les textes anciens, la turquoise protégeait aussi son porteur des dangers en changeant de couleur.

Lithothérapie

Sur le plan spirituel, aide à comprendre les causes du destin dont on est soi-même l'auteur et dont on devient plus tard l'effet. Ainsi, la turquoise rend conscient du fait qu'on est soi-même l'artisan de son bonheur.
Sur le plan psychique, équilibre les variations d'humeur extrêmes et dissipe les attitudes de sacrifice apathiques. Ragaillardit en cas de fatigue, d'abattement et d'épuisement, et protège les individus sensibles aux influences extérieures.
Sur le plan mental, calme intérieurement mais rend éveillé, plein de vivacité et de désir d'agir. Favorise l'intuition et la prévision.
Sur le plan physique, neutralise l'hyperacidité et atténue les rhumatismes, la goutte, les maux d'estomac et les infections virales. Favorise la croissance, augmente la force musculaire, la production de chaleur, la capacité de régénération, et stimule l'activité cérébrale ainsi que les perceptions sensorielles. Son effet est à la fois analgésique, antispasmodique, anti-inflammatoire et détoxiquant.

Application

La turquoise se porte de préférence sur le plexus solaire.

Ill. 131 : Turquoise, États-Unis.

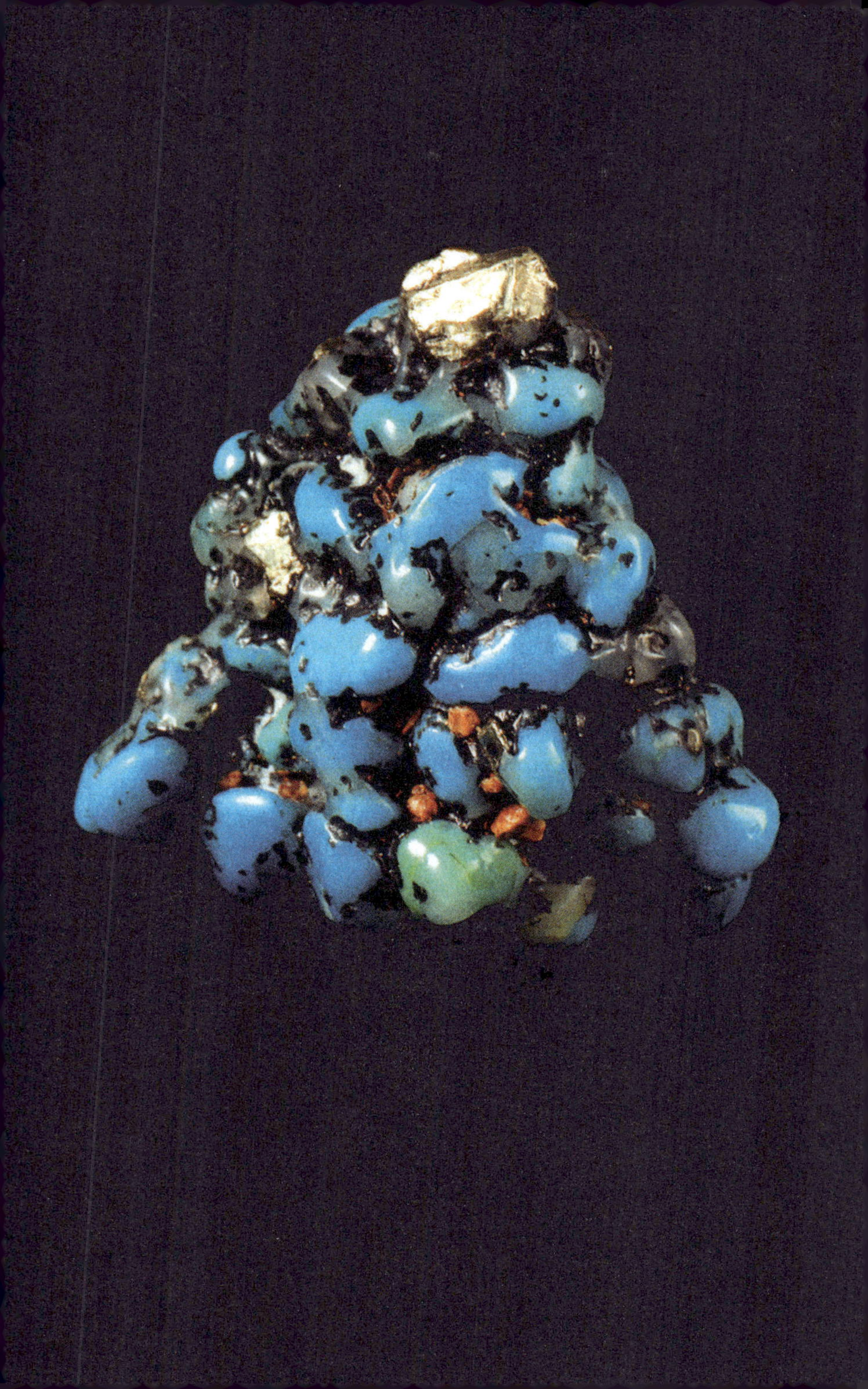

Variscite

Système cristallin : rhombique
Principe de formation : sédimentaire
Catégorie de minéraux : phosphates
Couleur : incolore, gris, vert
Formule chimique, substances minérales : $AlPO_4 . 2 H_2O$ + Cu,Fe,Mg

Minéralogie

La variscite se forme en surface par sédimentation après érosion de roches riches en aluminium, sous l'influence d'une eau de pluie contenant du phosphore. La variscite se dépose dans les failles qu'elle remplit.

Mythologie

La variscite doit son nom au lieu où elle a été découverte, le Vogtland (Allemagne, République Tchèque) et dont le nom latin est « *Variscia* ». Une tradition thérapeutique ancienne n'est pas connue.

Lithothérapie

Sur le plan spirituel, favorise l'authenticité et la véridicité. Tant qu'on porte de la variscite, il est très difficile de simuler. On se montre simplement tel que l'on est. La variscite aide en outre à développer de l'intérêt et à être présent par la pensée.
Sur le plan psychique, encourage et crée de l'ambiance. Agit contre la fatigue chronique, par exemple au printemps, mais calme la nervosité et l'agitation intérieures.
Sur le plan mental, rend vigilant et objectif, confère une pensée perspicace et rationnelle, une expression claire et compréhensible et une plus grande capacité d'assimilation.
Sur le plan physique, active les réserves d'énergie, neutralise l'hyperacidité et agit contre les brûlures d'estomac, les gastrites, les ulcères gastriques, les rhumatismes et la goutte. Fait disparaître les crampes et calme les nerfs.

Application

Se porte de préférence en pendentif ou se tient dans la main pendant un certain temps. En cas de besoin, peut être tenu dans la main gauche.

Ill. 132 : Variscite, États-Unis.

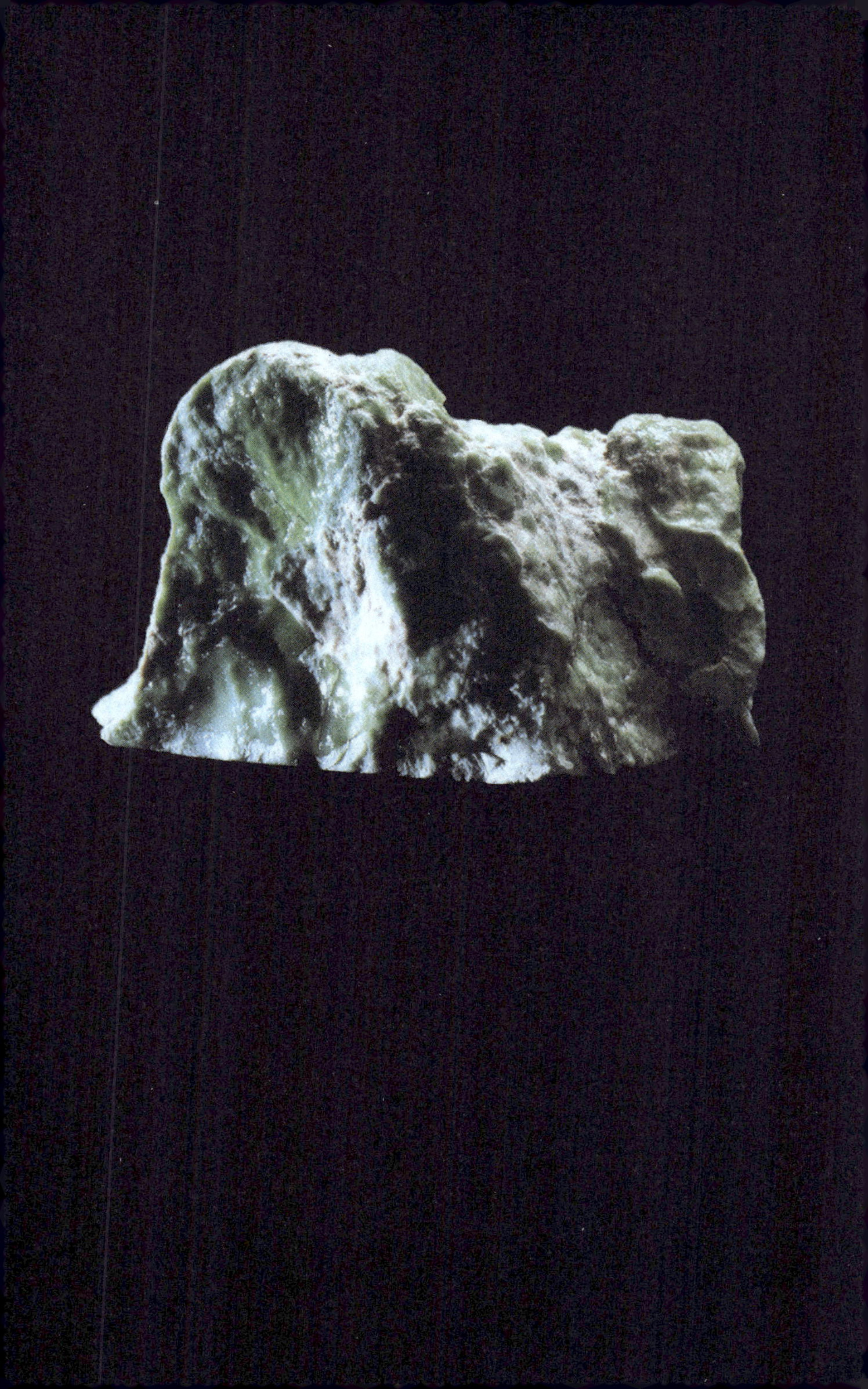

Zircon

Système cristallin : rhombique
Principe de formation : magmatique
Catégorie de minéraux : nésosilicates
Couleur : rouge, orange, brun, jaune
Formule chimique, substances minérales : $ZrSiO_4$ + Al,Ca,Fe,P,Y,Ce,Hf,Th,U

Minéralogie

Le zircon se forme à partir d'un magma liquide acide et entre pour cette raison dans la composition des granites et des syénites. Dans les pegmatites, il forme des cristaux plus grands, généralement à deux bouts. La présence de hafnium, de thorium et d'uranium (jusqu'à 10 %) peut le rendre parfois légèrement radioactif.

Mythologie

Le zircon était connu depuis l'Antiquité sous l'appellation hyacinthe. Il était censé guérir la folie, rendre inébranlable et aiguiser l'entendement. Aujourd'hui, seule la variété brun rouge du zircon est encore appelée hyacinthe.

Lithothérapie

Sur le plan spirituel, aide à se détacher du matérialisme et à faire l'expérience d'une réalité spirituelle. Incite à réfléchir sur le sens de l'existence.
Sur le plan psychique, aide à surmonter des pertes et à lâcher tout ce qui est douleur, deuil, peur et toute forme d'« accroche ». Favorise les rêves lucides, clairvoyants.
Sur le plan mental, rend conscient du caractère éphémère de toutes choses. Invite à reconsidérer « ce qu'il y a d'important dans la vie » sous ce nouvel angle et à rompre notre attachement à la matière.
Sur le plan physique, stimule le foie, atténue la douleur et fait disparaître les crampes. Agit contre les troubles menstruels dus à un retard de règles.

Application

Ne devrait pas être porté ou posé sur le corps plus d'une heure par jour (sauf en cas de douleur ou de troubles menstruels).

Ill. 133 : Zircon (hyacinthe), Brésil ; zoïsite avec rubis, Tanzanie.

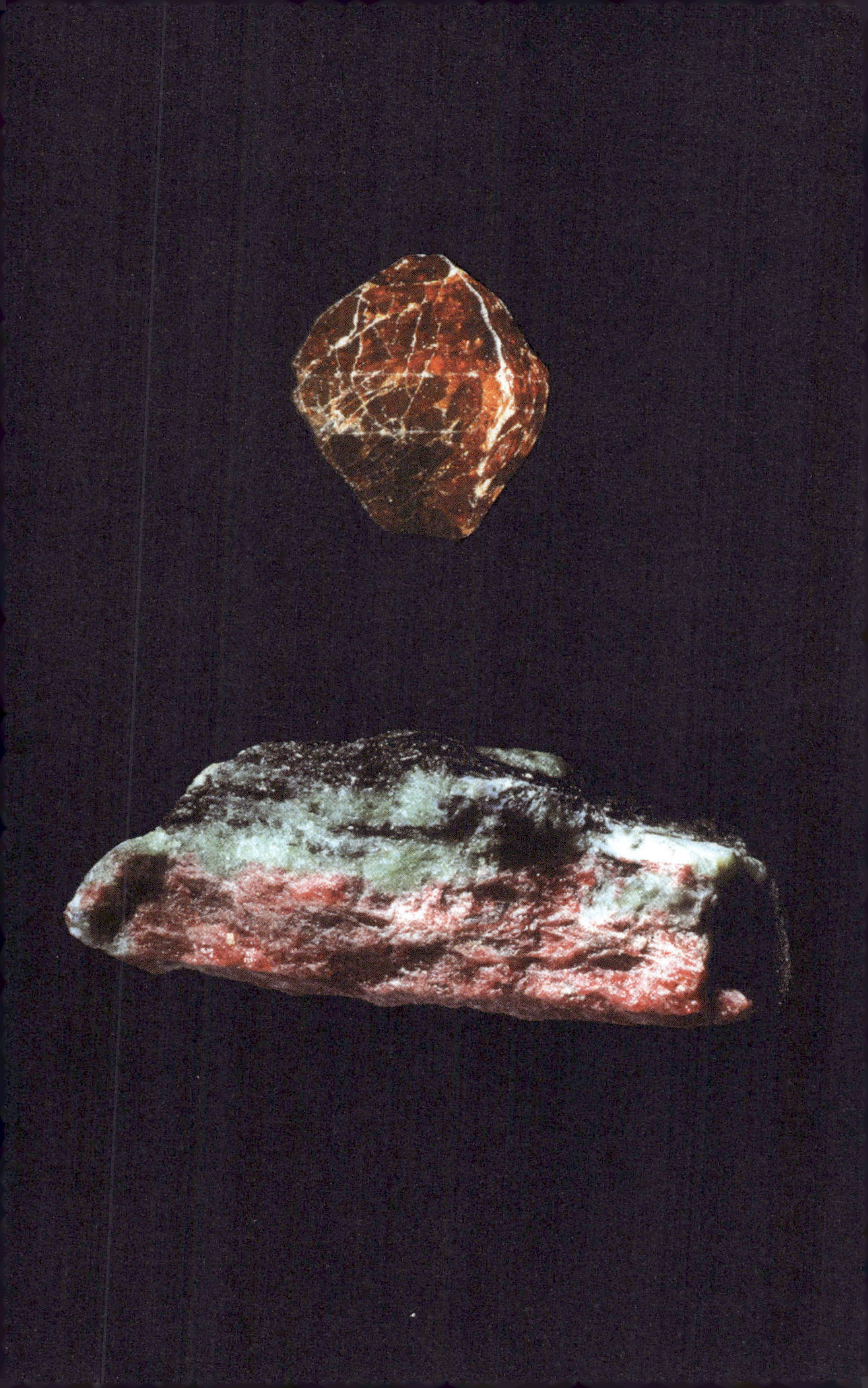

Zoïsite

Système cristallin : rhombique
Principe de formation : métamorphique
Catégorie de minéraux : sorosilicates
Couleur : vert
Formule chimique, substances minérales : $Ca_2Al_3[O/OH/SiO_4/Si_2O_7]$ + Mg,Cr,Sr,V

Minéralogie

La zoïsite se forme par métamorphose des roches éruptives basiques. De structure massive, elle tire sa couleur verte de la présence de chrome et de vanadium. Elle peut aussi contenir des inclusions de rubis.

Mythologie

La zoïsite a été trouvée pour la première fois en Carinthie, au milieu du XVIIIe siècle et nommée d'après le baron de Zois, collectionneur de minéraux. Il n'existe pas de savoir ancien transmis sur ses effets thérapeutiques.

Lithothérapie

Sur le plan spirituel, aide à ne plus se laisser déterminer par d'autres, ni à se conformer aux autres, mais à réaliser ses propres idées et souhaits. Permet de transformer des attitudes destructives en un mode de vie constructif.
Sur le plan psychique, favorise le repos après une maladie ou de dures épreuves. Aide à redécouvrir des sentiments enfouis, à les revivre progressivement et à les exprimer.
Sur le plan mental, rend créatif. Aide à toujours retrouver son intention première après des interruptions plus ou moins longues.
Sur le plan physique, aide en cas d'affections aux testicules ou aux ovaires. Favorise la fécondité et, avec le rubis, stimule la puissance sexuelle. Élimine les toxines des tissus, neutralise l'hyperacidité, active la régénération des cellules. Stoppe les inflammations et renforce le système immunitaire.

Application

La zoïsite devrait se porter assez longtemps contre le corps ou se poser en contact direct avec la peau sur les zones du corps à traiter. Son effet met du temps à se développer. C'est pourquoi seul un usage continu garantit le résultat attendu.

Informations, échanges d'expériences, manifestations

La lithothérapie est aujourd'hui sur le point de devenir une méthode thérapeutique naturelle reconnue. Les années qui se sont écoulées depuis la première publication du présent ouvrage (1995) ont été riches en recherches et connaissances nouvelles. Plus de 3000 mesures de courants cérébraux ont été menées par le thérapeute des sons, Friedrich Pelz, et attestent fondamentalement l'efficacité des pierres thérapeutiques. En outre plus de 150 personnes, formant actuellement une trentaine de groupes de recherche, explorent en permanence les effets spécifiques des pierres. Cette dernière démarche est coordonnée par l'association Steinheilkunde dont le siège est à Stuttgart et qui elle-même effectue un travail de recherche important. Des séminaires et des formations sur la base du présent ouvrage ainsi que des recherches actuelles sont proposés depuis 1997 par l'Ecole de vie Cairn Elen, le Réseau de lithothérapie Cairn Elen et le Centre de séminaires Osterholz. Si vous souhaitez approfondir la lithothérapie, vous pouvez vous adresser aux organismes suivants :

Cairn Elen Lebensschule
Weinbergstr. 11
D-72127 Kusterdingen
Tél. : 07071 – 364719
Télécopie : 07071 –388 68

Forschungsprojekt SHK und Steinheilkunde e. V.
(projet de recherche et association de lithothérapie)
Postfach 1133
D-72127 Kusterdingen
Tél. : 07071 – 364720
Télécopie : 07071 –388 68

Adresse où trouver certaines de ces pierres en France :

Mineral Do Brazil
86, rue de Miromesnil
75008 Paris
Tél : 01 45 63 18 66 & 01 42 56 07 03
www.midobras.com
e-mail : midobras@wanadoo.fr

L'auteur

Dès l'enfance, Michael Gienger a été un collectionneur passionné de minéraux et la minéralogie a été son violon d'Ingres. Après avoir étudié différents systèmes thérapeutiques traditionnels d'Europe, d'Asie et d'Amérique, il mène depuis 1985 des recherches en lithothérapie. En 1989, il fonde le groupe de recherche Steinheilkunde à Stuttgart, en 1990 la firme Karfunkel, pour la vente en gros de pierres thérapeutiques. Michael Gienger est en outre membre cofondateur de Steinheilkunde e. V., une association qui s'emploie à promouvoir la lithothérapie et à la faire reconnaître parmi les systèmes thérapeutiques naturels, ainsi que de l'École de vie Cairn Elen et du Réseau de lithothérapie Cairn Elen. Il vit aujourd'hui près de Tübingen, où il écrit des livres et enseigne la géomancie et la lithothérapie. Il propose également des formations en lithothérapie sur plusieurs années.

La photographe

Ines Blersch est depuis 15 ans photographe indépendante à Stuttgart. Elle réalise des travaux artistiques et publicitaires mais s'intéresse surtout à la « photographie vivante », un art ambitieux qui ne cherche pas seulement à montrer l'extérieur des choses mais aussi à rendre visible leur nature profonde par la photographie. Depuis 10 ans, elle travaille sur les fleurs et les pierres, comme le montrent les excellentes photographies de minéraux qui illustrent ce livre. Ces travaux ont déjà été présentés à plusieurs reprises dans des expositions et fait l'objet d'un certain nombre de publications.

Bibliographie

MICHAEL GIENGER
- *Rythmes biologiques et pierres précieuses selon Hildegarde de Bingen*, Vega, Paris, 2003.
- *Les pierres qui guérissent selon Hildegarde de Bingen*, Guy Trédaniel Éditeur, Paris, 1998.

JUDY HALL, *La bible des Cristaux*, Guy Trédaniel Éditeur, Paris, 2004.

LIZ SIMPSON, *Le Livre des cristaux*, Le Courrier du Livre, 1999